The Healing Plants Bible

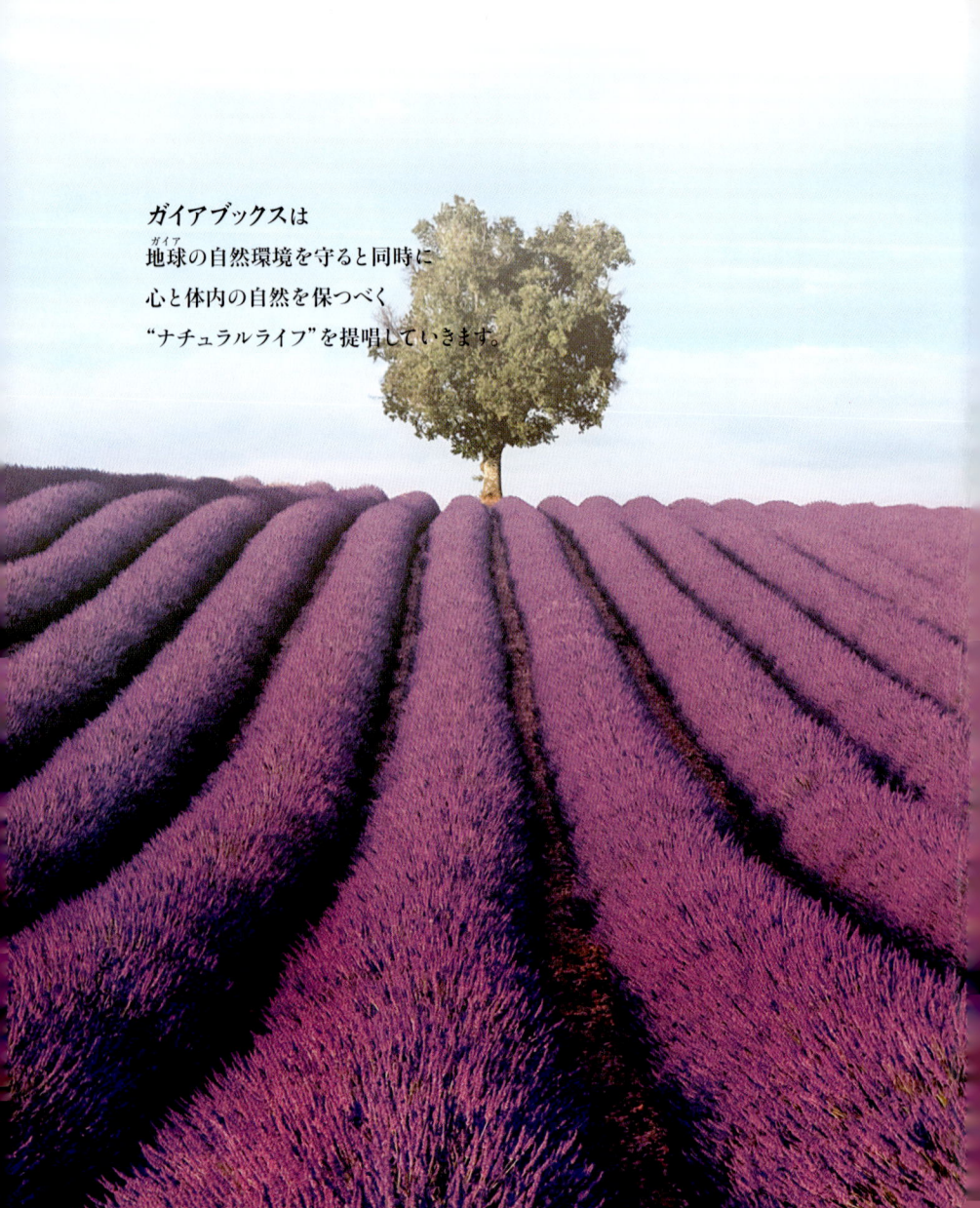

ヒーリング植物バイブル

樹木・花・食用植物のヒーリング決定版ガイド

ヘレン・ファーマー＝ノウルズ 著

中谷 友紀子 訳

目 次

はじめに ... 6
ヒーリング植物とは／ヒーリング植物の歴史／この本の使い方

薬用ハーブ ... 16
ハーブ療法の原則／薬用ハーブの使い方／安全性のガイドライン

ホースチェスナット／アロエベラ／アンゼリカ(カラトウキ)／カモミール(ローマンカモミールとブルーカモミール)／アストラガルス(キバナオウギ)／ポットマリーゴールド(キンセンカ)／チャノキ(緑茶)／ブラックコホシュ／エキナセア／スギナ／メドウスイート／イチョウ／デビルズクロー／ゴールデンシール／セントジョンズワート／チャーガ(カバノアナタケ)／ラベンダー／ロベリア(ロベリアソウ)／ラブインナミスト／バジル／イブニングプリムローズ／オタネニンジン／コモンセージ／エルダー／ノコギリヤシ／ミルクシスル／パウダルコ／フィーバーフュー／レッドクローバー／スリッパリーエルム／スティンギングネトル／バレリアン／チェストベリー

食用のヒーリング植物 ... 108
良質の食事で健康に／植物栄養素／健康的な食生活

マッシュルーム／パイナップル／アスパラガス／ビートルート／ハクサイ／キャベツ／ブロッコリー／オレンジ／レモンとライム／グレープフルーツ／グローブアーティチョーク／ワイルドストロベリー／シイタケ／クコ(ゴジベリー)／トマト／リンゴ／ブラックマルベリー／ヤマモモ(ヤムベリー)／オリーブ／アボカド／ザクロ／ブラックベリー／ラズベリー／ジャガイモ／ブルーベリー／アメリカンクランベリー／ビルベリー／ブドウ／オーツムギ／イネ／ライムギ／コムギ／ニンニク／ゴツコーラ／コリアンダー／ターメリック(ウコン)／ペパーミント／モリンガ／クレソン／パセリ／セイヨウタンポポ(ダンデライオン)／タイム／フェヌグリーク／ナスタチウム／ショウガ／ココナッツ／ヘーゼルナッツ／パンプキンシード(カボチャの種子)／サンフラワーシード(ヒマワリの種子)／クルミ／マツノミ

樹木のヒーリングエネルギー 248

樹木：シンボルと魔力
モミ／バオバブ／ニーム（インドセンダン）／シルバーバーチ／レバノンスギ／ヘーゼル／ホーソーン（セイヨウサンザシ）／ユーカリノキ／コモンビーチ（ヨーロッパブナ）／セイヨウトネリコ（アッシュ）／セイヨウヒイラギ／ソーセージノキ／マートル／ヨーロッパアカマツ（スコッチパイン）／アスペン／チェリー（セイヨウミザクラ）／スピノサスモモ（ブラックソーン）／オーク／セイヨウシロヤナギ（ホワイトウィロウ）／セイオウナナカマド（ローワン）／セイヨウイチイ／リンデン（ライム）／エルム

スピリチュアルヒーリングのための植物 304

魂のヒーリング
ベニテングタケ（フライアガリック）／アヤワスカ／フランキンセンス／コーパル／カンナビス（タイマ、アサ）／ミルラ／ケチョウセンアサガオ／インドボダイジュ／ハイビスカス／アサガオ／ジャスミン／ゲッケイジュ／ペヨーテ／マンドレイク／ハス／セイクリッドブルーリリー／モモ／マジックマッシュルーム／サルビアディビノルム／イボガ／カカオ／ヤドリギ

フラワーエッセンス 352

花のもつ力／フラワーエッセンスの歴史／フラワーエッセンスの使い方／緊急用のレメディ／うつ／不眠／悲しみと喪失感／ストレスと圧迫感／ショックとトラウマ／不安、恐れ、パニック／エネルギー不足と疲労／風邪とインフルエンザ

用語集 378

索引 386

> 本書は、医師の診察に代わるものではありません。診断や治療が必要と思われる症状がある場合など、健康に関する問題についてはすべて医師に相談してください。発行にあたり、本書中のアドバイスや情報には正確を期していますが、誤りや不備があった場合にも、著者および発行者は法的責任を負うものではありません。

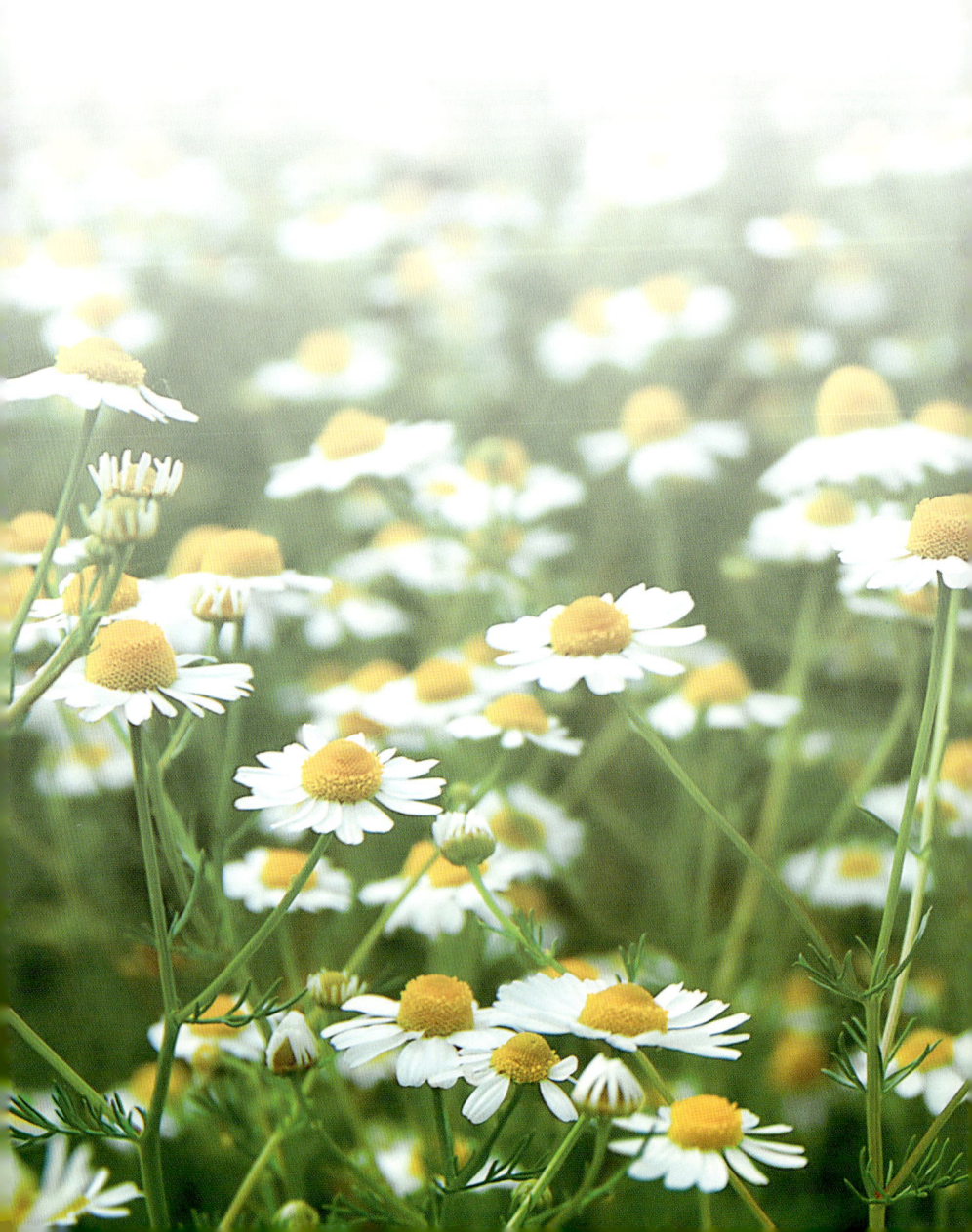

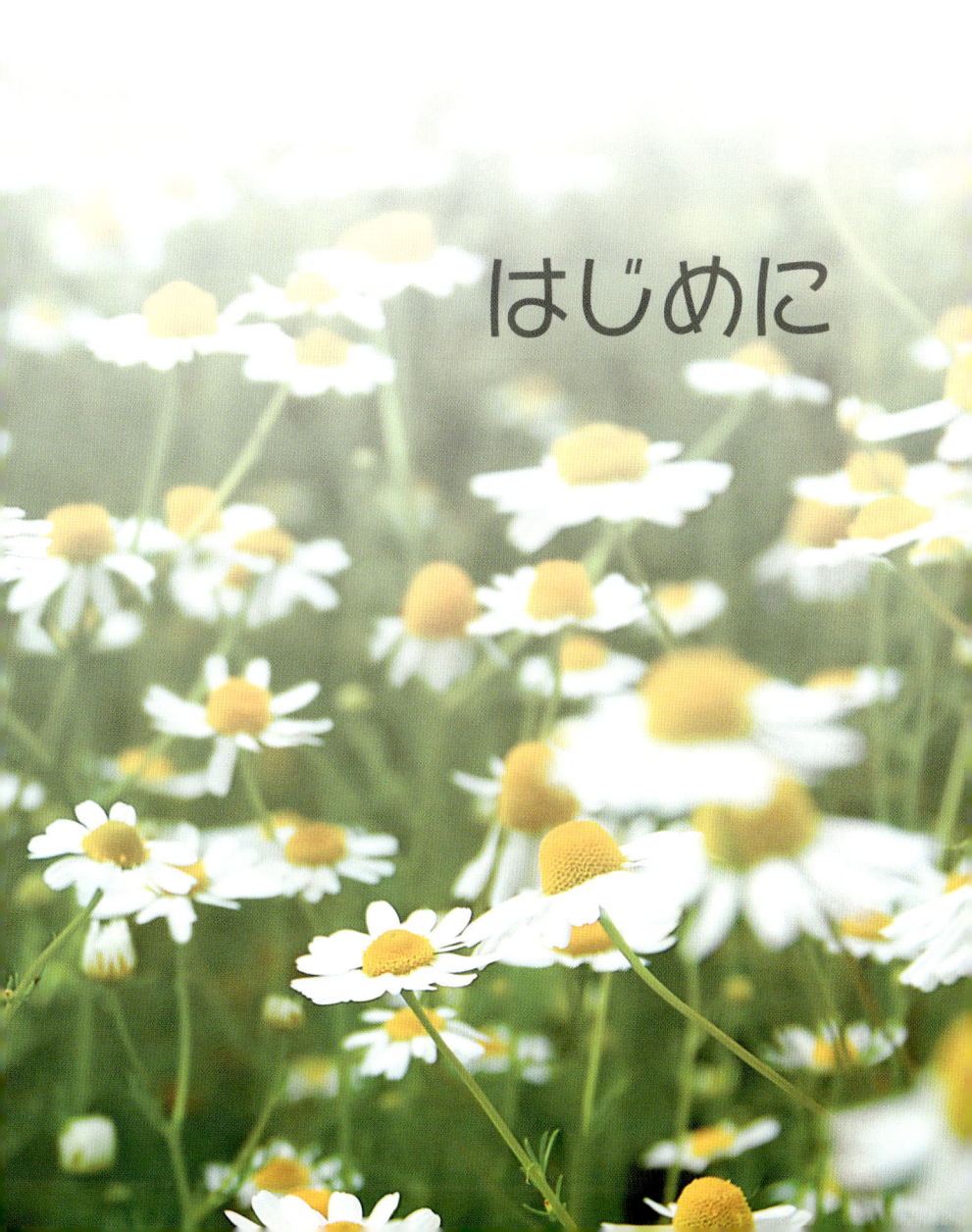

はじめに

ヒーリング植物とは

植物は生命そのものです。
わたしたちは、まわりにある植物の命に支えられて生きています。
植物はわたしたちの心身を育み、
癒してくれる素晴らしい環境を生みだすもので、その存在なしには、
この美しい地球上のあらゆるものが生きつづけることはできません。
植物は人間の進化や文明や文化の基礎をなしています。
さらに、地球上に約25万〜40万種存在するとされる顕花植物のなかには、
わたしたちの身体や心や魂の助けとなる
"ヒーリング植物"が数多く存在しています。

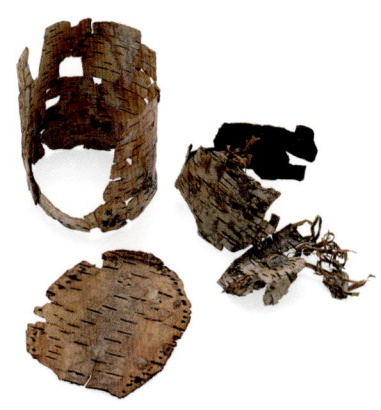

エッツィは火種として使う燃えさしを
カエデの葉に包み、
バーチの樹皮の容器に入れて携帯した。

植物は、太古の昔から治療に用いられてきました。"アイスマン(エッツィ)"と呼ばれるヨーロッパ最古の銅器(金石併用)時代の男性のミイラは、紀元前3300年頃に自然条件によって形成されたもので、1991年にオーストリアとイタリア国境のハウスラブヨッホ近くのエッツ渓谷の氷河で発見されました。エッツィの胃の中には、原始的な傷の応急手当てに使われた消毒効果のあるコケ($Sphagnum\ imbricatum$)が含まれていました。また所持品の革製の小袋には、ハーブと、幻覚を引きおこす働きのある抗生物質を含有する2個のカンバタケが

ヒーリング植物とは

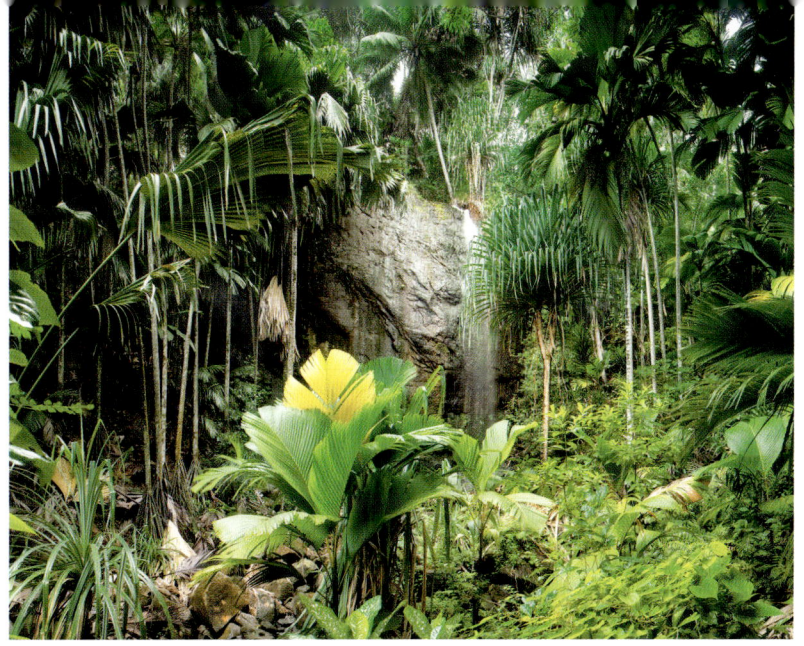

天然の薬草や医薬品の原料となる成分を求めて、緑深い熱帯雨林の調査が行われている。

入っていました。ハーブ療法は、もともと医学と秘法や魔術が一体化した形で生まれたものなので、このカンバタケも宗教的な用途に用いられていたのかもしれません。

植物の力を引きだす

現代科学のなかでも、植物のもつ強力な薬効に関する研究が続けられています。現在、少なくとも120種類もの植物由来の化学物質が、重要な医薬品として世界中で使用されています。地球上の植物種の50％以上が熱帯雨林に生育しているため、森林破壊に対する反対運動や、絶滅危惧植物の世界的な保護活動は、急を要する課題となっています。科学者たちは、熱帯雨林などの周囲から隔絶された地域を調査し、人類を癒す薬効をもつ神秘の植物を探しつづけています。本書では、植物のもつさまざまな癒しの力を紹介します。薬用や食用のヒーリング植物や、ヒーリングエネルギーをもつ樹木のほか、スピリチュアルヒーリングに用いられる植物や、フラワーエッセンスも扱います。

はじめに

ヒーリング植物の歴史

世界中の鳥や動物たちは、自分の病気に効く最上の薬を本能的に
知っているようです。家畜でさえ、ある程度はこの能力を備えています。
ヒーリング植物を識別するこの生来の能力は、
有効なものをただちに選びとるための、何世代にもわたる厳しい
試行錯誤の積み重ねによって獲得されたものです。
動物たちにとって、ハーブは医者そのものなのです。

　本能の面で劣る人間は、学習能力と論理的思考力という利点を生かし、野生動物たちの"実験"を観察することによって、自然界のヒーリング植物に関する知識の基礎を身につけました。犬や猫や鳥や馬や、哺乳類の祖先たちが、人間にとって最初の生きた薬草医であり、教師だったのです。

　植物に関する知識や利用法の記録に文字が使われるようになる以前は、すべてが口伝で伝えられていました。科学は素朴で未発達な段階にあり、説明のつかないことが生じると、ハーブ療法は魔術と結びつけられることもありました。

古代の記録

　古代シュメール文明の粘土板には、植物や鉱物をワインやビール、蜂蜜、植物油などの液体に混ぜて薬を作ったと記されています。紀元前3000年のバビロニアの粘土板には、ハーブの輸入の記録が残されています。2005年には、現在のイラクで、紀元前2000年～紀元前150年頃のものとされる粘土板が1000枚近くも発見され、そのなかから、何世紀ものあいだ医術の訓練や研究に使われてきた診断用の手引き書や、植物や動物、鉱物を用いた治療法の記録が見つかりました。

　ほぼ同時期に、中国やエジプトやインド

ヒーリング植物の歴史

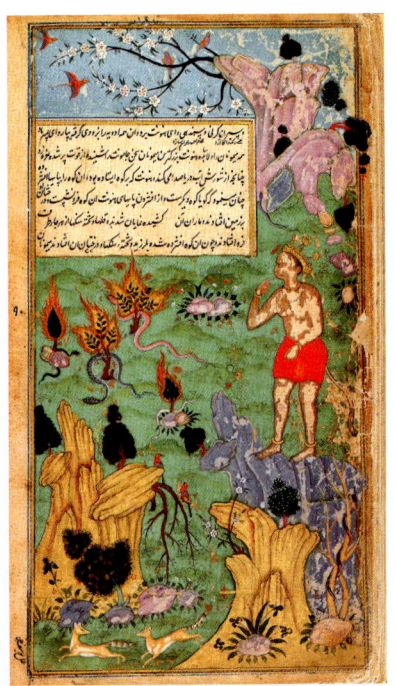

ラーマの弟ラクシュマナを救うために
ヒマラヤ山脈へ薬草を探しにいく
ハヌマーンを描いた古代インドの写本

の文明においても、薬用ハーブに関する記録が残されています。今日の中国伝統医学は、中国医学書の原典とされる『黄帝内経』をもとに始まったもので、この書物は伝説の中国皇帝である黄帝（紀元前2697年頃）によって記されたと伝えられています。現在の中国伝統医学においてもハーブ療法は重要な役割を果たし、五行や気のバランス調整などの中医学の理論に基づいてハーブが処方されています。

古代エジプトの医学とは、紀元前3300年頃から、紀元前525年のペルシアによる侵略にいたるまでのあいだ広く用いられていた療法のことを指し、そのなかには"魔術"も含まれていました。しかし、もっとも有名な医学書である『エーベルス・パピルス』（紀元前1550年頃）には、喘息の処方として、"ハーブを混ぜたものをれんがの上で熱し、患者にその煙を吸入させる"という合理的な記述が見られます。

インドの伝統医学であるアーユルヴェーダの記述は、紀元前1200年頃に書かれたヴェーダ経典に最初に登場します。ハーブ療法や食事療法を重視したもので、アーユルヴェーダに用いられるいくつかの有名なハーブ（ターメリック、カルダモン、コリアンダーシードなど）は、現在でもインド料理に幅広く使われています。中国伝統医学と同様に、アーユルヴェーダのハーブ療法も体内のエネルギーを調整し、心と身体と魂をもっとも健康な状態に導きます。

地球の反対側では、紀元前2000年に誕生したメソアメリカ文明が、1519年のスペイン人征服者エルナン・コルテスによる

メキシコの征服で終わりを告げますが、当時のアステカ帝国の医師たちはカカオの葉などのハーブやその他の天然産物を数多く用いて、大小の病気を防ぎ、治療していました。そののち、17世紀半ばの北米では、ヨーロッパからの植民者が先住民族のハーブ療法を発見し、自国の医学体系に組みこみ、やがてそれを本国へもちかえりました。

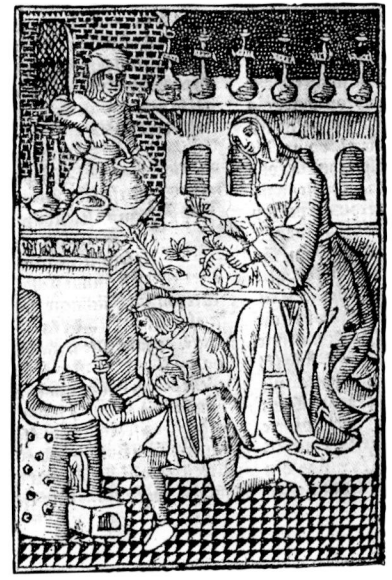

蒸留や調合のために分別されるハーブを描いた木版画、『事物の本質について』より
(1520年版・原著は1230～1240年頃)

特徴説

　共感呪術的な一致という考え方に基づく特徴説は、古来より世界中に見られる概念です。特徴説では、植物の形や色、模様、質感、香りにはすべて意味があると考えます。たとえばマンドレイクの根は人間の体に似ているため、超自然の力が宿っているとされます。この哲学は、大プリニウスの『博物誌』や、ディオスコリデスの『マテリア・メディカ』、ガレノスの薬剤学書『De simplicibus』(単体薬について)などが書かれた時代から、すでに知られていました。そして現在でも、ラングワート(*Pulmonaria officinalis*、肺によいとされた)のように、形や色が人体の一部と似ていることから、その臓器によいとされ、臓器にちなんだ俗称で呼ばれる植物があります。16世紀にパラケルススがこの概念を発展させて提唱し、さらにヤーコブ・ベーメが普及させ、19世紀には主要な医学書にも詳述されています。また、ホメオパシーの発展にもいくらかの影響を与えました。

　薬用植物は中世を通じて重要な役割を果たし、医術としてのハーブ療法が修道院や村の賢女によって守り伝えられ、発達していきます。16、17世紀は薬用植物誌(薬用植物の特徴を記述した図解本)の時代であり、とくにジョン・ジェラードの『本草あ

るいは一般の植物誌』(1597年)やニコラス・カルペパーの『イギリスの医師』(1653年)が重要な書物とされました。16世紀には、アステカの図解植物誌『バディアヌス写本』もラテン語に翻訳されました。

現代のハーブ療法

　18、19世紀には薬理学が誕生し、薬物を大量生産する方法が確立されたため、ハーブ療法は衰退します。しかし、消滅してしまったわけではありません。たとえばイギリスでは、1864年にメディカルハーバリスト協会が設立され、専門家によるハーブ療法は存続しています。中国などの他の国でも、伝統的なハーブ療法が現在も西洋薬理学と共存しています。

　1960年代にニューエイジの概念が誕生したことから、ハーブ療法や代替療法は1980年代に予期せぬ復活を遂げます。エドワード・バッチのフラワーレメディの復活や、そこから派生したフラワーエッセンスの登場がその例で、これらは心を癒し、不安定な情緒を落ち着かせる療法です。またアロマセラピーも復活を遂げ、多大な人気を博しています。

　今日、科学はハーブや食物のもつ独自の治癒効果の検証を始めつつあり、植物の価値が見直されています。古来の人々の知恵

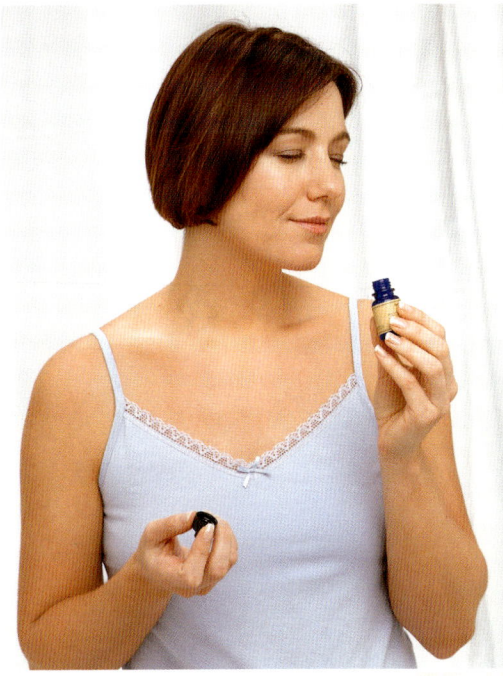

香りを楽しみながら、身体と心と魂を癒す
エッセンシャルオイルを選ぶ。

がようやく科学的根拠によって裏付けされ、ヒーリングの新時代が訪れようとしています。

はじめに

この本の使い方

本書は、とくに重要なヒーリング植物を
世界中から集めて紹介していますが、ハーブ療法の処方や、
大小の病気の治療法を知るためのガイドではありません。
フィトセラピー(植物療法学)のあらゆる側面をよりよく理解するための
ヒントや参考となることを目的としています。

植物の探し方

　検索がしやすいように、植物を次のような章に分類してあります。ただし、薬用と食用の両方にあてはまる植物など、必然的に性質が重複するものもあります。あるべき章に植物が見つからない場合は、索引を引いてください。

- **薬用ハーブ**(p.16〜107)　伝統的な西洋のハーブ療法に使われるハーブのほか、中国伝統医学やアーユルヴェーダに用いられるものも扱っています。この章では、ハーブ療法における利用の歴史と、薬用に供される部位、一般的な用法、おもな効能について紹介しています。

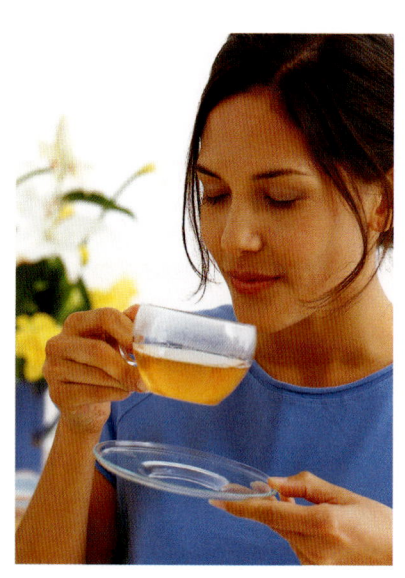

植物性食物には多くのビタミン、ミネラル、抗酸化物質が含まれる。ハーブティーは、それらの効用を活用する方法の1つ。

収穫した薬用植物の地上部と根を切り離し、乾燥させて保存する。

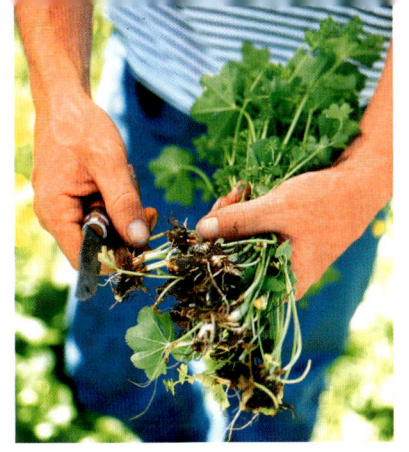

- **食用のヒーリング植物**（p.108〜247）
  植物栄養素（p.112〜114を参照）に関する最新の発見を紹介します。身近な野菜の多くに含まれる体によいビタミンやミネラル、抗酸化物質がわかります。

- **樹木のヒーリングエネルギー**（p.248〜303） 樹木に宿る波動やエネルギーを用いた療法を扱います。また古代の社会や文化が個々の樹木に見出していたエネルギーを紹介します。

- **スピリチュアルヒーリングのための植物**（p.304〜351） 伝統的にスピリチュアルヒーリングに用いられてきた植物を紹介します。呪術医が使用するサボテンなど、さまざまな霊的伝統のなかで神聖視されてきた植物を扱います。

- **フラワーエッセンス**（p.352〜377） 軽い病気の治療に用いられるバッチフラワーレメディや、オーストラリアのブッシュフラワーエッセンス、フラワーエッセンスサービスの利用についてアドバイスしています。

それぞれの植物について、一般名とラテン語の学名（イタリックで表記）を示しています。科名と概要も記してあります。

本書では、薬用ハーブの章を中心に、随所に薬学・医学用語が使われています。用語集に語句の説明をまとめてあります（p.378〜385）。

注 意

植物は強力な薬物となるため、随所に使用上の注意を記してあります。本書は医師の治療に代わるものではありません。治療の必要があるときは必ず医師に相談し、ハーブ薬を服用している場合は、その旨を伝えてください。

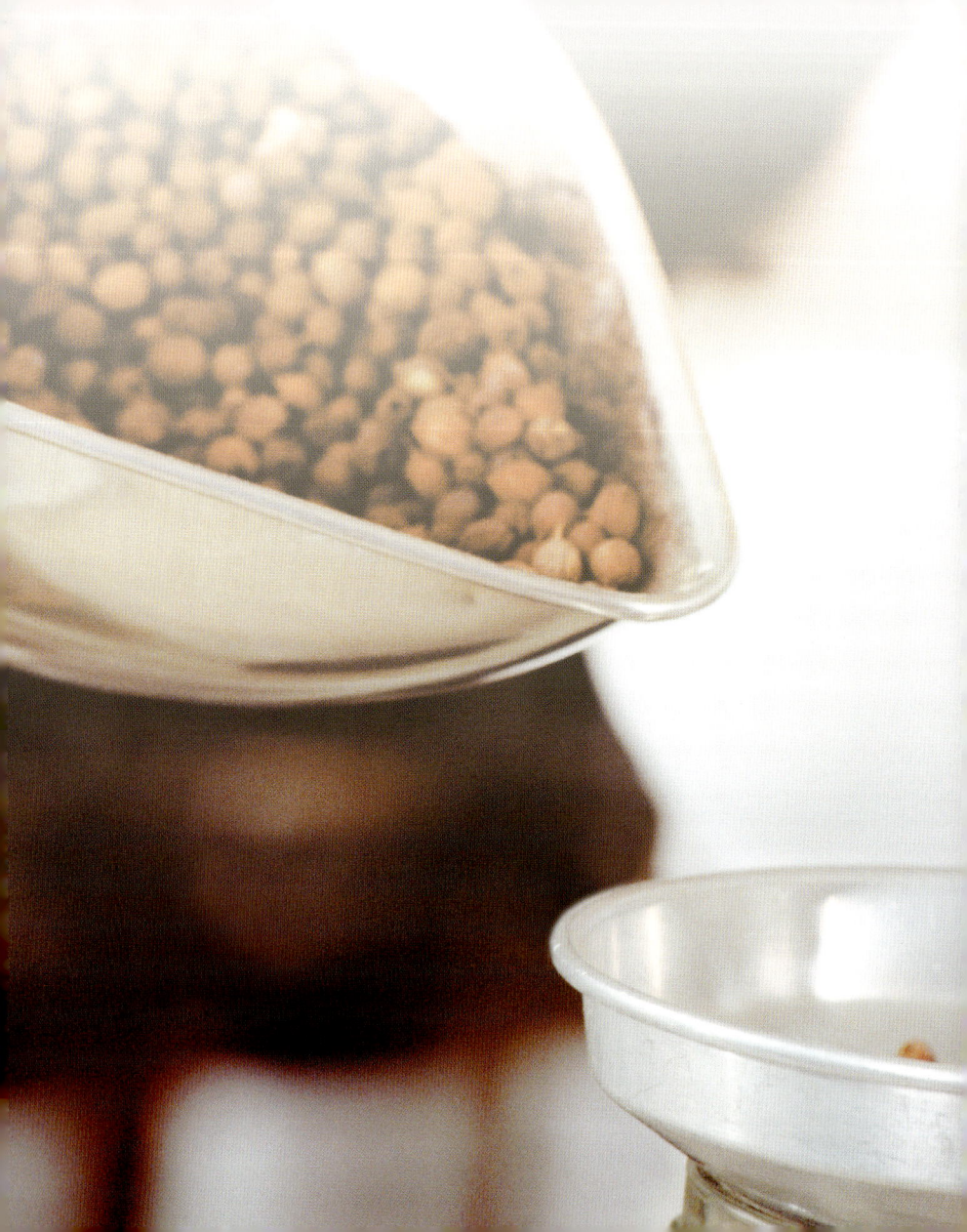

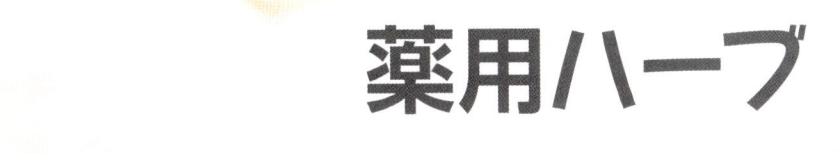

薬用ハーブ

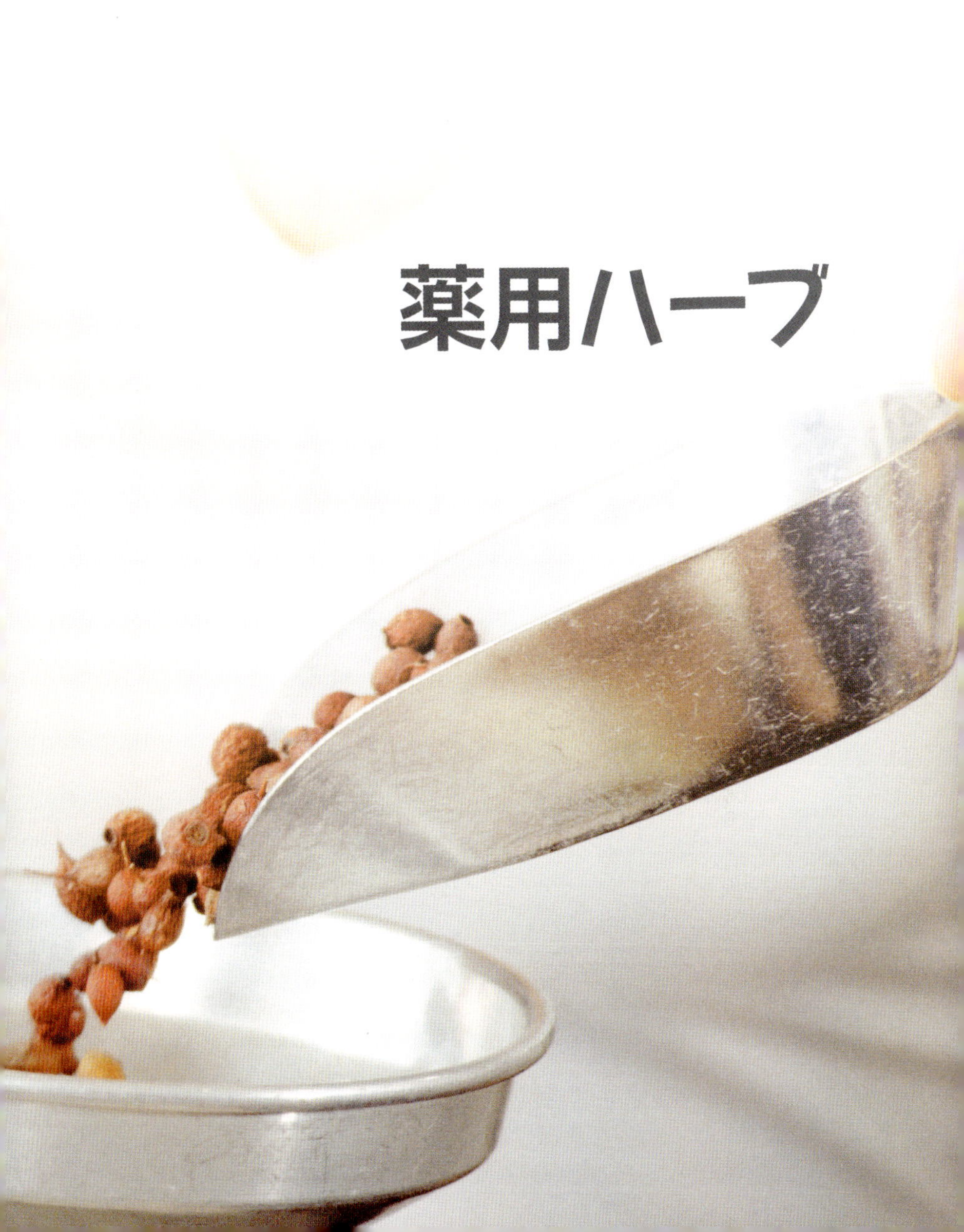

薬用ハーブ

ハーブ療法の原則

おもな現代医薬の多くがハーブから生まれたものですが、
世界の80％の人々にとっては、
今もなおハーブ薬だけが手軽に入手することのできる薬なのです。
また西洋でも、簡単な自己治療や補完医療として、
ハーブ療法を選択する人々が増えてきています。

ハーブ療法の原理は、ハーブに備わった治癒能力と、ハーブとそれを用いる人との相性に基づいています。ハーブやハーブ由来の天然植物性物質（植物性薬品やエキス）を用いて生理バランスの調節をはかるために、ハーバリスト（ハーブ療法家）は、病気の性質を完全に理解し、診察と評価を通じて患者の"全体"を把握し、さらに処方するハーブの効能に精通していなければなりません。このことは、ハーブ療法が西洋で一般的になるにつれ、ますます重要になります。

ハーブの選択には、品質や使用時の状態などに関し、十分な配慮と注意が必要です。植物（有機栽培であろうとなかろうと）に含まれる化合物には、劣化したり、副作用を引きおこしたりするものがあるからです。

ホリスティックで予防的なアプローチ

ハーブ療法の強みは、ホリスティックな治療が可能な点や、病気の治療だけでなく予防もできる点にあります。ハーブは栄養補給と免疫学的な働きによって、抵抗力を高めることができます。正統医学には予防効果はほとんどなく、病気にかかってから治療を行います。

薬用ハーブは、一般的に重い疾患ではなく、軽い病気や、悪性ではない慢性病や、長引く不調に用いられます。ただ、いくつかの重病には、医師の指導のもとで、化学療法後などの付加治療に採用されることもあります。

病院で漢方薬用のハーブを計量する中医師。
中国伝統医学は中国の医療の主流をなしている。

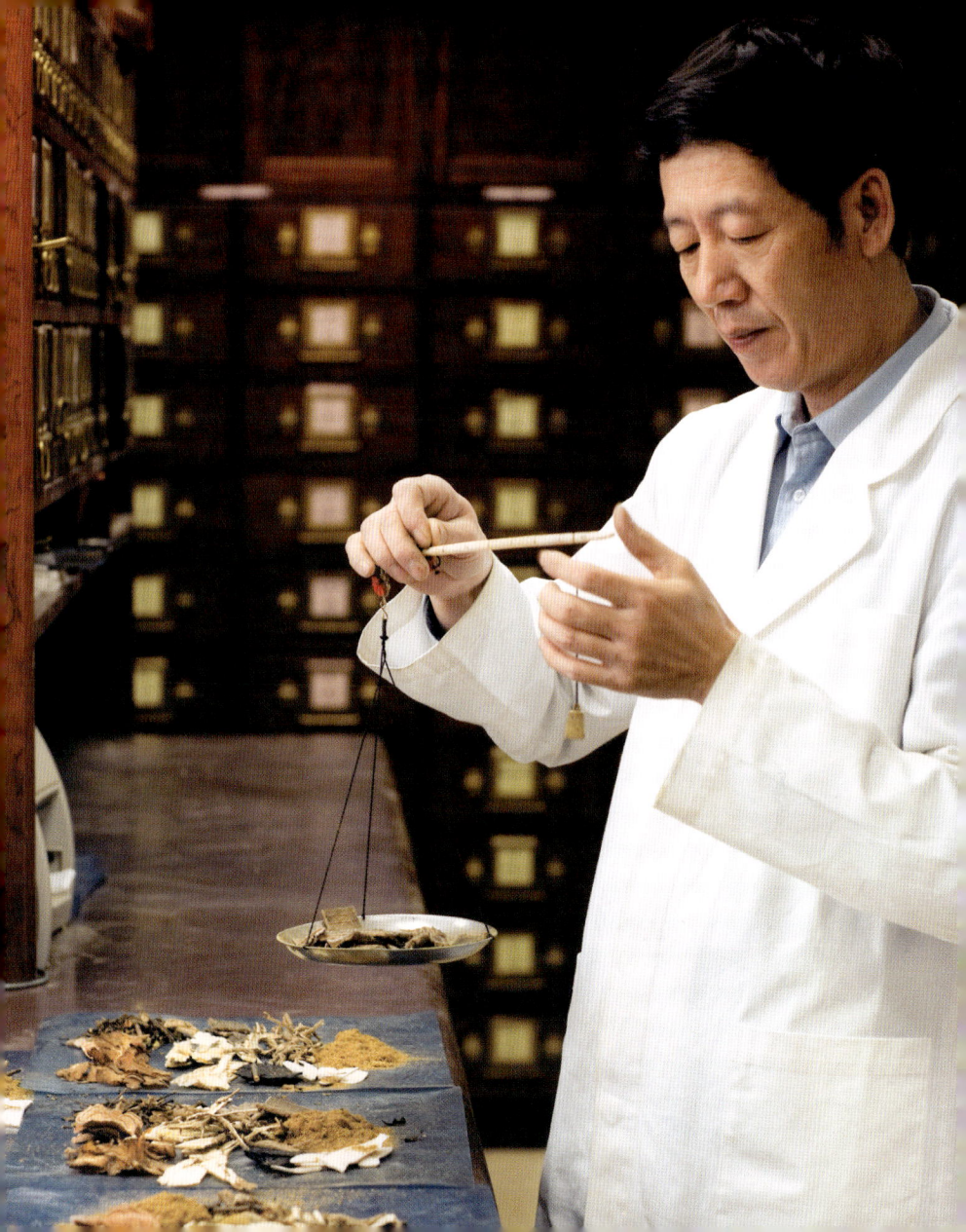

薬用ハーブ

薬用ハーブの使い方

治療に用いるハーブの品質管理は非常に重要です。
また品種を正しく識別し、適切に使用することも大切です。
ハーブやその調合剤の効果は、
抽出前の段階のこれらの要素に左右されるからです。

収 穫

　品質の劣化やかびを防ぐために、ハーブは湿気のない日に、朝露が乾いたあとに収穫しましょう。傷んだりしおれたりしていない葉やその他の薬用部位だけを選びます。保存の前に、風通しのいい場所に広げて並べ、乾燥させます。

保 存

　自宅で乾燥させたハーブも、購入したハーブも、気密性のあるびんに入れ、直射日光を避けて保存します。びんにはハーブの名前と収穫日を書いたラベルを貼ります。収穫日が不明な場合は、ハーブの香りの強さと色で鮮度を判断できます。

ハーブの使い方

　薬用ハーブを原料とした植物性薬品やエッセンス、エッセンシャルオイルは、入浴・洗面用品や香水、医薬品に使われます。カプセルやエリキシル剤、エキス、香、リニメント剤、混合薬（液体・固体）、オイル、軟膏、粉剤、石鹸、錠剤、外用風邪薬、芳香蒸留水などに加工されます。以下に、一般的な内服法と外用法を紹介します。

内服薬

　内服薬は、経口摂取され、消化管で吸収されるもので、身体の内外に作用します。

ハーブの浸出液：浸出液を作るには、ほぼ沸騰したお湯にハーブを浸し、ふたをして5〜10分おきます。液を漉して内服しますが、冷ましてから洗眼液などとして外用することもあります。

ハーブティー/チザン：果実や花などの、茶（*Camellia sinensis*）以外の材料を使い、前項の方法で作ったハーブのお茶です。内服

薬用ハーブの使い方

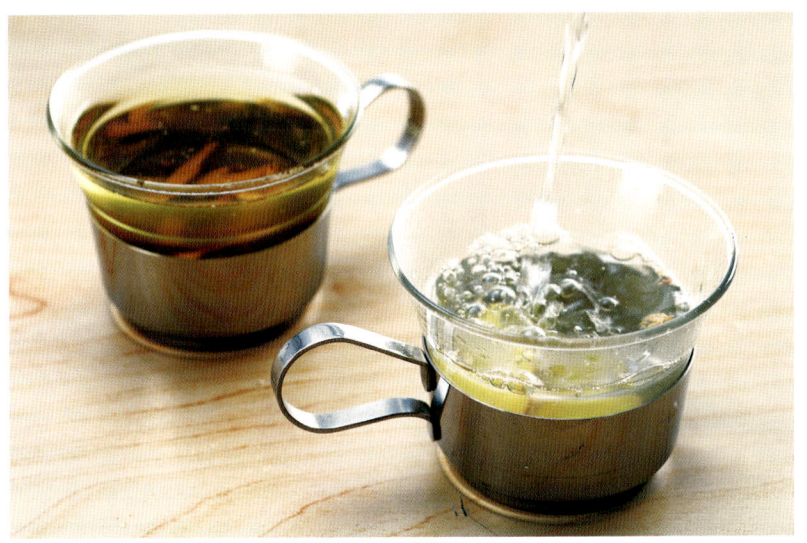

ハーブティーには、
神経の刺激やリラックス、鎮静など、
材料によってさまざまな効果がある。

用で、神経の刺激やリラックスや鎮静に用います。

マセレーション(浸漬):ハーブ素材を水に12時間浸ける場合や、太陽光のもとで植物油や有機溶剤に少なくとも2週間浸ける場合(太陽浸漬法)があります。料理油や、クリームなどの局所薬に加えられます。

チンキ剤:アルコールにハーブの一部を浸した抽出液や、アルコール(ブランデー、ウォッカ、46〜57度のラムなど)にハーブのエッセンスを加えたものです。グリセリンや水を使った抽出法もあります。用途の広いチンキ剤は、ホメオパシーやナチュロパシーでは内服用にされるほか、局所薬としても使われます。

懸濁液:微細な固体あるいは液体粒子が液体中に分散した混合物です。たとえば、濃いチンキ剤を直接使うかわりに、チンキ剤をベースローションに加えて懸濁させて用いることができます。

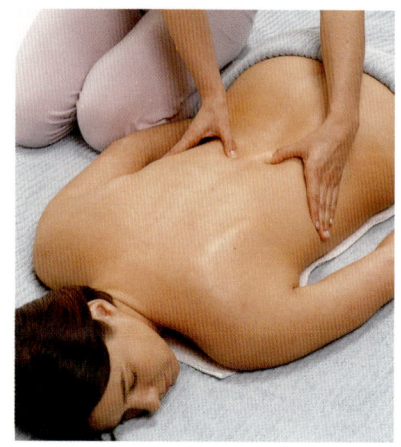

植物性のアロマオイルとキャリアオイルを用いたアロマセラピー・マッサージは、身体の一部や全身に働きかけ、幸福感を高める。

外用薬

外用薬は、皮膚の一部に局所的に用いるもので、限られた範囲に作用させるか、あるいは血管に吸収させます。

バーム、クリーム、ローション、オイル、軟膏：植物の浸出液やマセレーション液などを使って作ります。マッサージオイルやその他の局所薬として用いられます。

湿布：熱した煎出液（次項を参照）や浸出液（前ページ参照）に浸したパッドを、なるべく熱い状態で患部に当てます。さらにビニールか何かで覆って保温し、冷めるまで当てておきます。

煎出液：樹皮やチップ、根、種子を15分煮出してから濾し、濃い抽出液を作ります。内服以外の用途に用います。

エッセンシャルオイル：植物から抽出したエッセンシャルオイルは、熱湯に加えて吸入したり、浴槽に入れたりします。またキャリアオイルで薄めてアロママッサージに用いたり、バームやクリーム、ローション、軟膏に加えたりします。

パップ剤：ペースト状の基剤を煎出液や浸出液に浸してやわらかく湿らせます。ふつうは温めてから布か包帯で包み、患部（とげがささったり、化膿した部位など）に当て、冷めるまでそのままにします。必要に応じて、化膿やとげがとれるまで繰りかえします。

ホールハーブ：調味料や食材として使います。葉やその他の部位を丸のまま使うこともあれば、粉末にすることもあります。生のままでも、乾燥させた状態でも使います。葉やその他の部位を湯に入れ、蒸気吸入（右を参照）に使ったり、モスリンの布で包み、スチームバスに使うこともできます。

ハーブを使った蒸気吸入法

蒸気吸入は、ハーブを使って風邪や咳、のどの痛みを手軽に治療する方法です。ハーブやエッセンシャルオイルを選ぶ前に、その植物の使用上の注意を確認してください。大きなボウルか洗面器、熱湯、ハーブをひとつかみまたはエッセンシャルオイル3滴、大きなタオルを用意します。おすすめのハーブは、ユーカリ、ペパーミント、タイム(ハーブまたはオイル)や、セージ(オイル)です。

1 ボウルに熱湯を半分まで注ぎます。すぐにハーブか3滴のエッセンシャルオイルを加えます。

2 ボウルに顔を近づけ、目を閉じて、蒸気を逃がさないようにタオルで頭とボウルをテントのように覆います。5-10分のあいだ、心地のよい温かさと香りに包まれながら、鼻で呼吸をします。

薬用ハーブの使い方

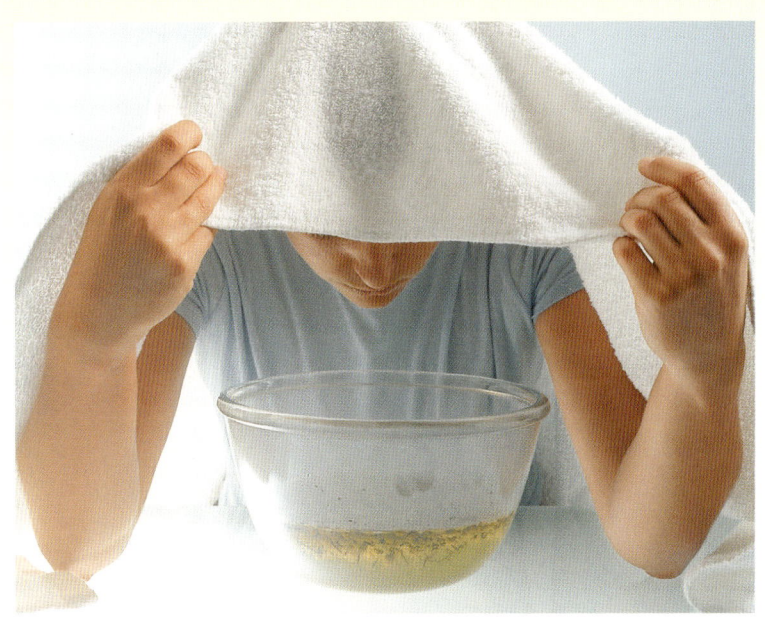

安全性のガイドライン

正統医学にせよ、ハーブ療法にせよ、薬や治療法を用いるうえで、
安全を保つことは不可欠です。このため、世界保健機関（WHO）は、
世界中のハーブ薬の品質や用法の安全性を確保するための
ガイドラインの策定を、積極的に進めています。

　WHOは、発展途上国で伝統医学が幅広く普及しており、さらに先進国においても、補完医療や代替医療が急速に採用されつつある現状を把握しています。伝統的ハーブ薬品に関するEU指令でも、市販の伝統的ハーブ薬が安全性基準や品質基準を満たすことが義務づけられ、EU内での規制の統一が進められています。

推奨される安全性のガイドライン

　治療用や薬用のハーブを使うときは、以下のガイドラインを心に留めておくとよいでしょう。

- **ハーブをきちんと用いる**：ハーブは薬なので、処方薬と同じようにきちんと用いましょう。規則的に適量を用い（バランスのとれた食生活のなかで摂取する食用ハーブも含まれる）、運動をし、健康的な生活を維持すれば、健康を増進し、抵抗力を高めてくれます。ハーブの薬効を説明するためにこの章の随所に使っている薬学用語については、用語集で説明してあります（p.378〜385を参照）。

- **"天然"は必ずしも"安全"ではない**：エッセンシャルオイルは天然のハーブから作られていますが、濃度が高いため、用法を守り、薄めて使う必要があります。キク科など、特定の科の植物全体にアレルギーのある人もいます。

- **年齢や肉体的な弱さを考慮する**：乳児や、妊娠を希望している女性や、妊婦や高齢者は、資格を有する専門家の指示なしにハーブ療法を用いないでください。

- **用量を守る**:"過ぎたるは及ばざるがごとし"ですから、用量を守ってください。ハーブは服用量や服用期間が過剰になると害になる場合もあり、長期にわたり濫用すれば、中毒を招くこともあります。毒性のあるハーブや、危険な副作用を生じるハーブもあります。専門家の指導にしたがえば、あなたのニーズや病歴に合わせた服用ができ、病気もよくなり、症状の悪化や新たな病気の発症を避けることができます。

- **自己治療は控える**:自己治療は、咳や風邪、切り傷、打ち身などの軽い症状に限りましょう。

- **使用上の注意を守る**:植物(有機栽培であろうとなかろうと)には、単体で用いる場合も、他のハーブと組み合わせた場合でも、劣化したり副作用を引きおこす可能性のある化合物が含まれています。正統医薬と併用すると相互作用や禁忌を示す場合もあります。ある種の持病がある人には使用が禁止されているハーブもあります。

- **医師に相談する**:服用しているハーブ薬を医師に伝えてください。

安全性のガイドライン

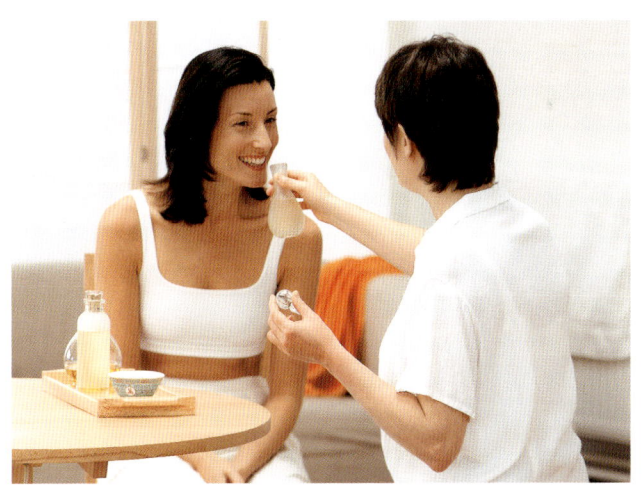

植物やハーブの配合を考えるうえで、安全性は重要なポイント。香りの相性がよくても、目に見えない相互作用を生じることもある。

薬用ハーブ

ホースチェスナット
学名　*Aesculus hippocastanum*

トチノキ科

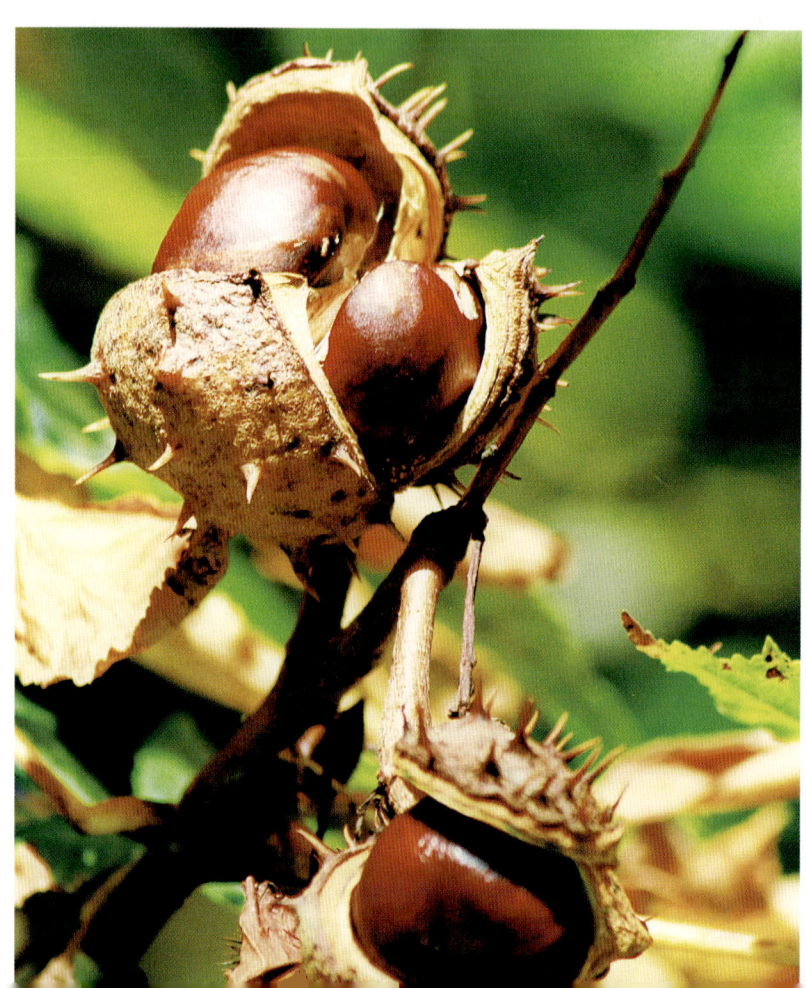

ホースチェスナット *Aesculus hippocastanum*

概要:ホースチェスナットはアジアの北部・中部とヨーロッパ中部が原産です。大型の落葉樹で、樹高36mにもなり、人目を引く白やくすんだ赤色の花を咲かせます。とげのある緑色の硬いさく果は3つに割れ、中にはクリのような種子が入っています。

使用部位:種子(果実)、樹皮、まれに葉、芽(バッチフラワーレメディ、p.358〜359参照)

歴史:東方の国々では、ホースチェスナットの実をすりつぶして馬や牛の家畜の餌にしていました。適切にきちんと処理をすれば、水に浸けて粉にした種子は体によい澱粉質の粥となり、かつては一部のアメリカ先住民族の重要な食料とされました。

おもな効能:何世紀ものあいだ、ホースチェスナットの種子や葉、樹皮、花は、さまざまな症状や病気に用いられてきました。変質、鎮痛、抗炎症、収斂、利尿、去痰、解熱、止血、麻酔、強壮、血管収縮、血管保護、癒傷作用があります。

樹皮には強壮、麻酔、解熱作用があり、浸出液として間欠熱に用いられるほか、潰瘍の外用薬としても使われます。種子のエキスはリウマチや神経痛、直腸の不調、痔、慢性静脈不全の治療に用いられてきました。深部静脈血栓症に対する効能は科学的に証明されていませんが、有効成分のエスシンが16〜20%含まれるホースチェスナットの種子の標準化エキスは、弾力ストッキングの着用と同様の効果があるとする研究結果もあります。

最近の研究では、β-エスシンが抗白血病薬として有効である可能性も指摘されています。ドイツでは、エスシンとフラボノールのトロキセルチンを併用し、内耳の血流障害の治療に用いる研究が進められています。また、エキスは皺を予防する化粧品に利用できる見込みがあるという報告も出されています。

注意:適切に調製されたホースチェスナットのエキスは、おおむね安全とされています。しかし、生の種子や葉、樹皮、花にはエスクリンが含有され、これは人間や動物に有害な成分なので、自家製のハーブ薬を使ってはいけません。エキスは、かゆみや、吐き気、胃腸障害などの副作用を引きおこす場合があります。

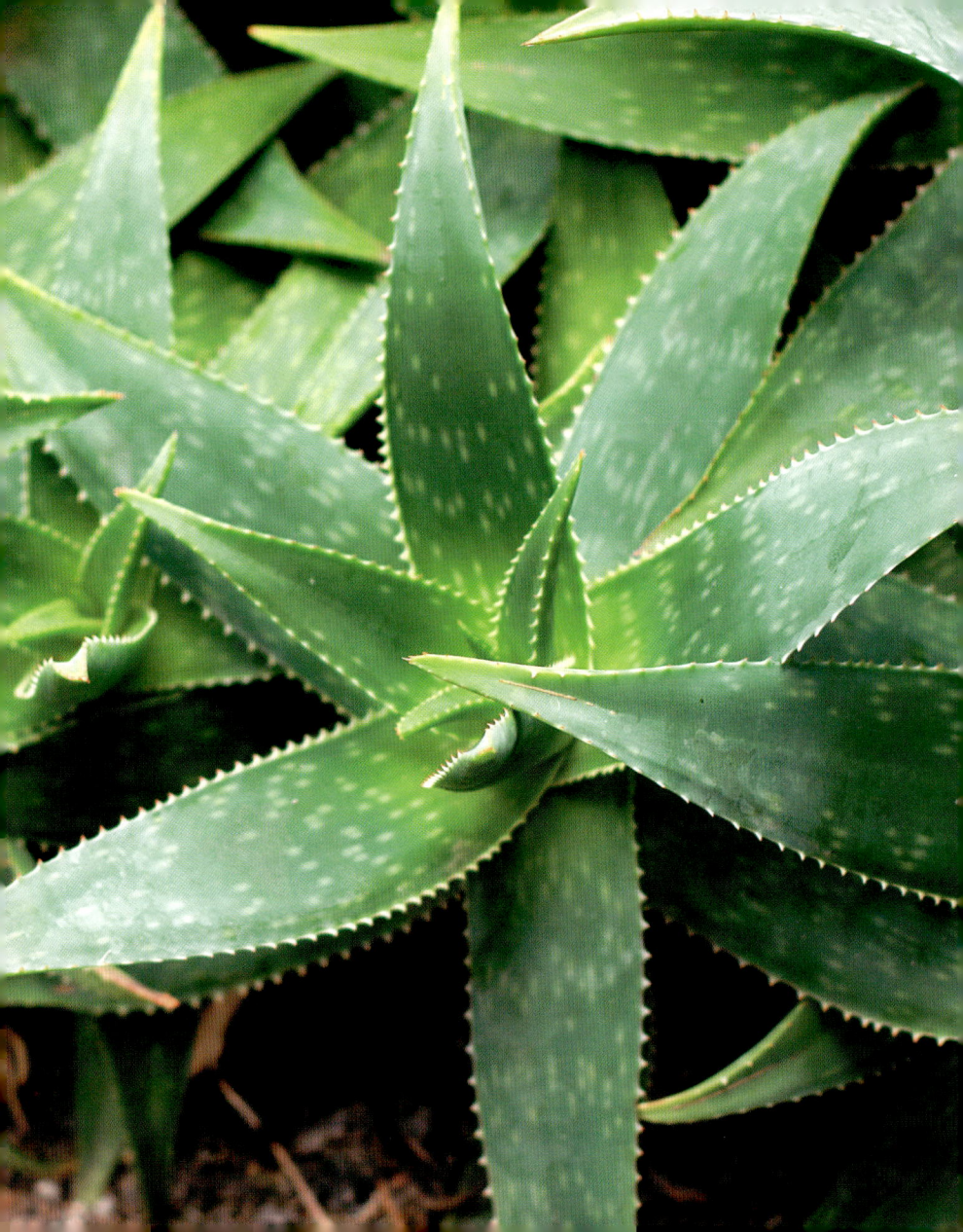

アロエベラ

学名　*Aloe vera*

ツルボラン科

概要：アロエベラは、世界に250種あるアロエの1つです。アロエの原産地は東・南・北アフリカとマダガスカルですが、西インド諸島や他の熱帯の国々にももちこまれ、自生しています。地中海沿岸にも帰化して繁殖し、アルジェリア、モロッコ、チュニジア、カナリア諸島、マデイラ諸島に分布しています。亜熱帯性の多年生多肉植物で、丈夫なひげ根があり、鋸歯状の分厚い緑または灰緑色の葉をたくさんつけます。商業用に栽培する場合は、6〜8週ごとに1株につき3、4枚の葉を収穫できます。

使用部位：葉肉と葉汁

歴史：ニップールで発見された紀元前2200年のシュメール文化の粘土板によれば、アロエベラの葉は下剤として使われていました。紀元前1550年頃のエジプトの『エーベルス・パピルス』には、葉をすりつぶし、他の薬用成分と混ぜあわせて火にかけ、内服・外用あわせて12種類の処方に用いたと記述されています。紀元前400年頃には、産地では葉汁を煮つめたものが用いられ、アラブ商人によって西アジア全域にも広められました。同時に、ヒンズー教徒のあいだでは"サイレント・ヒーラー"と呼ばれ、古代中国の医師には"調和をもたらす薬"として扱われました。インドでは内服・外用の治療薬として、現在も栽培され、用いられています。

おもな効能：おもに皮膚や消化器官の薬として用いられ、止瀉（乳濁液）、抗菌（葉肉と乳濁液）、抗ウイルスと抗レトロウイルス（葉肉）、収斂（葉肉）、殺菌（葉肉）、解毒（葉肉と乳濁液）、皮膚軟化（葉肉）、殺真菌（葉肉）、抗炎症（葉肉と乳濁液）、緩下（下剤）、刺激（葉肉）、皮膚再生（葉肉）、健胃と強壮（葉汁）、駆虫（乳濁液）、癒傷（葉肉）の作用があります。葉汁は飲み物にもなります。

　アロエベラの透明な葉肉には、ビタミンA、B$_1$、B$_2$、B$_{12}$、C、Eや、カルシウム、クロム、銅、マグネシウム、マンガン、カリウム、塩化ナトリウム、亜鉛などのミネラルが含まれています。また、22種類の標準アミノ酸のうち20種類が含まれます。

昔は、アロエの葉の乳濁液は下剤や駆虫剤として使われていました。やがて便秘や痔のほか、手術の前後の腸内洗浄にも用いられるようになりました。

葉肉は外用薬として、切り傷や火傷、皮膚の裂傷やただれ、潰瘍、湿疹の治療に使われてきましたが、外傷治療薬としての効能には異論もあります。内服すると、潰瘍性大腸炎の治療に効果が見られる場合もあれば、急激な腹痛や下痢を起こすケースもあります。

アロエのエキスが陰部ヘルペスや疥癬に効き、アロエのローション（外用）がふけに効くという点については科学的に検証されています。またアロエは、ローションや日焼け止めクリームなどの数百種ものスキンケア製品に保湿剤として使われています。アロエベラは暗い場所でも酸素を放出し、二酸化炭素を取りこむ特殊な植物なので、寝室に置くのに適しています。

さらなる研究が必要ですが、アロエが潰瘍の治療に効くことも確認されています。中国（2008年）や台湾（2003年）での研究によれば、肺癌のリスクを低下させ、治療にも役立つ可能性があるとされます。さらに、メキシコ（2007年）や韓国（2009年）での研究によれば、経口摂取によって2型糖尿病にも効くとされています。葉皮に含まれる多糖類は、ウイルス（HIVなどのレトロウイルスを含む）が正常なT細胞に感染する力を阻害することも明らかにされています。

鎮痛作用があり、少なくとも6種類の消毒成分を含み、なかでも葉汁に含まれるルペオールやサリチル酸は効果的な鎮痛薬となります。アロエに含まれる抗炎症作用のある脂肪酸、フィトステロール、カンプエステロールなどは、軽い皮膚の不調や消化器の病気などに効果があると考えられています。

アメリカ食品医薬品局（FDA）は天然の食品香料としてアロエを承認しているほか、カナダでは市販の緩下薬として、フランスは伝統薬として、ドイツのコミッションEは市販薬として承認しています。日本とイギリスの薬局方にも収載されています。

注意：外用薬としてのアロエベラには、とくに重大な副作用は報告されていませんが、タマネギの仲間にアレルギーのある人は反応を生じるかもしれません。妊娠中は経口摂取を避けたほうがよく、授乳中の母親は葉汁の乾燥粉末を摂取しないでください。

長期にわたり濫用した場合、カリウム欠乏症になる可能性があります。アロエベラ

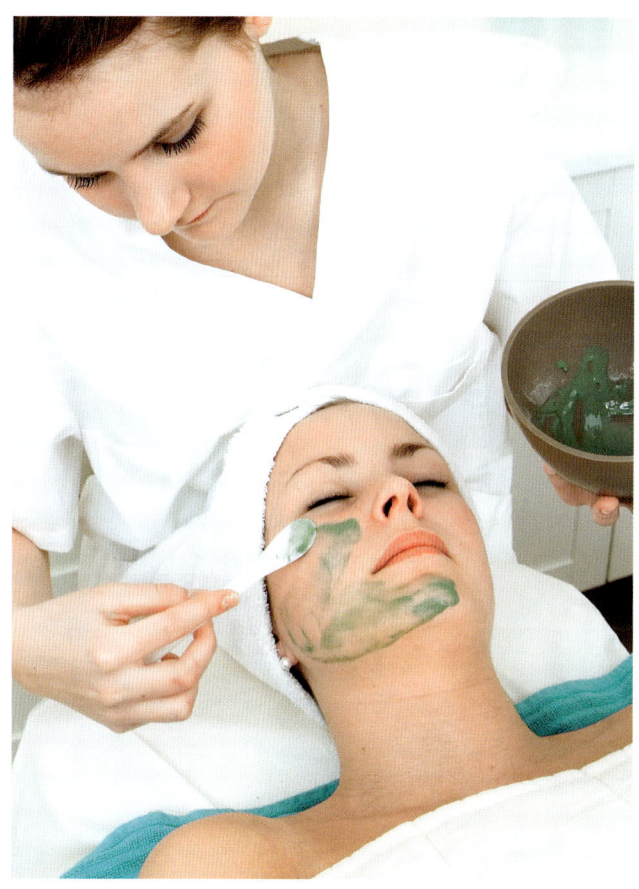

抗菌作用や皮膚の再生作用をもつアロエベラは、スキンケア製品に使用されることが多い。

アロエベラ *Aloe vera*

の経口摂取による緩下作用で下痢になり、他の薬の吸収が阻害されることもあります。過敏性腸症候群や痔の持病がある人は服用しないでください。血糖値を下げ、治療を阻害する可能性があるため、糖尿病の人も経口摂取には注意が必要です。

薬用ハーブ

アンゼリカ（カラトウキ）
学名　*Angelica sinensis*
セリ科

概要：アンゼリカは、パセリやニンジン、セロリの仲間です。*A. sinensis*は中国が原産で、現在は栽培もされています。芳香のある多年草で、2.5mほどに成長します。真夏に白い小さな花が、平たい傘のような散形花序に咲きます。いくつにも枝分かれした黄茶色の太い根は、さまざまな薬に用いられます。

使用部位：根茎、根の一部

歴史：中国伝統医学では"当帰"（カラトウキ）と呼ばれ、もっとも有名な女性用の薬の1つとして、中国では数千年の歴史をもつほか、韓国や日本の医学にも用いられてきました。婦人科疾患や心臓血管や血液の病気に使われるため、"女性の人参"とも呼ばれてきました。1800年代末、ヨーロッパでユーメノールと名付けられたエキスが婦人科系の不調の治療薬として人気を博し、アンゼリカが科学的に調査研究されるきっかけとなりました。

　秘教的世界では、アンゼリカの根の粉は"聖霊の宿る根"とされ、人を強力に守り、癒すものとして広く知られました。女性に力を与えるともいわれました。災厄を遠ざけ、健康と家内安全を招くために用いる人もいました。

おもな効能：アンゼリカは植物にはめずらしくビタミンB_{12}が豊富で、フィトステロールやフラボノイドや、その他の数々の有効成分も含有します。鎮痛、抗炎症、鎮痙、鎮静作用があります。

　中国と韓国の伝統医学では、現在も月経困難症や不正出血などの婦人科疾患の薬として使われるほか、月経前症候群や更年期障害、疲労、軽度の貧血、高血圧にも処方され、強壮薬、催淫薬としても使われます。

　更年期のほてりや腹痛、めまい、目のかすみ、不眠、神経衰弱、骨粗鬆症の改善にも効果があるかもしれません。しかし、アンゼリカに含まれる植物エストロゲンに関する科学研究の結果はまちまちであり、アンゼリカがエストロゲンの代わりになるわ

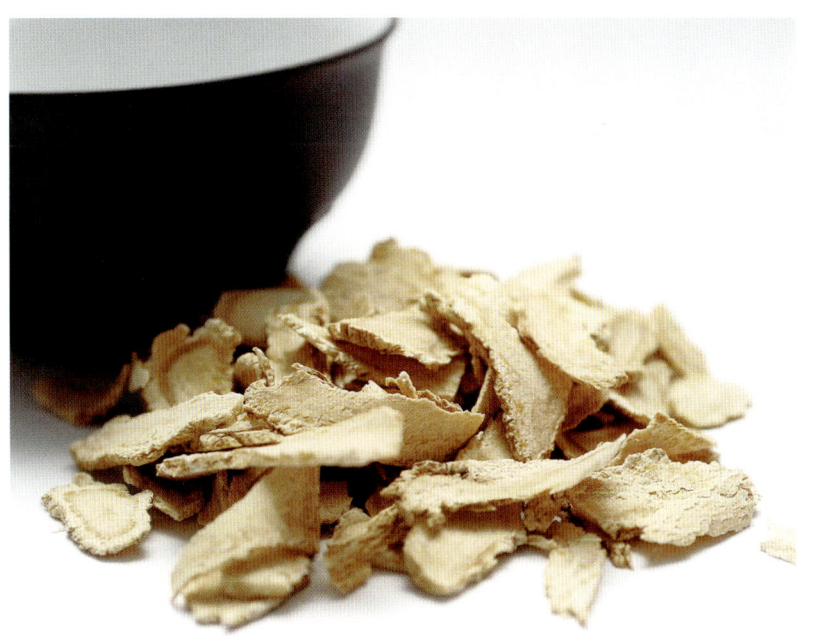

アンゼリカ（カラトウキ） *Angelica sinensis*

けではありません。月経困難を改善する効果は、臓器の痙攣を抑える働きによるものかもしれません。中国の研究では、当帰は酸素を全身に運搬する赤血球の生成を促すことにより、エネルギーを満たし、疲労を回復させることが示されています。

注意：アンゼリカの根には"ソラレン"が含まれるため、色白の人は日光に対し過敏になる可能性があります。妊娠中・授乳中の女性や、慢性的な下痢や腹部膨満感の症状がある人は、アンゼリカを服用しないでください。前立腺癌の男性や、子宮内膜症や乳癌・子宮癌・卵巣癌の女性も服用しないでください。手術の前後2週間にも服用を避けてください。

薬用ハーブ

カモミール(ローマンカモミールとブルーカモミール)

学名　*Anthemis nobilis, Matricaria recutita*

キク科

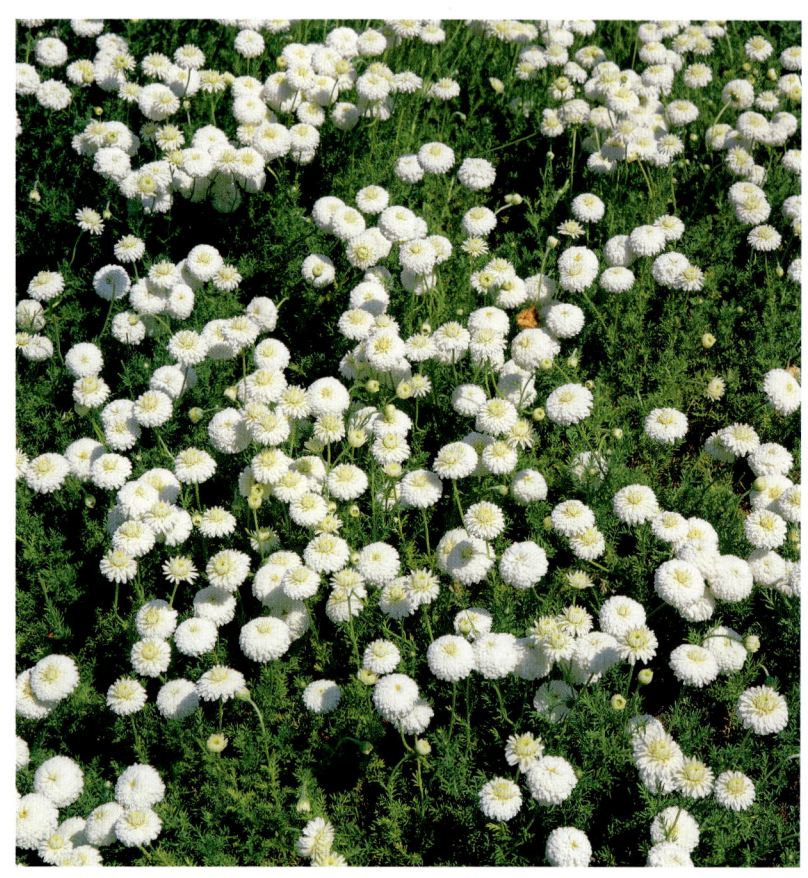

概要：野生のカモミールは、現在ほぼすべての大陸に帰化しています。ローマンカモミールはグラウンドカバーに用いられる多年草で、草丈は23㎝以下、白い花弁の中心に黄色い管状花のあるデイジーに似た花を一面に咲かせます。踏んで歩くと、芳香が漂い、よく育ちます。全草にパイナップルやリンゴに似た特徴的な芳香があり、味は苦味があります。ブルーカモミールは丈夫な一年草で、草丈は50㎝ほどになり、ローマンカモミールと同様の小さな花をつけます。

使用部位：花、オイル

歴史：カモミールの語源は、"大地のリンゴ"を意味するギリシア語のchamaimēlonで、これはリンゴに似た香りをもつためです。古代エジプト人はカモミールを神々（とくに太陽神ラー）に捧げ、"太陽のハーブ"と呼んで、その薬効の高さから他のハーブよりも大切に扱い、急性発熱の治療に用いていました。ローマ人は強壮作用や血液浄化作用のある飲み物にしました。中世のアングロサクソン人のあいだでは"9つの聖なるハーブ"の1つであるマイテンとして知られており、いくつもの媚薬の材料にもされました。

ブルーカモミールに含まれる有効成分のアズレンは、15世紀に発見されました。エッセンシャルオイルを蒸留精製する過程で、青い色（アズール）が生成されることから見いだされ、その色にちなんで名づけられました。16世紀には、腹痛や痙攣、ひきつけの治療に用いられ、17世紀には鎮痙薬や潰瘍の薬とされています。花は長いあいだハーブとして使われ、一般に苦味のある浸出液として飲まれていましたが、最近はおもにエッセンシャルオイルを作るために栽培されています。ドイツでは、カモミールは非常に人気があり、"何にでも役立つ"という意味のアレス・ツートラウトと呼ばれています。

おもな効能：ローマンカモミールもブルーカモミールも、鎮痛、抗炎症、鎮痙、鎮経、鎮静、健胃、強壮、血管拡張作用をもちます。しかし、ブルーカモミールのほうがより強力な抗炎症、鎮痛、抗アレルギー、消毒、駆風、胆汁排出促進、発汗などの効能をもちます。ローマンカモミールはより効き目が緩やかで、消化器官のさまざまな不調の改善や、鎮静や鎮経に用いられ、とくに幼い子供に適しています。

カモミールティーは、不安や不眠、痛風、座骨神経痛のほか、消化不良や鼓腸、下痢

カモミール（ローマンカモミールとブルーカモミール） Anthemis nobilis, Matricaria recutita

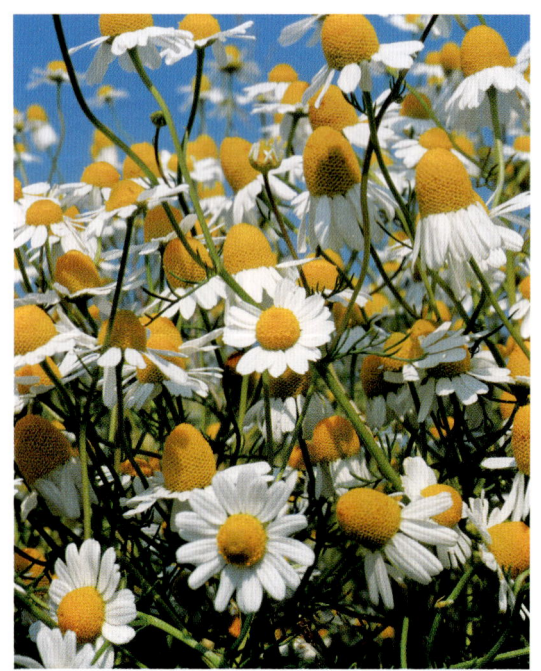

ブルーカモミール（*Matricaria recutita*）の花は、蒸留すると冷却・治癒作用をもつ青いアズレンを魔法のように生成する。

とくにブルーカモミールは入浴用に用いられるほか、洗浄剤や湿布として肌の炎症や日焼けや火傷などの手当てにも使われます。筋肉疲労や筋肉痛を和らげ、肌をやわらかくします。

　ブルーカモミールは癌の治療によって生じた口内炎の緩和にも使われ、2007年には、癌患者に処方するハーブ薬としての抗癌作用について、アメリカで調査研究が行われました。また2008年の日本の研究では、カモミールティーを食事の際に日常的に飲むと、高血糖症や糖尿病の進行が抑制されることが示されています。

などの消化器の不調に用いられます。就寝前にリラックスのために飲むことで知られるこのお茶にはアピゲニンが含まれ、これが効果的な鎮静作用をもつことが研究により示されています。

　かつては、カモミールティーは傷の治療や化膿止めとして外用され、現在も肌のトラブルに局所薬として用いられています。

　ドイツのコミッションEはブルーカモミールの抽出オイルに抗炎症、抗発熱作用を認めています。またこの作用をもたらしているのがビサボロールとカマズレンなどの化合物であることが、研究により解明されています。カマズレンは抗炎症作用の強い成分です。ビサボロールは肌によいとされ、数百年にわたり化粧品に使われてきま

した。抗刺激、抗炎症、抗真菌、抗菌、殺菌作用があることで知られています。かすかな甘い花のような香りがあり、香味料やさまざまな香料として使われています。

ブルーカモミールの甘くフルーティーで、ハーブ系の香りがあるエッセンシャルオイルと、ローマンカモミールのさわやかな中にコクのある、フルーツとハーブの香りをもつエッセンシャルオイルは、どちらもアロマセラピーに使われ、膿瘍やアレルギー、関節炎、腫れもの、疝痛、切り傷、膀胱炎、皮膚炎、月経困難症、耳の痛み、鼓腸、頭痛、皮膚の炎症、虫さされ、不眠、吐き気、神経痛、月経前症候群、リウマチ、ただれ、捻挫、緊張、ストレス、裂傷などに用いられます。

注意：キク科植物にアレルギーのある人は、どちらのカモミールについても、ハーブティーやエッセンシャルオイルを用いないでください。抗凝血剤を服用している人も使用しないでください。妊娠中や授乳中の使用も避け、幼児にも与えないでください。どちらのカモミールも眠気を引きおこすことがあるので、運転や機械の操作に影響を及ぼす可能性があります。

ごくまれに、大量のカモミールを服用すると、吐き気や嘔吐が生じることがあります。さらにまれですが、発疹が出ることもあります。人によっては、エッセンシャルオイルで皮膚炎を起こすことがあります。花粉症や喘息、高血圧、心臓疾患、血管疾患のある人にも勧められません。

一重のカモミールの花は強い薬効をもちますが、強力なアルカリ成分を含有するので、大量に摂取すると胃や腸の内壁を傷める可能性があります。ふつうは八重咲きの花のほうが好ましいとされます。

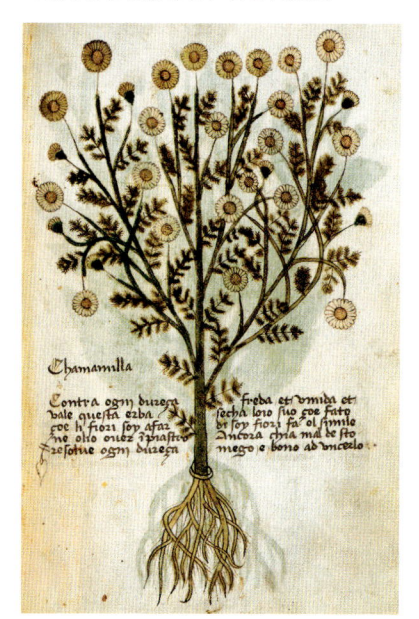

14世紀のイタリアの写本に描かれたカモミール（*Matricaria chamomilla*）の挿絵

カモミール（ローマンカモミールとブルーカモミール）*Anthemis nobilis, Matricaria recutita*

アストラガルス(キバナオウギ)

学名 *Astragalus membranaceus*
マメ科

概要：アストラガルスは、約2000種もの草本植物や低木が属するマメ科ゲンゲ属の一種です。マメ科は現在、ジャケツイバラ科・ネムノキ科・狭義のマメ科に分類されています。モンゴルや北東中国の原産で、中国では商業用に栽培され、アメリカでも栽培が行われています。枝分かれして伸びる短命な多年草で、1年目の晩夏に薄黄色の花を咲かせ、エンドウに似た豆果を実らせます。観賞用にもなりますが、ふつうは薬用に栽培されます。ハーブとして根を使う場合は、2年以上育てたものを収穫しますが、年ごとに木質化するので、4年目までには収穫したほうがよいでしょう。

使用部位：根

歴史：アストラガルスの最古の記録は、25年〜220年に成立したとされる中国の本草書『神農本草経』に残されています。中国名の黄耆には、"黄色いエネルギー"または"黄色い長老"という意味があり、アストラガルスや近縁種のモウコモメンズルは、中国伝統医学のなかで、基本的な50種のハーブに数えられています。

おもな効能：アストラガルスはおもにアダプトゲン、免疫賦活薬、利尿薬とされます。また抗菌、抗発癌、解熱、強心、血糖降下、降圧、肺病治療、子宮強壮、血管拡張作用もあります。

現代の中国においてもハーブ療法に幅広く用いられ、伝統的に気(生命エネルギー)の修復や、免疫系の強化、怪我や傷の回復促進などに使われてきました。ふつうは乾燥させた根から作ったお茶やスープの形で摂取したり、他の漢方薬と組み合わせて処方されたりします。

おもに新陳代謝や消化を促し、肺や副腎、消化管などの内臓の働きを促進する強壮薬として使われます。また、虚弱体質や、食欲不振、息切れ、風邪やインフルエンザ、胃潰瘍、糖尿病にも用いられます。

現在も中国では慢性肝炎の治療に広く使われていて、最近の研究では、シャクヤク(*Paeonia lactiflora*)と一緒に服用する

アストラガルス（キバナオウギ） *Astragalus membranaceus*

と、動物の肝臓を保護する作用があることが明らかになりました。またアメリカでの研究（1990年代）では、トウネズミモチ（*Ligustrum lucidum*）との併用で、癌（とくに前立腺癌）の補完治療に有効である可能性が指摘されています。

注意：他のハーブと併用されることが多いため、アストラガルス自体の副作用は報告されておらず、ほとんどの成人には安全とされていますが、妊娠中の人は使用を避けましょう。専門家の指示なしに処方薬と併用してはいけません。

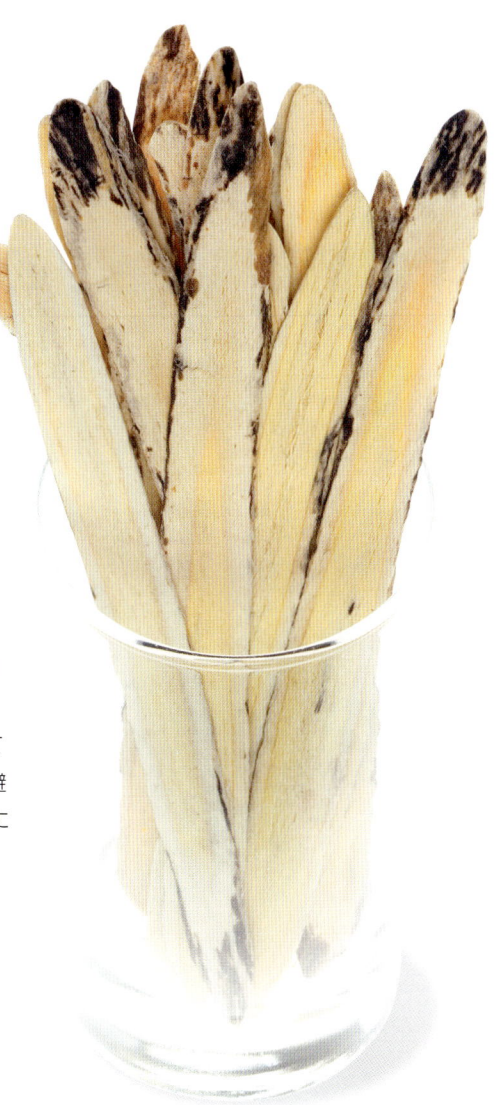

薬用ハーブ

ポットマリーゴールド（キンセンカ）
学名　*Calendula officinalis*
キク科

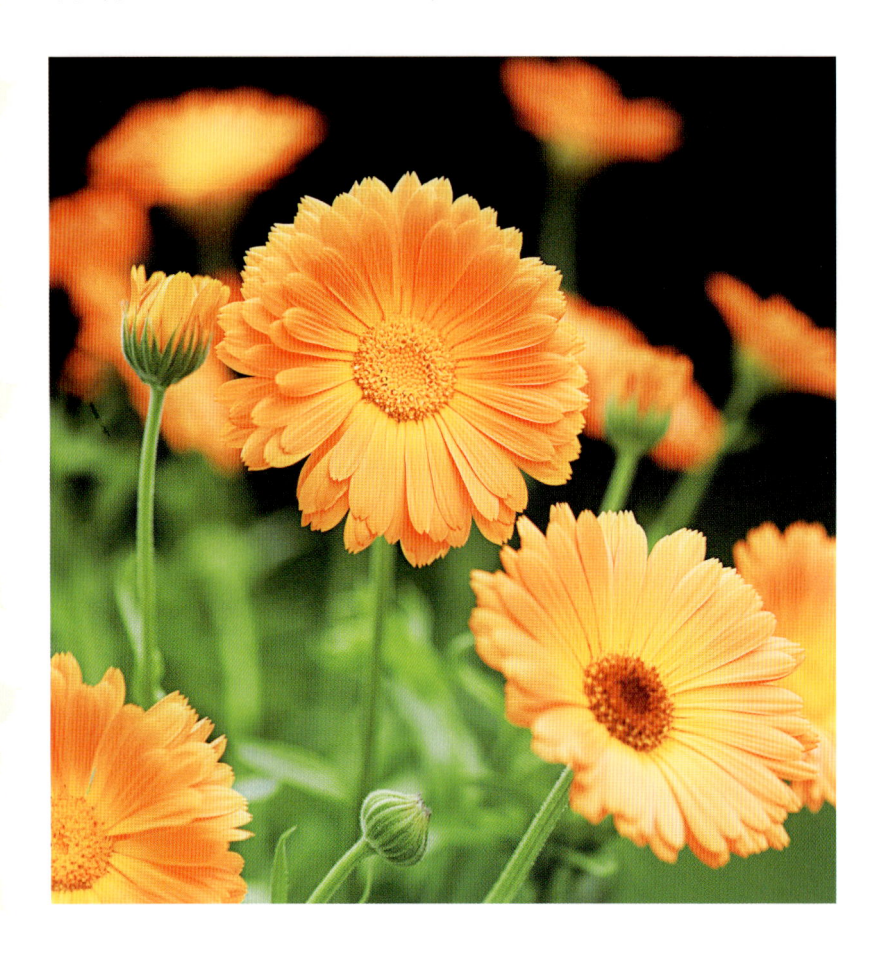

ポットマリーゴールド（キンセンカ）

Calendula officinalis

概要：ポットマリーゴールドは、キク科のなかで12～20種類の一年草・多年草が属するキンセンカ属の一種です。北大西洋のマカロネシアの5つの島々から、地中海沿岸、南ヨーロッパ、東はイラクにまで及ぶ地域に自生しています。つんとする香りをもつ、用途の広い園芸植物で、日なたでよく育ち、しばしば自然に繁殖し、よく花を咲かせるため、園芸家に愛用されています。頭花はスパイシーな香りで、パステルイエローや濃黄色、橙色のものがあります。温暖な地域では春から夏、秋まで長く咲きます。

使用部位：頭花、花弁

歴史：属名の*Calendula*の語源は、"月の第1日目"を意味するラテン語のkalendaeです。俗称のマリーゴールドは、聖母マリアか、あるいは古いサクソン語の名前Ymbglidegold（太陽の方を向くの意）にちなんだものとされています。古代ギリシアやローマ、アラビア、インドでは、薬用ハーブとして使われました。古代エジプト人のあいだで知られていたオイルの老化防止作用は、豊富なカロチンやフィトステロール、ポリフェノール、必須脂肪酸の働きによるものかもしれません。

おもな効能：花には抗出血作用があるほか、花と葉には消炎、消毒、鎮痙、緩下、収斂、胆汁排出促進、発汗、通経、刺激、癒傷作用があります。肌のトラブルの治療や鎮痒薬として、また殺菌薬、消毒薬、抗炎症薬としても使われます。内服することで、傷の治癒を促し、肝臓、胆嚢、子宮の働きを助けるほか、消化不良を改善し、化膿を抑えます。

懸濁液やチンキ剤は、炎症を鎮め、出血を抑え、皮膚の刺激を和らげる働きをするため、にきびの治療にも使われます。花は化粧品やスキンローションや、髪の色（とくに赤毛）を明るくするシャンプーなどの入浴・洗面用品にも用いられます。

葉と花と蕾は、150年以上ものあいだクリームやローションに使われ、軽い切り傷や裂傷、火傷、擦り傷の治療に用いられてきました。茎はつぶして、魚の目やいぼの除去に使われます。

注意：キク科植物にアレルギーのある人は、使用しないでください。妊娠中は内服を避けてください。

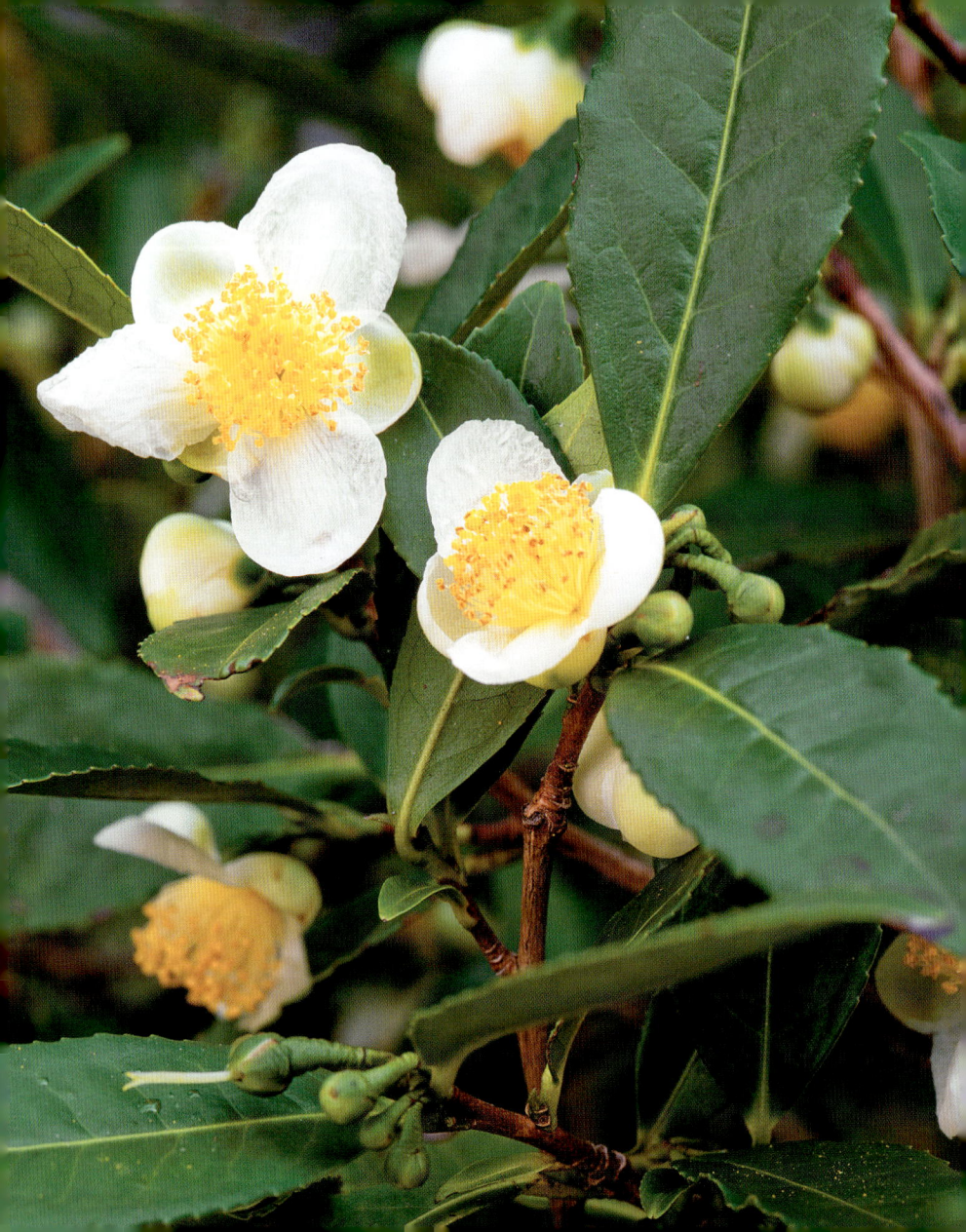

チャノキ（緑茶）

学名　*Camellia sinensis*
ツバキ科

概要：植物学的には、インドのアッサム地方と中国南部だけが、チャノキの自生地とされていますが、今日ではアジア全域と、中東とアフリカの一部でも収穫されています。よく枝分かれする常緑低木で、でこぼこした灰色の樹皮をもち、野生のものは樹高が9mにもなります。うつむきがちな白い花は香りがよく、単独か、あるいは2、3輪ずつ固まって咲きます。なめらかで扁平な球形のさく果は、殻が3つに分かれ、それぞれに小さいナッツほどのサイズの種子が入っています。

使用部位：葉、新芽（先端のみ）、オイル（香水、香味料）

歴史：考古学の研究によれば、人類はチャノキの葉を熱湯に浸した"お茶"を、50万年も前にすでに飲んでいたとされます。中国南部が世界最大の茶の産地であり、アッサム（インド）がそれに続いています。インドでは仏陀の贈り物とされ、中国では紀元前2737年に神農皇帝が発見したとされています。

780年に陸羽が『茶経』を著したのち、801年にはチャノキは日本にも伝えられ、仏教の儀式のなかで重要な役割を果たすようになります。日本の茶道の複雑な諸作法は、禅宗の精神と結びついています。また10世紀のアッサム地方で書かれたサンスクリット語の医学書『ニダーナ』には、シャマパトラと呼ばれる葉から作られたシャマパーニが、咳や風邪、眠気、頭痛などの薬とされていることが記されています。

ヨーロッパの文献に登場する最古の"茶"の記述は、1559年のヴェネツィアの著述家によるもので、1615年にはイギリス人による記録が残されています。インドでの喫茶の習慣については、1598年にオランダの船乗りが記したものがもっとも古く、インドでは茶を飲んだり食べたりしていると書いています。1657年までには、イギリスのコーヒーハウスで一般的に供されるようになりました。1773年12月16日には、イギリスの茶税に反対したアメリカの入植者たちが、悪名高いボストン茶会事件を起こしました。

カール・リンネは、チェコ生まれのイエズス会士ゲオルグ・ヨーゼフ・カメル（1661～1706年）にちなみ、チャノキを*Camellia*と名づけました。カメルは宣教師・植物学者としてフィリピンで活躍した人物です。*sinensis*は、"中国の"という意味をもちます。

今日では、世界中で何億もの人々が茶を飲んでいます。茶は緑茶、紅茶、ウーロン茶の3種類に大別されます。どれも同じ植物が原料ですが、加工の方法が異なります。緑茶は発酵させない葉で作り、ウーロン茶は半発酵茶葉、紅茶は完全発酵茶葉を使います。

おもな効能：多くの調査研究によって、緑茶のもつさまざまな健康増進作用が明らかになっています。収斂、抗酸化（ビタミンCの100倍、ビタミンEの25倍強力）、強心、利尿、刺激、殺ウイルス作用があります。また、鼓腸の改善や、体温や血糖値の調節や、消化促進や、精神機能の向上などにも用いられます。

中国伝統医学（50種の基本的なハーブのなかに数えられている）やインド伝統医学では、茶は喘息や狭心症、末梢血管障害、冠動脈疾患の治療に使われてきました。

今日では、緑茶は一般的にお湯で淹れてリフレッシュのために飲まれるか、エキスとして用いられます。緑茶とそのエキスには、冠動脈疾患などの心臓疾患（アテローム性動脈硬化症）を防ぐ効果があるとされるほか、LDL（悪玉コレステロール）値を下げ、HDL（善玉コレステロール）値を上げるともいわれます。

含有するポリフェノールやEGCG（エピガロカテキンガレート）の成分は、乳癌などのさまざまな癌の予防や治療に用いられてきました。生体外実験によるEGCGの研究では、黄色ブドウ球菌などの細菌のメチシリン耐性を抑制する作用があることも示され、これが確認されれば、緑茶エキスを服用することで、MRSAのような耐性菌に対するメチシリン治療の効果を高められることになります。

最近では、緑茶のもつ抗炎症作用や抗発癌作用（ポリフェノール）が、日焼けによるダメージから肌を保護するためにも活用されます。飲料として摂取するほかに、スプレーとしても利用されつつあります。緑茶に似た白茶も、スキンケア製品に利用されています。

また動物実験では、アルコールなどの有毒物質から肝臓を守り、肝臓腫瘍を防ぐ作用があることも示されています。クローン病や潰瘍性大腸炎にも有効とされるほか、

体内のブドウ糖濃度を調整することで、糖尿病の改善にも役立つかもしれません。

新陳代謝と脂肪燃焼を促すことから、減量に効果があるとする報告も見られます。虫歯の予防効果があるともいわれます。殺菌作用によって食中毒を防ぐ効果もあるかもしれません。

注意：緑茶はFDAによっておおむね安全とされていますが、妊娠中・授乳中の女性は避けた方がいいでしょう。カフェインを含有しているので、乳児の不眠を招くことがあるほか、鉄代謝の不全や小球性貧血を招く可能性もあります。

心臓疾患や腎臓疾患、胃潰瘍、精神的不調（とくに不安）のある人は、摂取を避けましょう。飲みすぎると、カフェインの作用で不眠などの副作用が生じる可能性があります。

茶は中国南部とインドが原産だが、今日ではアジア全域や、中東やアフリカの一部でも栽培されている。

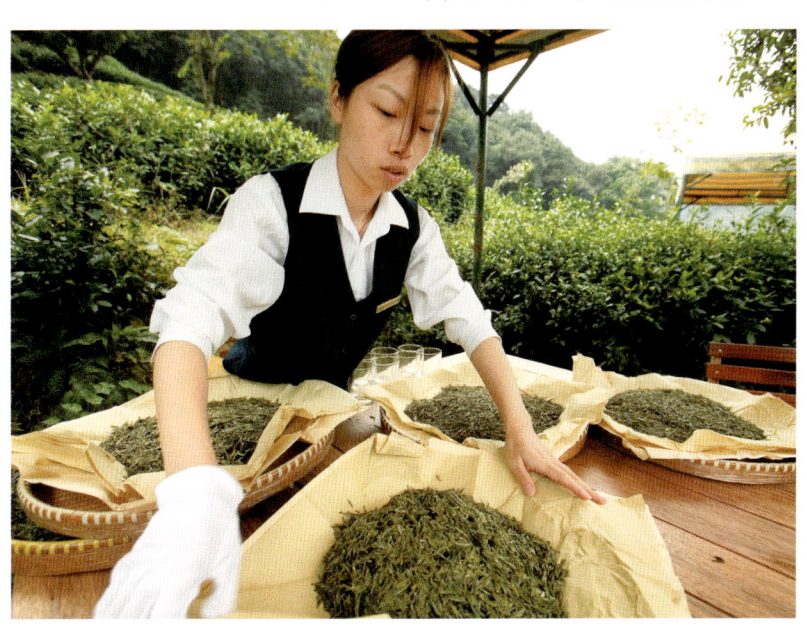

薬用ハーブ

ブラックコホシュ

学名　*Cimicifuga racemosa*
キンポウゲ科

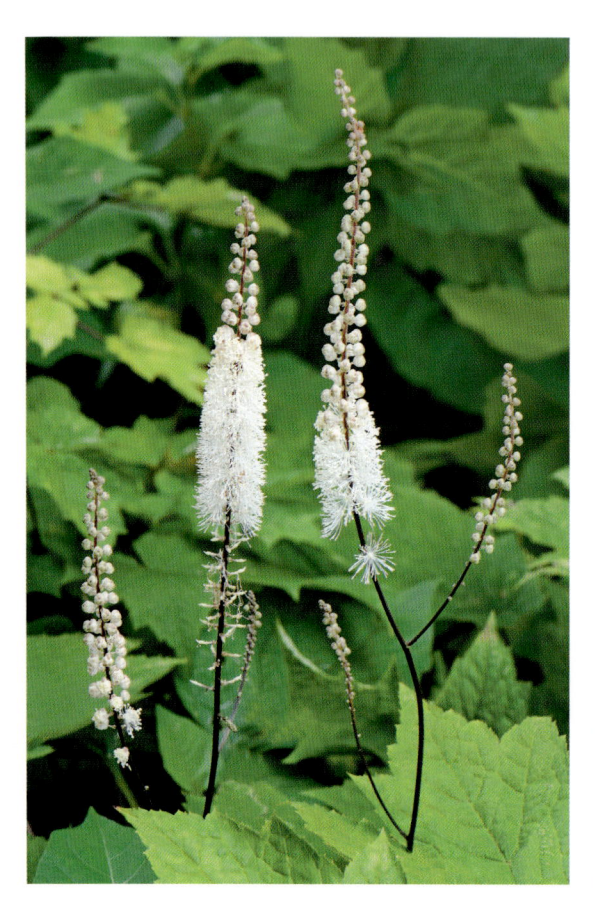

概要：ブラックコホシュは無毛の多年草で、カナダ原産ですが、アメリカ東部（南はフロリダまで）にも生育し、ヨーロッパでも栽培されています。根茎を形成し、草丈は25〜60cmになります。特徴的な甘い香りがあり、花弁を6枚もつ白い花が、晩春から初夏にかけて咲きます。果実は乾燥した袋果で、数個の種子が入っています。

使用部位：根茎、根

歴史：ブラックコホシュは、とくにアメリカ先住民族のあいだで長く利用され、軽い病気や不調に効く特効薬や万能

薬として用いられてきました。ガラガラヘビに噛まれたときの解毒剤として使われるため、"ブラックスネークルート"とも呼ばれています。デラウェア族やイロコイ族、チェロキー族は婦人科疾患の治療薬や、リウマチの抗炎症薬として用いてきたといわれています。強壮薬や利尿薬としても重宝されました。

　伝統的に、あらゆる年齢層に使える家庭薬として用いられ、疲労やのどの痛み、腎臓の不調、呼吸器感染症、うつなどに幅広く活用されてきました。また、子供の百日咳に効く"ルートシロップ"にされたほか、小舞踏病の症状にも用いられました。これはリウマチ熱に関連して見られる疾患で、おもに顔や手足が不随意に動くことが特徴とされます。

おもな効能：根はおもに婦人科系の不調に用いられます。人工妊娠中絶、変質、解毒、抗炎症、抗リウマチ、鎮痙、咳止め、収斂、強心、発汗、利尿、通経、去痰、催眠、鎮静、強壮、血管拡張作用があります。

　"スクオールート（女性の根）"とも呼ばれ、現在では月経サイクルを整えることで世界中に知られ、月経不順や月経前症候群、月経困難症、子宮筋腫に用いられるほか、陣痛促進薬にもされてきました。今日では、更年期障害に効く現代的なハーブ薬として、のぼせや寝汗の頻度と症状を抑制し、膣の乾燥やめまい、動悸、耳鳴りなどの更年期の症状を改善する役割を果たしています。また、骨粗鬆症に効果があるという研究報告も見られます。

　更年期のホルモン補充療法（HRT）に代わる自然療法として普及しつつあります。エストロゲンと比較研究したところ、頭痛や胃の不調、足のだるさ、体重増加など、報告された副作用は少数にとどまったということです。

注意：長期服用による影響については明らかではありません。用心のために、妊娠中や授乳中の女性は服用を避けてください。月経を促進させますが、鉄吸収を抑制するタンニンを含んでいます。頭痛や胃の不調を生じることがあるものの、肝臓への害はほとんどないとされますが、医師に相談してから服用したほうがいいでしょう。

ブラックコホシュ *Cimicifuga racemosa*

薬用ハーブ

エキナセア

学名　*Echinacea purpurea*
キク科

概要：エキナセアはアメリカ原産の乾燥に強い多年草です。キクに似たあざやかな紫の花を咲かせます。微香と甘味のある根茎を、4年間生育させて収穫し、乾燥させたものを薬用に用います。*Echinacea purpurea*は、しばしば*E. angustifolia*や*E. pallida*の生の根と組み合わせて処方されます。

使用部位：根、花のついた地上部（まれ）

歴史：エキナセアは、伝統的にさまざまな感染症や悪性腫瘍の治療に用いられ、少なくとも14のアメリカ先住民族のあいだで昔から呼吸器の不調や感染症に使われていたハーブの1つとされています。平原インディアンは、ヘビやその他の自然毒の被害や、裂傷の手当てに使いました。ダコタ族のあいだでは馬の治療薬にもされました。

1900年代初頭、"エクレクティック派"と呼ばれるアメリカの医学研究者たち（植物性の薬品を主に用い、"自然との調和"の思想に基づいた医療を実践した）が、エキナセアの抗炎症作用を報告し、治療に利用しました。肝臓や胃や腸の炎症を抑える作用が明らかになり、腫れものやウルシかぶれ、梅毒、壊疽にも有効とされました。

1887年にはアメリカの医療に取りいれられ、*E. angustifolia*はアメリカ薬局方・国民医薬品集にも収載されました（1916〜1950年）。

1930年代には、新薬の開発が続き、このハーブの人気は衰えます。やがて今度はヨーロッパで広範に栽培され、使用されるようになり、ドイツではゲルハルト・マダウス博士によって研究が始められました。アメリカでの種子の採集に混乱があり、博士の現代薬理学研究の対象とされたのは*E. angustifolia*ではなく*E. purpurea*でした。

おもな効能：*E. purpurea*は人気を回復し、現在では西洋のハーブ薬のなかで、循環器系やリンパ系、呼吸器系に効くもっとも有効な解毒剤とされています。またアーユルヴェーダ医学にも採用されています。すぐれた消毒作用や緩やかな抗生作用のほ

か、適応促進(アダプトゲン)、変質、浄化、消化促進、免疫賦活、唾液分泌促進作用もあります。

現在では、世界でもっとも人気のあるハーブの1つで、おもに血液を浄化し、血行を促進し、白血球の働きを高めることで、免疫系を活性化させるものとして使われています。免疫賦活のための複合薬に配合されることもあります。風邪の予防や、引きはじめに飲むと、発症率や発症期間を抑える効果があるという研究報告も見られます。また、ブドウ球菌や連鎖球菌の感染を予防する効果もあります。

注意：副作用の報告はまれで、深刻なものではありません。腹部不快感や、吐き気、のどの痛み、発疹、眠気、頭痛、めまい、筋肉痛などです。キク科植物にアレルギーのある人は服用しないでください。子供や妊娠中・授乳中の女性には勧められません。自己免疫疾患のある人やHIV感染者にも勧められません。

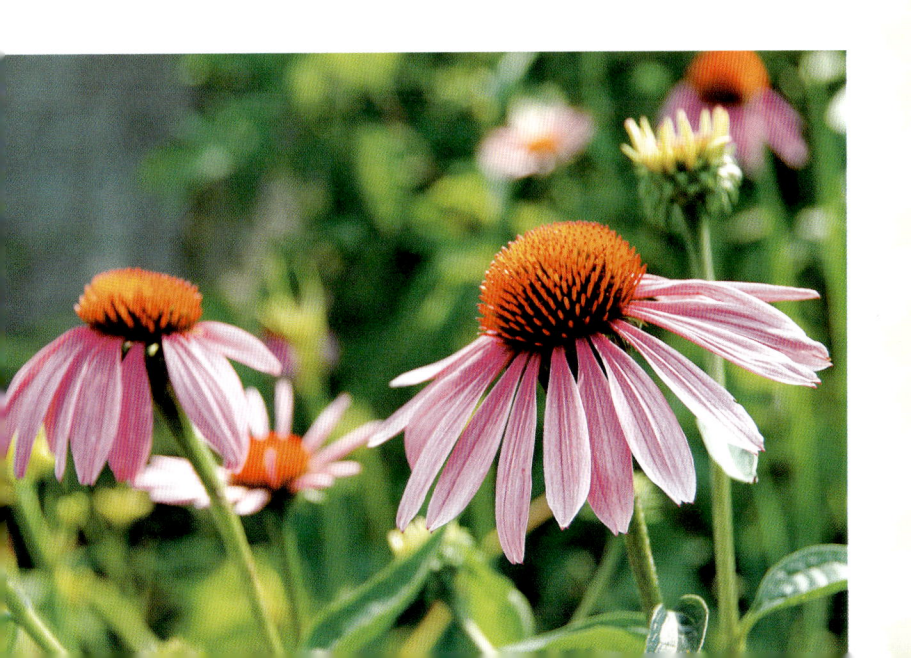

エキナセア *Echinacea purpurea*

薬用ハーブ

スギナ
学名　*Equisetum arvense*
トクサ科

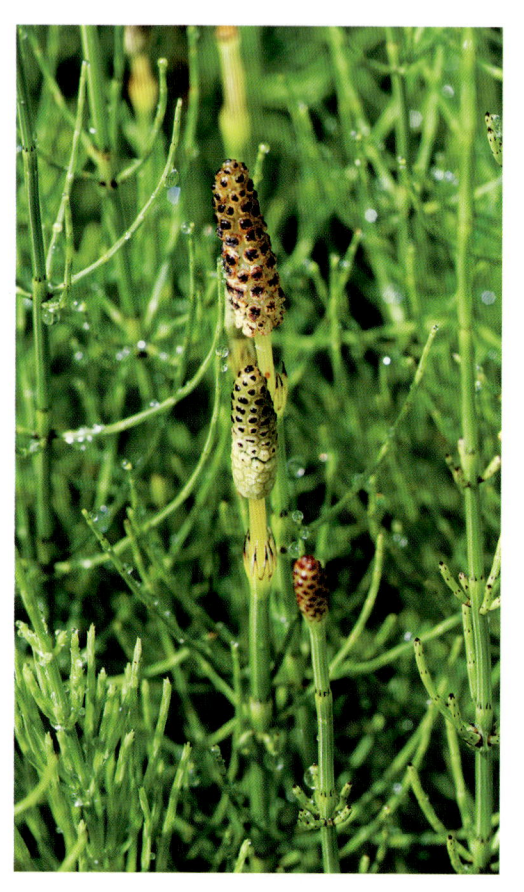

概要：スギナは、アジア、北米、ヨーロッパを含む北半球の温帯地方に幅広く分布するユニークな多年草です。湿地や大小の川などの水辺のほか、野原や耕地、生垣、道端、空き地などのおもに湿った土に育ちます。

使用部位：地上部、茎

歴史：*Equisetum*という名前は、"馬"を意味するラテン語のequusと"剛毛"を意味するsetaが語源です。かつては、ハエを追い払うために馬や家畜の尾に結んで使われました。
　古代ギリシアの医学者ガレノスはスギナを推奨し、やがてローマ人や世界中の文明の人々に用いられるようになりました。ギリシア人は傷の治療薬や利尿薬、止血薬として

用いました。イラクでは、腎臓と膀胱の病気や、関節炎や、出血性の潰瘍の民間薬とされました。喀血の治療によいとわかり、トルコでは結核(肺病)の治療に役立てられました。

新大陸では、チェロキー族が腎臓の薬としていました。チペワ族は茎を煎じて排尿困難の治療に用い、ポトワトミ族は利尿作用のある浸出液を腎機能の改善に用いました。

17世紀のイギリスでは、植物学者のニコラス・カルペパーが、凝血薬(抗出血薬)や、潰瘍や腎臓結石、裂傷、皮膚の炎症などの治療薬としての効果を認めました。19世紀には、淋病、前立腺炎、尿失禁にも用いられるようになります。20世紀になると、水腫や夜尿症、前立腺肥大に対する効果も発見されました。

おもな効能:現在では、鎮痛、抗出血、消毒、収斂、強心、駆風、発汗、利尿、催乳、止血、鎮経、癒傷作用をもつとされています。

おもな有効成分はケイ酸で、これは結合組織を強化するミネラルであるため、スギナ茶はとくに関節の損傷やリウマチ、皮膚疾患、痛風に重宝されます。骨や皮膚、結合組織の修復にも役立てられます。

含有成分であるエキセトニンは体液鬱滞(むくみ)を改善し、腫れものや尿路感染症の治療にも役立ちます。しかしエキセト酸(アコニット酸)は心臓や神経の鎮静作用があるので、過剰摂取すると有害です。

中国伝統医学では、目の充血や結膜炎に用いられます。微量元素が豊富なため、すぐれた強壮薬としても半常用されます。

注意:用量を守れば、妊娠中でない成人にはおおむね安全ですが、正しい品種のものを用いてください。ただし、服用中の処方薬と相互作用を生じることもあります。

たまに、先天的欠損症を招く可能性があるとされるセレンの含有量が、異常に高くなる場合があります。妊娠中や虚弱、極度の乾燥状態、頻尿の際には、服用を避けましょう。スギナ製品を選ぶときは、ビタミンBを破壊するチアミナーゼ酵素が含まれていないことを確認してください。

メドウスイート

学名　*Filipendula ulmaria*
バラ科

概要：メドウスイートは、ヨーロッパのほぼ全域に自生する、香りのよい丈夫な多年草です。低湿地や沼地、水路、池のほとり、川岸、ひらけた森などに育ちます。芳香のある小さな花は、白みがかった緑色から、クリームのような黄白色をしています。

使用部位：全草、花

歴史：メドウスイートはもっともよく知られた野草の1つで、ハーブとして長く用いられてきました。17世紀の有名な植物学者ニコラス・カルペパーは、健胃作用があると記しています。

ヒポクラテスはヤナギ（*Salix alba*）の木の粉末を用いましたが、1838年にイタリアのラファエレ・ピリアが、初めてメドウスイートから純粋なサリチル酸を抽出しました。1899年には、バイエル製薬がメドウスイートの花弁と蕾から新しい薬（アセチルサリチル酸）を合成しました。新薬は、メドウスイートの古いラテン語名 *Spiraea* から、アスピリンと名づけられました。

おもな効能：メドウスイートには、有効なミネラル（カルシウム、マグネシウム、ナトリウム、硫黄）のほかに、サリチル酸やまだ無名のいくつかの化合物が含まれています。変質、鎮痛、抗発癌、抗凝血、抗炎症、消毒、収斂、殺菌、浄化、利尿、解熱、弛緩、鎮静、健胃、強壮作用があります。

ハーブとして摂取する場合、収斂作用と豊富な栄養素をもつことから、子供のための安全でおだやかで効果的な下痢止めとされています。しかし、より一般的には、消化薬や鎮痛薬、補助的な風邪薬として用いられます。含有されるサリチル酸は、インフルエンザや呼吸器感染症、関節炎、リウマチ、発熱の治療にも役立ちます。

抗炎症、鎮痛作用にすぐれているため、マッサージ用のオイルやローションに加えると、筋肉や関節の不調に非常によく効き、急性・慢性どちらの症状にも用いることができます。

ロシアの研究（1990年）によれば、メドウスイートの花にはヘパリンに似た抗凝血成分が含まれ、抗酸化作用もあるため、フ

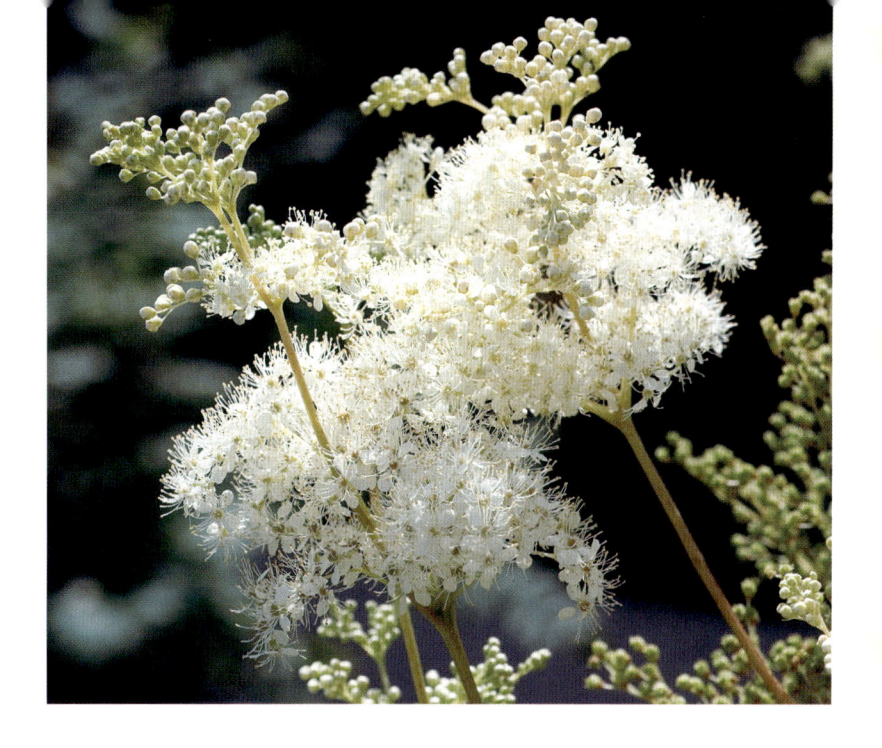

メドウスイート *Filipendula ulmaria*

リーラジカルによる病気の予防や治療にも活用できる可能性があるとされます。癌や子宮頚部形成異常に有効な成分が含有されているかどうかについても、研究されています。

近年のフランスの研究（2007年）では、メドウスイートのエキスがニキビ肌の改善に効果的であることが示されています。

注意：FDAは、メドウスイートを"安全性が未確定のハーブ"と位置づけています。亜硫酸塩やサリチル酸塩に敏感な人は使用を避け、喘息の人も注意しましょう。妊娠中や授乳中の人も使用を避けてください。

イチョウ

学名　*Ginkgo biloba*

イチョウ科

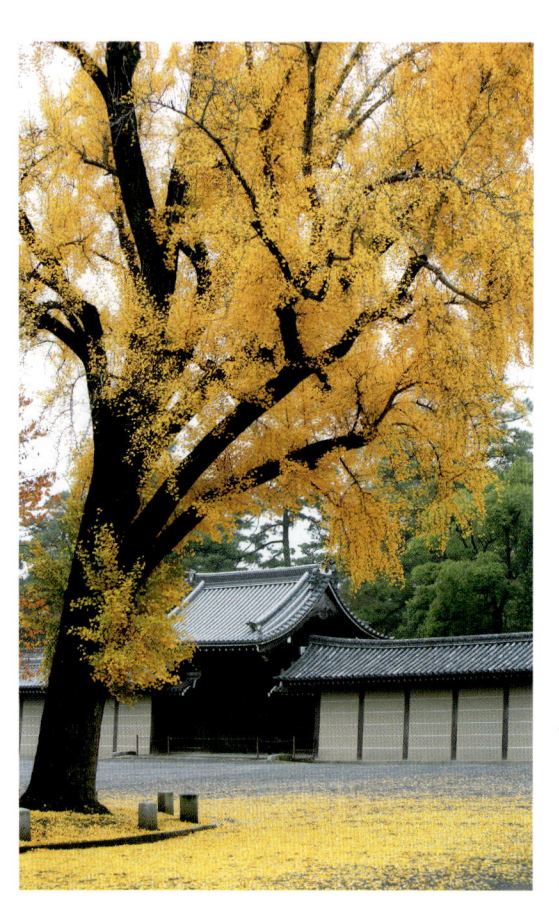

概要：イチョウ（銀杏)の木は針葉樹で、樹高は40mほどになり、1000年ものあいだ生きつづけます。中国や日本、韓国が原産で、中国やフランス、アメリカのサウスカロライナ州で植林されています。イランでも生育しています。葉に特徴があり、夏は明るい緑色で、秋には金色に色づき、落葉します。硬くなめらかな扇形の葉には、葉脈が放射線状に通っています。

使用部位：葉、果実、種子

歴史：1436年、中国では蘭茂が『滇南本草』のなかで、イチョウの葉の外用について初めて記述しました。葉の内服については、皇帝の

命により編纂された劉文泰の『本草品彙精要』(1505年)に初めて記録されています。

おもな効能:イチョウの葉には、抗アレルギー、抗喘息、抗酸化、めまい止め、血行促進、眼病治療、脳の強壮の作用があります。実には、抗発癌、収斂、殺菌、殺真菌、消化促進、去痰、鎮静、駆虫作用があります。液体に漬けこんだ種子は、肺結核や喘息、気管支炎の治療に用いられます。

加熱された種子には、咳止め、収斂、鎮静作用があり、喘息、痰を伴う咳、尿失禁の治療に使われます。また精子の細胞形成を安定化させます。生の種子は有毒で、ギンコトキシンと呼ばれる化学物質を含み、発作を引きおこす可能性がありますが、抗発癌作用をもつという報告もあります。

イチョウは、脳の血行をよくするものとして、中国では5000年ものあいだ使われてきた古い薬です。血管を拡張し、末梢動脈の流れを促進し、血栓の形成を防ぎます。ケルセチンなどのフラボノイドを含有し、フリーラジカルを強力に除去します。とくに脳に酸素を供給する働きにすぐれ、エネルギーを補給し、脳の機能不全の症状を改善します。不安や集中力の低下、放心、混乱、無気力、憂鬱に有効です。

今日、ヨーロッパやアメリカでは、イチョウのサプリメントが、植物性医薬品のベストセラーとなっています。痴呆の症状のある人々の約10%が、記憶力の回復やアルツハイマー病の治療にイチョウのエキスを服用しています。しかし近年の研究では、痴呆に対する有効性については思わしい結果が出ておらず、この分野についてはさらなる研究が必要とされます。

静脈瘤や、間欠性跛行(動脈硬化による足の痛み)、耳鳴り、めまいの治療にも用いられます。目の疾患にも効果が見られます。

注意:イチョウはおおむね副作用がないため、長期の服用に理想的とされます。しかし、大量に摂取すると、下痢やいらだち、情緒不安、吐き気、嘔吐を生じることがあります。まれな軽い副作用としては、胃腸の不調や、頭痛、皮膚のアレルギー反応が挙げられます。服用中の処方薬と相互作用を生じる場合があります。調査が不十分であるため、妊娠中や授乳中の使用は勧められません。

イチョウ *Ginkgo biloba*

薬用ハーブ

デビルズクロー
学名　*Harpagophytum procumbens*
ゴマ科

概要：デビルズクローは這うように横に伸びるつる性植物で、トランペット型の花ととげのある莢をもちます。おもにナミビアの東部・南東部と、ボツワナ南部に見られ、アフリカ南部の砂漠や乾燥した平原にも自生しています。

使用部位：塊茎

歴史：デビルズクローを見出し、西洋医学における利用の端緒を拓いたのは、ドイツの植民地軍人G・H・メーネルト（のちに農業家となる）です。ナミビアのサン族やナマ族の治療師たちからこのハーブについて学び、1904年にその有用性を発表しました。はじめにドイツにもちかえられ、やがて1953年にヨーロッパに紹介されました。1970年代には、関節炎の治療に有効であることが科学的に示されました。昔から万能薬とされていますが、一部の成分でなく"全体の抽出物"でなければ、その望ましい効能は得られません。

おもな効能：デビルズクローの主要成分はイリドイド配糖体で、これが抗炎症、鎮痛作用を果たしていると考えられ、1976年のドイツの研究によれば、抗関節炎薬フェニルブタゾンの効果に匹敵するとされます。

その他の作用としては、鎮痛、抗不整脈、抗菌、抗炎症、抗リウマチ、苦味強壮、胆汁排出促進、利尿、解熱、降圧、緩下・瀉下、鎮静、子宮収縮作用が挙げられます。

辺境で実施されることの多い土着の療法においては、発熱や血液の病気、歯肉の出血（歯肉炎）、咳、糖尿病、下痢、淋病、痛風、腰痛、腰部神経痛、妊娠中の痛み、梅毒などの治療や、血液の浄化に用いられてきたと報告されています。

食欲増進剤にもなり、消化器系の症状（胸やけ、消化性潰瘍、便秘）や高血圧、高コレステロールの改善にも役立ちます。胆嚢や腎臓、肝臓、脾臓、小関節の病気や結核の治療にも用いられます。外用の軟膏として、潰瘍、腫れもの、ただれ、裂傷にも使われます。

西洋医学においては、おもに関節炎や変形性関節症、関節リウマチ、痛風などの種々の関節痛に用いられます。また軟組織の痛み（腰痛に有効）や更年期障害の改善にも用いられます。コルチゾンに似た作用があるとされますが、不快な副作用がありません。

イギリスの薬局方には、鎮痛、鎮静、利尿作用があると記述され、急激な痛みよりも慢性的な痛みにとくに効果があるとされています。ドイツのコミッションEは、食欲不振や消化不良に効果を認め、骨や関節の不調や痛みの支持療法にも有効であるとしています。

注意：幼児や授乳中の女性、肝臓・腎臓に深刻な疾患をもつ人に対する安全性は不明のため、服用は避けましょう。胃潰瘍や胃炎のある人や、妊婦も服用しないでください。胆石のある人は、服用前に医師に相談してください。いくつかの処方薬や抗凝血剤を用いている人や、心臓疾患や高血圧、糖尿病の持病がある人には禁忌とされます。アレルギー反応や、下痢や吐き気などの軽い胃腸の副作用を生じる可能性があります。また、頭痛や耳鳴り、味覚異常を生じることもあります。

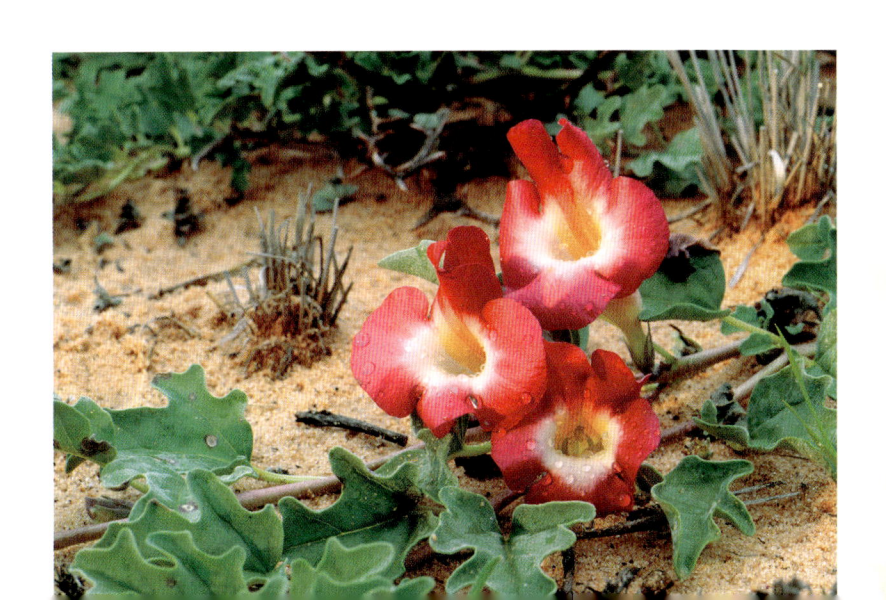

デビルスクロー *Harpagophytum procumbens*

薬用ハーブ

ゴールデンシール
学名　*Hydrastis canadensis*
キンポウゲ科

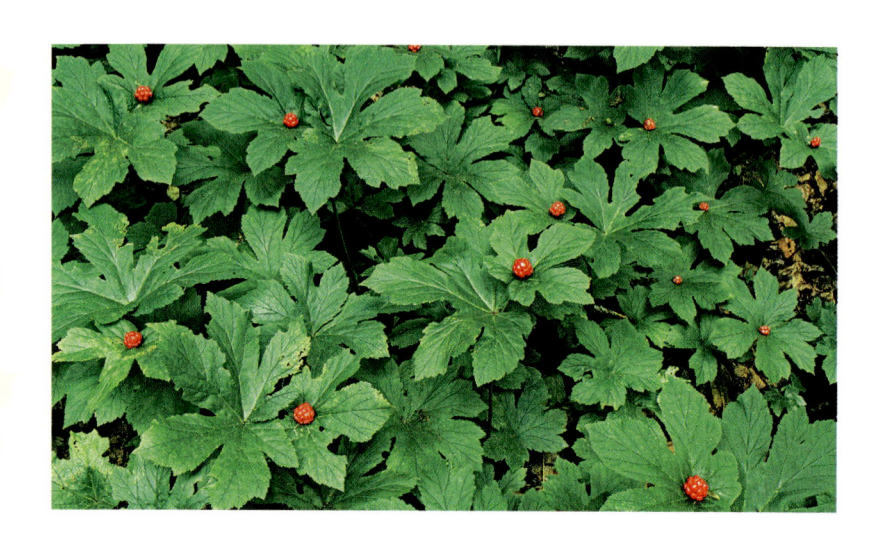

概要：ゴールデンシールは森林に生育する多年草で、緑白色の花を咲かせ、長い根茎からひげ根を伸ばします。カナダ南東部やアメリカ北東部が原産地です。

使用部位：根茎、ひげ根

歴史：アメリカ先住民族のチェロキー族、カトーバ族、イロコイ族、キカプー族は、ゴールデンシールの根を薬や着色料として用いました。チェロキー族は癌の治療（ベンジャミン・スミス・バートン教授による『アメリカの薬用植物誌のための植物集 (Collections for an Essay Towards a Materia Medica of the United States)』の初版本（1798年）に収載）や、全身衰弱、消化不良に利用しました。イロコイ族は根の煎出液を、百日咳や下痢、肝

臓障害、発熱、胃酸過多、鼓腸に用い、胆汁症のための催吐薬としても使用しました。クマの獣脂と混ぜると、防虫剤にもなりました。また利尿薬や食欲増進薬、ただれ目や充血の洗浄薬にもなり、皮膚病、潰瘍、矢傷、淋病の治療薬にもされました。

　初期の植民者たちがこれらの使用法を採用したため、ゴールデンシールの根は19世紀の大半の薬局方に加えられました。エクレクティック派（p.48を参照）の医師たちも、淋病や尿路感染症の治療に採用しました。

　フィンリー・エリンウッドの『アメリカの薬用植物誌、治療論と生薬学（American Materia medica, Therapeutics and Pharmacognosy）』（1919年）には、便秘から慢性的な脳充血、肝硬変など、さまざまな疾患や不調、症状に有効と記されています。

おもな効能：変質、抗カタル、抗炎症、消毒、収斂、苦味強壮、緩下、筋肉刺激の作用があります。風邪やその他の呼吸器の感染症に用いられます。収斂薬として、微生物（細菌、真菌）感染症や炎症、大腸炎、十二指腸潰瘍などの消化管感染症、食欲不振などに作用します。また膀胱や直腸に局所使用することもあります。

裂傷や潰瘍性病変に用いられるほか、歯肉炎や口内炎、咽頭炎に効く洗口液にもなります。皮膚や目の感染症や、感染性の下痢、膣炎の治療薬や、中枢神経系の刺激薬としても使われます。"苦味強壮薬"として、食欲を増進し、消化を助けます。

　ゴールデンシールの効能に関する研究は、少量含まれるベルベリンの働きを対象とするものが多く、このハーブ全体がもつ効能については、議論が分かれています。臨床研究によれば、急性感染症による下痢や、いくつかの目の感染症など、ある種の感染症には効果が確認されています。一方、歴史的、経験的に報告されている幅広い効能の多くが、まだ証明されていません。

注意：用量を守った短期間の成人の服用については、安全とされています。まれに、吐き気や嘔吐などの副作用が生じることがあります。妊娠中や授乳中の服用は避けてください。母乳を飲んだ乳児（とくに黄疸のある場合）に、致命的な肝臓障害を引きおこす可能性があります。高血圧など心臓血管の疾患のある人や、ある種の抗生物質を服用している人はこのハーブを用いるべきではないので、医療の専門家に相談してください。

ゴールデンシール　*Hydrastis canadensis*

薬用ハーブ

セントジョンズワート

学名　*Hypericum perforatum*
オトギリソウ科

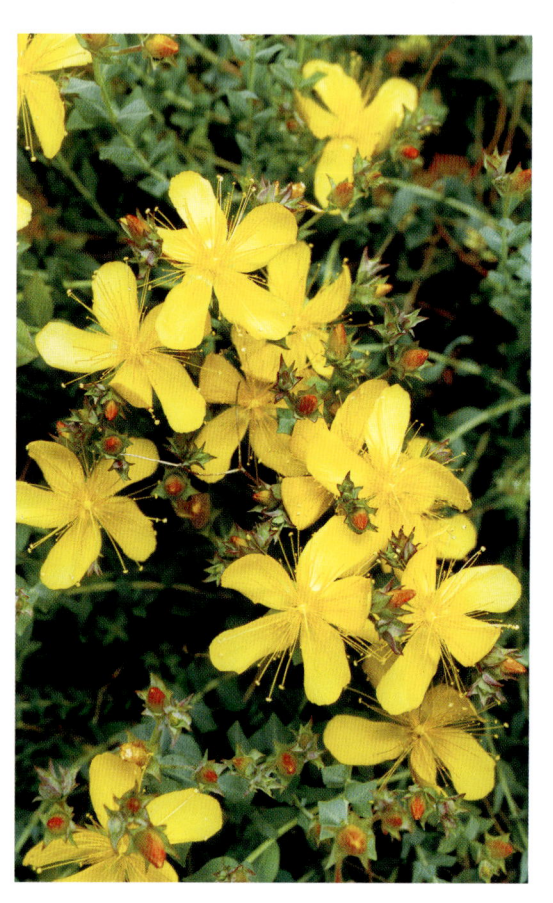

概要：セントジョンズワートは、這うように伸びる太い根茎をもつ多年草で、黄緑色の葉と、あざやかな黄色の花をつけます。オトギリソウの仲間は、砂漠と極寒地以外の世界中に分布しています。

使用部位：花穂、茎、葉

歴史：洗礼者ヨハネにちなんで名づけられたと伝えられ、ヨーロッパで聖ヨハネ祭（6月24日）が行われ、1年でもっとも日が長くなる夏至の頃に、花の盛りを迎えます。さらに、花弁が聖ヨハネの光輪に似ていて、赤い汁は殉教したヨハネの血を象徴しているともいわれます。

　薬として薬草医に用いら

セントジョンズワート *Hypericum perforatum*

れた記録は、2400年前の古代ギリシアのものが最古で、鎮静剤、神経強壮薬とされたほか、関節炎や生理痛、潰瘍、下痢や吐き気などの胃腸不良の鎮痙薬として用いられました。またマラリア薬や、虫刺されや火傷、裂傷用の軟膏にもされました。

おもな効能：鎮痛、抗炎症、抗マラリア、消毒、鎮痙、収斂、胆汁排出促進、消化促進、利尿、去痰、鎮経、消散、鎮静、刺激、駆虫、癒傷作用があるとされます。

現在では、軽〜中程度のうつの治療に有効であるという科学的根拠が得られています。また不安や睡眠障害の治療にも用いられています。エキスに認められる抗うつ作用は、主要な有効成分のハイパフォリンの働きによるものとされていて、これはヘルペスのようなウイルス感染症の治療にも有効であることが知られています。またアルコール依存症の治療に役立つ可能性もあります。さらに、ハイパフォリンは神経伝達物質ノルエピネフリンの放出を促進することが確認され、ADHD（注意欠陥・多動性障害）の症状を改善するかもしれないといわれています。

花穂や茎、葉を固定油に浸すと、セントジョンズワートオイルができます。これはマッサージに最適で、炎症や筋肉痛（とくに首、肩、背中）を緩和します。

またホメオパシーではスプレー式のレメディもあり、これはアメリカのホメオパシー薬局方のガイドランに基づいて製造されたものです。

注意：セントジョンズワートは一般的に良好な耐容性を示しますが、光過敏性や不安、口の渇き、めまい、胃腸の不調、疲労、頭痛、性機能障害などの症状が出ることがあります。どの症状も、服用を中止すれば消えるとされています。しかし、よく使われる処方薬やパラセタモールなどの市販薬の多くと深刻な相互作用を生じることがあります。服用中の薬がある場合は、併用する前に医療の専門家に相談してください。子供や妊娠中・授乳中の女性には勧められません。

チャーガ（カバノアナタケ）

学名　*Inonotus obliquus*
サルノコシカケ科

概要：*I. obliquus*は、カバノアナタケや、ロシア名のチャーガの名前で知られ、樹木（とくにカバノキ）に寄生するキノコであり、石炭の燃えかすのような姿をしています。ロシアのカバの森をはじめヨーロッパ東部・北部に多く分布し、韓国やアメリカ、カナダでも見られます。外見は黒く、内側の主要部は暗褐色で、ひだのかわりに小孔があります。

使用部位：キノコ

歴史：チャーガは数千年ものあいだユーラシア大陸北部で民間薬として使われてきました。人間の利用を示す最古の証拠は、1991年に発見された5300年前の"アイスマン"のミイラで、このミイラはクルミ大の2個のキノコに穴を開け、毛皮を撚って作った紐で左の手首に結んでいました。

　25年～220年に成立した『神農本草経』にも記載されています。16世紀以降、東欧諸国にはチャーガを民間薬や生薬として使用した記録が無数に残されています。しかし、西洋社会のなかで注目を集めたのは、アレクサンドル・ソルジェニーツィンの『ガン病棟』が発表された1968年のことでした。作中では、田舎医者マースレニコフの話として、農民たちはいつもチャーガ茶を飲んでいるので、滅多に癌にかからないと述べられています。

おもな効能：ロシアではとくに抗発癌薬（1955年に抗癌剤としてロシアで承認）として用いられていますが、他の場所ではおもに胃薬や、制吐、緩下、排便促進、強壮、抗酸化、免疫賦活作用のあるハーブとして活用されています。

　シベリアではこの"ハーブの王様"のもつ殺菌、消毒作用が非常に重宝されています。また抗炎症作用は、胃炎やその他の胃腸系の疾患や不調の治療に役立っています。さまざまな部位にできた腫瘍の苦痛緩和薬にもされています。

　民間薬としては、消化器や肝臓の癌、結核、潰瘍、インフルエンザ、関節炎、真菌の増殖、皮膚のトラブル、胆石による肝臓

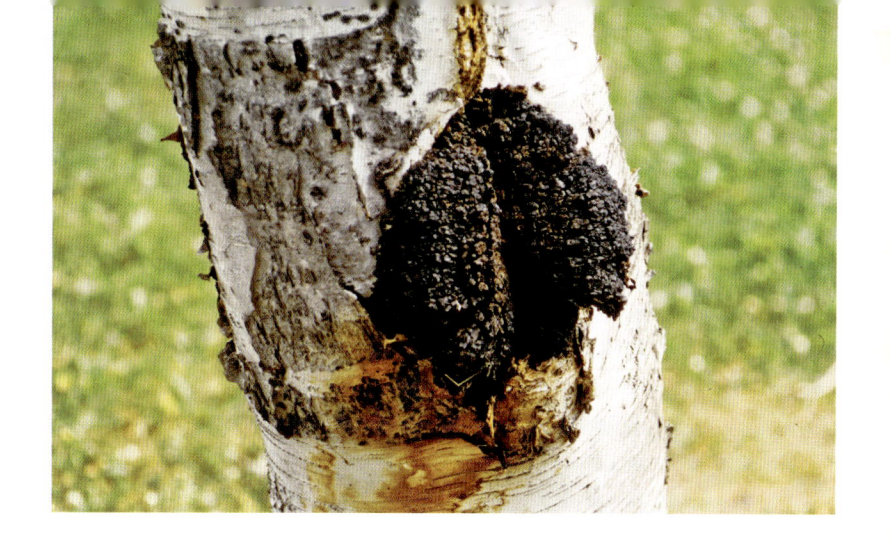

チャーガ（カバノアナタケ） *Inonotus obliquus*

と胆管の疝痛、糖尿病、腫瘍の成長などの治療に使われてきたほか、長寿をもたらすともいわれています。

　1958年のフィンランドとロシアの研究では、チャーガは乳癌や肝臓癌、子宮癌、胃癌、高血圧、糖尿病の防止に、非常に効果的であることが示されました。さらに2005年には、免疫系を刺激することにより、間接的に抗発癌作用をもたらすことが判明しました。現在もこれらの点について研究が続けられています。2008年1月、韓国の研究者たちは、チャーガによって肝臓癌の治療に新たな選択肢がもたらされる可能性を示しました。

注意：チャーガの浸出液に毒性はありませんが、アレルギー反応を生じる場合があります。長期あるいは大量に服用した場合、神経が過敏になる可能性があるため、服用中は食生活の改善（保存料や多量のスパイスを含む食品、燻製食品を避け、肉や動物性脂肪を控え、アルコールを断つ）をお勧めします。ペニシリンやブドウ糖の注射を受けている患者には禁忌とされています。4歳以下の幼児に与える場合は、資格を有する医師に相談してください。

薬用ハーブ

ラベンダー

学名 *Lavandula angustifolia*
シソ科

概要：ラベンダーは強い芳香をもつ常緑の小低木で、ピンクがかった紫色の花を咲かせます。西地中海沿岸原産で、とくにピレネー山脈とその他のスペイン北部の山岳地帯に野生種が多く見られます。自生地域は、南は熱帯アフリカ、さらにカナリア諸島、北部・東部アフリカ、南ヨーロッパ、アラビア、インド南東部にまで広がっています。

使用部位：花穂、葉、エッセンシャルオイル

歴史：ハーブとしての使用は、2500年前から記録されています。古代エジプトではミイラの処理に使われたほか、ペルシアやギリシア、ローマでは入浴剤として、古代エジプトやフェニキア、ペルシア、その他のアラブ諸国では、香水として用いられました。

　ラベンダーオイルには消毒・抗炎症作用があるため、第一次世界大戦中には、病院の床や壁の消毒に用いられました。"ラベンダー"という名前は"洗う"という意味のラテン語"lavandus"に由来し、*officinalis*（＝*angustifolia*）は"薬の"を意味します。ここからも、もともと消毒剤として使われていたこと、さらに精神の健康維持にも用いられていたことがわかります。"sanitize（きれいにする）"という言葉は、物を洗ったり、磨いたりして"sanus"の状態にすることですが、これは"健康で健全な"という意味ももちます。

　ラベンダーの抽出物は、入浴・洗面用品の香料や料理の材料として現在も非常に人気です。料理用としては、とくにフランスのエルブ・ド・プロヴァンスというブレンドによく用いられます。リラックス効果のある芳香は、紅茶や緑茶ともよく合います。花も葉もハーブ薬として用いられ、ハーブティーとして飲用されます。

おもな効能：ハーブとして用いる場合は、口臭予防、消毒、鎮痙、アロマセラピー、駆風、胆汁排出促進、利尿、鎮経、弛緩、鎮静、刺激、健胃、強壮、精神安定の作用があるとされます。

　乾燥させた花は、ハーブティーや内服用のチンキ剤にして、不安、いらだち、不眠、

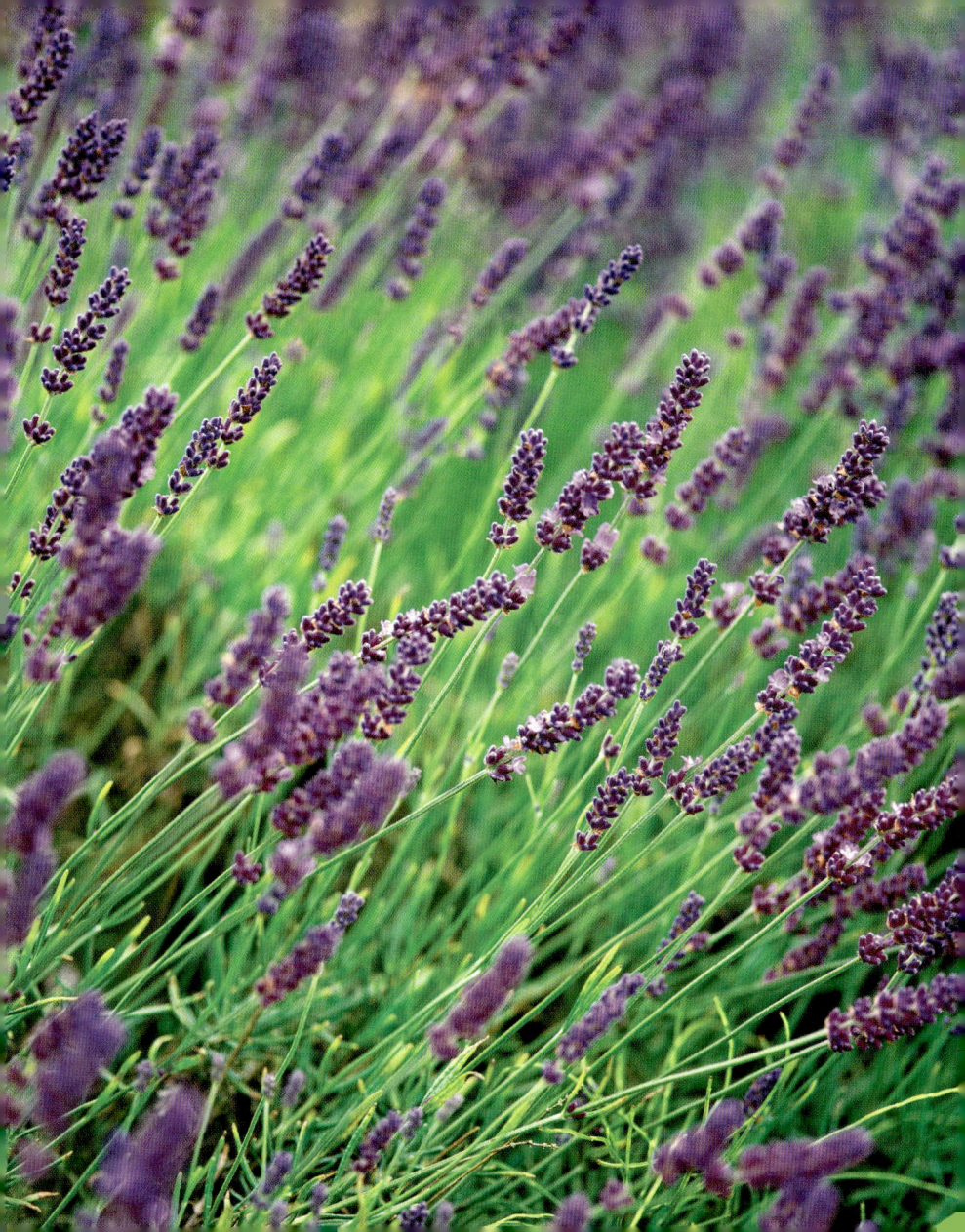

うつなどの症状に服用できます。浸出液は虫刺されに効き、ハーブの束は虫除けになるといわれます。

一般に、さまざまな病気や不調に用いられるのは、ラベンダーのエッセンシャルオイルです。いくつかの小規模な研究によって、アロマセラピーにおける有効性について科学的根拠が提示されています。予備的研究の結果からは、ラベンダーオイルを他のハーブのオイルと組みあわせたものが、脱毛症に効くという可能性も示されています。

オイルは消毒剤として使われ、アロマセラピーではキャリアオイルで薄めたものが、リラックス効果を高めるために、マッサージセラピーや、その他のセラピー用のアイテム（バスオイルなど）に活用されています。オイルをこめかみに付けると頭痛に効果があるともいわれます。甘い香りの *L. angustifolia* のオイルは、バームや軟膏、香水、化粧品などの外用製品に幅広く利用されます。

ラベンダーの香りには鎮静効果がありますが、仕事場で使用すると、疲労による能率低下を防ぐ作用があるようです。ラベンダーを使ったアロマセラピーは、腰痛や首の痛みにもよいようです。セラピーのなかで、患者を眠りに誘うためにしばしば用いられますが、これは吸い込まれた花の香りが、心の安らぎを高めるためです。

ラベンダーオイルには大きな効果が見こまれていますが、科学的根拠は概してまだ得られていません。興奮状態の痴呆患者を鎮静させる効果や、ラベンダーから抽出されるペリリルアルコール（POH）が脾臓癌や乳癌、大腸癌などのいくつかの癌に及ぼす効用などについては、さらなる研究が必要とされています。

注意：ラベンダーティーやエキスは、頭痛や食欲の変化、便秘を引きおこす可能性があります。適量を外用する場合は、妊娠中や授乳中でも安全ですが、内服は避けましょう。

濃縮されたラベンダーオイルは、外用する場合は薄め、医師の許可なしに内服することは避けましょう。ラベンダーオイルを直接肌に付けると、刺激や害になったり、光過敏性を強めたりする場合があります。強力なアレルゲンにもなりえます。最近では、ラベンダーとティーツリーのオイルを継続的に使用すると、少年に乳房の発達（女性化）の兆候が表れることが報告されています。ラベンダーと他の鎮静剤を併用しないでください。

マセレーション液に浸され、洗浄薬となるラベンダー。

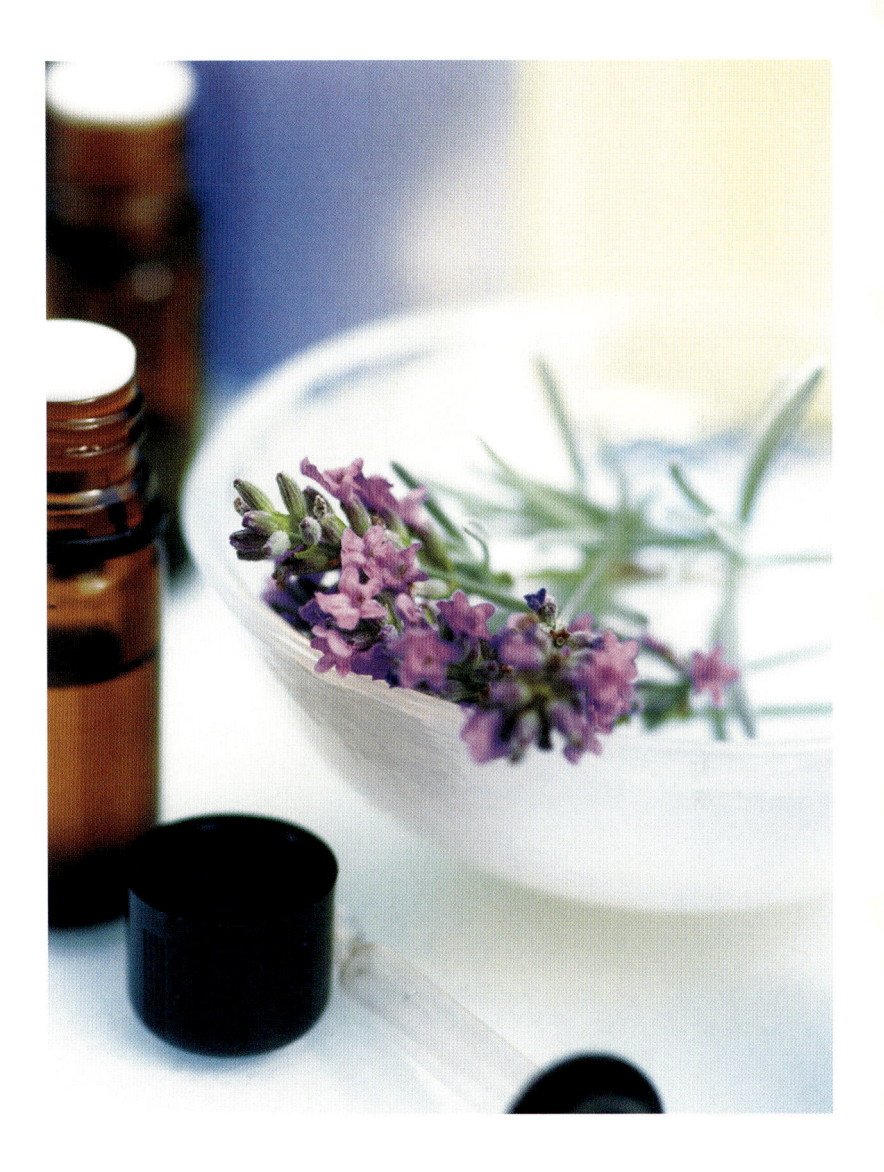

ラベンダー *Lavandula angustifolia*

薬用ハーブ

ロベリア（ロベリアソウ）
学名　*Lobelia inflata*
キキョウ科

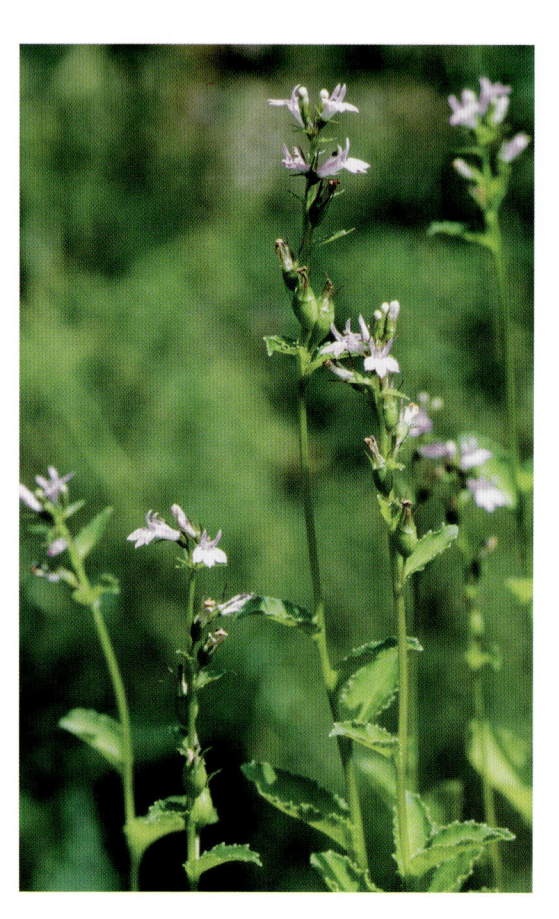

概要：ロベリアは、インディアンタバコとも呼ばれる一年草です。乾燥地に生育し、カナダ南東部からアメリカ北東部に分布しています。花は淡い青紫色で、内側は黄色がかっています。

使用部位：全草（とくに葉と種子）

歴史：ロベリアは、1620年代半ばにヨーロッパにもたらされました。1629年までには、*L. cardinalis*という品種が、花の色がローマカトリック教会の枢機卿の冠に似ていることから"カーディナルフラワー"の名で知られるようになりました。この赤いロベリアと、青い品種（*L. siphilitica*）は、ともに梅毒の治療薬とされ

ました。

ハーバリストのサミュエル・トムソンがロベリアの薬効を発見し、アメリカに薬用を広めたとされていますが、それよりもはるか以前の1800年代には、すでに北米先住民族のペノブスコット族のあいだで知られ、ニューイングランドで幅広く用いられていました。北米の先住民族は、伝統的に呼吸器や筋肉の不調の治療や下剤として用いていました。専門の療法家に広く使用されるようになったのは、マサチューセッツ州のマナッセ・カトラーの功績によるものです。当時、トムソンもカトラーも、ロベリアを"嘔吐させる雑草"、"嘔吐させるハーブ"と呼んでいました。

おもな効能：強力な治療薬としての歴史をもちます。抗喘息、鎮痙、発汗、催吐、去痰、鎮経、弛緩、鎮静、催唾、刺激作用があります。また瀉下、利尿、収斂作用もあります。

全草に効能がありますが、葉と種子がより一般的に用いられます。とくに効能が強いのは種子で、精神活性作用のあるロベリンをもっとも多く含みます。通常のタバコ（*Nicotiana tabacum*）と似た性質があり、エンセオジェンの愛好者にも重宝され、現実世界と異界とを行き来するトランス状態などの"意識の変容"を得るために、神秘家などによく用いられています。

ハーブとしては、単独または他の材料と一緒に軟膏として外用すると、反対刺激剤としての効果があるかもしれません。局所用の軟膏は、胸膜炎やリウマチのほか、テニス肘やむち打ち症、腫れものや潰瘍などの症状に用いられます。

今日、ロベリアは気管支喘息や慢性気管支炎の治療に用いられ、ホメオパシー療法における用量でも、すみやかに効果が現れます。また食中毒の手当てや禁煙プログラムにも採用されています。弛緩作用があるため、緊張やパニックを和らげる神経鎮静剤にも用いられます。

*L. inflata*は、燃やして虫よけやブヨの燻りだしにも用いられます。

注意：ニコチンと似た作用があるため、子供や妊婦や心臓病がある人には内服は勧められず、害になる場合もあります。一般的な意味での毒ではありませんが、経皮吸収されることにより毒性が表れることがあるため、医薬専門家の指示にしたがって使用してください。

ロベリア（ロベリアソウ） *Lobelia inflata*

薬用ハーブ

ラブインナミスト

学名　*Nigella sativa*
キンポウゲ科

概要：ニゲラとも呼ばれるラブインナミストは一年草で、西アジアから地中海沿岸が原産です。繊細な淡い青紫色や白色の花で、先端部は青緑色をしています。

使用部位：種子、オイル

歴史：*N. sativa*は、薬用に用いられる種子のなかで歴史上もっとも尊ばれてきたものの1つです。ハーブやブラックシードオイルとして、何世紀ものあいだ用いられ、とくにアジアや中東、アフリカの人々の健康に寄与してきました。ヒポクラテス（紀元前460〜370年頃）以降、古代ギリシア、ローマ、エジプトの医学にも用いられてきました。聖書（イザヤ書28章25、27節）

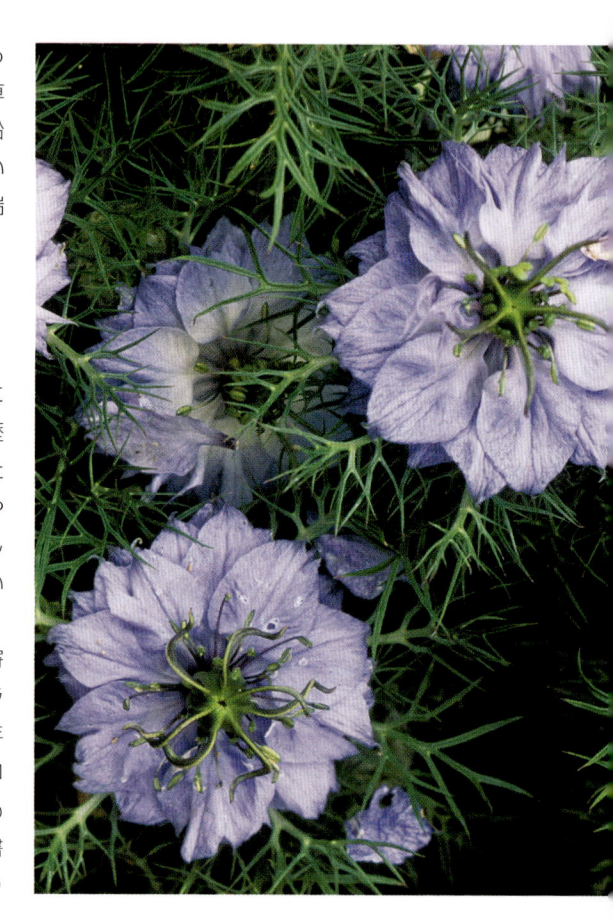

にも記述され、ツタンカーメンの墓などのいくつかの古代エジプトの遺跡からも発見されています。

1世紀には、大プリニウスの『博物誌』にも詳述されています。古代ギリシアの医師ディオスコリデスも、種子が頭痛や歯痛、鼻カタル、寄生虫の治療に用いられていると記録しています。

アーユルヴェーダや中東の医学、ユナニー医学のなかでは、古代から現代にいたるまで重要なハーブとされています。ペルシアでは"Shonaiz"と呼ばれるラブインナミストの種子は、博識家イブン・シーナー（980～1037年頃）の著作にも、体内のエネルギーを掻きたて、疲労や気力減退からの回復を助けると記述されています。

16～18世紀のドイツの植物事典には、ラブインナミストを使った鼻風邪や炎症の治療法がいくつも推奨され、その内容は古代の記録とほとんど変わっていません。

おもな効能：駆虫、駆風、発汗、消化促進、利尿、通経、催乳、刺激作用があります。

その有効性は、40年ほど前までは本格的に研究されてきませんでしたが、伝統的には、消化器の不調や肌のトラブル、喘息、不妊症の治療のほか、呼吸器や胃腸、肝臓・腎臓機能の維持や、循環系や免疫系のサポートなど、さまざまに用いられてきました。

種子、オイルともに、栄養補給にも用いられます。種子には消毒作用があり、子供の回虫駆除に使われ、インドでは催乳にも広く利用されています。オイルは局所薬として膿瘍や痔、精巣炎に用いられます。

外用する場合、乾癬や湿疹、乾燥肌などの皮膚のトラブルや、関節や頭皮によいことが科学的に証明されています。オイルには消炎、殺真菌作用があることが研究で明らかになっています。

エキスは血糖値を正常化し、骨髄の働きや、癌の予防や治療に重要な免疫細胞の機能を活性化します。とくに膵臓癌の予防・抑制に役立つ見込みがあります。

注意：ラブインナミストは、用量を守ればおおむね安全とされます。しかし、幼児や妊娠中・授乳中の女性、深刻な腎臓・肝臓疾患をもつ人に対する安全性は不明です。

ラブインナミスト *Nigella sativa*

薬用ハーブ

バジル

学名　*Ocimum basilicum*
シソ科

概要：スイートバジルは、寒さに弱い、一般に丈の低い草本植物で、原産地はイラン（ペルシア）、インド、その他のアジアの熱帯地方です。白い花と強い香りをもちます。

使用部位：全草、葉、花穂、種子、オイル

歴史：エッセンシャルオイルには、品種により次のようなさまざまな成分が含まれ、昔から多様な香りや風味をもたらしてきました。アネトール（甘草・アニスの香り）、カンフェン（樟脳の香り、アフリカンブルーバジル）、桂皮酸塩（シナモンの香り）、シトラール（レモンの香り）、オイゲノール（クローブの香り、スイートバジル）などです。

おもな効能：バジルは香りがよく、体を温め、元気を回復させるハーブで、伝統的に解熱剤や駆虫剤とされたほか、鎮痙、殺菌、消化促進、健胃、強壮作用をもち、消化器系や神経系の治療に用いられました。吐き気を鎮め、嘔吐を止め、神経性の頭痛やリウマチ痛全般を緩和するためにも内服されました。

栄養学的にも、バジルはプロビタミンA（β-カロチン）とマグネシウムが豊富で、心臓血管を健やかにします。またビタミンKにも富み、骨の成長と血液凝固を助けます。カリウムとカルシウムも豊富です。

ユニークな有効成分としては、オリエンチンやビセニンなどのフラボノイドが挙げられます。人間の白血球の研究では、これらの水溶性フラボノイドが、放射線や活性酸素によるダメージから細胞構造や染色体を細胞レベルで保護することが示されています。また、バジルのチンキ剤には強力な抗炎症作用があること、さらには水抽出液には強い抗酸化作用があり、抗血小板剤や抗血栓剤として利用できる見込みがあることも報告されています。

バジルの含有成分には、強力な鎮痛、抗癌、抗うつ、抗菌、抗酸化、鎮痙、抗ウイルス作用があることが科学的研究から明らかになっています。また駆風、頭痛鎮静、消化促進、通経、去痰、解熱、殺虫、鎮経、健胃、発汗、強壮、刺激作用もあります。

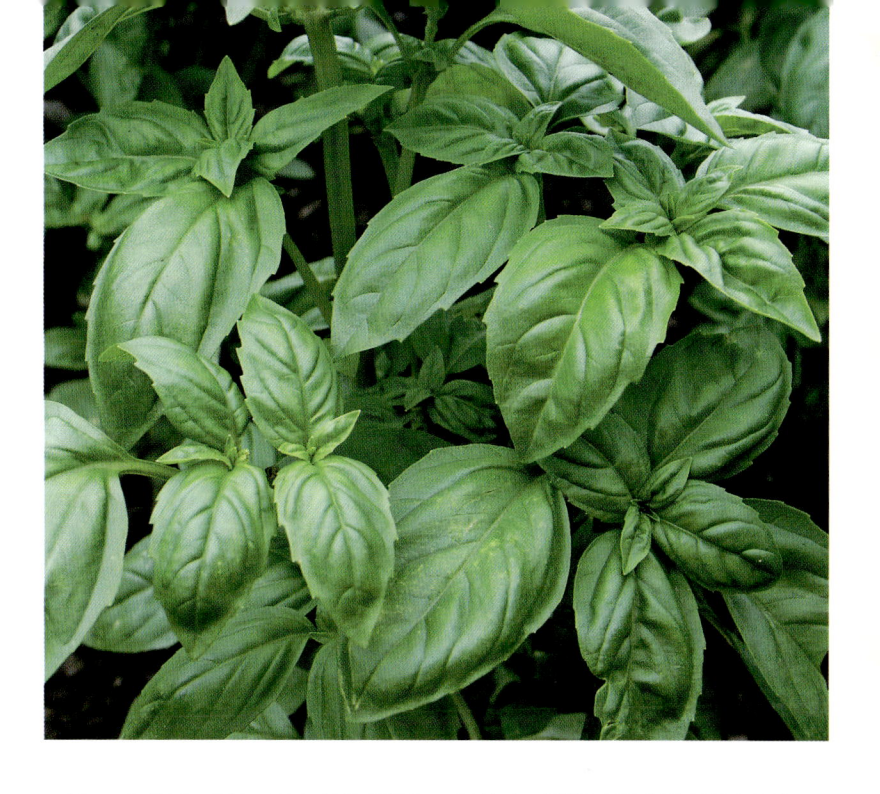

バジル *Ocimum basilicum*

　アロマセラピーでは、ストレス性の頭痛などの神経障害の治療のための強壮薬として使われるほか、気管支炎などの呼吸器疾患や副鼻腔炎などの副鼻腔の疾患や感染症にもよいとされます。疲労、鼓腸、痛風、筋肉痛、リウマチ、虫刺され、虫除けにも用いられます。

注意:バジルのエッセンシャルオイルは敏感肌には刺激があるかもしれません。使用は控えめにし、肝臓に問題がある場合は避けてください。使いすぎると、刺激が強すぎ、麻痺をおこすことがあります。妊娠中の女性や16歳未満の子供は用いないでください。

　バジルに含まれるエストラゴールは、ラットやマウスに対する発癌性、催奇形性物質ですが、少なくとも通常の暴露量の100倍を超えなければ、人間に対する発癌リスクとはならないことが実験で示されています。

イブニングプリムローズ

学名　*Oenothera biennis*
アカバナ科

概要：イブニングプリムローズは、二年草または短命な多年草です。*Oenothera*（マツヨイグサ）属は、7万年ほど前にメキシコや中米で発生し、北米に自生するほか、ヨーロッパやアジアの一部にも帰化しています。名前が示すとおり、淡黄色から濃黄色

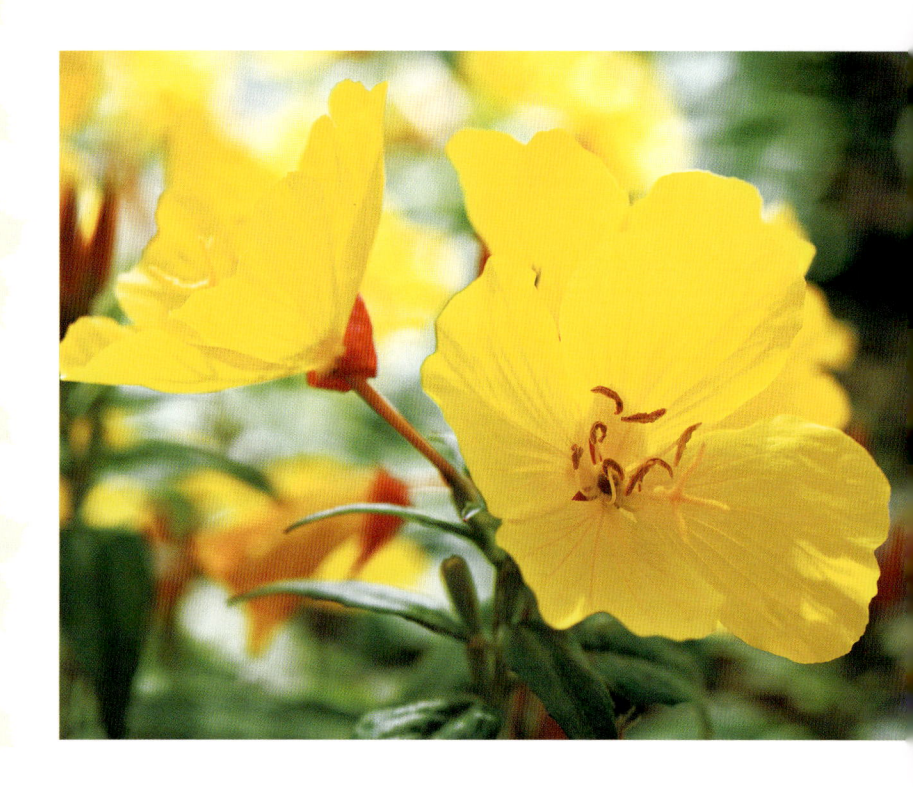

の香り高い花は、夕方に開き、翌朝にしぼみます。毛に覆われたさく果は、熟すと4つにはじけ、そこから無数の種子を放出します。

使用部位：花、葉、根、莢、オイル

歴史：最初にヨーロッパにもたらされたイブニングプリムローズは、1614年、アメリカバージニア州からイタリアのパドバに到着したもので、1621年にイギリスの植物学者ジョン・グッディヤーによって記録されています。花言葉は"移り気"です。雑草として扱われることも、美しい観賞植物とされることもありますが、あざやかな太陽のように世界を明るくし、気持ちを軽くしてくれます。

小型の近縁種でカリフォルニアに生育する"タフテッド・イブニングプリムローズ (O. caespitose)"は、ブラックフット族、ゴシウト族、イスレタ族、ナバホ族、ケイエンタ族、ホピ族など、いくつかのアメリカ先住民族のあいだで薬用に用いられていました。ただれや腫れもの、炎症を起こした傷などの治りを早める湿式・乾式の貼り薬として使われたほか、子宮脱や歯痛の治療にも利用されました。

おもな効能：花や葉、根、莢、オイルは食用になり、抗コレステロール、収斂、降圧、鎮静作用があります。喘息や百日咳、胃腸疾患の治療に全草が使われるほか、前述のO. caespitoseと似た用途に用いられます。

イブニングプリムローズオイルは種子から抽出され、γ-リノレン酸を含んでいます。これは必須脂肪酸であり、体の成長発達に必要なもので、食物から摂取する必要があります。オイルは1930年代から湿疹の塗布薬として使われ、最近では、関節リウマチなどの炎症をともなう症状などにも内服されており、効能の科学的根拠も確認されつつあります。また月経前症候群、月経周期による乳房痛、更年期障害などの女性特有の症状などにも利用されています。花茎を細かくすりつぶした粉は、肌の赤みを抑える美顔用フェイスマスクになります。

注意：てんかんの持病がある人はオイルの使用を避けてください。統合失調症の薬との併用も避けてください。イブニングプリムローズは頭痛や吐き気、発疹を生じることがありますが、食事と一緒に摂取すれば、これらの症状は軽くなります。

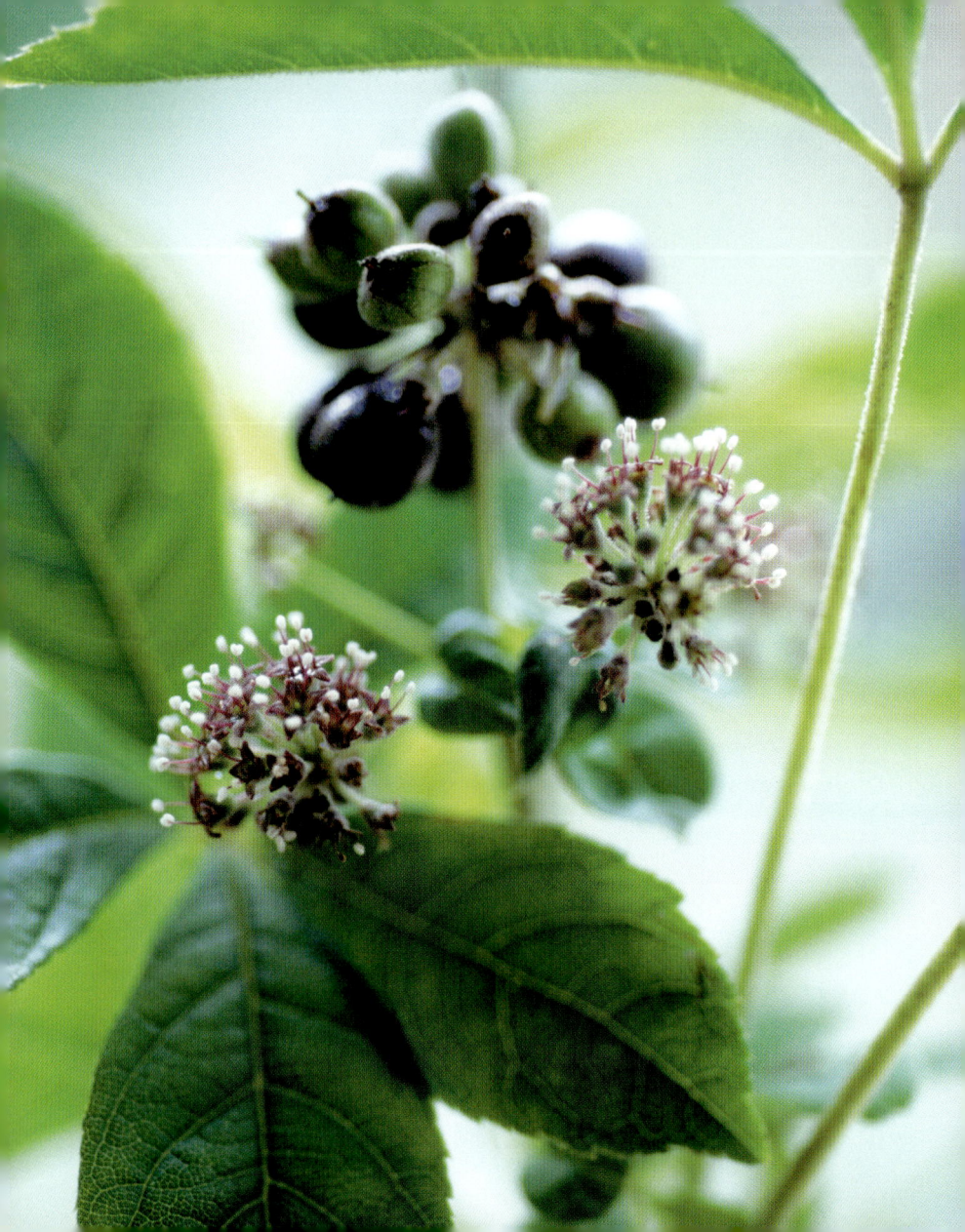

オタネニンジン
学名　*Panax ginseng*
ウコギ科

概要：オタネニンジンは小型の多年草で、中国北部（満州）の湿潤な森林地帯が原産です。多肉質の直根は成熟に5年を要します。根に薬効があり、産地と生育年数で格付けされ、天然ものの古い根がもっとも珍重されます。

使用部位：根

歴史：中国でのオタネニンジンの利用を示す記録は、最初期の王朝の時代にすでに見られます。道教思想と結びついたこの古いハーブは、中国伝統医学のなかでもっとも有名な植物の1つです。ニンジンという名前は、特徴説的な漢方哲学と、"人間の形の植物"という中国語に由来し、その名の通り成熟すると人間の形に似てきます。

学名の*panax*は"すべて"を意味するギリシア語panと、"治癒"を意味するakosを語源としています。つまりオタネニンジンは、人間の形をした万能薬なのです。強壮薬に用いられる多肉質のこの根は、中国の薬草根の収集家のあいだでは単に"参"（前に接頭語が付く）と呼ばれています。

オタネニンジンの薬効の発見は、古代のことで定かではありませんが、東洋では、心身の活力補給のために、老人たちに幅広く使われていたことがわかっています。最古の記録は、中国の神農に（紀元前2700～2500年頃）の名を冠し、後代に編纂された『神農本草経』に残されていて、その頃から中国では、陽のエネルギーを賦活するものとして用いられてきました。

おもな効能：オタネニンジンの加工法には2通りあります。4～6年栽培し、皮を剥き、自然（または天日）乾燥させ、黄白色にしたものは白参と呼ばれます。紅参は、6年間栽培したものを蒸気に当てて、つややかな赤茶色に仕上げ、熱で乾燥させたものです。中国伝統医学では、それぞれ特有の薬効があると考えられています。

主としてアダプトゲンや免疫賦活剤とされ、そのほか抗コレステロール、老化防止、疲労回復、抗酸化、抗ストレス、催吐、去痰、血糖降下、肝臓保護、精神機能向上、

鎮経、全身強壮作用があることでも知られます。

18種以上の有効成分（ジンセノサイド）を含有し、さまざまな病気の症状に合わせて抽出されています。膣の乾燥など、女性の更年期障害の症状に有効とされます。また男性不妊や勃起障害の改善や、性的衝動の回復にも効く可能性があります。

過去30年間にわたり、このハーブがもつとされる無数の効能を実証するために研究が行われてきました。もっとも知られた効能は、免疫系を高めることによる心身の活力増進と、2型糖尿病（成人型）の改善ですが、最近の研究では、抗酸化、抗ウイルス、新陳代謝促進作用や、神経系・生殖器系への効果に注目が集まっています。

ヨーロッパでの臨床実験では、標準化エキスは視覚や聴覚を鋭敏にし、視覚－運動協応能力を向上させることが明らかになっています。また被験者の呼吸器機能や集中力、抽象概念の把握力も高めるとされます。

研究の結果はまちまちで、効能のすべてを科学的に証明することは困難ですが、ドイツではオタネニンジンを用いた製品は、疲労、労働能力の低下、集中力や回復力の欠如を治療する強壮薬として分類されているようです。多様な効能を正当に評価するには、さらに多くの研究が必要とされています。さまざまな癌の化学治療を受けている人の助けとなる可能性や、オタネニンジンを含むハーブの混合薬が多重梗塞性痴呆症（小さな梗塞が繰りかえし起こることで生じる）の症状を改善する可能性についても検証が必要です。

注意：正しく使用すれば、副作用もほとんどなく、おおむね安全とされます。しかし、幼児や妊娠・授乳中の女性、深刻な腎臓・肝臓の持病をもつ人への安全性は不明です。副作用を防ぐため、服用期間を3ヵ月以内にとどめることを勧める人もいます。医療の専門家に相談せずに服用したり、服用中の処方薬と併用したりしないでください。

長期間の使用は、女性の月経異常や乳房痛につながることもあります。まれに高血圧や神経過敏、不眠を生じることがあります。カフェインと併用すると、胃腸の不調（下痢）を招くかもしれません。ひどい炎症のあるときは使用しないでください。循環器の機能を高めるため、発疹、多量の出血、高熱などが悪化することがあります。オタネニンジンやウコギ科の植物にアレルギーのある人は、使用を避けてください。アレルギーの症状は、発疹、かゆみ、息切れとして表れます。

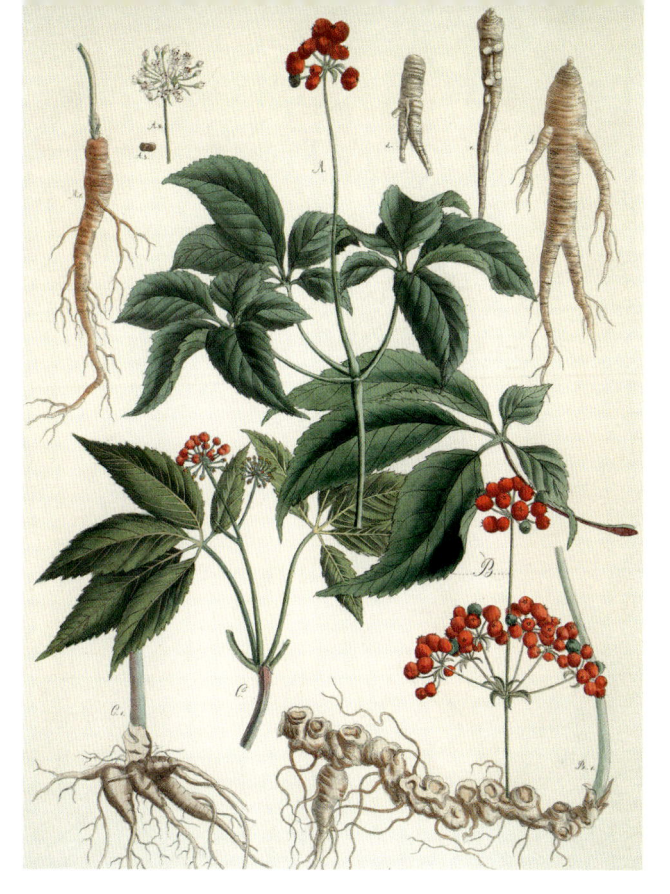

強力な薬効をもつオタネニンジンの植物図、
1820年頃の多色刷のリトグラフ

オタネニンジン *Panax ginseng*

薬用ハーブ

コモンセージ

学名　*Salvia officinalis*
シソ科

概要：コモンセージは、荒地や人里の近くに生育するほか、ハーブや観賞植物として庭にも植えられます。原産は地中海沿岸ですが、現在は世界中の日当たりのよい場所で生育しています。小型で香りのよい多年生の常緑低木で、シソ科に属しています。青みがかった紫色や白い色の両性花が輪生します。細胞に含まれる揮発性油分のため、全草に強い香りとやわらかい苦味があります。

使用部位：全草、おもに葉、エッセンシャルオイル

歴史：属名の*salvia*の語源は、"救われる"を意味するラテン語の*salvere*です。古代から、薬効があり長寿をもたらすものとされてきました。"Cur moriatur homo cui Salvia crescit in horto?（庭にセージがあるのに死ぬことなどあろうか）"ということわざもあります。

　ローマ人はセージを神聖なものとして扱い、収穫のための特別な儀式を生みだしました。また初期のキリスト教徒たちは、セージの薬効は聖母マリアからもたらされたと信じました。中世には、料理や治療に役立つものとして重要視されました。10世紀のアラビアの医師たちは、不死をもたらすものと信じ、14世紀のヨーロッパでは魔術から身を守るために用いられました。

　1660年にイングランドに初めてもたらされた茶（*Camellia sinensis*）は、非常に高価で、17世紀半ばには茶葉1ポンドが英貨6〜10ポンドもしました。しかしその当時、中国の人々はセージティーに夢中で、オランダ商人を相手に、茶葉3箱とセージ1箱を交換したと報告されています。

　セージはロンドン薬局方に登場し、その葉は1920年代までアメリカ薬局方に収載され、正式な処方薬とされていましたが、その後医師によるセージの使用は下火になります。しかし家庭薬としての役割はつづきました。今日でも、かつての称賛は失われておらず、2001年には国際ハーブ協会によって"ハーブ・オブ・ザ・イヤー"に

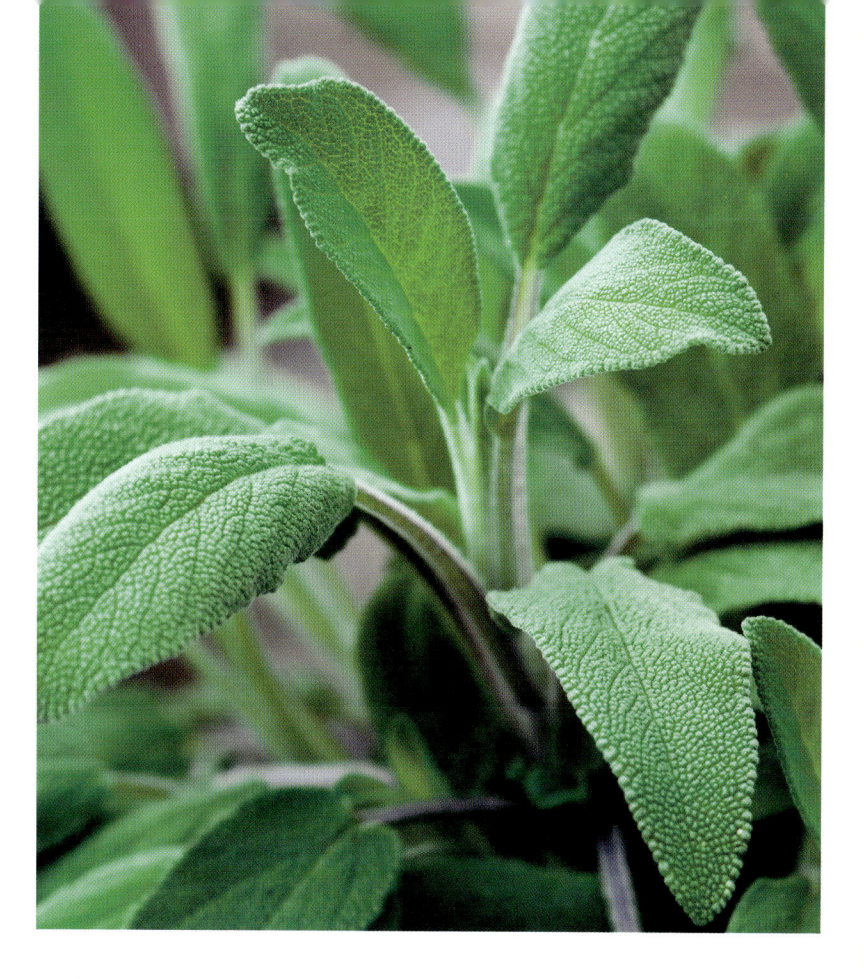

コモンセージ *Salvia officinalis*

選ばれました。

おもな効能：全草が薬用になり、フレッシュハーブやドライハーブとして、また粉末としても、年間を通じて手に入れることができます。葉はおもに変質、消毒、収斂、浄化、消化促進、去痰、解熱、強壮に用いられます。伝統的には、制汗、抗炎症、抗菌、鎮痙、発汗、芳香、駆風、胆汁排出促進、利尿、去痰、鎮経の薬とされたほか、

通経、母乳分泌抑制、刺激、健胃、血管拡張、駆虫にも用いられました。

　民間療法のなかでは、風邪や下痢、腸炎、過剰発汗、ヘビの咬み傷、のどの痛み、歯痛、性病、癌の治療薬とされてきました。また外用薬として、潰瘍やただれの手当てや止血にも用いられました。

　揮発性油には粘膜を癒す作用があり、昔も今も、口やのど、扁桃腺の炎症を抑える薬とされています。歯肉炎や舌炎、胃炎にも用いられます。うがい薬として、喉頭炎、咽頭炎、扁桃炎、扁桃膿瘍の治療にも使われます。ローションや軟膏にすれば、ただれや発疹の薬になり、シャンプーはふけの除去や改善に役立ちます。

　今日では、葉はおもに消化器や呼吸器の不調や、月経の異常、更年期障害、不妊、神経過敏、うつの治療に内服されるほか、母乳分泌抑制にも用いられます。ドイツのコミッションEは、セージを内服用、外用ハーブとして承認し、リーフティーを過剰発汗の治療用として挙げています。

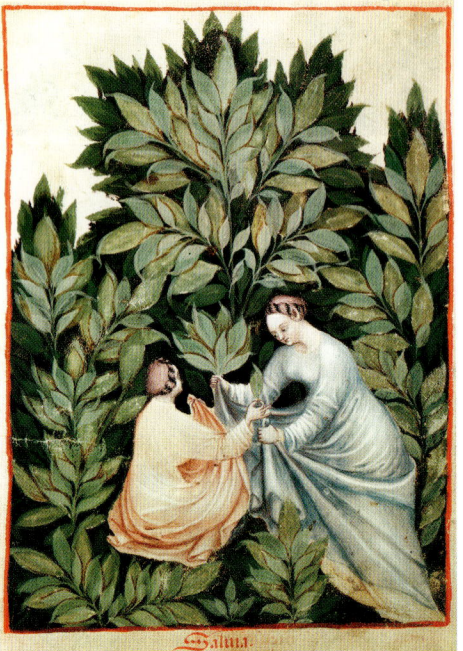

セージを摘む2人の女性を描いた彩飾図、ルイザ・コリアーティ・アラノ『健康全書』のイタリア版写本より

　外用する場合は、葉とオイルは抗炎症薬とされます。エッセンシャルオイルは、芳香と制汗作用をもつことから香水や化粧品、入浴・洗面用品に用いられ、オイルは練り歯磨きに配合されます。葉から抽出さ

れる成分のサルビンは、抗菌・抗炎症剤として、口腔疾患の治療に利用されます。

　1000年以上ものあいだ脳血管の疾患に用いられてきたほか、頭の疲れを癒し、神経を鎮め、集中力を高めるなど、精神にも効果があることで知られます。18世紀の植物学者・ハーバリストのジョン・ヒルは、記憶力の急速な衰えを食い止める、と記しています。最近の研究では、スパニッシュセージ（*S. lavandulifolia*）のほうがより脳の機能を助け、アルツハイマー病の治療にも役立つとされ、注目を集めています。2001年、イギリスの研究者たちは、スパニッシュセージのエッセンシャルオイルと含有成分のモノテルペノイドが、アセチルコリンエステラーゼ酵素の働きを抑制することにより、アルツハイマー病の治療に役立ちうることを明らかにしました。

　2003年の研究では、チャイニーズ・レッドセージ（*S. miltiorrhiza*、丹参）がアルツハイマー病治療用の現代薬と似た有効成分を含有することが明らかにされています。2005年には、アルツハイマー病協会がニューカッスルの病院で調査を行い、セージが痴呆の症状に対してアリセプトなどの治療薬と同様の働きを見せたと報告しました。同じ年、コモンセージが健康な若い被験者に対する単回投与で、気分や知覚力を高める効果を示すことが明らかにされました。

　さらに2008年、北朝鮮における研究では、チャイニーズ・レッドセージから抽出した強力な抗酸化成分であるジメチルリソスペルメート（DML）に、アルツハイマー病や脳卒中、心臓疾患、アテローム性動脈硬化などの病気から身体を守る効果がある可能性が指摘されています。

注意：コモンセージは一般にアレルゲンとなる食物ではなく、天然の香味料や植物エキス、エッセンシャルオイルとして、安全であるとされています。しかし、内服すると鉄や他のミネラルの吸収を阻害します。このため、妊娠中や、授乳中（母乳の必要がなくなるまで）は過剰摂取を控えましょう。発作性疾患のある人はセージの使用を避けてください。過剰、あるいは長期に摂取すると有害になりますが、きわめて大量に摂取しないかぎり、その心配はありません。

コモンセージ　*Salvia officinalis*

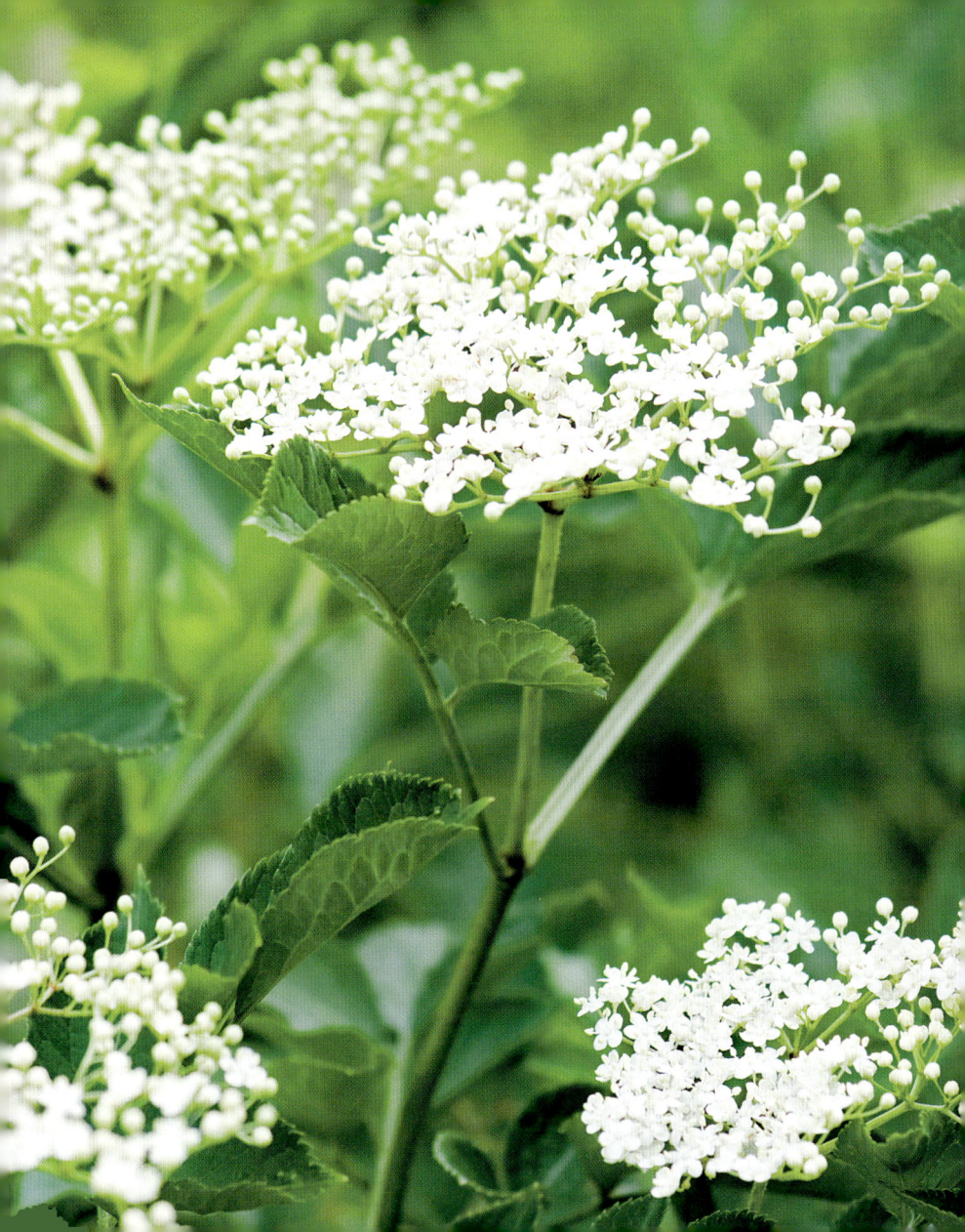

エルダー

学名　*Sambucus nigra*
スイカズラ科

概要：エルダーは観賞用にされる落葉性の低木で、樹高は6mほどになり、寿命は80～100年、北半球のヨーロッパのほぼ全土と北西アフリカに自生し、北米にも見られます。アーチ状に広がる枝とコルクのような茶灰色の樹皮をもち、夏至の頃に乳白色の花を咲かせ、ハエなどによって受粉されます。秋には、暗黒紫色の多肉質の液果が束になって垂れさがります。

使用部位：おもに花穂と果実。樹皮や葉、シードオイルも

歴史：イスカリオテのユダがエルダーの木で首を吊ったとされることから、しばしば"ユダの木"とも呼ばれます。庭にエルダーを植えるのは不吉だともいい伝えられます。古代の多神教的信仰の復興運動ウィッカで広められている"ウィッカの教訓"と呼ばれる詩には、エルダーの木を切ると、エルダー・マザーと呼ばれる精霊が解き放たれ、復讐をするとうたわれています。

　昔は、馬に乗るときに強い臭気のある葉を尾にくくりつけ、ハエを追い払っていました。初期のアメリカ先住民族は空洞のあるエルダーの茎を矢にしたり、穴を開けて笛を作ったりしました。"パンの笛"など、さまざまな管楽器がエルダーから作られ、この木は狩猟や素朴な音楽や豊穣と結びつけられました。

おもな効能：抗炎症、緩下、細胞再生、解毒、発汗、消化促進、利尿、催吐、皮膚軟化、去痰、催乳、止血、免疫賦活、瀉下効果があるほか、胃腸や目にも良く、傷薬にもなります。

　民間療法では、若木の幹の内皮を利尿薬や、催吐薬、便秘用の強力な下剤、関節の薬として使ったほか、緑色の内皮を、皮膚をやわらかくする軟膏にしました。葉には発汗、利尿、去痰、止血作用があります。葉の軟膏は皮膚をやわらかくするほか、打ち身や捻挫、しもやけ、裂傷などの治療にも用いられました。葉のエキスをセントジョンズワート（*Hypericum perforatum*）とソープワートのエキスと組み合わせたもの

は、インフルエンザと単純ヘルペスのウイルスの働きを抑制します。

エルダーフラワーのエキスは、伝統的にカタルの治療や熱風邪の発汗促進に使われたほか、気管支炎や風邪、咳、インフルエンザの際に呼吸を楽にする働きをしてきました。また口内炎や扁桃炎に効くうがい薬にもなりました。軽い胃腸の不調を改善し、減量のためのデトックスプログラムにも用いられてきました。

生の花を蒸留して作る"エルダーフラワー水（*aqua sambuci*）"は、おだやかな収斂作用と刺激作用があり、肌の手入れに使われます。肌の調子を整え、そばかすや日焼けを消し、発疹や荒れを抑え、白くしみのない肌に保ちます。現在も化粧品に使われ、おもにアイローションやスキンローションの基剤に利用されています。

エルダーフラワー水は、イギリスとスイスの薬局方に公式に収載されています。花は、かつてはアメリカの薬局方にも収載されていました。『The British Herbal Conpendium』（英国ハーブ概説）には、一般的な風邪や発熱の治療や、利尿薬としての使用法が挙げられています。ドイツの基準では、エルダーフラワーティーは熱の風邪やカタル性の症状に用いる発汗薬と位置づけられ、コミッションEはエルダーフラワーを風邪の治療に内服することを承認しています。

花と果実は加熱すれば食用にもなり、ワインにすることもできます。ビタミンCやアントシアニン、バイオフラボノイドが豊富な果実には、抗菌、抗炎症、抗ウイルス、抗酸化作用があり、おだやかな緩下薬にもなります。果汁はリウマチや神経痛、風邪、インフルエンザ、副鼻腔炎などの症状に用いられます。免疫賦活作用もあり、AIDS患者や発症の危険のある人々に有効です。果実のエキスはLDL（悪玉コレステロール）によるダメージを抑制します。

A型、B型のインフルエンザには完全な治療薬はありませんが、臨床実験によって、黒いエルダーベリーのエキスを摂取した患者のうち、93.3%が2日間で熱などの症状が大きく改善され、ほぼ90%の人が2、3日以内で完治することが示されました。

最近では、エルダーベリーとアスパラガスを配合したジュースや錠剤が、減量用のサプリメントとして利用できる可能性が示されています。またシードオイルは関節炎の痛みを和らげるマッサージオイルとして有効かもしれません。

注意：薬用になるのは紫や黒の果実をもつ品種のみで、赤い実のなる品種は有毒です。

"ブラックレース"と呼ばれる品種の緑の部分にはすべて毒があります。葉や茎、根、果実、種子にはシアン化物を生成する配糖体が含有され、樹皮には有毒のシュウ酸カルシウムが含有されているので、けっして摂取しないでください。

　エルダーを緩下薬として服用した際、めまいや知覚麻痺が起きたという報告がいくつかあります。副作用は、軽い胃腸の不調やアレルギー反応であることがふつうですが、果実を大量に摂取すると下痢や吐き気、嘔吐を生じることがあります。幼児や妊婦、深刻な肝臓・腎臓疾患のある人に対する安全性は不明です。

エルダー *Sambucus nigra*

果汁たっぷりの漆黒の果実からできる魅惑的なワインは、ゲール人の多神教的伝統のなかで、8月のルーナサの祭りに用いられた。

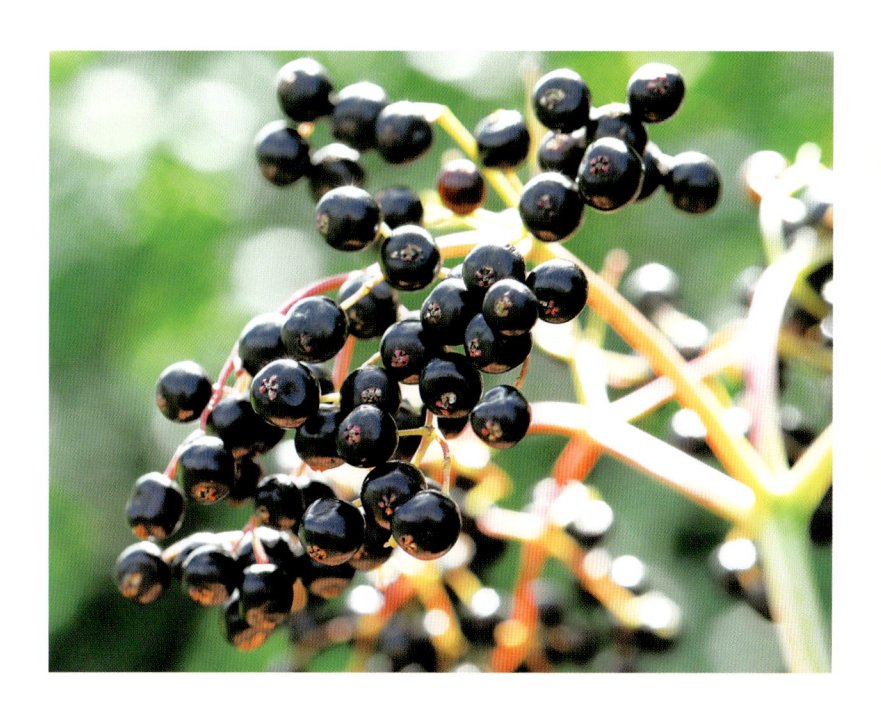

薬用ハーブ

ノコギリヤシ

学名　*Serenoa repens*
ヤシ科

概要：ノコギリヤシは扇のようなヤシの木で、おもにアメリカ南東部の大西洋沿岸やメキシコ湾岸に分布しています。西インド諸島にも自生しています。小型の常緑性低木で、丈は4mほどになり、20枚ほどの鋸歯状の長い小葉からなる扇形の掌状葉を形成します。黄白色の花と楕円形の果実をつけます。果実は生のままでも加熱しても食べることができ、強いバニラの香りがありますが、石鹸のような味がします。

使用部位：果実（果肉と種子）

歴史：人間も動物も、数千年にわたりノコギリヤシの果実を食べてきました。アメリカ大陸での薬用の歴史は、マヤ文明にまで遡り、そこでは強壮薬とされました。またセミノール

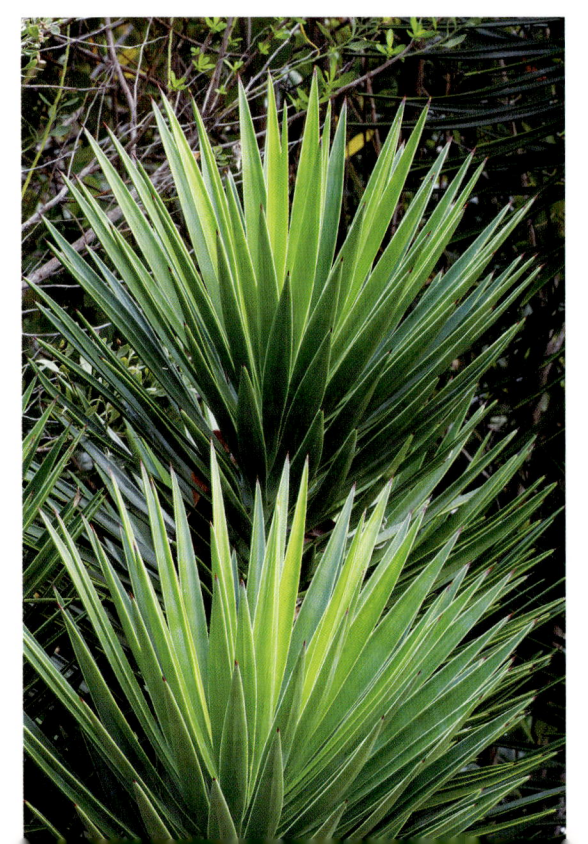

族は去痰剤や消毒剤として用いました。呪術医は男性の精巣の委縮や性的不能、前立腺炎、性的衝動の低下などの治療や、全身強壮に用いました。アメリカに来た植民者たちは、定期的に服用すると、消化促進に効くほか、病気回復中の患者の体重増加や体力増進に有効であることを発見しました。

　1906年から1917年にはアメリカ薬局方に収載され、1926〜1950年には国民医薬品集に収載されました。1950年代には、自然療法が見直され、大手の製薬会社が、ノコギリヤシを標準化し、ふたたび薬として採用しました。

おもな効能：消毒、催淫、利尿、去痰、鎮静作用、および子宮や全身の強壮作用があるとされます。現在も衰弱の治療に強壮薬として使われるほか、蛋白同化作用があるとされる数少ない西洋ハーブの1つです。また慢性の骨盤痛や、膀胱疾患、男性型脱毛症、ホルモンバランスの乱れなどにも用いられます。さらなる研究が必要ですが、男性型脱毛症は前立腺肥大と同様のメカニズムで発症するという新たな報告がなされており、ノコギリヤシは脱毛症に効くハーブ薬となりうるかもしれません。

　果実にはエストロゲン様作用があり、男性の性的不能や、性的衝動の低下、精巣委縮の治療に用いられ、また女性の豊胸促進にも使われます。しかし、おもな用途は、前立腺肥大による排尿器症状の改善です。いくつかの小規模な研究では、尿流速低下や排尿痛にも効果的であり、夜間の排尿回数を減らす働きもあると指摘されています。

注意：ノコギリヤシは非常に安全であると考えられています。アレルギー反応の報告はほどんとありませんが、胃腸の不調や頭痛などの軽い副作用が生じる場合があります。しかし、抗凝血剤やイチョウ、ニンニクと併用すると、出血のリスクが高まる恐れがあります。

　妊娠中や、妊娠の可能性のある人は、服用しないでください。また避妊ピルやホルモン補充療法と相互作用を生じる場合があり、他のホルモン剤の作用を阻害する可能性もあります。乳房痛や性衝動の低下を訴える男性もいます。

ノコギリヤシ *Serenoa repens*

ミルクシスル

学名 *Silybum marianum*
キク科

概要:ミルクシスルは一年草または二年草で、インドとパキスタン国境のカシミール地方で最初に発見されましたが、ヨーロッパ南部にも自生しています。ハチによって受粉される両性花で、赤紫色の管状花は、やがて白い冠毛をつけた黒っぽく細長い種子を実らせ、その種子が熟して薬効をもちます。

使用部位:全草、とくに頭花と種子

歴史:ミルクシスルは数千年ものあいだハーブ薬として用いられ、もとは母親の母乳の出をよくすると信じられていました。葉脈に特徴的な白い模様があり、昔はこれが聖母マリアの乳がこぼれてできたものと信じられたのです。

　肝臓病の薬としての歴史は、古代のギリシア-ローマ時代にまで遡ります。大プリニウス(23〜79年)は、乳白色の搾り汁が"胆汁排出"にすぐれていると書いています。16世紀のイギリス人ハーバリスト、ジョン・ジェラードは、肝臓疾患が原因だとされていた"憂鬱を追い払う"のによいとしています。

　19世紀のドイツの医師たちは、黄疸などの肝臓疾患の治療にミルクシスルの種子のエキスを用いました。1949年には、ドイツで検証研究が行われ、肝臓に対する強力な有害物質を大量投与した動物に対し、肝臓を守る働きをすることが発見されました。1968年には種子に含まれる有効成分が確認され、現在ではシリマリン(フラボノイドの一種)と呼ばれています。シリマリンは現在ヨーロッパで、あらゆる肝臓疾患の治療に用いられています。

おもな効能:収斂、苦味強壮、胆汁排出促進、発汗、利尿、催吐、通経、肝臓治療、刺激、強壮作用があります。ハーバリストは肝硬変、黄疸、肝炎、胆嚢疾患の治療や、解毒剤として用います。とくに肝臓や脾臓、腎臓の治療に有効であることが、現代科学によって証明されています。若者の"一気飲み"の手当てには、とくに重要な意味をもちます。

またコレステロール値を下げたり、肝硬変の症状もある2型糖尿病患者のインスリン抵抗性を改善したり、乳癌、子宮頸癌、前立腺癌などの癌細胞の成長を抑制するともいわれます。乾癬の治療にも有効です。慢性的なC型肝炎や、アルコールをほとんど飲まない人に発生する肝臓疾患に対するミルクシスルの効果については、現在も研究が続けられています。

化学治療の施療中または終了後に用いられる、補完療法としての可能性についても、研究が重ねられています。また、抗癌治療による長期的な肝臓や心臓血管へのダメージの緩和に役立つ可能性があるほか、化学予防薬、HIV患者の合併症の治療薬としても有効かもしれません。

注意：キク科植物にアレルギーのある人は、反応が出るかもしれません。軽い緩下作用のほかは、副作用はほとんどありませんが、臨床実験では吐き気、胃腸の軽い不調、下痢、頭痛が報告されています。

妊娠中・授乳中の女性や、ホルモン依存性疾患のある人は、注意して服用してください。経口避妊薬の働きを阻害する可能性もあります。前立腺癌の男性は、医師への相談なしに服用しないでください。またアルコール性の肝硬変がある糖尿病患者のインスリン必要量を下げることがあります。

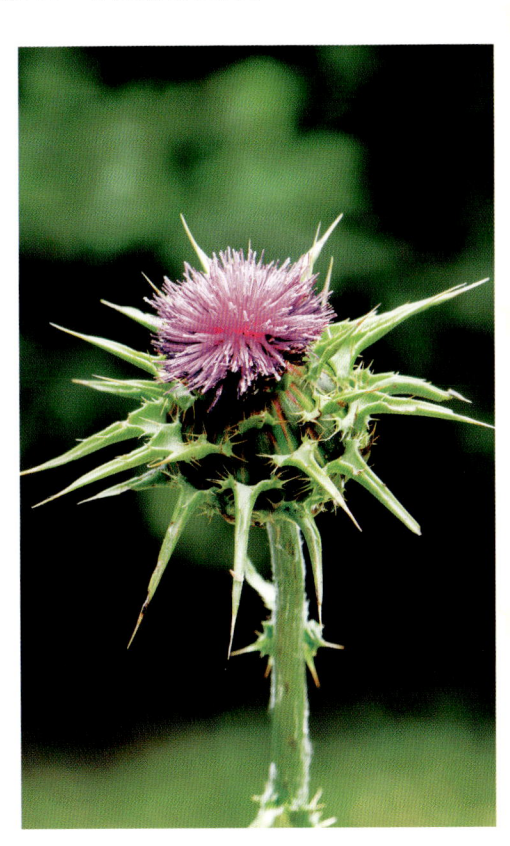

ミルクシスル *Silybum marianum*

薬用ハーブ

パウダルコ
学名　*Tabebuia impetiginosa*
ノウセンカヅラ科

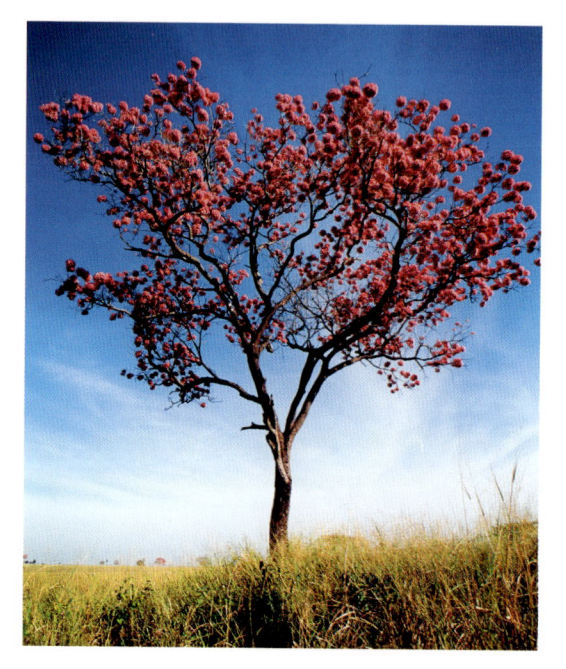

概要：パウダルコは常緑の広葉樹で、樹高は38mほどにもなります。アマゾンの湿潤な熱帯雨林や、その他の南アメリカ、ラテンアメリカの熱帯地方の原産です。また、西インド諸島のトリニダード・トバゴにも自生しているといわれます。華やかな深紅の花を咲かせ、さく果のなかに、羽のついた無数の種子を実らせます。

使用部位：幹、内皮

歴史：パウダルコとは、木の名前であり、同時にこの木の内皮から作られた薬の名前でもあります。世界中でハーブ薬として長く用いられていますが、とくに熱帯雨林に暮らす人々に使われていた記録が多く残されています。グアラニ族やトゥピ族は、この木を"強靭さと活力を得る"という意味のタジと呼びます。おもに強力な樹皮を煎出液にして、マラリアから性感染症、癌、吹き出物、癰などさまざまな病気の治療に用いてきました。

1960年代、パウダルコはブラジルとアルゼンチンで"驚異の薬"としてかなりの注目を集めました。1980年代には、癌患者や免疫力の低下した患者の生活の質を向上させるといわれました。ここ数十年のあいだ、ハーバリストは、茶や錠剤やチンキ剤の形で、パウダルコを強壮薬やアダプトゲンとして用いてきました。しかし、その人気と使用は論議の的ともなっています。ずさんな品質管理によって、使用する部位や調製法が混乱したうえ、無関係な他の木が南米から"パウダルコ"の名前で輸入されたことも一因となりました。

おもな効能：鎮痛、抗炎症、殺菌、殺真菌、殺虫、殺寄生虫、殺ウイルス作用があります。抗発癌作用や、免疫賦活作用もあります。また昔から、抗アレルギー、抗凝血、抗赤痢、抗酸化、抗リウマチ、抗潰瘍、抗蛇毒素、収斂、強心、利尿、強肝の薬や、おだやかな緩下薬としても用いられ、分泌物を抑える働きもあります。

民間療法や伝統的なハーブ療法におけるパウダルコの用法は、その国の医学的需要と習慣によって異なりますが、万能薬として、上部気道の細菌・ウイルス感染症から、寄生虫病、性感染症、毛嚢炎から水虫まで、身体の健康に関するあらゆる分野を対象としています。外用する場合も、殺菌、抗真菌、抗原虫、殺ウイルスなどの幅広い効能をもち、皮膚炎や乾癬などの皮膚の症状に用いられます。

パウダルコの成分には、免疫賦活、浄血作用があり、赤血球の生成を促進して血液への酸素供給を促し、治癒を早めます。即効性の消毒去痰薬としての効果については、さらなる研究が必要とされます。

しかし、台湾や韓国、ブラジルでの最近の研究では、含有成分のβ-ラパコンが傷の治癒や腫瘍の成長の抑制に有効である可能性が示されています。水抽出液は、関節炎やアテローム性動脈硬化などのさまざまな炎症性疾患のための新たな治療薬となるかもしれません。またブラジルで消化性潰瘍に用いられている樹皮のエキスには、胃病変を防ぐ作用があります。

注意：パウダルコはおおむね安全とされていますが、過剰に摂取すると、胃腸の不調や吐き気を生じることがあります。幼児や妊娠中・授乳中の女性に対する安全性は不明なので、妊娠中の服用は勧められません。

パウダルコ *Tabebuia impetiginosa*

薬用ハーブ

フィーバーフュー

学名　*Tanacetum parthenium*
キク科

概要：強い芳香のある多年草で、バルカン半島や、アナトリア地方やカフカス地方などのユーラシア大陸原産ですが、現在は世界中の多くの大陸で生育しています。薬用にされるのは黄緑色の葉です。黄色い筒状花と白い舌状花からなるデイジーに似た頭花を、房状にたくさん咲かせます。

使用部位：葉

歴史：別名*Pyrethrum parthenium*ともいい、*pyrethrum*は、ギリシア語で火を意味するpurに由来しています。根が辛いことにちなんだのでしょう。*parthenium*という名は、アテネが住むアテナイのパルテノン神殿から落ちた人物が、この植物の薬効で助けられたという伝説に基づいています。

古代ギリシアの医師ディオスコリデスは、さまざまな病気にフィーバーフューを勧めました。たとえば、現在では関節炎などに相当すると思われる"聖アントニウスの火"の病や、"あらゆる熱をもった炎症や腫れ"や、痰や憂鬱にも有効であるとしました。ローマ時代以降は、"女性の病気"の薬として、月経促進や、出産時の胎盤排出の促進に用いられました。

1791年には、『エジンバラ局方注解』のスコットランド語版に、ヒステリーに有効な"マトリカリア"として収載されました。1857年には、セオフィラス・レッドウッドの『イギリス薬局方追補』に強壮薬、刺激剤、抗ヒステリー剤として記述されました。

おもな効能：抗凝血、抗斑状出血、抗炎症、鎮痙、緩下、苦味強壮、駆風、通経、鎮静、刺激、健胃、血管拡張、駆虫作用があります。

何世紀ものあいだ、発熱や頭痛、胃痛、歯痛、虫刺され、月経異常、出産に用いられてきたほか、乾癬やアレルギー、喘息、耳鳴り、めまい、吐き気、嘔吐の治療にも利用されてきました。また、軽度の関節リウマチに有効であるという研究報告もあります。

現在はおもに偏頭痛に用いられ、研究によれば予防効果があるとされています。偏

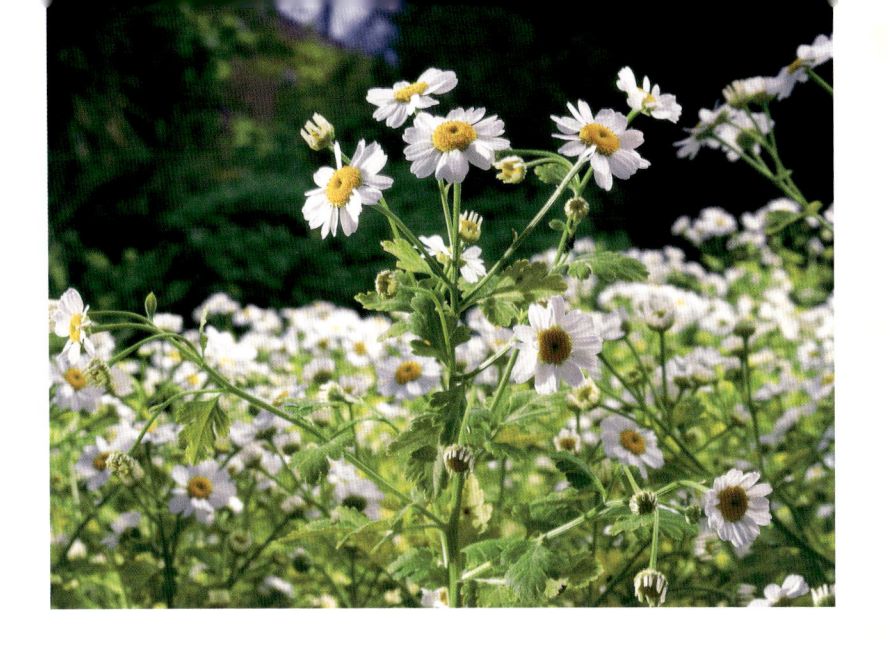

フィーバーフュー *Tanacetum parthenium*

頭痛を生じさせるといわれるセロトニンやプロスタグランジンの放出を抑制することによって、脳の血管の炎症を抑え、偏頭痛の原因とされる痙攣を止めると考えられています。

2005年には、フィーバーフューの有効成分パルテノリドが、白血病幹細胞を細胞死に導くことが発見されました。2007年には、カリフォルニアの研究者たちが、危険性の高いプレB細胞白血病においても細胞死を生じさせることを示しました。ごく最近では、皮膚の赤みや炎症を抑えるための市販のスキンケア製品にも用いられています。

注意：キク科植物にアレルギーのある人は、使用しないでください。深刻な副作用は報告されていませんが、人によっては胃腸の不調や神経のいらだちを感じる場合があります。長期間フィーバーフューを服用したあとに使用を止めると、頭痛や不眠、筋肉のこわばり、関節痛が生じる場合があります。服用中の処方薬と相互作用する可能性もあります。妊娠中や授乳中は使用しないでください。二歳未満の幼児にも服用させないでください。

薬用ハーブ

レッドクローバー
学名　*Trifolium pratense*
マメ科

概要：レッドクローバーは多年草で、北大西洋沿岸やヨーロッパ中部、地中海沿岸、北西アフリカ、バルカン半島、小アジア、イラン、インド、ヒマラヤ山脈、ロシア、カフカス山脈、極東に自生しています。食用になる花は甘味があり、濃いピンクや深紅色の玉房のような形で、ハチミツに似た香りがあります。

使用部位：花穂

歴史：*Trifolium*は"三つ葉"を意味し、*pratense*は"草地に見られる"という意味のラテン語です。レッドクローバーは世界最古の農作物の1つです。"王の病気"として知られる瘰癧（中世以降、王に触れられると治ると信じられた）の治療に用いられまし

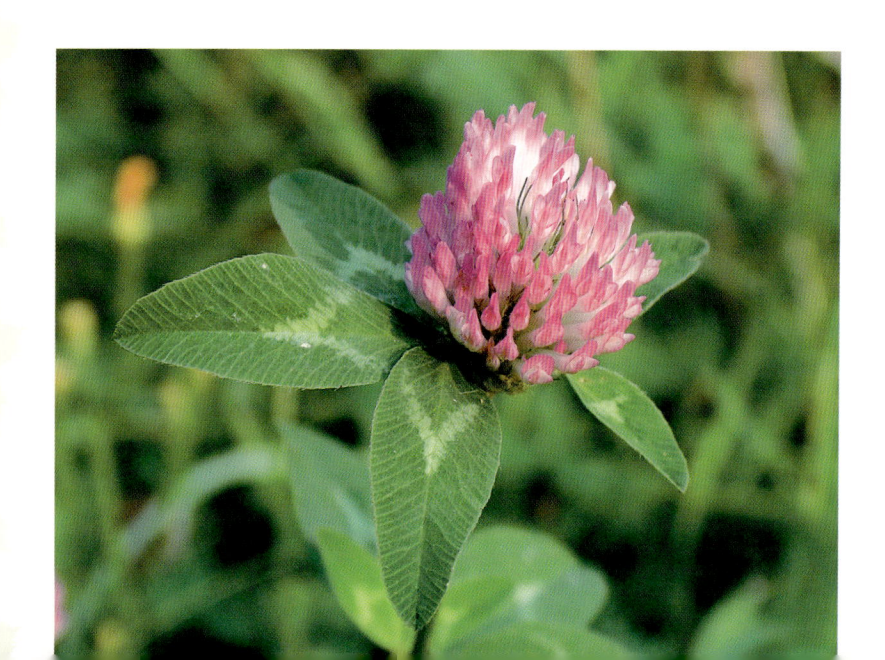

た。1800年代以降は、癌を治す見込みがあると喧伝されました。高濃度の植物エストロゲンを含有することが主な理由ですが、その効果については議論が分かれています。中国とロシアでは、傷の治りを早め、むくみを改善するためのハーブ療法として用いられます。トルコの民間療法では、Trifolium属のなかのいくつかの種が鎮痛、消毒、去痰や、リウマチ痛の治療に用いられます。

おもな効能：変質、抗瘰癧、鎮痙、緩下、洗浄、利尿、去痰、鎮静、強壮作用があります。花穂はサプリメント用のエキスや錠剤、カプセルに用いられ、お茶や浸出液にもされます。

ロシアでは呼吸器の感染症や鬱血、とくに気管支喘息によいとされます。中国では、痰や咳を鎮めるお茶として飲用します。西洋では、伝統的に性感染症や結核などの感染症や炎症の治療に用いられています。百日咳や気管支炎、喘息などの呼吸器疾患にも使われてきました。

現在は、おもに更年期障害や月経周期による乳房痛、高コレステロール、骨粗鬆症、前立腺肥大などの症状に用いられています。抽出に用いる部位に関する最近のアメリカの研究では、地上部全体を抽出に用いたほうが、より有効である可能性が示されました。このような研究は、重要な意味をもちます。レッドクローバーについての研究では相反する結果が報告されており、更年期障害への効果は皆無であるとする主要な報告もあるためです。

しかし、シンガポールでの最近の研究によれば、更年期障害の症状にイソフラボンを補うと、骨密度や細胞組織の完全性などに大きな改善が見られることが明らかになり、レッドクローバーが従来の人工エストロゲンに代わる有効な選択肢となる可能性が示されました。またオーストラリアの研究では、レッドクローバーのエキスはメタボリックシンドロームの改善にも利用できるとされています。さらなる調査が必要ですが、男性の前立腺疾患に有効であるとする研究の一例もあります。

注意：短期の服用であれば、ほとんどの成人に安全であるとされます。妊娠中・授乳中の女性や、乳癌やその他のホルモン感受性癌の患者に対する安全性は不明なので、注意が必要です。結合型エストロゲンの働きを阻害する可能性があるほか、抗凝血剤や抗血小板剤の作用も阻害します。

薬用ハーブ

スリッパリーエルム
学名 *Ulmus rubra*
ニレ科

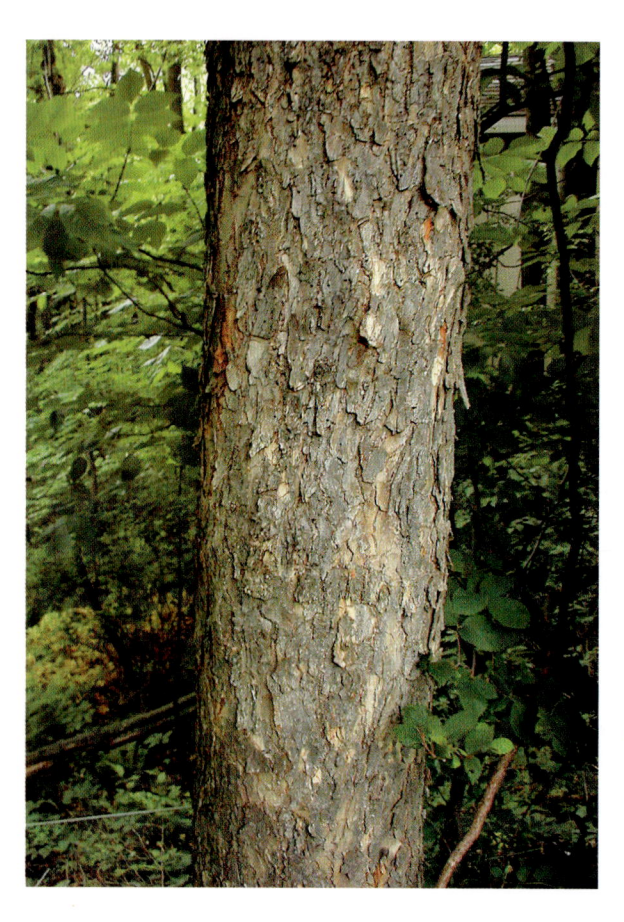

概要：ニレ科の仲間で、カナダ東部やアメリカ東部に自生します。風格のある落葉樹で、通常は15〜18mほどになり、広く枝を張り、大きな樹冠を形成します。幹の中心部が赤茶色をしていることから、アカニレとも呼ばれます。春先の葉が芽吹く前に花が咲き、平たい翼のような形をした果実が、風に乗って運ばれます。

使用部位：内皮

歴史：スリッパリーエルムは、何世紀にもわたり北米でハー

ブ薬として用いられてきました。樹皮の内側に薬効があることを最初に発見したのは先住民族でした。イギリス人入植者たちもこれに倣い、腫れものやただれ、裂傷の治療に用いました。さらにのどの痛みや咳、尿路感染症の治療にも利用しました。戦争中には、消毒用のクリームにされ、弾傷の治療に活用されました。

昔から人工妊娠中絶にも用いられ、湿らせた樹皮を子宮頸に挿入して使われました。この習慣があまりに普及したため、アメリカの多くの州では、この木を保護する法律によって一定のサイズを超える樹皮の購入が規制されることになりました。また、現在イギリスなどのいくつかの国では、スリッパリーエルムの樹皮を丸のまま販売することが禁止されています。

おもな効能：粘滑、利尿、皮膚軟化、去痰、栄養補給作用があり、人工妊娠中絶にも効果があるとされます。ハーブ療法のなかで、もっとも貴重な薬の1つとみなされています。消化を助け、大腸の掃除をし、胃酸を中和し、副腎の働きを高め、不純物を排出し、全身を癒します。

おだやかに、かつ効果的に気道や尿細管や胃腸の粘膜の刺激を和らげ、とくに大腸炎や過敏性腸障害、憩室炎、憩室症などの腸管の炎症に起因する痛みを、2、3時間ほどで鎮めます。これらの病因が診断されるより早く、スリッパリーエルムで症状を緩和することが可能であり、主流医学の補完に大いに役立ちますが、多くの場合十分に用いられていません。

外用する場合も、腫れや痛みを抑え、癒し、和らげる働きがあります。パップ剤にして毒素排出に用いられます。とくに、膿瘍や腫れもの、吹き出物などの細菌による炎症を抑えるほか、とげ抜きにも有効です。火傷や口唇ヘルペス、剃刀負け、擦り傷、日焼けなどの軽い皮膚の傷を癒す局所薬にもなります。

注意：スリッパリーエルムは、用法を守れば安全なハーブとされています。おもに粘液と栄養素で構成されており、厳密には薬ではありません。妊娠・授乳中の使用も安全であるとみなされています。肌に塗ると、アレルギー反応を生じる人がいるかもしれません。

スリッパリーエルム *Ulmus rubra*

薬用ハーブ

スティンギングネトル

学名 *Urtica dioica*

イラクサ科

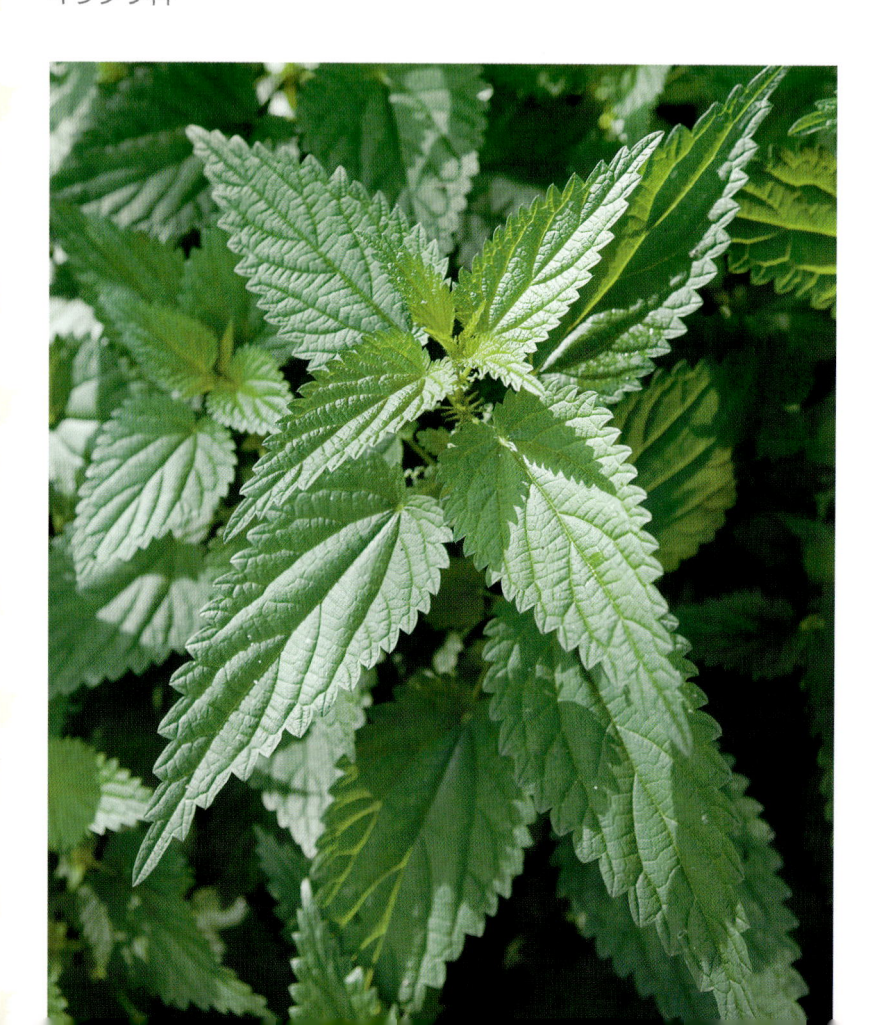

スティンギングネトル Urtica dioica

概要：スティンギングネトルは、世界中の温暖な地域によくみられる草で、ヨーロッパや北米、南米、メキシコ北部、アジアのほぼ全域、北アフリカ、オーストラリアに分布しています。多年草で、食用になるやわらかい緑の葉と、目立たない花をつけます。葉と茎は柔毛と刺毛に覆われ、刺毛に触れると先端が折れ、数種類の成分が皮膚に注入されます。

使用部位：地上部、葉、根

歴史：園芸家の多くには邪魔な雑草扱いをされていますが、古代から食べ物や繊維、薬の原料として役立てられてきた植物なので、大切にされるべきでしょう。デンマークでは、スティンギングネトルの繊維で作られた青銅器時代（紀元前3000〜2000年）の埋葬布が発見されています。古代エジプトでは、この植物の浸出液が関節炎や腰痛の薬として使われていたと記録されています。

10世紀のアングロサクソンの異教的写本『ラクヌンガ』に記録された"9つのハーブの魔法"（ミチタネツケバナ、クラブアップル、タイム、フェンネルなど）の1つに数えられています。その写本には、まじないの言葉とともに、9種のハーブを調合し、解毒や感染症の治療に用いる方法が記されていました。ハーブを粉末にしたものに、古い石鹸とリンゴの果汁が加えられ、軟膏が作られました。

ローマの兵士たちは、イギリス諸島に向かう際に、スティンギングネトルを携行し、長い行軍で疲れ、厳しい気候に痛む足をこの植物でむち打ち、癒しました。アメリカやカナダ、エクアドルの先住民族のあいだにも、これと同様の習慣が見られました。ロシアのシベリアの男性たちも、サウナに入り、スティンギングネトルで互いを打ちあい、疲労を回復します。現在この習慣は、関節炎の治療にある程度有効であることが科学的に実証されています。まず、皮膚を打つことで血行がよくなり、リウマチの原因となる毒素が排出されます。また、含有される蟻酸がリウマチ性関節炎に効くといわれています。

おもな効能：スティンギングネトルは、第一級のハーブ薬として、また"薬用食物"として、身体全体と免疫系に栄養と力を与え、機能をサポートします。抗喘息、ふけ止め、収斂、利尿、催乳、止血、血糖降下、降圧、肺病治療、引赤、強壮作用があるとされます。

昔から、裂傷や鼻血や、その他の出血を

ともなう症状全般に使われてきました。血液を浄化し、栄養を補給する作用があり、妊娠中の女性や貧血気味の人に有効です。ビタミンとミネラルが豊富な食べられる若葉は、早春に飲む強壮薬や全身の毒素排出薬としてすぐれています。含有するビタミンとミネラルは数多く、ビタミンA、C、D、Kなどがその例です。あらゆるハーブのなかでもっともクロロフィルを多く含むといわれ、また鉄分（赤血球の生成を促す）やカルシウム（骨や髪、皮膚、爪によい）、カリウム、リン、硫黄も非常に豊富です。

搾りたてのネトルの汁は衰弱した神経や肉体疲労の回復に有効です。また研究によれば、腎臓の尿酸排出量を増やす効果があるため、痛風にも用いることができます。

葉から作ったホメオパシーのレメディは、リウマチ性関節炎、蕁麻疹、水疱瘡の治療に用いられ、打ち身の外用薬にもなります。エキスは関節炎、貧血、花粉症、腎臓の不調と痛みの治療に用いることができます。ある種のエキスは、ボディビルダーが使用していることで知られます。

また抗アレルギー作用もあり、喘息や皮膚のかゆみ、虫刺されにも効きます。洋の東西を問わず、ハーバリストによって小児湿疹やその他の皮膚の病気に用いられ、とくに神経性皮膚炎には有効とされます。『キングのアメリカ医薬品解説書』には、湿疹のほかに慢性下痢や粘液性大腸炎に対する効果も指摘されています。

アーユルヴェーダの療法家は、ネトルと他のハーブを組みあわせて脱毛症の治療に用い、頭皮をマッサージして髪の成長を促します。アーユルヴェーダだけでなく、西洋のハーブ療法でも、ネトルティーはすぐれたヘアトニックであるとされ、自然な髪色を回復させると信じられています。

ある種のリウマチや関節炎には、とくに効果があります。ドイツでは古くからネトルの葉が関節炎の補完療法に用いられ、2002年のドイツの研究では、葉のエキスが炎症性関節疾患の治療薬として有望であることが示されました。

またアメリカやドイツ、日本では、ネトルの根を良性前立腺肥大症（BPH）の治療に利用する研究が行われています。最近の研究では、根から調製した薬がBPHの症状をいくらか改善することが明らかにされました。前立腺の肥大そのものには影響しませんが、初期の段階では、排尿困難を改善する可能性があります。

注意：過剰に服用すると、糖尿病や高血圧の薬や、抗炎症剤、鎮静剤と相互作用を生じる可能性があります。心臓や腎臓の機能

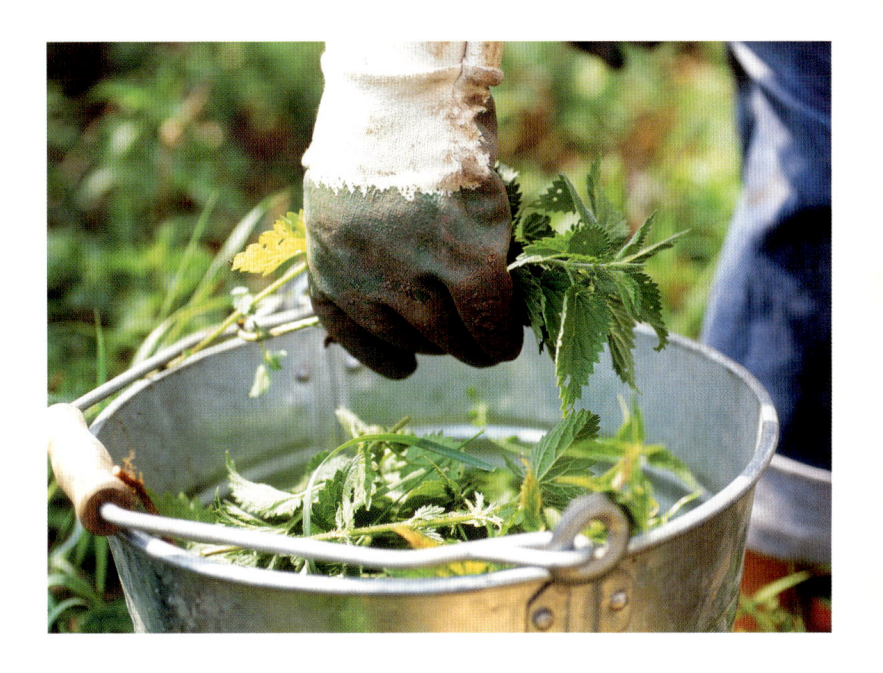

スティンギングネトル *Urtica dioica*

不全に起因するむくみがある場合には、禁忌とされます。まれにネトルを用いることでアレルギー反応や吐き気を生じることがあります。胃腸の不快感も数例報告されています。

　ネトルを乾燥させたものやエキスは妊婦の滋養強壮に幅広く用いられますが、生のものは子宮を刺激する作用があるため、妊娠中は使用しないほうがいいでしょう。しかし、授乳中の女性には催乳効果があります。

園芸家の多くには雑草とみなされているが、スティンギングネトルは昔から食べ物や繊維、薬として役立てられてきた。

薬用ハーブ

バレリアン
学名　*Valeriana officinalis*
オミナエシ科

概要：バレリアンは、ヨーロッパや日本などのアジアの温帯地域が原産です。丈夫な多年草で、根茎から伸びた細い根が塊になり、ピンクや白の小さな甘い香りの花を咲かせます。果実は種子が1つ入った堅果です。2年間生育したものの根と根茎を薬用に収穫します。

使用部位：根、根茎、オイル（香水として）

歴史：バレリアンはインドのアーユルヴェーダ医学や中国伝統医学のなかで、数千年にわたり用いられてきました。1600年代以降は、最もすぐれた神経の鎮静剤、気付け薬の1つとされてきました。イタリアの貴族で、てんかん患者でもあったファビオ・コロナ（1567年生まれ）は、バレリアンに関するガレノスの記述を発見し、このハーブを用いて完全に健康を回復しました。これをきっかけとして鎮静剤として利用されるようになり、さらに17、18世紀には痙攣や不眠の薬にもなりました。20世紀になるまで、ヒステリーや心気症と呼ばれる神経障害にも用いられていました。現在も、ヨーロッパや北米、オーストラリア、ニュージーランドにおいて、鎮静剤や気付け薬として神経障害の治療に用いられています。以前は、その他に下痢やてんかん、ひきつけ、めまい、譫妄、神経痛、神経性咳嗽、鼓腸による腹痛、胃痛、筋肉の痙攣、全身の痙攣、動悸、偽膜性喉頭炎、疝痛の治療にも使われました。

　1820年から1936年には、アメリカ薬局方に収載された局方薬であり、第二次世界大戦後に合成薬が出現するまでは、不眠の薬として人気を集めました。現在は世界の16種類以上の薬局方に睡眠補助剤として収載され、その他にも食欲増進や鎮痛の作用があるといわれています。

おもな効能：バレリアンの効能については、昔からその有効性が証明されていて、鎮痙、駆風、利尿、催眠、鎮経、鎮静、刺激作用をもつとされています。ヨーロッパでは100種以上ものバレリアン製品が薬局で販売されています。研究によれば、香り

バレリアン Valeriana officinalis

そのものに強力な鎮静、弛緩作用があるとされます。

"神のヴァリウム"として知られるほど精神安定剤として定評があり、おもに睡眠の質を高めるために用いられる（効果が表れるまでに数週間かかるため、急性の不眠症には向きません）ほか、ストレスや疲労で上がりがちな血圧を下げる働きもします。また、うつ病を招く恐れのある不安や神経緊張、パニック発作、情緒的ストレスなどのストレス症状にも有効です。筋肉の弛緩に使用されるほか、軽い痙性疾患や、過敏性腸症候群、月経前症候群、月経痛、いらだち、神経性の頭痛、心気症にも用いられます。

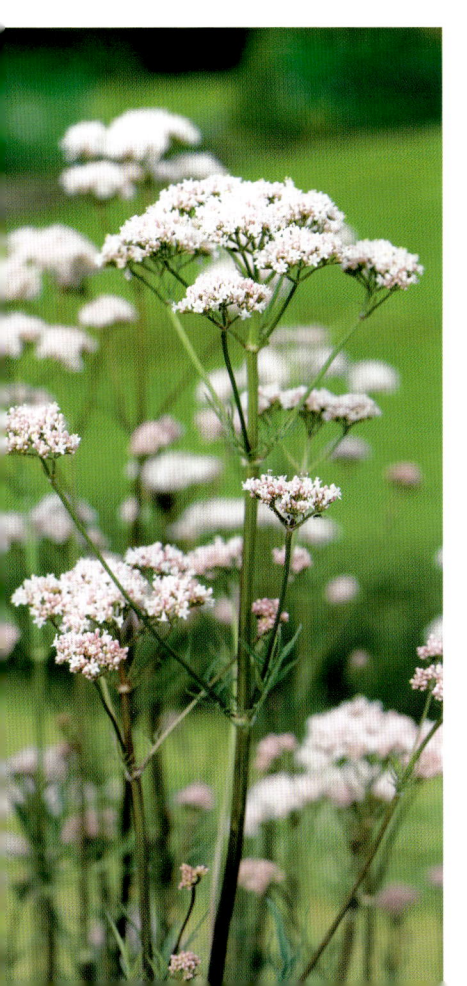

長年にわたり非常に安全であるとされ、臨床実験によっても安全性が確認されています。1985年には、睡眠補助剤としてドイツのコミッションEに承認されました。アメリカでは栄養補助食品として販売され、FDAによっておおむね安全と格付けされています。

注意：一般に中毒性はないものとされていますが、過剰に使用すると、頭痛やめまい、胃のむかつき、目のかすみ、情動不安、吐き気、朝のだるさなどが生じることがあります。他の鎮静剤やアルコールとの併用はやめ、車や機械の操作には注意してください。肝臓疾患のある人や妊娠中・授乳中の女性は服用を避けてください。

薬用ハーブ

チェストベリー

学名　*Vitex agnus-castus*

クマツヅラ科

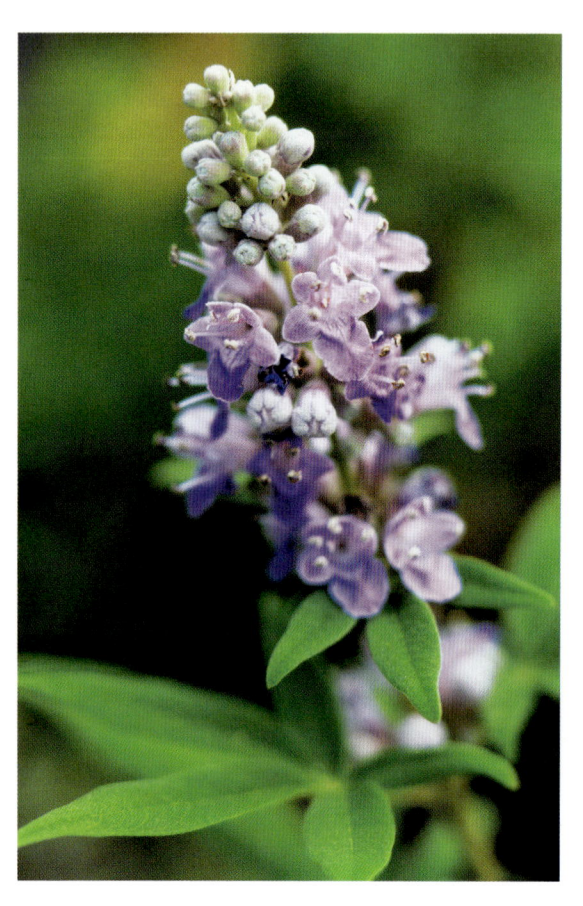

概要：チェストベリーは、チェストツリーの果実で、しばしばビテックスとも呼ばれます。観賞用にも栽培される落葉性の低木で、樹高は1〜5mほどになります。中央アジア原産で、南ヨーロッパや地中海沿岸全域、さらには世界中の熱帯、亜熱帯地域に分布し、川岸によく見られます。心地のよいピリっとした芳香と風味があり、夏になると、スミレ色や薄紫色、青色、白色のほっそりとした美しい花が咲きます。花の後にコショウの実ほどの液果が実り、赤から濃茶色、黒へと色を変えます。この果実が薬用に用いられます。

使用部位：果実（液果）

歴史：チェストベリーは、古代ギリシア人やローマ人にも知られ、ヒポクラテスやディオスコリデスにも用いられた果実で、薬用植物として少なくとも2000年の歴史をもちます。早くから聖職者と結びつけられ、"チェスト"という名前は、この植物がchastity（高潔さ）を高めると信じられたことに由来しています。中世の修道院では、種子の粉末（僧侶のコショウと呼ばれた）が性的衝動を抑制するために用いられました。またヨーロッパの修道女たちは、女性ホルモンの働きを整えるために用いました。

アフリカでも伝統的に用いられており、栄養状態を改善し、食物の安全性を高め、農村部の発展と持続可能な土地利用に寄与する可能性をもつと考えられています。

おもな効能：おもに女性の月経不順の改善や、催乳のために用いられています。発汗、利尿、解熱、催乳、性衝動調節（抑制、増進の両方）、鎮静、健胃作用があります。

とくに葉の部分にフラボノイドが豊富に含有され、次いで花と果実にも含まれます。花と葉は、プロゲステロンとテストステロンも含有しています。

現在も月経前症候群や月経前の乳房痛など、月経関連の不調に用いられるほか、のぼせなどの更年期障害や、子宮筋腫、卵巣嚢胞、子宮内膜症にも用いられます。また無排卵性不妊症や、高プロラクチン血症、泌乳不全、にきびの治療にも利用されます。

注意：副作用はほとんどないものの（研究では服用者の1～2%程度）、胃腸の不調や吐き気、頭痛、めまい、経血量の増加、下痢、にきび、発疹を生じることがあります。ホルモンに影響するため、妊娠中の使用は禁忌であり、同様に乳癌など、ホルモン感受性疾患のある女性も使用できません。服用中の処方薬や経口避妊薬と相互作用を生じる可能性があります。脳内のドーパミン量に影響を及ぼすことがあるため、ドーパミン関連の治療を受けている人は使用しないでください。

チェストベリー *Vitex agnus-castus*

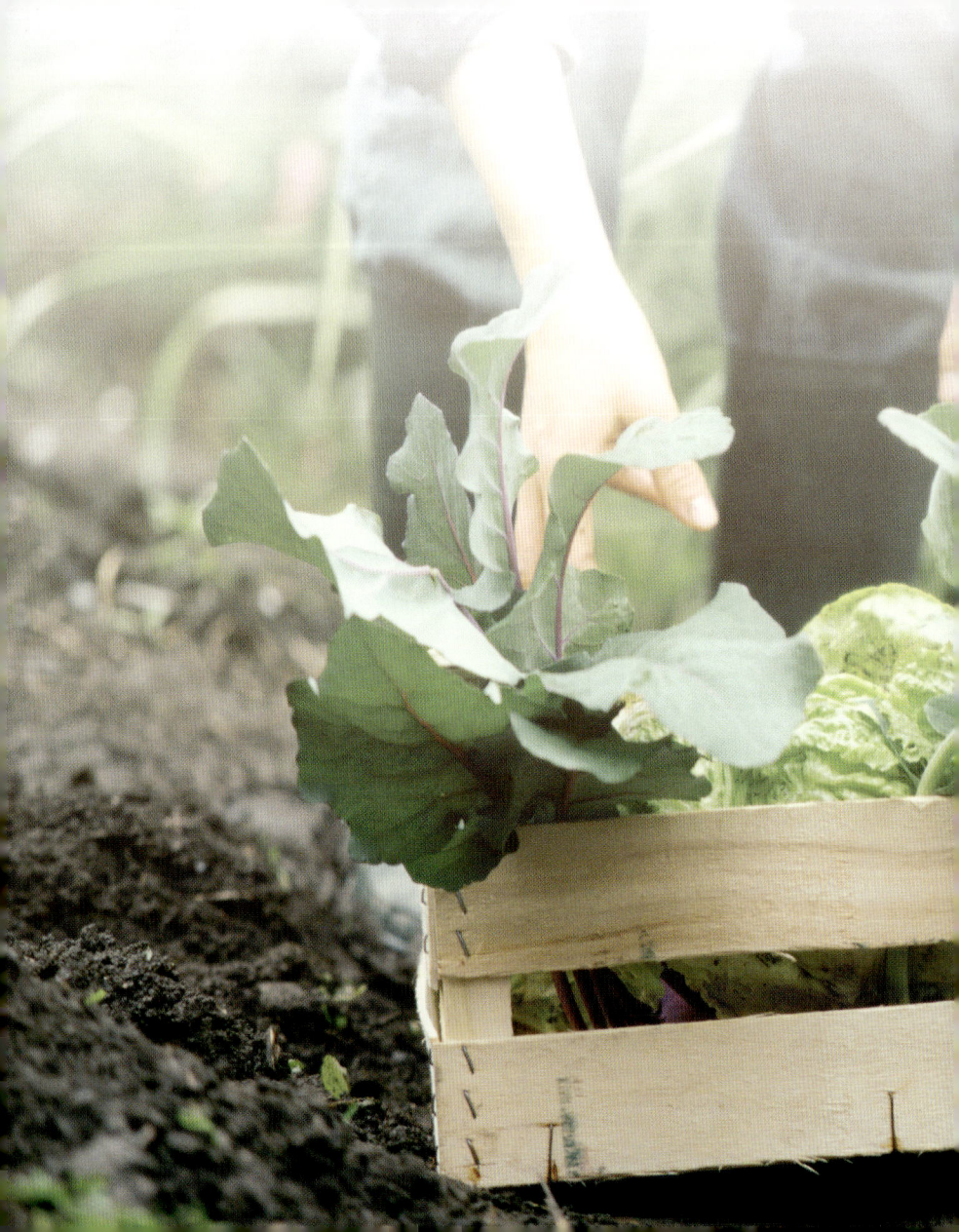

食用の
ヒーリング植物

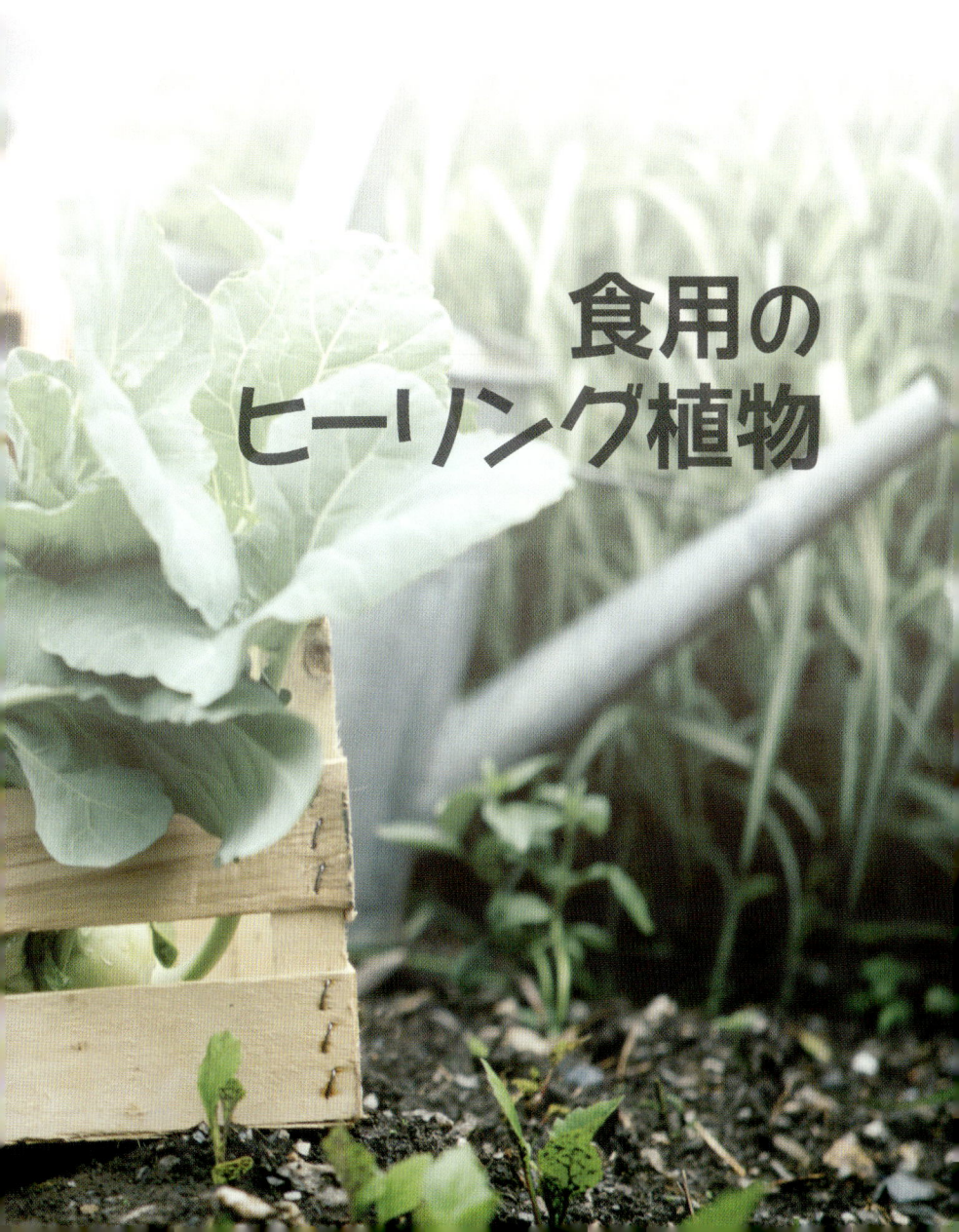

食用のヒーリング植物

良質の食事で健康に

近年、食べ物と健康の関係についての理解が、大いに深められています。
ビタミンやミネラル、抗酸化物質、食物繊維などの栄養成分の重要性は
今や広く知られ、それらを摂取する最善の食材が植物であることも、
研究によって明らかにされています。

現在、植物栄養素（植物由来の栄養素）は、予防医療のなかで大きな注目を集めています（p.112〜115を参照）。肉類や乳製品のように高カロリーや高脂肪の心配がない植物が、栄養素の補給源としては概して最適であることが研究によって明らかにされています。たしかに、いわゆる"スーパーフード"（栄養素がとくに豊富とされる食物）の多くは、果物や野菜や穀物です。

世界中の人々の食生活に関する民族誌学的研究から、果物と野菜中心の食生活をしている人々は、癌や心臓疾患、糖尿病、高血圧やその他の慢性疾患にかかりにくいことが明らかにされています。日本の沖縄の島や地中海沿岸、パキスタンのフンザ峡谷など、伝統的に肉類が少なく、野菜の多い食生活を続ける地域の人々は、西洋人に多い慢性疾患にかかる割合が明らかに低く、寿命も長いのです。

石器時代の食生活

石器時代の人類の祖先についての研究のなかで、骨格や歯を分析した結果から、当時の人々の食生活や健康状態が明らかになりました。石器時代人は、手に入ったときだけ脂肪分の少ない肉を食べ、海岸や川で魚をとっていましたが、食事の中心は野菜や草木や果実でした。1日に150gもの食物繊維をとり（現在の必要量の5倍）、現在に比べ3倍以上もの量の、さまざまな種類の果物と野菜を食べていました。これらに、豆類やナッツ、ハチミツを加えたものが摂取カロリーの65％を占めていました。残りの35％は、脂肪の少ない動物の肉や、卵、野鳥、魚貝類から摂取

良質の食事で健康に

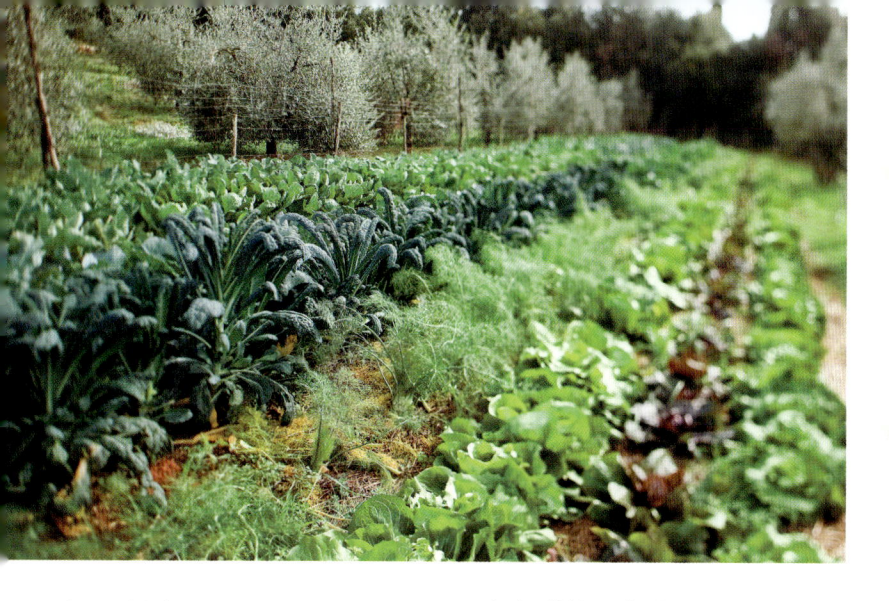

していました。

研究者たちは、狩りや感染症による死亡率が高かった新石器時代には、平均寿命こそ現代人よりも短かったものの、これらの試練を生き抜けば、年齢を重ねても心臓疾患や糖尿病、高血圧、肥満に悩まされることはなかったのではないかと推測しています。また旧石器時代人は、現代病である骨粗鬆症に悩むこともありませんでした。植物性の食物のなかにカルシウムが豊富に含まれており、1日の摂取量が平均1900mgにものぼっていたためです。現代人の食生活では、1日あたりの推奨摂取量の1000mgを下回ることが多く、補給が必要とされます。植物性の食物から食物繊維を多量に摂取することで、便秘や憩室炎や、大腸癌の予防にもなっていました。

いくつもの種類の野菜がぎっしりと並んだ畑。
日常の食生活から摂取できる治療薬や
予防薬となる。

現在、多くの栄養学者が、石器時代の食生活の諸要素を取りいれ、植物性の食物を多く摂取して、健康を増進することを勧めています。この章 (p.120〜247) では、病気を防ぎ、健康と幸福をもたらしてくれる食用の果物や野菜、穀物、料理用ハーブ、ナッツ、種子などを紹介しています。

植物栄養素

いくつもの研究によって、
健康に大きな効果をもたらす植物栄養素が明らかにされています。
興味深いことに、野菜や果物の色を見れば、これらの主要な栄養素のうち
何が含まれているのかを簡単に識別することができます。

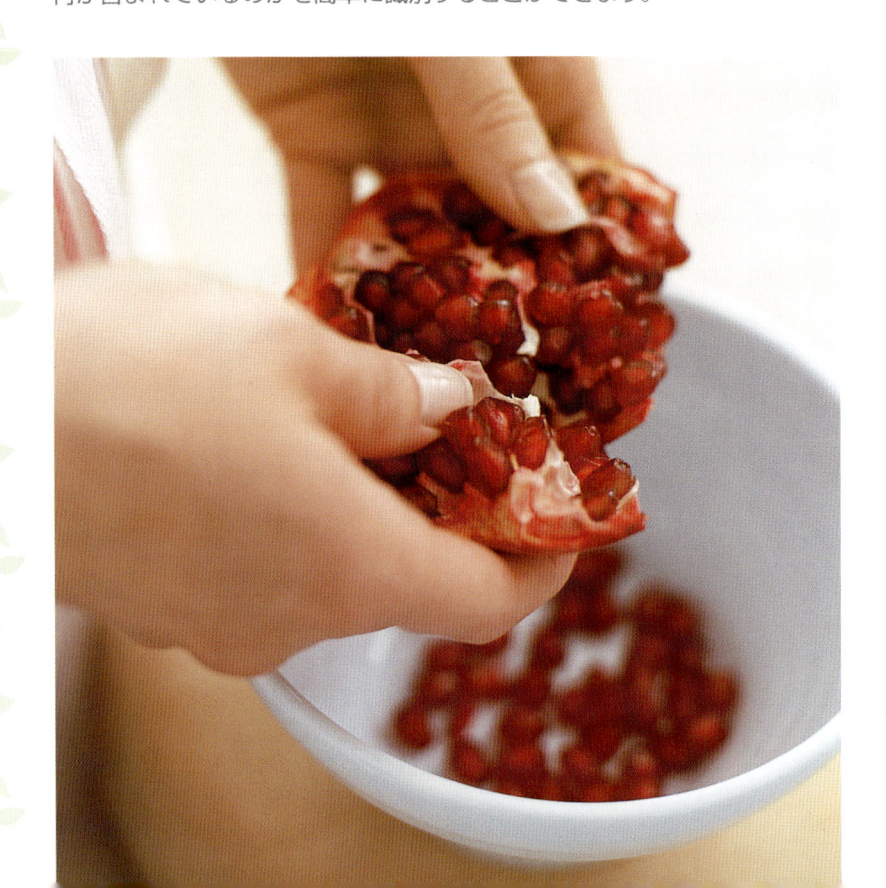

果物や野菜を色によって選ぶのは、100%確実な方法ではありません。たとえば、緑色の葉物野菜にも、他の色の野菜に含まれる植物栄養素がいくらか存在することもあります。それでも、食物からどのような栄養が摂取可能か知るための、便利な目安にはなります。

赤〜青〜紫色の食べ物

これらの食物にはアントシアニンが含まれます。これはフラボノイドと呼ばれる植物成分の1つで、強力な抗酸化作用をもつ色素です。細胞内部を傷つける"フリーラジカル"を捕捉し、除去する作用があります。フリーラジカルの働きは、心臓疾患やある種の癌などのさまざまな疾患の原因とされています。食物に含まれる抗酸化物質は、果物のように自然な状態で摂取するのが最適であるという研究報告も見られます。

赤色の食べ物

赤い食べ物はリコピンを多く含みます。リコピンはカロテノイドの一種の赤い色素で、トマトなどの野菜や果物の赤みのもと

ザクロには、天然の抗ウイルス、抗真菌、殺菌効果があると考えられている。

です。強力な抗酸化作用があり、心臓疾患などのいくつかの疾患のリスクを下げるとされます。とくに前立腺癌のリスクを下げることで知られます。リコピンは脂溶性なので、オリーブオイルなどの体によい油で調理したり、一緒に摂取したりすると、吸収がよくなります。

橙色の食べ物

これらはβ-カロチンを多く含みます。β-カロチンは橙色の植物色素成分で、ビタミンAの前駆体(不活性体)として知られ、肝臓でビタミンAに転換されます。カロテノイドと呼ばれる脂溶性のビタミンの一種です。抗酸化作用があり、乳房や粘膜、のど、口腔、胃、前立腺、結腸、子宮頸、膀胱の前癌状態の進行を抑える(ときには逆行させる)ものとして重要です。β-カロチンを多量に摂取すると、肺癌や冠動脈疾患、脳卒中、老化による目の疾患や機能低下のリスクを抑えられます。ビタミンAは細胞分化や骨の成長、免疫、歯の成長、生殖、皮膚や髪の健康にも必要とされるため、β-カロチンは重要です。

橙〜黄色の食べ物

これらの食べ物には、すべてβ-クリプトキサンチンが含まれています。これは天

植物栄養素

然のカロテノイド色素で、細胞とDNAを守る強力な抗酸化物質です。体内でビタミンA（レチノール）に転換されるため、"プロビタミンA"と呼ばれます。研究では、肺癌に対する化学予防薬ともなりうると報告されています。

黄～緑色の食べ物

黄緑色の食べ物は、ルテインとジアキサンチンの補給源です。どちらも白内障や黄斑変性に有効です。ルテインは多くの緑色野菜に含まれる橙黄色のカロテノイド色素ですが、クロロフィルの緑色に隠れて、目には見えません。ルテインもジアキサンチンも、目に入る有害な青い光を吸収するため、眼病予防に有効ともいわれます。

緑色の食べ物

緑色の食べ物は、解毒作用のあるスルフォラファンやイソチオシアネート、インドールが豊富で、これらは癌と闘う肝臓の酵素を刺激する重要な役割を果たします。スルフォラファンは抗癌、抗菌作用がある成分で、アブラナ科の野菜に含有されます。イソチオシアネートは含硫有機化合物の1グループで、アブラナ科の野菜の独特の香味のもとであり、ホースラディッシュやラディッシュ、マスタードの辛味成分でもあります。内因性ホルモンを抑制するとされる酵素の働きを刺激し、これらが含まれる食事をとると、乳癌や前立腺癌の成長を防ぐ助けとなります。インドールは主要な抗癌物質の1つで、これもアブラナ科の野菜に含有されます。グルコシノレートと呼ばれる含硫化合物の1つで、アブラナ科の野菜をつぶしたり、加熱したりすると生成されます。

白～緑色の食べ物

ニンニクやタマネギなどの白緑色の食べ物は、アリシンと呼ばれる抗菌、抗真菌、抗腫瘍作用のある化合物を豊富に含み、非常に体によいといわれます。アリシンは、人の手が加えられてはじめて、乾燥した繊維細胞と液体の酸を含む細胞から生成されます。つまり、ニンニクを切ったりつぶしたりすると、酸が繊維に触れ、化学反応を起こしてアリシンが生みだされるのです。ホワイトマッシュルーム（*Agaricus bisporus*）に含まれるフィトケミカル（フラボノイド）は、閉経後の乳癌の化学予防に用いると、癌細胞の増殖を抑制します。

グリーンサラダには抗発癌作用があり、おいしく食べながら、解毒効果によって病気を防ぐことができる。

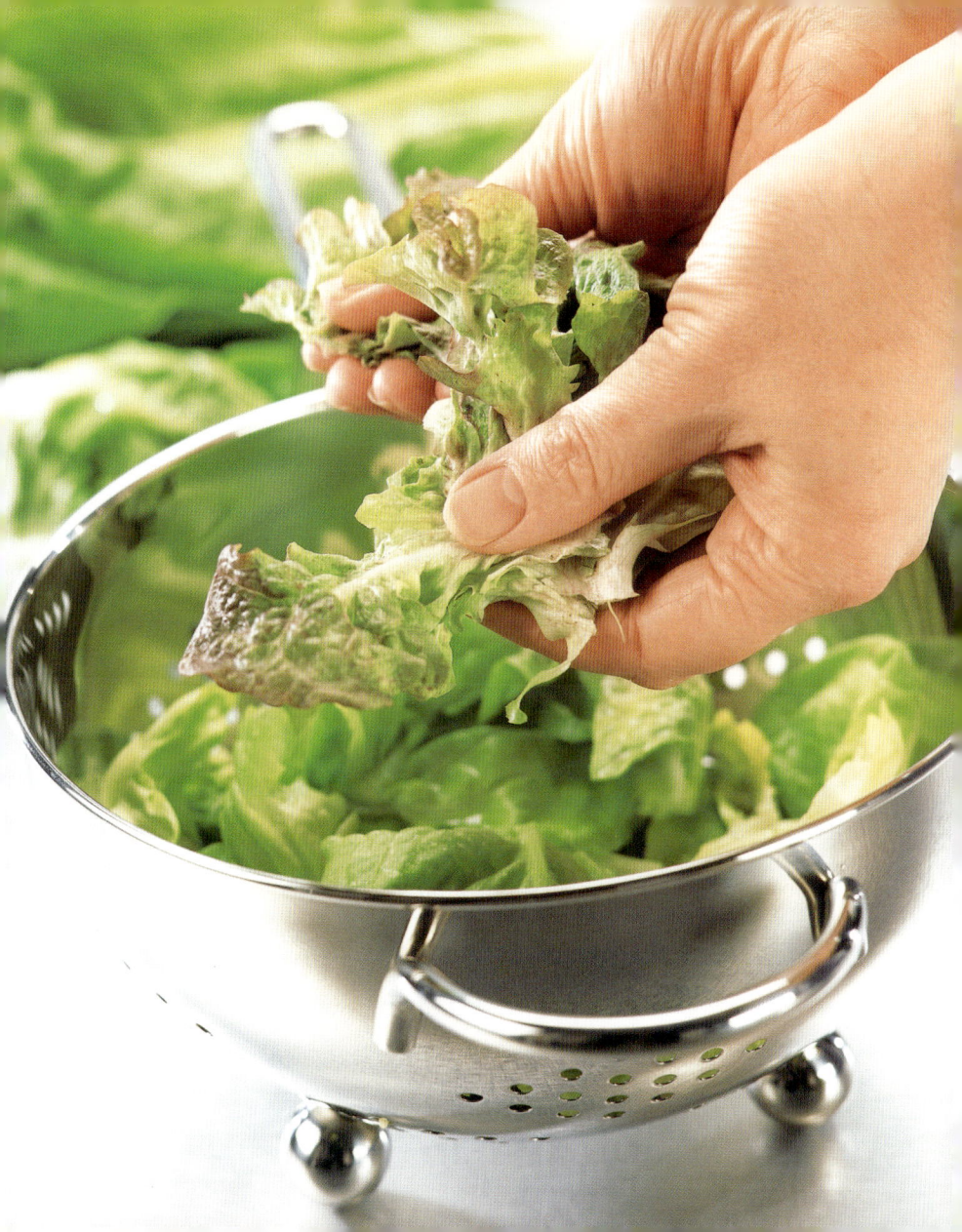

食用のヒーリング植物

健康的な食生活

ここでは2つの実験を紹介し、
健康的な食事の効用についてくわしく説明します。
1つは石器時代の人々の食生活を再現したもので、もう一方は
地中海沿岸地方で伝統的に続けられてきた食生活を採用したものです。

旧石器時代式食生活の実験

近年、心臓疾患のリスク低下を目的として、石器時代（旧石器時代）式の食生活（広い意味での穴居人的な食生活）を送る実験が科学者たちによって行われました。関節炎や胃腸不良、頭痛、うつに関連すると報告されている穀物やパスタやパン（精製粉）の摂取は禁じられました。乳製品もすべて禁止され、精製糖も、血中のインスリンやブドウ糖、中性脂肪の濃度を高め、糖尿病や心臓疾患の原因とされることから、禁止（ハチミツで代用）されました。また、加工された植物油や、トランス脂肪酸を含むショートニング（"スプレッド"などのバターの代替品を含む加工されたあらゆる油脂やオイル）などの硬化油も、癌や炎症、高コレステロール、心臓疾患の原因となるために、禁じられました。3週間このような"本来の"食事を続けただけで、被験者の心臓発作や脳卒中のリスクが低下することが確認されました。

宇宙時代に暮らす現代の西洋人は、しばしば塩分の多い調理済み食品や、保存料や着色料（EU圏内ではEで始まる番号のもの）や添加物の入った加工食品のよせ集めや、"ジャンクフード"などの不健康な食事をしがちです。健康に最適な果物や野菜は、自家栽培か有機栽培か、地元産でなければ新鮮とはいえません。食材は、収穫された瞬間からビタミンを失いはじめ、車や鉄道や航空機で運搬され、設定温度がまちまちな腐敗防止のための冷蔵設備をいくつも経由し、ようやく食卓に並ぶのです。そのうえ、農薬や汚染物質も基準値すれすれまでたっぷりと含まれています。

石器時代人の食糧事情は完全ではなく、

健康的な食生活

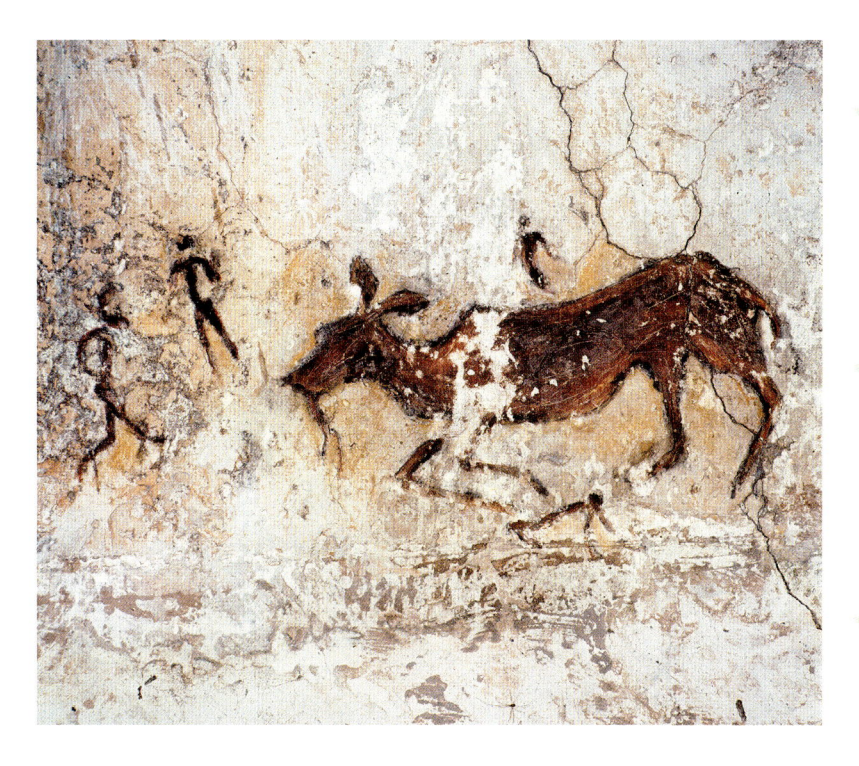

加熱しなければ不味いものや、有毒なものもありました。しかし、1万年前に起きためざましい進歩によって、人類の食生活と歴史の流れは永遠に変わりました。生のままでは食べられない食材を、本格的に加熱調理して食べるようになったのです。初期の人類は落雷や野火や火山の噴火などの自然現象を見て、火の存在に気づいてはいましたが、その使い方を知りませんでし

先史時代のアフリカの岩窟壁画。
栄養と霊力と自然との一体化を求め、
エランド（レイヨウ）を狩る人間たち。

た。料理に使うことを学んだそのときに、人類は地球上の光と熱とエネルギーの源である火の価値を知ったのです。そして火は文明を生みだす基礎となり、人類は動物界に別れを告げました。同時に、人類と自

然界を1つに結びつけていた、かけがえのない絆は断たれたのです。

地中海式食生活

大いに称賛されている"地中海式食生活"は、食べ物の価値と、薬としての効用に、幅広い注目を集めました。長生きは、それ自体が目標ではないかもしれませんが、元気で楽しく、なるべく病気をせずに長生きすることは、現代人の究極の目標かもしれません。

地中海式食生活に厳密な定義はありません。食材は季節によって大きく変わるうえ、地中海沿岸部のなかでも国や地方が異なれば、食べ物も変わります。それでも、地中海式食生活と呼ばれるものには共通の特徴があり、昔からギリシアや南フランスやイタリアの一部で受けつがれてきました。欠かせないのは、"新鮮な"果物や野菜、パン、穀物、ジャガイモ、豆、ナッツ、種子などで、バターの代わりに単不飽和脂肪酸としておもにオリーブオイルを使います。牛肉などの赤い肉はほとんど摂りません。ワインと魚（シーフード全般を含む）と鶏肉、乳製品は、少量から適量にとどめます。卵は週に4回までとされます。

この食生活は、さまざまな側面をもついわゆる"フレンチパラドックス"説の根幹をなしています。これは、フランス人の心臓病による死亡率の低さと寿命の長さは、この食生活によるものとする説です。

多くの研究（約40万人の患者を対象としたものもある）が、地中海式食生活を厳密に続けることが、若死にの予防に重要な役割を果たすと示しています。この食生活を守る人は、血管壁の細胞の柔軟性が高くなり、動脈や肺が健康に保たれ、癌や心臓病にかかりにくくなることが、科学的に証明されています。また、糖尿病の前段階である"メタボリックシンドローム"（インスリン抵抗性症候群とも）を防ぐことも確認されています。この症候群のリスク要素は、腹部肥満とインスリン抵抗性であるとされ、そのほかにも運動不足や加齢、ホルモンのアンバランス、遺伝が関係します。

上述のアメリカでの研究では、50歳から71歳までの38万296人の患者の食生活が分析され、その健康状態が5年にわたって追跡調査されました。地中海式食生活にもっとも近いとされた人々は、それ以外の人々に比べ、明らかに癌や心臓病で亡くなる割合が低いことがわかりました。他の研究では、地中海式食生活が子供の喘息や呼吸器のアレルギーを防ぎ、さらにアルツハイマー病のリスクも下げることが示されました。これらの証拠から明らかなよう

に、健康で長生きするには、摂取する肉の量を減らし、植物性の食べ物を多くとることが必要なのです。

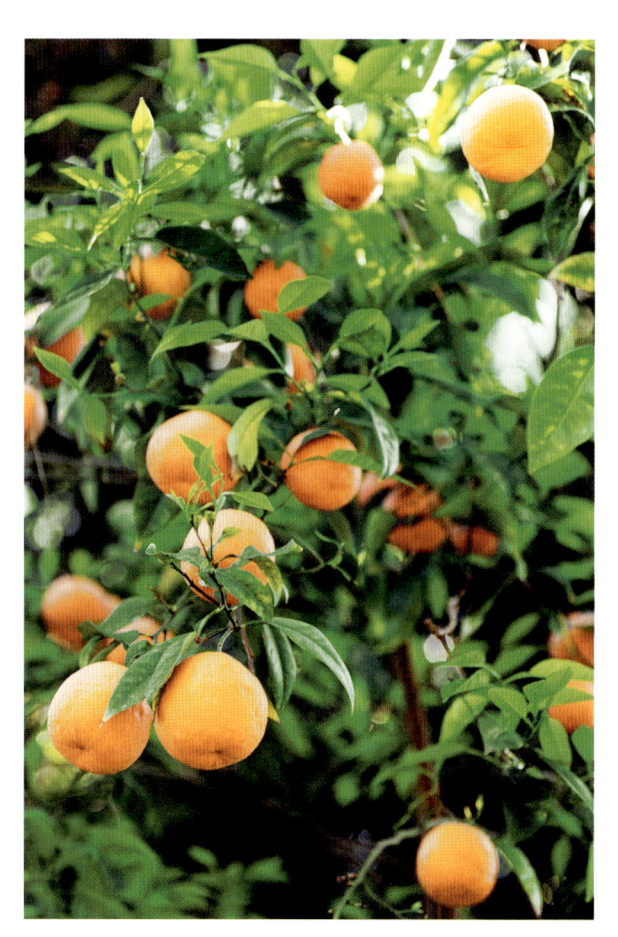

オレンジは
地中海式食生活の
一部であり、
果汁はビタミンが
豊富で、果肉は
食物繊維を含み、
皮は香り高い
オイルになる。

健康的な食生活

マッシュルーム

学名　*Agaricus bisporus*
ハラタケ科

概要:"テーブルマッシュルーム"、"栽培マッシュルーム"、"ボタンマッシュルーム"などとも呼ばれる食用の"高等菌類"で、ヨーロッパや北米の草地や原野や牧場に生育します。先史時代から自生していて、当時の狩猟採集民にもよく知られていたと考えられます。傘と柄と肉は白く、ひだは淡紅色から赤褐色、濃褐色に変化します。

食用部位:キノコ全体（加熱したもの）

歴史:*A. bisporus*の栽培はフランスで始められました。17世紀の農学者オリヴィエ・ドゥ・セールが、菌糸体を移植することでマッシュルームを殖やすことができることを発見しました。現在、世界中で最も多く栽培されるキノコの1つです。

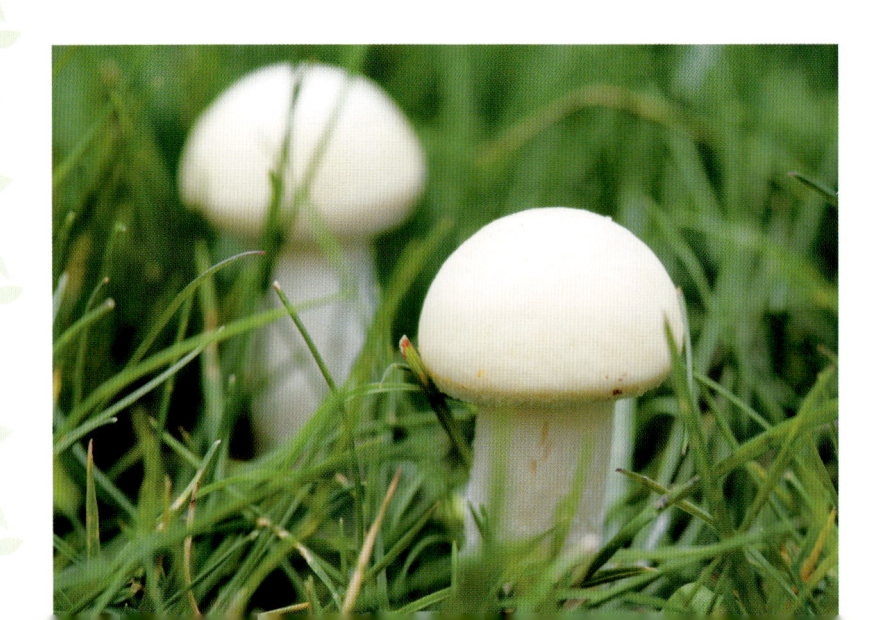

マッシュルーム Agaricus bisporus

古代の人々は、ミステリアスなマッシュルームに"特別な力"を見出しました。エジプト人は不死を授けると信じましたが、ファラオにのみふさわしいとされ、農夫や労働者は触ることされ許されませんでした。ギリシアの哲学者たちは、雷と雨から生まれると考えていました。古代ローマではマッシュルームを食べる習慣があり、"cibus diorum（神々の食べ物）"とされていました。

キノコはとくに極東や東南アジアで幅広く好まれますが、ヨーロッパのなかでは、イタリア、フランス、ポーランド、ロシアの人々がキノコ好きで知られています。

おもな効能：マッシュルームには、身体によい成分が驚くほど多く含まれています。ビタミンB群すべて、ビタミンE、葉酸、推奨摂取量を満たすセレンのほか、銅、トリプトファン、カリウム、リン、亜鉛、マンガン、マグネシウム、鉄、カルシウムなどです。これらが抗酸化物質として免疫を高め、健康をもたらします。

マッシュルームに含まれる健康増進作用のある植物栄養素のL-エルゴチオネインは、強力な抗酸化作用をもつアミノ酸で、マッシュルームは、鶏のレバーや小麦麦芽（含有量が多いとされる）よりも多くこの成分を含むことが明らかになっています。もっとも一般的に食べられているクリミニとポルトベロの2種は、とくに含有量が多くなっています。さらに、この抗酸化作用のあるアミノ酸は、加熱しても破壊されません。新鮮なマッシュルームは、ウェストラインを気にせずに食べられる便利で低カロリーな食べ物です。さらに、最近の研究によれば、マッシュルームとそのエキスには、乳癌や前立腺癌に対する強力な抗癌作用がある可能性が示されています（1998年オランダ、2006年スペインおよびアメリカ、2009年オーストラリアにおける研究）。

注意：マッシュルームにアレルギーのある人は食べないでください。プリン体と呼ばれる成分の影響を受けやすい人も食べないでください。過剰摂取すると、痛風や腎臓疾患などの症状が悪化することがあります。ハラタケ属のマッシュルームにはすべてヒドラジンのアガリチンが含まれており、これは発癌性物質と考えられており、商業栽培されるA. bisporusにも含有されます。しかし、1995年のスイスでの研究によれば、毎日平均4gのマッシュルームを食べつづけた場合の生涯発癌リスクは、10万人中2人程度であることが示されています。

パイナップル

学名　*Ananas cosmosus*
パイナップル科

概要：パイナップルは多年草で、ブラジルやウルグアイ、パラグアイなどの南米原産ですが、果実を収穫するために全世界の熱帯地方で栽培されています。丈は1mほどになり、茎は丈夫で短く、名前のとおりパインコーン（松ぼっくり）に似た大きな円筒形のとげのある果実を実らせます。果実の先には鋸歯状の硬い葉が30枚以上ついています。果実は果汁が豊富で甘く、果肉は乳白色から橙色をしています。

食用部位：果肉

歴史：1593年にクリストファー・コロンブスがカリブ海のグアダループ島で発見して以来、傷みやすいこの果実は、初期のアメリカ入植者たちの憧れの的となり、社会的なステイタスシンボルともなりました。19世紀には、スペイン人によってフィリピンやハワイ、グアムにもたらされます。ヨーロッパではパイナップルピットと呼ばれる温室などで栽培されました。1886年には、初めて大規模プランテーションが建設されました。

パイナップルには独特の香りがあり、その香りにふさわしい魅惑的な味わいがあります。19世紀には、裕福なイギリス人たちに好まれ、壁で囲われた庭のパイナップルピットで栽培され、食卓を飾りました。昔から歓待の象徴とされ、しばしば大邸宅の彫刻のデザインにも採用されています。

おもな効能：抗炎症、抗ウイルス、おだやかなエストロゲン様作用があり、血栓の溶解や、骨形成を助けます。カタルや関節炎、気管支炎、消化不良の改善によいとされます。またプロビタミンAのカロチンや、カリウムもかなり豊富です。

パイナップルの消炎効果は、おもな含有成分であるブロメラインによるもので、これは抗菌、抗炎症作用のある酵素です。1957年にブロメラインの健康増進効果が初めて認められてから、200以上もの研究報告が発表され、そのほとんどが抗炎症作用に注目したものです。ドイツでは抗炎症薬として頻繁に処方されます。

骨や結合組織の形成に必要な微量元素のマンガンの含有量が非常に多いため、骨の健康によいとされ、骨粗鬆症や骨折を防ぐといわれます。ビタミンCとB₁もかなり豊富です。茎には抗腫瘍作用があることも示されています。また、風邪やインフルエンザ、変形性関節炎、関節リウマチなどの症状を改善し、ある種の抗生物質の効果を高める可能性があるともいわれます。

パイナップルの近縁種である*A. ananassoides*は、ブラジルで胃痛薬として広く利用されていて、近年、科学者たちによって新たな抗潰瘍薬になりうると指摘されています。

注意:パイナップルにアレルギーのある人や、蛋白質欠乏症や蛋白質障害などの持病のある人は食べないでください。また血友病や、腎臓・肝臓疾患のある人も避けてください。抗凝血作用があるため、アスピリンや抗凝血剤を服用している場合は、リスクとなる可能性があります。

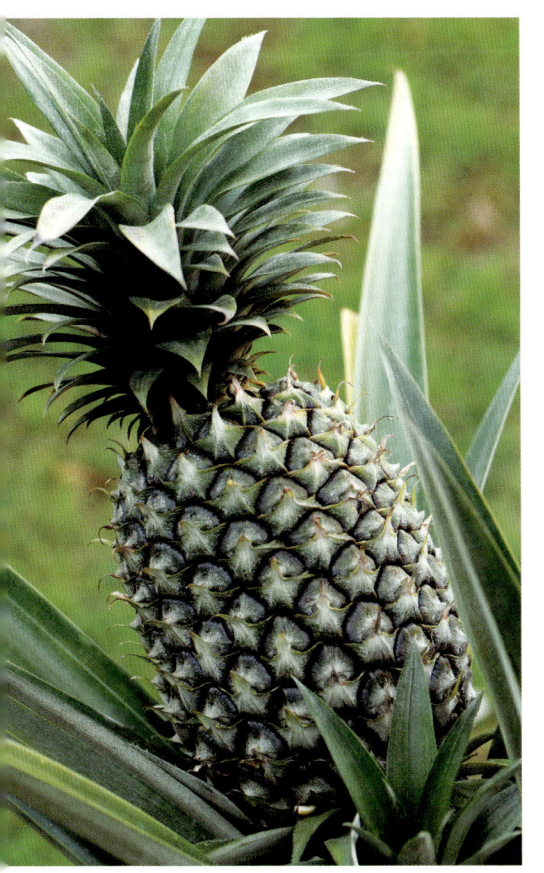

パイナップル *Ananas cosmosus*

食用のヒーリング植物

アスパラガス

学名　*Asparagus officinalis*
クサスギカズラ科

概要：アスパラガスは、ほっそりとした茎の多年草で、地中海沿岸東部原産ですが、ヨーロッパのほぼ全土や、北アフリカ、西アジアにも自生しています。地下の根から若芽が垂直に伸び、丈は2mほどになります。若芽の先は細かく分枝して繊細な葉状枝となり、そのために"メイデンヘア・ファーン"とも呼ばれます。秋には赤い液果がなります。

食用部位：若芽（加熱したもの）

歴史：東地中海沿岸に自生していたアスパラガスを発見したのは古代ギリシア人で、紀元前200年にはローマ人が栽培していました。しかし、紀元前4000年頃の古代エ

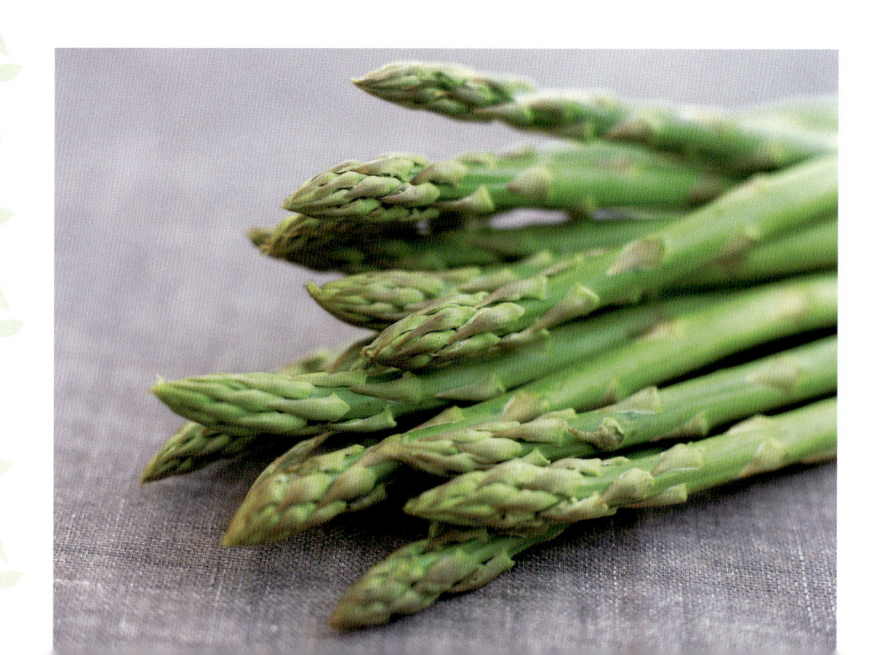

ジプトの墳墓の壁画にもすでにアスパラガスが描かれ、泌尿器の病気や寄生虫の治療に用いられていたものとみられています。

ルネッサンス期には、催淫薬としてもてはやされ、大部分の女子修道院で食用を禁止されていました。ニコラス・カルペパーは、『薬草大全』(1653年)のなかで、"異論はあるが、男女ともに肉体的欲望を掻きたてる"と記しています。

シーク・ネフザウイによるアラビアの性典『匂える園』(1880年に翻訳)には、アスパラガスを毎日食べると、性欲が刺激されると書かれています。その後、オランダの内科・婦人医科で性科学者のテオドール・ヘンドリック・ヴァン・デ・ヴェルデ(1873〜1937年)も、アスパラガスを催淫薬として勧めました。

おもな効能：アスパラガスには、缶詰のものでも、他の多くの野菜よりも高い抗酸化作用があります。抗ウイルス、抗真菌作用もあるため、尿路感染症の治療にも用いられ、天然の利尿、解毒、強心、強壮、緩下薬でもあります。

過去には、おもに膀胱炎や腎盂炎、腎臓病、リウマチ、痛風の治療に用いられ、そのいくつかについては、近年効能が疑問視されています。しかし、1996年のアメリカの研究では、アスパラガスに含まれるサポニンが白血病細胞の成長を抑制することが生体外実験で示されました。また、大腸癌やメラノーマ、腎臓癌についても抑制作用を示すことが発見されています。

アスパラガスの若芽は、低カロリーで栄養価の高い特別な食べ物です。葉酸(高齢者の慢性疾患予防や胎児に必要な成分)やビタミンK、C、A、B群が豊富で、カルシウムと食物繊維もかなり含まれています。毒素排出、利尿作用によって、関節に溜まった尿酸結晶や余分な水分(むくみ)などの老廃物を尿として排出させ、腎臓結石や膀胱結石の治療にも用いられます。また抗酸化、抗発癌作用のある植物性のグルタチオンも含んでいます。

注意：害はありませんが、アスパラガスを食べたあとに、尿に臭いがつくことがあります。これはメチルメルカプタンと呼ばれる硫黄化合物の働きによるものですが、アスパラガスが体内で完全に消化吸収された場合には、この臭いは発生しません。現在のところ、関節炎の痛みに及ぼす影響は科学的に検証されていないため、関節炎の人には勧められません。

ビートルート

学名　*Beta vulgaris var. rubra*
アカザ科

概要：ビートルートは濃赤色の根菜です。北アフリカでは有史以前から存在し、アジアやヨーロッパの沿岸部や、遠くはインドにも分布を広げています。またロシアや他の寒冷地にも自生しています。二年草で、カブカンランやカブ、サトウダイコンなどの仲間です。スイスチャードに似た赤い葉軸は栄養価が高く、穂状花序の風媒花を咲かせます。

食用部位：葉と根（生のままか、加熱したもの）

歴史：オランダのアールツワウドの新石器時代の遺跡で、ビートルートの栽培の証拠が発見され、少なくとも紀元前8500年にはこの野菜が利用されていたことが分かっています。エジプトのサッカラのピラミッド（紀元前2667〜2648年頃）でもビートルートが発掘されています。また"医学の父"ヒポクラテスは、紀元前400年頃に包帯として用いました。

もともとは根ではなく、栄養価の高い葉が食べられていました。古代ローマは、根の部分を食物として栽培した最初の文明の1つで、これを万能薬と考えていました。古代ギリシアやローマでは料理に使われ、デルファイのアポロン神への供物にもされました。現在では、有名なボルシチのスープとして、東欧全土で親しまれています。

古代には催淫薬とされたと考えられていますが、これは79年にベスビオ火山の噴火で滅びたポンペイの町の売春宿の壁に描かれていた煽情的な光景が、一因とされています。ポンペイの内外で、ビートルートの種子やその他の部位が発掘されています。

おもな効能：低カロリーで、葉酸と鉄分の貴重な補給源となり、ビタミンCとカリウムも豊富です。コレステロール値の安定化に役立ち、心臓疾患や先天性欠損症（遺伝子異常）、大腸癌などの癌を防ぎ、健康に導きます。

全身を強くする強壮薬として、妊娠中の女性にも適しているうえ、肝臓や腎臓、胆

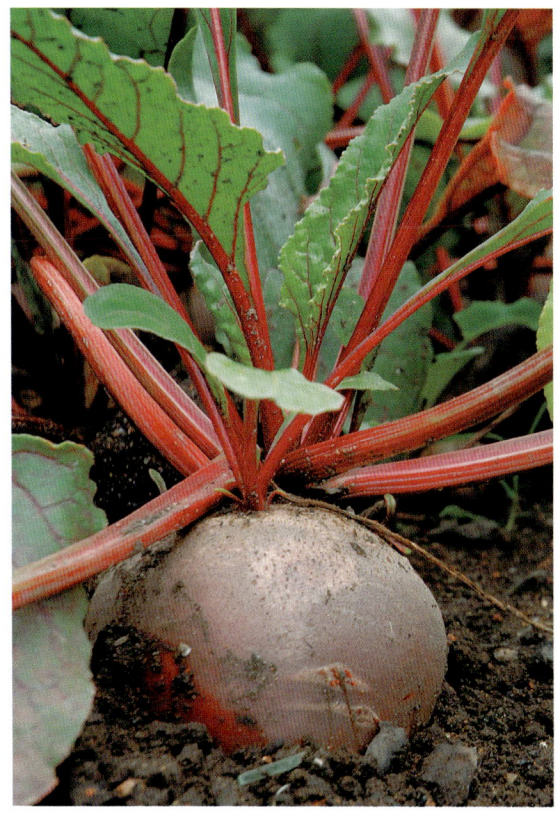

ビートルート *Beta vulgaris var. rubra*

現在も催淫薬として扱われるのは、男性ホルモンのテストステロンの生成を促すとされるホウ素を豊富に含有するためでしょう。現代のインドの医学でも、催淫薬とされています。

注意：ビートルートを食べると、ビート尿と呼ばれる赤やピンクの尿や便が出る人がいますが、これはまったく無害で一過性の症状です。緑の部分にはシュウ酸塩が含まれるため、腎臓結石のある人は、とくに葉の部分は過剰摂取を避けましょう。天然の糖分を多く含むため、糖尿病の人には加熱調理したものよりも生のビートルートのほうが適しています。

嚢を浄化するハーブでもあります。根の汁と葉には、強力な免疫賦活効果をもつ抗酸化物質である赤紫色の色素のアントシアニンや、β-カロチン、その他さまざまな栄養素が含まれています。

ハクサイ

学名　*Brassica campestris* subsp. *napus* var. *pekinensis*
アブラナ科

概要：ハクサイは、キャベツの仲間で、カブと同種の葉物野菜です。中国の北京近辺が原産地で、東アジアで幅広く利用されてきました。丈夫な二年草ですが、一年草として栽培され、葉の詰まった大きな円筒形の球を形成します。

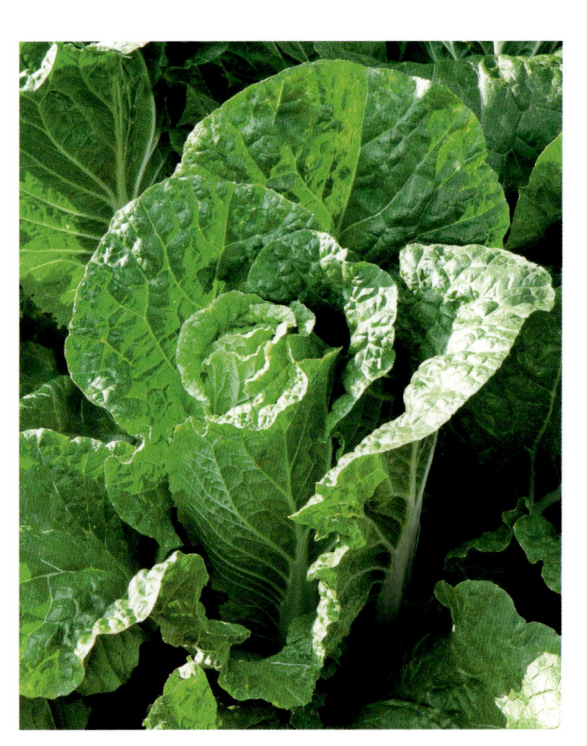

食用部位：葉（生のまま、加熱して、"キムチ"として）

歴史：ハクサイは中国で6000年以上にわたり栽培され、5世紀以降は中国南部で一般的な食材として用いられてきました。新石器時代の仰韶文化（紀元前5000〜4000年）に属する半坡遺跡からは、瓶に入ったハクサイの種子が発見されています。明代には、『本草綱目』の著者である医師・本草学者の李時珍（1518〜1593年）が、ハクサイ

の薬効を研究し、ハクサイとアマランスを配合して潰瘍の治療に用いました。

7世紀には塩漬けの一種（キムチ）として、朝鮮にも取りいれられたとされます。高い感染症予防効果のあるキムチは、2003年の中国でのSARS流行時に評論家の注目を集めました。

おもな効能：100g中に1日の推奨摂取量の45％のビタミンCを含有し、脂肪はほとんど含まないハクサイは、おもに血液浄化のために用いられます。キムチは、健康的で薬効のあるハーブと食物を合体させたものです。低温中で乳酸発酵させて、熟成と保存性を高め、殺菌や抗ウイルス、抗真菌作用のあるハーブを加えます。ハーブはおもに赤トウガラシや、ニンニク、ショウガ、ネギ、ダイコンなどです（キムチスープにはカラシナも加える）。

アメリカの雑誌『ヘルス』は、キムチがビタミン豊富で消化を助け、癌の成長を抑制する可能性もあることから、"世界でもっとも健康的な食べ物"のトップ5に加えています。キムチには数多くの抗酸化成分や癌を予防する成分が含まれ、加えられるハーブには、それぞれ固有の組み合わせのビタミンA、B_1、B_2、C、カロチン、カルシウムや鉄などのミネラルのほか、重要な薬効成分や、多量の食物繊維が含まれ、脂肪はほとんど含有されません。

キムチの薬効についてはいくつかの研究報告が出され、キムチがSARSから人々を守ったという評判が伝えられたことから、2008年に中国で人から人への感染が確認された鳥インフルエンザ（H5N1）に対する効果についても、注目が集まっています。国際的な週刊科学雑誌『ネイチャー』に報告されているとおり、人に感染するH5N1型鳥インフルエンザウイルスの変異体のなかには、既存の抗ウイルス治療に耐性をもつものがあるとされるため、キムチのもつ可能性は重要です。豚インフルエンザ（H1N1、H1N2、H3N1、H3N2、H2N3など）の対策にも役立つかもしれません。

注意：ナトリウム塩の多い食事に関する研究では、キムチや味噌の過剰摂取は胃癌のリスク要素になることが示されています。しかし、キムチの製法は地域によってさまざまです。ある腫瘍学的研究によれば、ある種のキムチは胃癌を防ぐ作用をもち、その他の2種のキムチはリスク要素になるほどのナトリウム塩を含んでいることが明らかにされています。

ハクサイ *Brassica campestris* subsp. *napus* var. *pekinensis*

キャベツ

学名　*Brassica oleracea* var. *capitata*
アブラナ科

概要：キャベツは、観賞用にもなる二年草で、ぎっしりと葉の詰まった特徴的な球を形成します。結球するキャベツの正確な起源は不明ですが、最初はドイツからポーランド、ロシアにかけてのヨーロッパ北部に広まりました。晩秋に成長し、結球する前の段階では"ケール"に似ているので"コールワード"と呼ばれます。ケールは丈夫なキャベツの仲間で、縮れた硬い葉をもち、結球しません。

食用部位：葉（結球、生のままか、加熱したもの）

歴史：医学的文献から、キャベツは幅広い治癒効果をもつものとして重視され、古代のギリシアやローマで栽培されていたことがわかっています。紀元前6世紀頃にケルト民族の移動とともにヨーロッパに広められたと考えられています。大カトー（紀元前234〜149年）は、キャベツの薬効を称え、"第一の野菜"と呼びました。ローマの兵士たちが感染症や怪我の治療に用いたため、傷を癒す薬としての記録が、不確かなものも含め幅広く残されています。

ザウアークラウト（"酸っぱいキャベツ"の意のドイツ語）は、キャベツを発酵させたものです。イギリス海軍の衛生学の創始者であるジェームズ・リンドは、『壊血病に関する論文』（1772年）のなかで、ザウアークラウトを食べることによって、オランダ人の水夫たちが長い航海のあいだに壊血病にかからないことを報告しました。5年後、この発見はイギリス人水兵の壊血病対策に採用されました。

おもな効能：抗炎症、抗酸化、解毒、抗発癌（とくに前立腺、結腸直腸、胃、膀胱、肺、乳房、卵巣の癌）作用がある"スーパーフード"です。またキャベツを食べると心臓血管が健康になるという研究結果もあります。

キャベツに含まれる薬効のある植物栄養素やビタミンは、おもにビタミンK（凝血剤）と、抗酸化作用のあるビタミンC、ビタミンB群、葉酸、その他の微量元素です。また、多量に含まれるグルコシノレートが、体

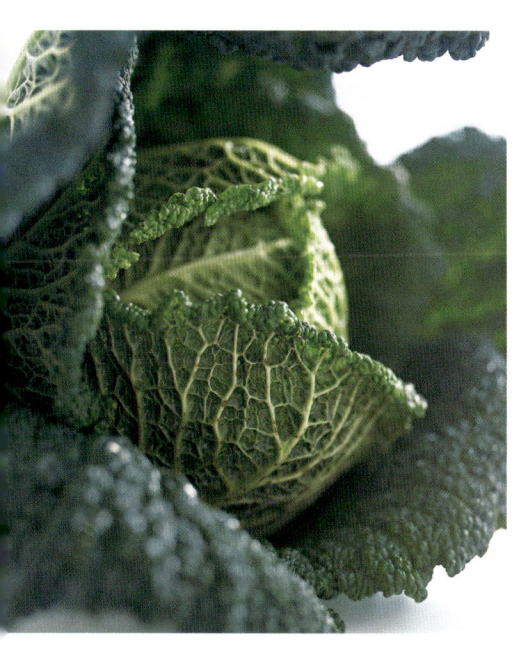

られてきたことは、現在の科学的見地からも合理性が認められます。たとえば、生のキャベツの搾り汁は、胃のむかつきに効く家庭薬とされますが、消化器潰瘍の治療に効果をもたらしているのは、抗炎症作用のあるグルタミン(アミノ酸)成分の働きであることがわかっています。

他にも抗炎症薬としての使用法が数多くあります。たとえば、急性炎症の症状を抑えるためには、生のキャベツをペーストにして、キャベツの葉にのせ、患部を覆います。この方法は、授乳中の女性の乳腺炎の痛みにも効果的です。

内で強力な抗発癌成分のイソチオシアネートに変化することから、癌を抑える効果をもつと考えられています。

キャベツは昔からさまざまな病気の治療に用いられてきました。大小の怪我やリウマチ痛、顔面神経痛、頭痛、下腿潰瘍、炭疽病などがその例です。キャベツ水は風邪やインフルエンザ、頭痛のほか、とくに二日酔いの薬にされてきました。

ヨーロッパやその他の地域の民間療法のなかで、何世紀にもわたりキャベツが用い

注意:本書執筆中の段階では、アブラナ属の野菜に対するアレルギーは非常にまれですが、その症状は、他の植物性食品のアレルギーや花粉症とともに現れることもあり、患者数は増加しているといわれます。2009年には、ギリシアの研究者たちが、生のキャベツはIgE依存型のアレルギーの原因となる(加熱したものは含まれない)ことを発見しました。

キャベツ *Brassica oleracea* var. *capitata*

ブロッコリー

学名　*Brassica oleracea*
アブラナ科

概要：ブロッコリーは、一年生または二年生の野菜で、ヤセイカンラン(ワイルドキャベツ)の変種です。原産地は地中海の北岸と西岸です。枝分かれした茎の先に、無数の蕾をつけた花序を形成します。色はふつう青緑色か濃緑色ですが、紫色のものもあり、花が咲く前に収穫して食べます。通常のブロッコリーは緑色で、カリフラワーに似た花序を形成しますが、ヤセイカンランのもう1つの変種であるチャイニーズ・ブロッコリー(ケール、カイランとも)は、葉が結球せず、軽い苦みのある野菜です。

食用部位：花序、茎(生のままか、加熱したもの)

歴史：ブロッコリーの正確な発祥地は不明ですが、ローマの歴史家・博物学者の大プリニウス(23〜79年)は、ブロッコリーを思わせる野菜について記述しています。古代ローマの"美食家"アピキウスの料理書の愛読者のなかには、料理書にブロッコリーの記述が見られると主張する人々がおり、これによれば、イタリア人は1世紀頃にはブロッコリーを栽培していたことになります。その後、イタリア人入植者の手によって、ブロッコリーは北米へともたらされました。

おもな効能：ブロッコリーは、健康をもたらす本物の"スーパーフード"で、栄養素や薬効がぎっしりと詰めこまれています。純粋に天然の栄養補助食品であり、フィトケミカルのグルコシノレートや、ルテインと呼ばれるカロテノイドを含みます。ビタミンK、C、A、B_6、E、葉酸、食物繊維の貴重な補給源であり、リンやカリウム、マグネシウムなどのミネラルも豊富です。

　他のアブラナ科の野菜と同様、抗癌作用のある豊富な食物栄養素を備え、腫瘍の成長を防ぐ働きをします。とくに、インドール3カルビノールは乳癌細胞の成長を抑制するだけでなく、癌細胞の転移を防ぐ働きもすることが明らかになっています。また、ケンフェロールが豊富なことから、卵巣癌や膀胱癌を防ぐ効果があり、ある種の危険

な前立腺癌の発症リスクを低下させる効果もあると報告されています（前立腺癌の場合、とくにトマトと一緒にとると効果的）。ごく最近には、ブロッコリーのエキスを外用することで、一般的な日焼け止めよりも高い皮膚癌予防効果を得られるという研究結果が出ています。

ブロッコリーのカロテノイドには、抗癌作用、心臓保護作用のほかに、白内障の予防効果もあるかもしれません。つまりブロッコリー（とくに紫の品種）は、驚異の健康補助食品なのです。

注意：甲状腺異常のある人は、キャベツやブロッコリー（アブラナ科の野菜）を過剰に摂取しないでください。甲状腺の正常な機能を阻害する可能性のあるゴイトロゲンという物質を含むためです。抗凝血剤を服用中の人も、ケールやその他の、ビタミンKを多く含むアブラナ科の野菜は避けましょう。

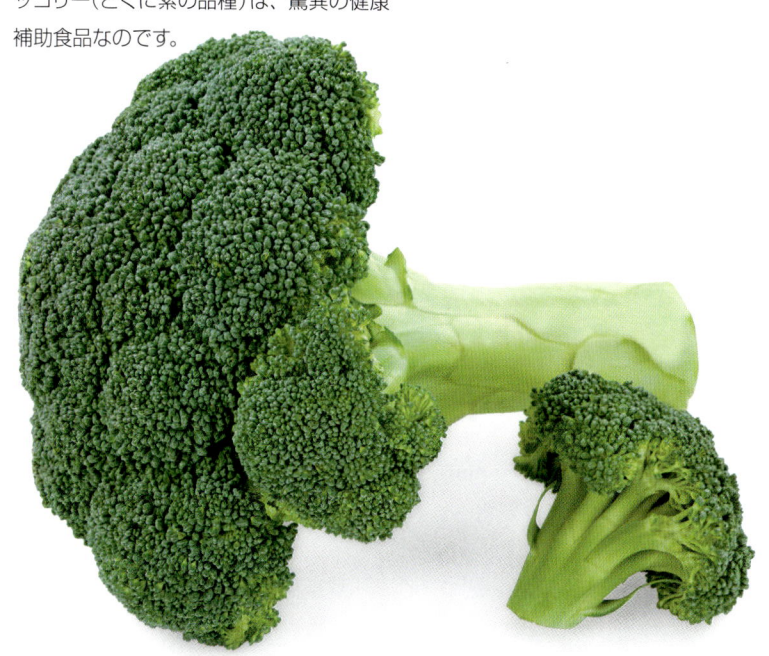

ブロッコリー Brassica oleracea

オレンジ

学名　*Citrus aurantium*

ミカン科

概要：オレンジは観賞用にもなる木で、樹高は7.5mほどになります。正確な発祥地は不明ですが、研究者の多くは、東南アジアが起源であり、そこからインド北東部やミャンマー、中国に広がり、さらにアフリカ、アラビア、パレスチナ、地中海沿岸にまで

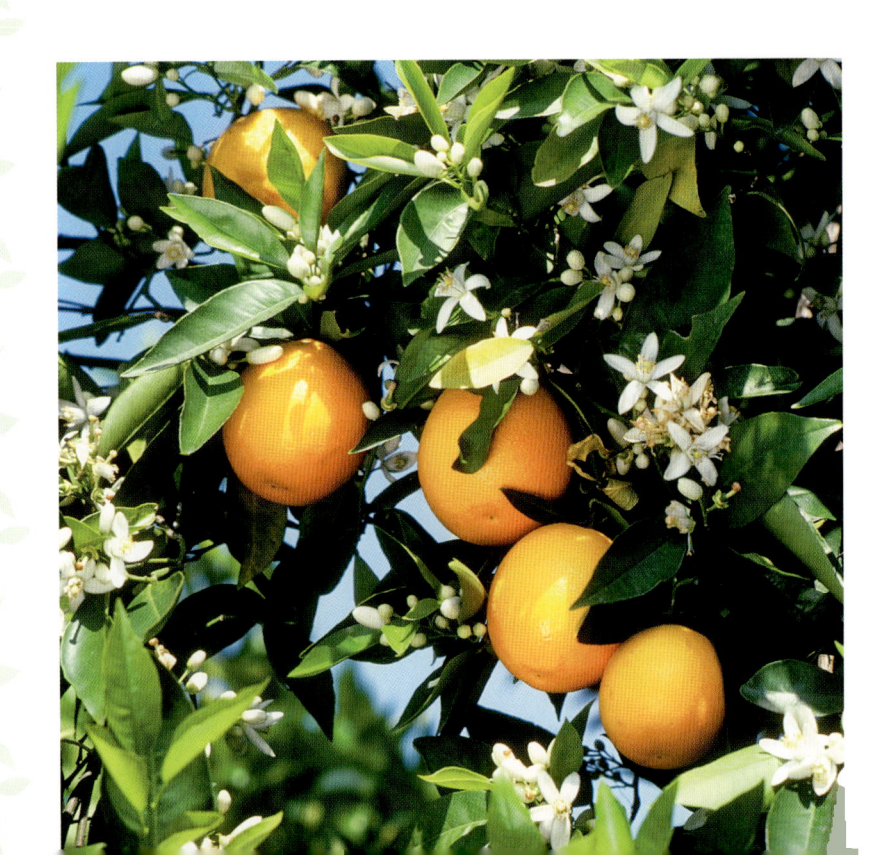

伝えられたと考えています。香りのよい可憐な白い花を咲かせ、橙色の果実をつけます。皮には揮発性の油包が含まれています。ベルガモット（*C.aurantium* subsp. *bergamia*)は、ビターオレンジ（セビリアオレンジ）と、小ぶりのキーライムとの交雑種です。これは西洋ナシに似た形の小さな果実で、皮は香りがよく苦味があり、熟すにつれてあざやかな赤橙色になります。

食用部位：果肉と果汁。香味料として少量の皮も使われる。

歴史："オレンジ"という名前は、サンスクリット語が語源であると考えられています。12世紀末には、スペインのセビリアで栽培されていて、そこからビターオレンジをセビリアオレンジとも呼ぶようになりました。

　ベルガモットの起源は定かではありませんが、一説には、コロンブスがアンティル諸島かカナリア諸島からこの植物をもちかえり、バルセロナ近くのベルガの町を通って、カラブリアへと運んだために、この名前がついたともいわれます。

おもな効能：ビターオレンジの皮には食欲増進作用があり、オレンジピールティーは消化不良や胃液分泌不足、胃腸疾患によく効き、細胞の成長異常を予防します。ドイツのコミッションEは、オレンジピールを胃酸減少による消化不良の治療によいと認めています。

　最高のビタミンC補給源であるほか、ビタミンB群やビタミンA、葉酸、食物繊維、カルシウム、カリウムも豊富です。重要な水溶性の抗酸化物質であるビタミンCを多く含むことで、体内・体外へのダメージを予防し、免疫系の健全な機能を助けます。

　セビリアオレンジのマーマレードの味わいぶかい苦みは、トリテルペンとフラボノイドによるものです。エッセンシャルオイルに含まれるリモネンは、特徴的な柑橘系の香味をもち、その香りだけで食欲を増進します。皮に含まれる水溶性のフラボノイドには、高い抗酸化作用、免疫賦活作用があります。

注意：スイートオレンジとその果汁は、無制限に摂取しても安全とされています。しかし、ビターオレンジにはエフェドリンに似た刺激作用のあるシネフリン（オキセドリン）が含まれています。これは皮の部分から抽出され、脂肪燃焼の促進に用いられますが、血圧を上昇させ、不整脈などの心臓への悪影響を生じる可能性があるので、過剰摂取は避けてください。

レモンとライム

学名　*Citrus × limon*、*C. × latifolia*、*C. aurantifolia*
ミカン科

概要：レモン（*C. × limon*）は野生種から交雑で作られた栽培種の低木で、樹高は3～6mになります。軽い芳香のある白い花をつけ、そこから酸味のある果肉をもつ卵型の果実を実らせます。皮は一般に明るい黄色で、香りのよい油包が並んでいます。キーライム（*C. × aurantifolia*）とペルシアンライム（*C. × latifolia*）の木はレモンと似ていますが、果肉はより緑がかった色で、果皮も緑色をしており、熟すにつれて黄色くなります。

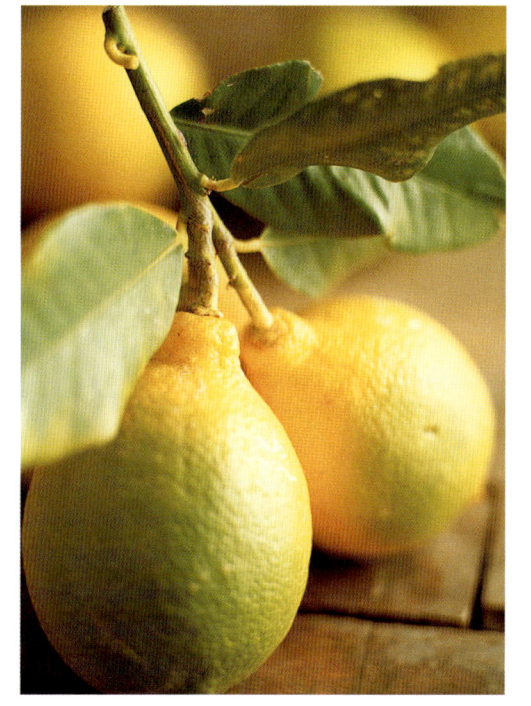

食用部位：果汁。香味料として少量の皮も使われる。

歴史：他の柑橘系の木と同様、レモンとライムの正確な発祥地は謎ですが、レモンはインド北西部で誕生したともいわれます。レモンの木は200年頃に南イタリアを経由してヨーロッパにもたらされ、700年にはイラクやエジプトで栽培されており、シチリア島や中国にも伝えられ、アラブ人によって地中海沿岸全域に広められました。

　ペルシアンライム（*C. × lati-*

folia)は十字軍の時代にヨーロッパにもたらされました。ライムという英語名は、ペルシア語のlimuに由来しています。キーライムは、インド・マラヤ地域原産です。アラブ人によって北アフリカや中東に運ばれ、十字軍がパレスチナから地中海沿岸のヨーロッパ世界に広めたと考えられています。13世紀半ばには、イタリアで広く知られ、栽培されていて、その後スペイン人によってカリブ海の島々へともたらされたのでしょう。1520年にはハイチで一般的に栽培されていたといわれ、アメリカにも帰化しています。フロリダにもたらされた際の記録は残っていませんが、"キーライム"の名前は、フロリダ・キーズと関係しています。

おもな効能：レモンは抗酸化作用の高い食べ物であるとともに、苦味のある芳香をもつ"冷却性"ハーブでもあり、利尿、抗炎症、抗感染作用があります。栄養的には、レモンの果汁は抗酸化物質のビタミンCを非常に多く含むほか、ビタミンAやカロテノイド、少量のビタミンB$_1$、B$_2$、B$_3$も含有しています。カリウムも非常に多く、葉酸とカルシウムもかなり含まれ、ナトリウムや亜鉛、銅、鉄などの微量元素も含有しています。

　ビタミンCが豊富なため、レモンの果汁は消化器や肝臓の障害、感染症に有効な強壮薬となり、免疫系の働きを高めます。また利尿、抗壊血病、収斂、解熱作用もあります。レモンに含まれるシトロフラボノイドは、おもに静脈不全によって生じる痔や静脈瘤などの血管障害に服用されます。レモンはのどの痛みや風邪の軽い発熱にもよく効きます。

　ライムも抗壊血作用とすぐれた抗酸化作用があることで知られ、果実の抗酸化作用は、熟すにつれて増すことが科学的に証明されています。ビタミンCとA、葉酸を多量に含みます。またカリウムとカルシウムも豊富で、リンやマグネシウム、鉄のほか、セレンや亜鉛、マンガン、銅も微量に含有しています。ライムの果汁の濃縮エキスは、乳癌やリンパ腺癌の進行を抑制する抗癌作用をもつ可能性も指摘されています。

注意：本書執筆中の段階では、レモンを食用にする場合の禁忌事項は報告されていません。ただし、マラリア薬のクロロキンの血漿中の原虫への濃縮効果を抑制する可能性があります。ライムの皮を過剰摂取すると、抗凝血剤の作用を阻害することがあります。柑橘類の果汁は、しばしば逆流性食道炎の症状を悪化させるといわれます。一般的な栽培方法で育てられた果実は、皮に農薬が残留していることがあります。

レモンとライム *Citrus x limon, C. x latifolia, C. aurantifolia*

グレープフルーツ

学名　*Citrus × paradisi*
ミカン科

概要:グレープフルーツは、亜熱帯に生育する常緑の柑橘樹で、果実収穫のために栽培されます。野生種は不明ですが、カリブ海沿岸で栽培用に交雑され、アメリカ大陸に広がったと考えられています。樹高は5～6mほどで、濃緑色の光沢のある葉と白い花をつけ、黄橙色や紅赤色の球形の果実を実らせます。果肉は酸味があり、房状に仕切られていて、色は栽培品種によって異なりますが、白やピンク、赤いものがあります。

食用部位:果肉、果汁

歴史:"グレープフルーツ"という名前は、1814年にジャマイカでつけられたとされますが、"バルバドスの七不思議"の1つにも数えられています。19世紀末によく知られるようになるまでは、観賞用に栽培されていました。

おもな効能:グレープフルーツの果肉は生で食べられることも、缶詰やジュースにされることもあります。おもな含有成分は水と、コレステロールを低下させるペクチンを含む食物繊維ですが、その他にもカリウムやビタミンB、E、C(とくに多い)、葉酸、鉄、カルシウムやその他のミネラルを豊富に含んでいます。ピンクと赤い色の品種は、抗酸化作用のあるビタミンAが豊富です。またリコピンも含有しており、これは前立腺などの癌を予防し、心臓や腎臓の病気を防ぎ、精子数の増加を助ける働きもします。

近年、アメリカと中国の研究者が、グレープフルーツに含まれる抗酸化成分のフラボノイドについて研究を行いました。その結果、ナリンゲニンと呼ばれるある種のフラボノイドが、ダメージを受けた人間の前立腺細胞のDNAを修復するのに役立つことが報告されました。またリモノイドという植物栄養素も含まれ、これが腫瘍の形成を抑制し、強力な抗発癌物質として癌細胞の増殖を防ぐ可能性があるとされています。

グレープフルーツの果汁には、解毒をつかさどる肝臓の機能を高め、肺や大腸の癌を防ぐ効果があります。含有成分には、癌細胞の死滅数を増やすだけでなく、正常な

大腸細胞の生成を促す働きもあります。

　グレープフルーツの種子のエキスは、抗ウイルス、抗菌、抗寄生虫、抗真菌作用をもつ天然防腐剤であり、さまざまな病気に用いられます。最近では、2008年のナイジェリアでの動物実験によって、伝統的に1型糖尿病患者に用いられてきた種子の有効性が裏付けられました。しかし、市販のグレープフルーツシード製品に殺生物剤が添加されていたことから、種子のエキスは深刻な論議の的ともなっています。

注意：グレープフルーツの果汁に含まれる成分は、腸や肝臓で行われる通常の代謝プロセスを阻害し、いくつかの処方薬の血中濃度を高めることが知られています。処方薬を服用中にはグレープフルーツジュースを飲まないほうがよいでしょう。

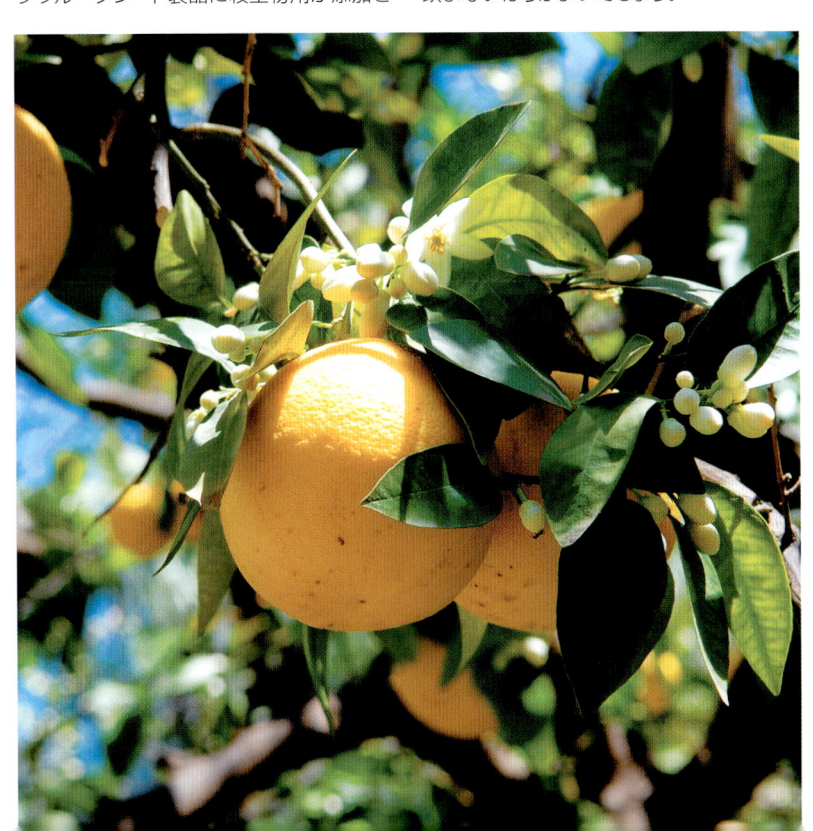

グレープフルーツ *Citrus x paradisi*

グローブアーティチョーク

学名　*Cynara cardunculus*
キク科

概要：グローブアーティチョークは、栽培種の巨大な多年生のアザミで、軟毛に覆われた鋸歯状の灰緑色の葉をつけます。地中海沿岸に自生し、エチオピアが発祥の地とされ、エジプトを経由して南ヨーロッパにもたらされたといわれます。紫色の巨大な複合頭花の部分は食べられず、"チョーク"と呼ばれています。

食用部位：蕾についた三角形の肉質の苞片の基部と、"ハード"と呼ばれる花托

歴史：アーティチョークは、最古の薬用栽培植物の1つです。古代エジプトの粘土板や供物台に絵が描かれているほか、紀元前4000年頃のペルシアの粘土板にも、アーティチョークがメソポタミアの王族に捧げられた豪華な食材やスパイスの1つであったことが示されています。古代ギリシアやローマの人々は、貴族や富裕層のための"高貴な"野菜と考えていました。15世紀にはヨーロッパ各地に広められ、イギリスにも伝えられたほか、16世紀にはアメリカへももたらされました。

おもな効能：苦味と塩味のある、解毒作用にすぐれたハーブで、おもに消化不良に用いられ、肝臓を保護し、胆汁の分泌を促して肝機能を促進します。ギリシア人やローマ人は、脂肪の多い肉を食べたあとの消化不良の薬として用いましたが、利用できるのは限られた人々だけでした。現代の科学も、このような利用法が正しいことを証明しています。生や乾燥させた状態の葉や茎から抽出されるシナリンという有効成分が、胆汁の分泌を促し、消化を助けるのです。

　ベトナムで飲まれている花と葉から作られたアーティチョークティー（チャ・アティソ）には、この植物のもつあらゆる効能が含まれるとされています。利尿作用や肝臓強壮作用があり、肝臓を毒素や感染から守り、血中コレステロール値を下げます。最近の研究によれば、脂肪やアルコールの代謝にも重要な役割を果たすとされています。さらに吐き気や腹痛、便秘、鼓腸の改善にも役立ちます。

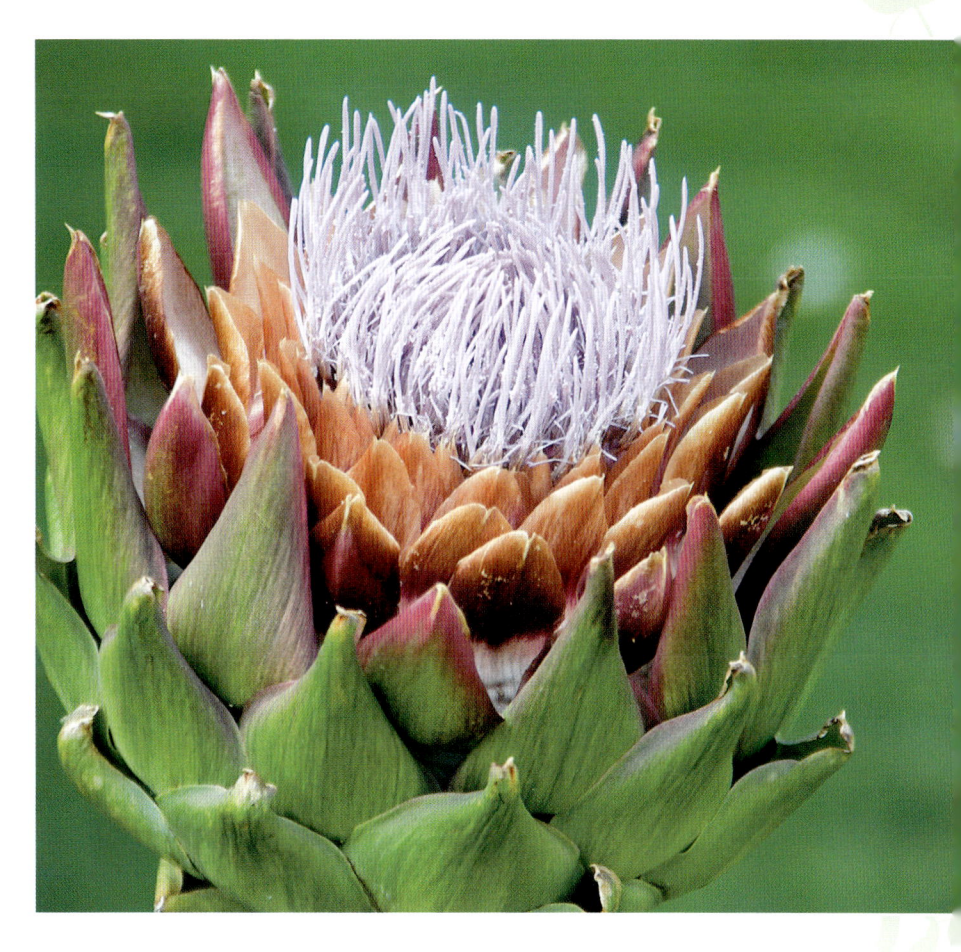

注意:アーティチョークやキク科植物全般にアレルギーのある人は、触らないでください。胆管閉塞の人は、食べないでください。胆石のある人は、痙攣痛が生じることがありますので、注意して使用してください。

食用のヒーリング植物

ワイルドストロベリー

学名　*Fragaria vesca*
バラ科

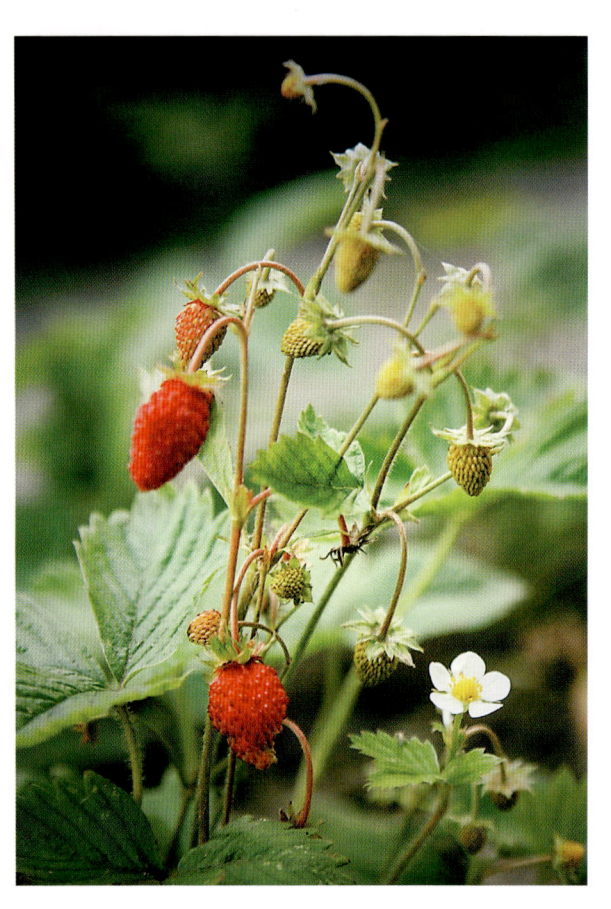

概要：ワイルドストロベリーは、丈の低い繊細な多年草で、匍匐茎を伸ばして広がります。現在でもヨーロッパの一部や、アジアや南北アメリカの温暖地帯に自生しています。白い花と円錐形の小さな赤い果実をつけ、実の表面には小さな茶色の"種子"があります。

食用部位：果実

歴史：デンマークの中石器時代の遺跡や、スイスの新石器時代の遺跡、イギリスの鉄器時代の遺跡から発掘されたわずかな小さい種子か

ら、先史時代の人々も、ワイルドストロベリーを食べていたことがわかります。イギリスでは、最古の記録として、アングロサクソン語の植物集のなかに"stroeberrie"という名前が記されています。

1300年代には、家庭菜園でのワイルドストロベリーの栽培が少しずつ試みられるようになりました。ヨーロッパでは、18世紀初頭に交配がはじめられます。1764年には、フランス王ルイ15世がチリイチゴ（*Fragaria chiloensis*）を献上されたという記録も残されています。

*Fragaria*という名前は、ラテン語で芳香を意味するfragumに由来し、*vesca*は"小さい"を意味します。"ストロ"ベリーと名づけられたのは、根の覆いや、運搬用の梱包に、藁（ストロー）を使ったためだともいわれます。

北米の先住民族の神話には、この果実の起源が伝えられています。そのなかでは、心臓の形に似ていることから"ハートベリー"と呼ばれ、人類最初の男性と女性の愛を象徴しているとされました。先住民族の人々は風邪薬として食用したほか、果汁を水と混ぜ、充血した眼を洗いました。

特徴説においては、形と色が心臓に似ていることから、心臓疾患に有効とされました。かつては、少量の果実をワインに浸したものが、"魂を活気づけ、心を楽しくさせる"薬とされました。

おもな効能：炭水化物を多く含み、食物繊維やビタミンB、C、E、葉酸、カロチンのほか、鉄やマグネシウム、カルシウムなどのミネラルも含有します。またフェノール、タンニン、粘質物、糖分、フルーツ酸、サリチル酸も含みます。葉にはフラボノイドやタンニン、揮発性油が含まれます。

現在では緑の部分はほとんど薬用にはされませんが、葉にはおだやかな収斂、利尿作用があり、下痢や赤痢の治療に有効なほか、のどの痛みを治すうがい薬や、軽い擦り傷や火傷に効くローションとしても使われます。ヨーロッパの人々は、果実に冷却、利尿作用があると考えたほか、結核や痛風、関節炎、リウマチの食事療法の一部として用いてきました。中国でも、果汁を冷却作用のある陰の食べ物に分類しています。果実には肝臓強壮、緩下作用があるとされています。アーユルヴェーダ医学では、葉を冷却、収斂作用のある利尿薬とみなします。

注意：アレルギーのある人は摂取しないでください。とくに過敏な人の場合、葉にもアレルギー反応が出る場合があります。

ワイルドストロベリー *Fragaria vesca*

シイタケ

学名 *Lentinula edodes*
ホウライタケ科

概要：茶色いゴムのような食用キノコで、英語圏でも和名の"シイタケ"として知られています。世界で2番目に広く栽培されている食用キノコです。中国原産ですが、"シイ"という名前は、日本の常緑樹のシイに由来します。この木は日本の南部と韓国の南部に自生し、シイタケを栽培する原木とされます。

食用部位：キノコ（子実体）

歴史：シイタケ栽培の最古の記録は、宋代（960～1127年）の呉三公によるものです。しかし野生のシイタケは、199年にはすでに食べられていたという記録が残されています。明代（1368～1644年）の医師呉瑞は、上気道疾患や、血行不良や、肝臓疾患、疲労、虚弱に効果があり、気を高めると記しています。また早期の老化を予防し、寿命を長くするためにも用いられました。

1982年以前は、日本のシイタケは限られた場所で、伝統的な方法によって栽培されていました。しかし1970年末に、研究者で多くの著作があるゲイリー・F・リーサムが発表した論文によって、日本のシイタケを世界中で商業栽培することが可能になりました。現在では、アジアの多くの国々で栽培され、乾燥品が輸出され、中国や日本、韓国、タイの料理に欠かせないものとなっています。

おもな効能：シイタケ（とくに天日乾燥させたもの）は、有数のビタミンDの天然補給源です。生のシイタケの主要栄養素は、おもにビタミンC、ナトリウム、鉄、葉酸、食物繊維です。乾燥させたものには、カリウム、リン、マグネシウムが豊富に含まれ、セレンやカルシウム、鉄も含まれます。微量栄養素も豊富で、さらにグルタミン酸など、18種ものアミノ酸も含有しています。また、ペプシン（消化を助ける）やアスパラギナーゼ（小児白血病の治療に用いられてきた）など、50種類の酵素も含まれています。

近年、シイタケのエキスや、ときには乾燥させた丸のままのシイタケが、ハーブ療法に用いられています。中国伝統医学では、

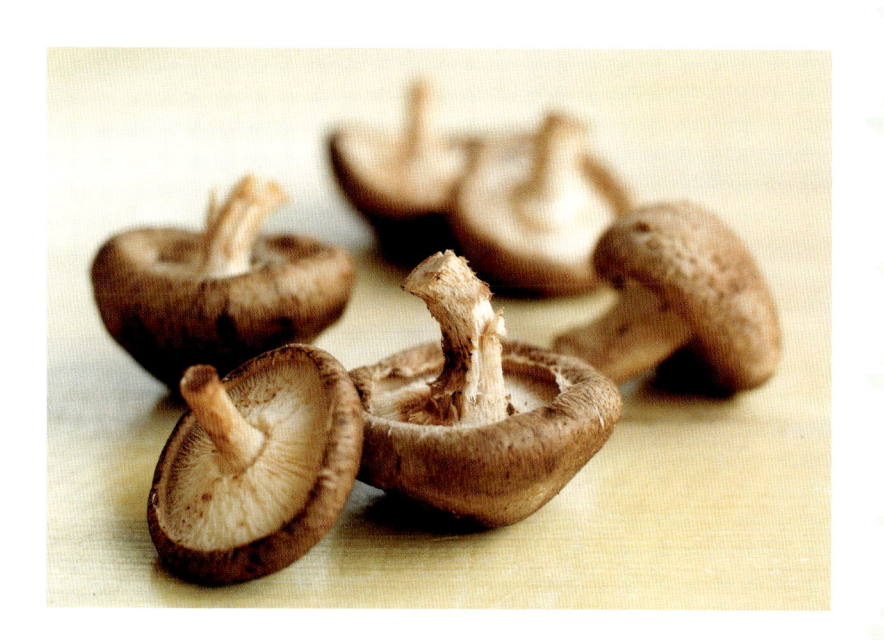

シイタケ *Lentinula edodes*

免疫系を強化するものとして、癌やAIDSと闘うために用いられています。また、ウイルスの増殖を抑止するインターフェロンの生成を促し、肝炎などの感染症を抑えます。

最近では、シイタケに含まれる強力な抗腫瘍作用のある多糖類のレンチナンが、注目を集めています。これは中国伝統医学のなかで重要とされる成分であり、日本においても、もっとも一般的な抗癌剤の1つとされています。レンチナンはいくつかのキノコやイーストなどの食品にも含まれる成分で、化学療法と組みあわせられて、さまざまな癌の治療に用いられています。癌の再発防止に効果があり、患者の延命に役立ちます。レンチナンの抗癌作用については、さらに研究が続けられています。

注意：シイタケとそのエキスは、おおむね安全とされていますが、下痢や鼓腸の症状が報告されています。肌や鼻、のど、肺にアレルギー症状が出た場合は、シイタケの摂取を避けてください。

クコ（ゴジベリー）

学名　*Lycium barbarum*
ナス科

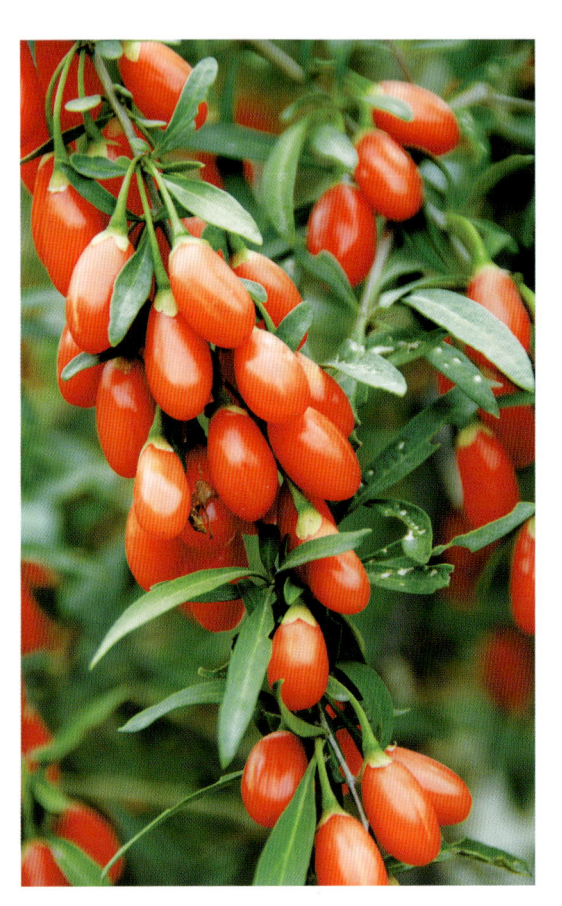

概要：クコは、ゴジベリー、チャイニーズウルフベリーとも呼ばれる落葉低木です。中国中央部の寧夏地方の丘陵や、内モンゴル近くの遠隔地に自生する木から果実が採集されます。丈は1〜3mになり、ラベンダー色の花が1〜3個ずつまとまって枝に咲き、あざやかな橙赤色の果実が実ります。

食用部位：熟した果実（生、乾燥、加熱）、若芽、葉、（薬用には根皮）

歴史：中国の医師たちは、数千年にもわたりクコを用い、研究してきました。古代の本草書『神農本草経』（約2000年前に成立）には、活力を補充し、主要な臓器

を強化、回復させる働きがあるとされています。また7世紀の唐代の『薬性論』にも言及されています。果実は、チベットやモンゴル、朝鮮や日本の伝統医学のなかでも用いられ、陰を滋養し、"水の要素"の機能を高めてきました。性的衝動を強めることから、催淫薬とされ、"長い旅をするときはクコを食べてはいけない"という古いことわざも残されています。

中国では、乾燥させたクコの実を加熱調理するのが習わしで、強壮効果のあるスープにしたり、煎じてハーブティーにしたり、ブドウと組みあわせて酒にもします。若芽や葉も葉物野菜として販売されます。西洋では、乾燥させた果実はおもにスナックや、ローフード用の食材として用いられ、アジア料理の炒め物などにも加えられます。

おもな効能：ハーブ療法においては、根と果実がさまざまな病気や症状に用いられます。果実は老化防止効果のある強力な抗酸化剤です。中国伝統医学では、目や肝臓、腎臓を強くし、気を高め、免疫系の機能を向上させ、精子数を増加させ、血行を促進するために用いられます。

クコはニンジンよりも多くβ-カロチンを含み、オレンジの500倍のビタミンCも含みます。ほかにも多くの栄養素やフィトケミカルを含有し、とくにビタミンB1とB6、Eが豊富です。強力な薬効をもつ果実は、生で食べることも、ジュースやワインにすることも、ハーブティーやチンキ剤にすることもできます。

中国では、クコの薬効に関する研究の結果、とくに抗酸化作用についての有望な報告がなされています。たとえば心臓疾患や炎症性疾患、視覚系疾患（加齢による黄斑変性や緑内障など）に効果が期待できます。また神経防御、抗発癌作用をもつ見込みもあります。現在のところ、西洋ではこれらの効果は科学的証明や、臨床実験での確認や、監督機関の承認を得てはいません。しかし、科学的探究と調査は続けられています。

注意：禁忌事項は報告されていませんが、熟した果実だけを用いるようにしましょう。大量に食べると、おなかが緩くなることがあります。

クコ（ゴジベリー） *Lycium barbarum*

食用のヒーリング植物

トマト

学名 *Lycopersicum esculentum*
ナス科

概要：トマトは多年草ですが、温暖な地域の戸外で、しばしば一年草として栽培されます。中南米や北米南部が原産で、現在は世界中で栽培されています。毛で覆われた、やや木質の茎に、小さな黄色い花が3〜12個ずつまとまって咲きます。ハチによる受粉が最善ですが、多くの品種は風の力で自家受粉もします。

食用部位：果実

歴史：トマトは危険なベラドンナやタバコと同じ科の植物で、トウガラシやナス、ジャガイモの近縁種です。

　名前は、アステカ文

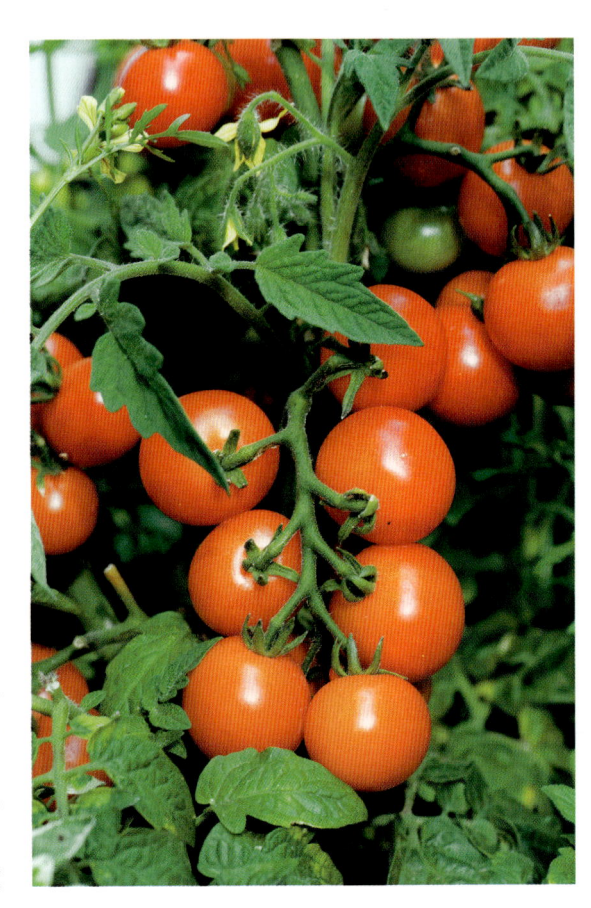

明のナワトル語のtomatlに由来しています。最古の野生種2種のうちの1つがメキシコで発見されているため、発祥の地はメキシコかもしれませんが、歴史的にはペルーから他の地域へ伝播しました。エリザベス朝期に初めてヨーロッパにもたらされたときには、トマトは催淫作用があると考えられ、"愛のリンゴ"として知られました。

トマトは植物学的には果物とされ、赤や黄色、オレンジ、緑、紫、茶色のものがあります。内部は多肉質の小室に分かれ、ゼリーのような果肉に包まれた種子が詰まっています。かすかな甘味と、軽い酸味があります。黄色いトマトは赤いものよりも糖分を多く含みます。

おもな効能：今日では、おもに含有成分である植物栄養素の抗酸化作用の力に注目が集まっています。その1つが、癌を予防する効果のあるカロテノイドのリコピンで、これはトマトやトマト製品すべてに含まれています。リコピンの研究は幅広く行われ、その抗発癌作用は、乳癌や大腸癌、子宮内膜癌、肺癌、膵臓癌、前立腺癌などの幅広い癌に有効であるとされています。またリコピンの抗酸化作用はDNAを保護し、心臓疾患の予防にも役立ちます。

低カロリーでありながら栄養素に富むトマトは、カロテノイドやカリウム、ビタミンC、Kが豊富で、ビタミンB群やEも幅広く含有し、さらに免疫力を高めて健康をサポートする多くの有用なミネラルも含んでいます。トマトは脂肪や油や揚げ物の消化を助けます。緩下や利尿作用もあります。中国伝統医学では効果的な解毒剤と考えられ、血圧を下げ、癌や老化を防ぐとされます。

科学的に注目されている点以外にも、トマトには広範な用途があり、古今の民間療法のなかで幅広く活躍してきました。たとえば、生のトマトのスライスに含まれた酸と糖分は、日焼けを癒し、肌の毛穴の脂汚れを落とします。トマトジュースは、疲労回復によいスポーツドリンクになり、トマトの葉を熱湯に浸したものは、効き目のあるオーガニックな防虫スプレーになります。

注意：トマトは比較的アレルギーの原因になりやすい植物です。少量のソラニンを含むため、敏感な人は頭痛を起こす可能性があります。トマトとトマト製品は、胸やけの原因となることもあります。

リンゴ

学名　*Malus domestica*
バラ科

概要：リンゴは、世界でもっとも幅広く栽培されている果物です。*M. domestica*の原種である*M. sieversii*は、現在も中央アジアの山中で自生しています。栽培種のリンゴは、世界中のほぼすべての温暖地域に分布しています。小さな落葉樹で、樹高は5〜12mほどになり、幅の広い、多くの場合小枝の密生した樹冠を形成します。花は花弁が5枚で、ピンクがかった色から、しだいに白く褪せていきます。リンゴは他家受粉で秋に果実を実らせます。果実の中心には、種子が1〜3個ずつ星形に並んでいます。果肉は白く、歯ごたえがあり、赤や黄、緑色の皮に包まれています。味は、かなり甘いものから酸味のあるものまで、品種によってさまざまです。

食用部位：果実

歴史：考古学の発見によれば、人類は少なくとも紀元前6500年からリンゴを食べてきました。栽培はごく古くから行われてきましたが、ギリシア人によって接ぎ木の技術が発明されたことにより、7500種以上もの品種が開発されることとなりました。野生種のリンゴ*M. sieversii*（一般名はない）は、栽培種のリンゴが被害を受ける多くの病害虫に抵抗性をもつため、リンゴ栽培の未来にとって重要な存在です。病気に強い品種の開発を目指して、野生種の研究が続けられています。

　晩秋に収穫される冬リンゴは、何千年にもわたりアジアやヨーロッパで（そして西洋人渡来以降の新大陸でも）、重要な食べ物とされてきました。リンゴ酒は少なくとも2000年前から作られ、紀元前55年のローマ帝国のイングランドへの侵攻の時代には、大量に飲まれていました。1800年代のアメリカでは、ジョニー・アップルシード（ジョン・チャップマンの別名）が26万km²もの土地を裸足で歩きながら、リンゴを植えて回り、幾世代もの入植者たちに食料と生計を立てる術を与えました。昔のリンゴに対する関心が高まるなかで、再び人気を博している品種もあります。

おもな効能:リンゴは栄養豊富で、治癒作用や清浄作用、解毒作用にすぐれた果物です。血糖値を安定させる糖分や、重要な食物繊維のほかに、ビタミンC、B1、B2、B3、B5、B6、B9、A、E、Kが含まれます。カリウムとリンも非常に豊富なうえ、カルシウムやマグネシウム、少量の鉄、亜鉛、マンガン、銅、セレンも含有しています。

非常に用途が広く、薬用食物として食べたり、果肉をパップ剤にしたり、ジュース（クラウディ種が最適）にして飲むこともできます。果汁には、糖分（おもに果糖、ブド

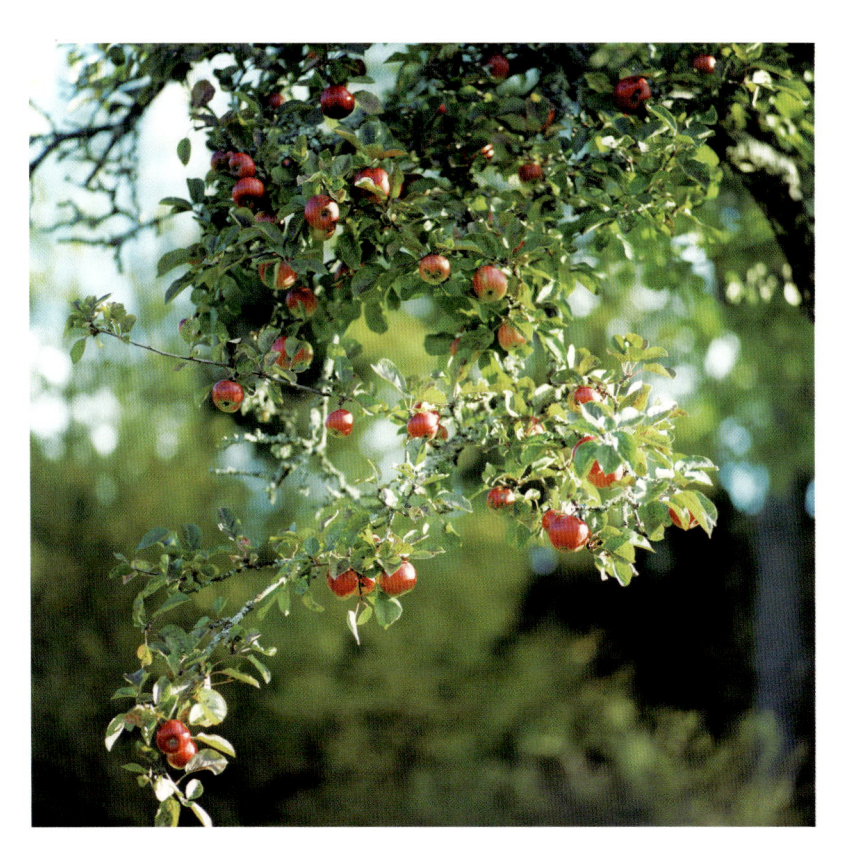

ウ糖、ショ糖)と澱粉、リンゴ酸、キナ酸、シトラマル酸、タンニン、窒素化合物、水溶性ペクチン、ビタミンC、ミネラルのほか、リンゴ特有の芳香を生む種々のエステルが含まれています。

ミネラル不足に有効で、鉄分の吸収を助け、貧血に効果があります。リンゴ酸や酒石酸などのリンゴに含まれる酸は体内で消化されやすく、他の食物の消化を助けるともいわれます。食物繊維は便秘によく効き、老廃物の排出を促し、コレステロール値を下げ、癌のリスクを低めます。ある種のリンゴの皮に含まれるフェノールは、UV-Bによる日焼けを防ぎます。

リンゴ酒用に栽培される品種もあります。適量にとどめれば、リンゴ酒は健康によい飲み物です。最近の研究では、赤ワインと同様に抗酸化作用が高いことが示されています。リンゴ酒も赤ワインも、癌や心臓疾患、脳卒中を防ぐとされるフェノール類を含んでいます。

果肉の赤いリンゴは、フラボノールをより多く含みます。現在は手に入りにくいですが、今後5年から10年のあいだにスーパーマーケットでも買えるようになるでしょう。カナダのモントリオールでは、"シードル・ド・グラス・ロゼ"という特殊な赤いリンゴ酒が、ジュネーヴ種という甘味の少ない赤い果肉をもつ珍しい品種から作られ、販売されています。

リンゴの果肉は非常に治癒効果が高く、ペクチン(水溶性食物繊維)を多く含み、粉末の形でも有効であることがわかっています。不溶性の食物繊維は、コムギのふすまと同様に、LDL(悪玉コレステロール)を消

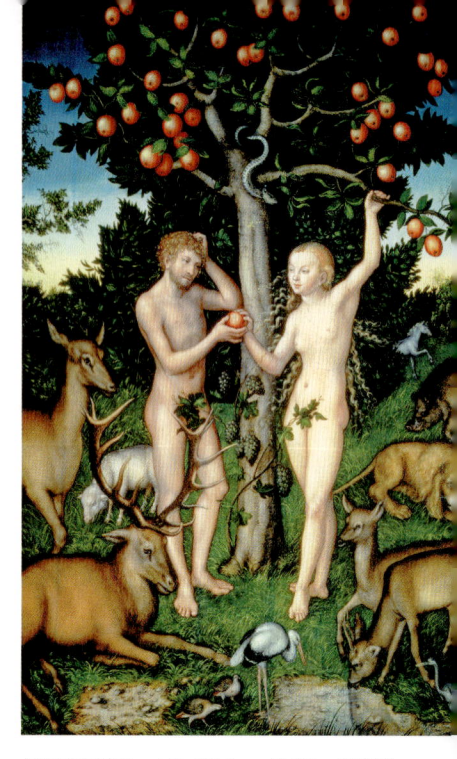

ドイツの画家ルーカス・クラナッハ(1472〜1553年)によるリンゴの木の下のアダムとイヴを描いた古典的な油彩画(1528)。

化管に導き、排出させます。また水溶性食物繊維（ペクチン）は、肝臓で生成されるLDLコレステロール量を低下させます。ペクチンには、腸を落ちつかせ、下痢を引きおこすいくつかの種類の細菌と闘い、下痢を止める働きがあります。整腸、解毒作用もあり、体内から鉛や水銀などの重金属を排出させます。汚染の進んだ都市環境で暮らす人々にとって、よくいわれるように"1日にリンゴ1個を食べる"ことは、理にかなった習慣なのです。

リンゴに含まれる植物栄養素や、フラボノイド、フェノール類などの成分は、喘息と闘い、大腸癌や前立腺癌、肺癌のリスクを下げ、心臓疾患の改善や減量やコレステロール値の調節にも役立つことが示されています。最近では、リンゴだけに含まれるフロリジンというフラボノイドが、更年期にともなう骨量の減少を防ぐことも明らかになっています。さらに、日常的にリンゴを食べると、アルツハイマー病などの神経変性疾患にともなう組織の損傷を、抗酸化作用によって予防することができます。

ごく最近、珍しい"エヴェッス"種という古いイギリスのリンゴの品種（1650年頃のホーソーンアップルを起源とする）に、独特な健康増進作用があることがわかりました。これには血行をよくし、動脈硬化を防ぐポリフェノールが豊富に含まれています。エヴェッス種のジュース1杯には、赤い果肉の生のリンゴ30個分の栄養価があり、日常的に飲むと、動脈が実年齢よりも10歳若返るといわれています。

注意：未熟な果実は、胃痛を起こすので食べないでください。自家栽培や有機栽培のものや、生産者がたしかなものを選ぶことが最善です。生産の過程で用いられる農薬は、健康に悪影響を与える場合があります。

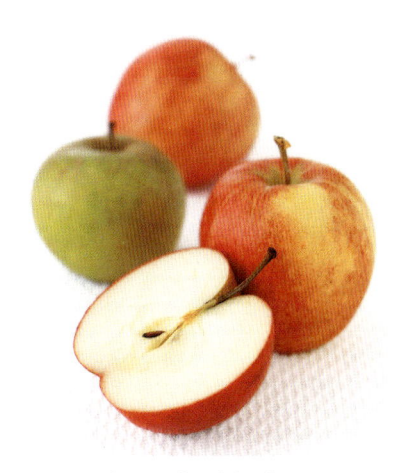

リンゴ *Malus domestica*

リンゴの果実には、高い治癒、整腸、解毒作用がある。

ブラックマルベリー

学名　*Morus nigra*
クワ科

概要：ブラックマルベリーは、小アジアや、イランを含む南西アジアに自生しています。若木は速く伸びますが、まもなく成長は緩やかになり、樹高はおおむね6〜9mほどになります。美しい落葉樹で、寿命が長く、何百年ものあいだ果実を実らせます。エリザベス朝期には非常に人気を集めました。葉が密生した樹冠と、でこぼことした幹をもち、小さな円筒形の尾状花序または穂状花序をなして花を咲かせます。香りのない濃赤色や黒紫色の果実は、非常に果汁が多く、甘酸っぱい味がします。

食用部位：果実

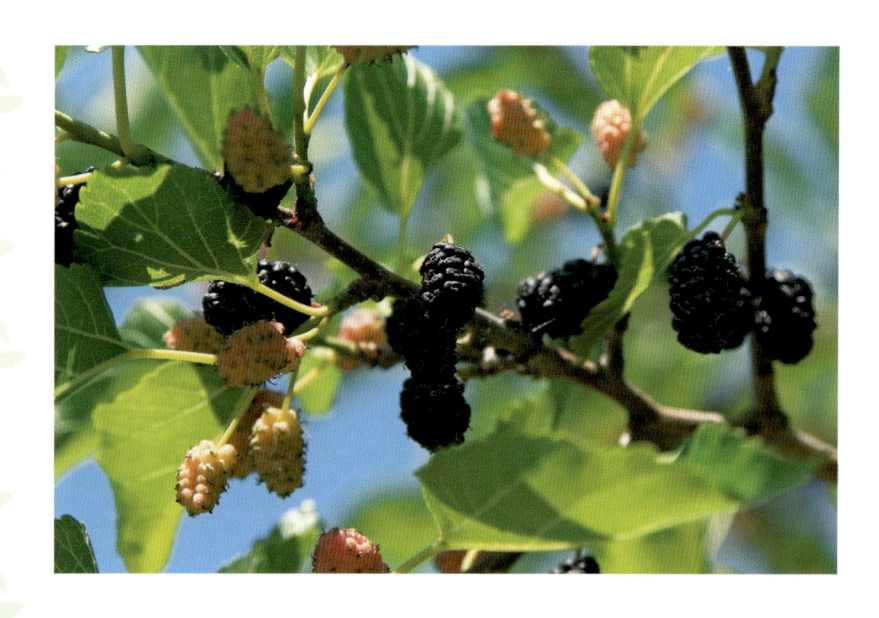

歴史：ブラックマルベリーは、ヨーロッパではローマ時代以前から、果実を収穫するために栽培されてきました。名前はラテン語で"遅延"を意味するmoraが語源で、この木の発芽が遅いことにちなんだものです。

ギリシア神話では、恋人のティスベが死んだと思いこんだピュラモスが、白いマルベリーの木の下で心臓を突いて自殺します。その血が木の根に染みこみ、白いマルベリーが黒くなったといわれています。

アゼルバイジャン人は、中世からマルベリーを民間療法のなかで用いてきました。現在も、マルベリーシロップにして飲用され、薬にもされています。

最近では、マルベリーのジュースが健康飲料として市販され、中国や日本、韓国で人気を集めています。保存料を加えなくても、マルベリーの果汁は冷蔵で3ヵ月は新鮮さを保ち、瓶詰めされたジュースは室温で12ヵ月もちます。

おもな効能：生の完熟した果実には、おもに水分と、炭水化物、甘味を生む糖分（おもにブドウ糖と果糖）、蛋白質、脂質（種子の脂肪酸）、遊離酸（おもに酸味を生むリンゴ糖）、食物繊維が含まれます。

ブラックマルベリーの果実と果汁は、科学界の注目を集めています。果実には、多くのすぐれた抗酸化成分が含まれます。カロチンが豊富なほか、ビタミンC、B_1、B_2や少量のカルシウム、鉄、マグネシウム、カリウムも含有しています。さらにもっとも強力で効果的な抗酸化作用をもつフィトケミカルである水溶性のフラボノイド、アントシアニンも含んでいます。これは食用の色素で、さまざまな病気を防いで健康に導く"フリーラジカル除去食品"としての可能性をもっています。また食品産業では、合成着色料の代わりに使える天然着色料として需要が高まっています。ブラックマルベリーには5種類のアントシアニンが含まれ、すべてが血行促進や免疫機能の向上に有効であることが、研究から明らかになっています。

また果実には、さまざまな効果をもつレスベラトロールと呼ばれるフィトケミカルも含まれます。心筋細胞を保護し、悪性細胞の成長をともなう血管の新生を抑制します。ジュースにも含まれるこのレスベラトロールの老化防止効果については、さらに研究が重ねられています。

注意：本書執筆中の段階では、注意事項は報告されていません。

ブラックマルベリー *Morus nigra*

ヤマモモ（ヤムベリー）

学名　*Myrica rubra*
ヤマモモ科

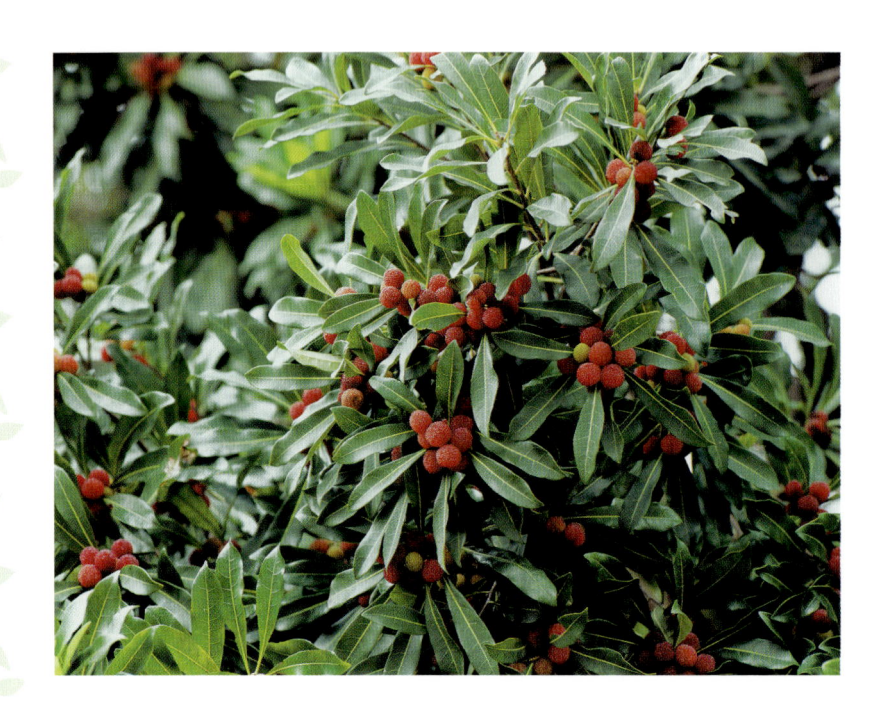

概要：ヤマモモはおもに中国を原産とする常緑樹で、少なくとも2000年前から中国で栽培されてきましたが、日本や東南アジアも原産地とされています。薄銀色の樹皮をもつ木は、温暖な気候のもとでは10mほどに成長します。甘味のある果実（核果）は丸く、粒状の突起があり、深紅から赤紫色で、チェリーよりも少し大ぶりです。味や外見はイチゴに似ていますが、果肉はより粘り気があり、果実の中心に小さな種子

が1つ入っています。

食用部位：果実

歴史：考古学的発見によれば、紀元前5000年頃には、揚子江の南部で野生のヤマモモ（楊梅）が食べられていました。日本では、四国の高知県と徳島県の県花（県木）であり、古い和歌にも多く詠まれています。

　薬用に用いた最古の記録は、唐代（618～907年）の孟詵による『食療本草』に見られ、さらに16世紀の李時珍による『本草綱目』にも記載されています。効能はさまざまですが、とくに嘔吐を止め、消化を促進し、胃腸を洗浄し、下痢を止め、渇きを癒し、混乱した頭をはっきりさせると記されています。

　2003年に、アメリカのインディアナ州の園芸作物輸入商チャールズ・スタンフトネーゲルが、この果実のジュースを製造する会社を経営している友人を上海に訪ねたときに、"ヤムベリー"という英語名をつけました。100種以上の品種があり、白やピンク、赤、紫の果実などさまざまですが、紫の品種がもっとも香味が強いとされます。つぶれやすい果実ではなく、ジュースの形にしたほうが、流通には適しています。繊細な果実は、冷蔵でも1週間しかもたないために、高価な輸入品とされています。

おもな効能：甘酸っぱい果肉には、種々の有機酸が含まれ、栄養素も豊富です。ビタミンC、B$_1$（食欲と成長を維持するビタミン）、B$_2$、カロチンを多く含み、カルシウム、マグネシウム、カリウム、鉄、銅も含有しています。

　紫色の果肉と、甘酸っぱい果汁（ザクロやマルベリーより軽い味わい）の赤い色素は、抗酸化効果の高いフェノール類が含まれている印です。台湾では、ヤマモモエキスのアントシアニンであるデルフィニジンが、人間の乳癌細胞の死滅率を高めるという研究結果が示されています。またしばしばOPC（オリゴマー・プロアントシアニジン）を豊富に含み、これは最強クラスのフリーラジカル除去効果のある抗酸化物質で、体内のあらゆる代謝システムをサポートすると信じられています。研究によって、ヤマモモのさらなる健康促進効果が明らかになることが期待されています。

注意：本書執筆中の段階では、注意事項は報告されていません。

ヤマモモ（ヤムベリー）　*Myrica rubra*

食用のヒーリング植物

オリーブ
学名　*Olea europaea*
モクセイ科

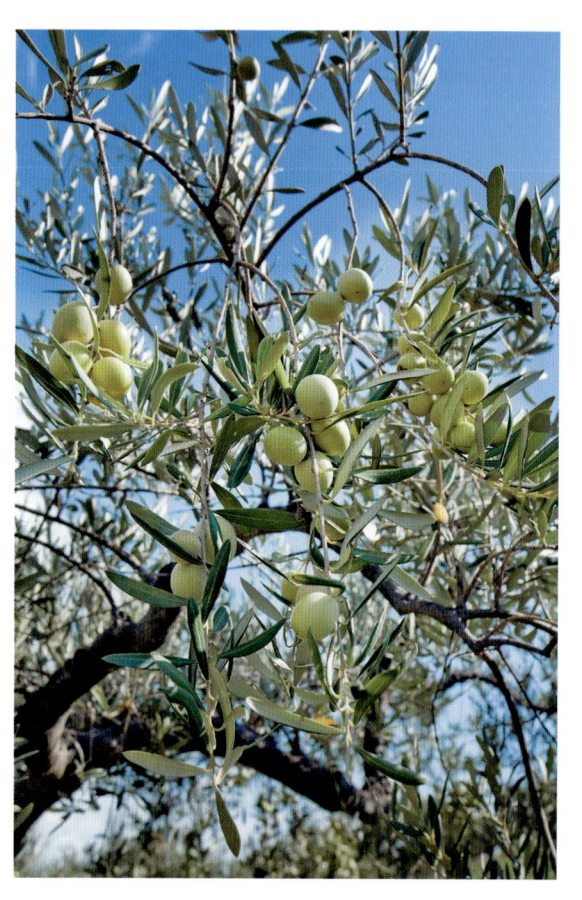

概要：オリーブは常緑樹で、地中海沿岸近辺の原産とされていますが、発祥の地は、中央アジアであるともいわれます。樹高は9～10mを超すことは少なく、ゴツゴツとしてよじれた灰色の幹に、小さく硬い葉と、緑白色の小さな房状の花をつけます。実は青いまま収穫することも、黒紫色に熟してから収穫することもできます。

食用部位：果実

歴史：オリーブの栽培は、東地中海沿岸で5000年にもわたり行われてきました。文学のなかでもっとも多く名

前のあがる植物の1つで、聖書や神話、古代のギリシアやローマの文献にもたびたび登場します。ギリシアの詩人ホメロスは、『オデュッセイア』のなかでオリーブに触れ、オイルを"黄金の液体"と呼びました。またローマの詩人ホラティウスは、自らが食べるものとしてオリーブについて書いています。平和や知恵、栄光、豊富、力、清らかさの象徴とされ、王の聖別に用いられ、古代ギリシアでは競技や戦いの勝者の冠にもされました。かつてはオリーブの枝が神々への供物とされ、現在でもいくつかの宗教儀式に用いられています。

おもな効能：オリーブは栄養価が高く、とくに単不飽和脂肪酸と、ビタミンA、E、鉄、貴重な銅とカルシウムが多く含まれます。さらに少量のビタミンC、B6、カリウム、亜鉛、マグネシウム、食物繊維も含有します。

オリーブの栄養素は、胃腸の健康を促進し、心臓を保護します。低カロリーで、コレステロールを含まず、体内に容易に吸収されます。ビタミンEの成分は、細胞レベルで身体を守り、免疫系を強化し、早期の老化を防ぎます。さらに強力な抗炎症作用をもつ多様な植物栄養素の働きで、喘息や変形性関節炎、関節リウマチの症状を改善する可能性もあります。

健康上の効用の点では、オイルがもっとも重要とされますが、オリーブの実そのものも、"地中海式食生活"（p.118〜119を参照）の一部として科学的に認められています。オリーブを食べることで、肺癌などのさまざまな癌を防げることも科学的に証明されています。有名なプロヴァンスのオリーブペースト"タプナード"は、効果的な摂取法です。

オリーブの葉のエキスは血圧や血糖値を下げ、免疫系を強め、エネルギーを満たし、体内を洗浄し、抗菌、抗真菌、抗寄生虫、抗ウイルス剤として作用するといわれます。

注意：オリーブは安全とされています。ただし、虚弱な人がオリーブの葉のエキスを服用すると、解毒された物質によって悪い徴候が表れることがあります。また、イーストや真菌から作られた抗生物質や、食事で自然に摂取するもの以外のアミノ酸とは併用しないでください。効果を相殺する可能性があります。妊娠中・授乳中の人は、葉のエキスを服用する前に、医療の専門家に相談してください。

アボカド

学名　*Persea americana*
クスノキ科

概要：アボカドは、マグノリアやゲッケイジュの仲間で、果実の形は似ていますがセイヨウナシの一種ではなく、中心に大きな種子のある"核果"です。花は目立たない緑黄色です。アメリカ大陸の亜熱帯地方(メキシコ、フロリダ、カリフォルニア)を原産とします。樹高が20mにもなる品種もあります。アボカドの果肉は、他のどんな果物にも似ていません。バターに似た味で、甘味はなく、ナッツやオイルのような風味もあり、薄切りや角切りにできるだけの硬さがありながら、すり潰してペーストやピューレにし、そのまま離乳食や療養食に使うこともできます。

食用部位：果肉

歴史：アボカドは、メキシコなどの中南米で古くから栽培され、紀元前500年から主食とされてきた歴史があり、薬用食物ともされています。アボカドという名前は、ナワトル語のアワカトル(睾丸の意)に由来しています。形が似ているうえ、催淫作用があるとされたためです。アステカ人に珍重され、15世紀にアメリカ大陸に到来したスペインの征服者たちも、湿地に生育しているアボカドを見つけ、ヨーロッパへもちかえりました。"ワニナシ"という俗称でも呼ばれましたが、これは生育する環境と、硬くて皺の多い果皮にちなんだものです。

ヨーロッパにおけるアボカドの最古の記録は、マルティン・フェルナンデス・デ・エンシソ("エル・バチジェール・エンシソ"、1470～1528年頃)による動植物の解説書『スマ・デ・ゲオグラフィア』(1519年)に見られます。16世紀には、フランチェスコ会宣教師のトルビオ・デ・モントリニアがメキシコでのアボカドの用法について記しています。1750年にはインドネシアに、1809年にはブラジルに、1908年にはレバントにもたらされ、19世紀末には南アフリカやオーストラリアにも伝えられました。1900年代初頭には、アメリカで商業栽培が始められました。1914年頃には、西海岸のホテル業界において、メニューに載せる食材として急速に需要が伸び、"アワカトル"とい

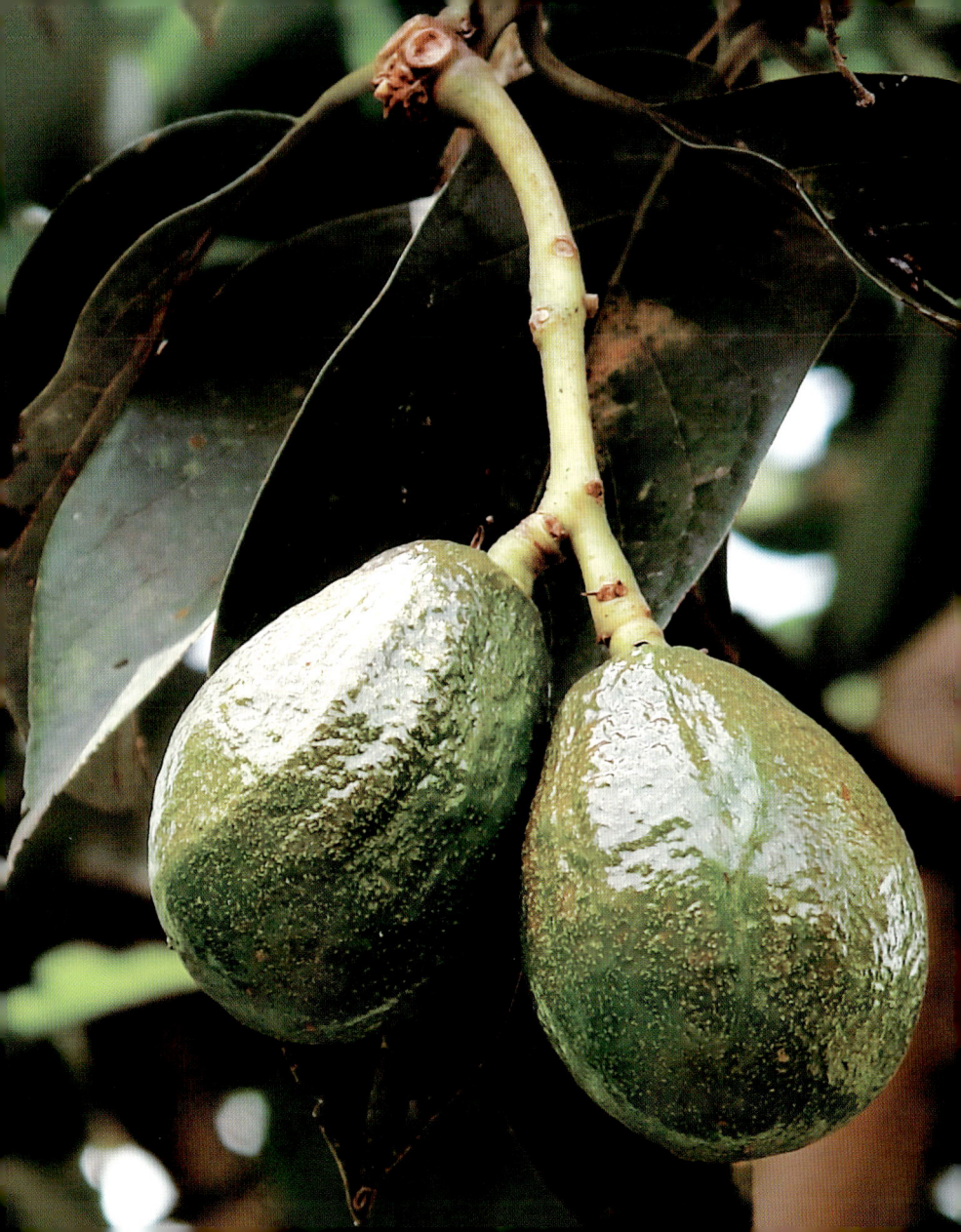

食用のヒーリング植物

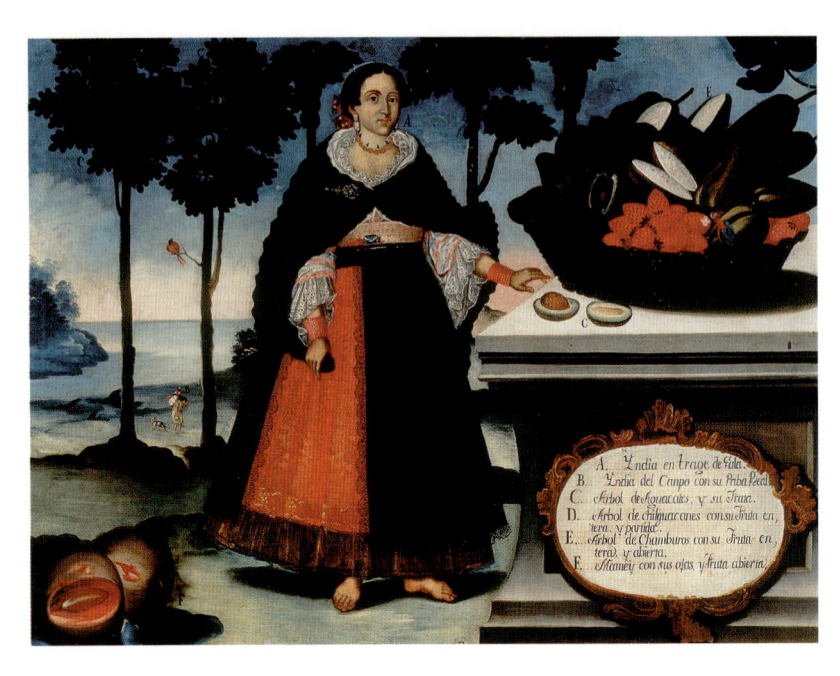

髪や顔のマスクに使われる
"豊饒の果実"アボカドとともに描かれた
式服姿のアメリカ先住民の女性。

う名前は使われなくなりました。

　西洋では、メキシコ料理のディップであるワカモレの形で親しまれています。ワカモレには無数のバリエーションがあり、本来のアステカ風のレシピでは、トマトと塩を加えます。また、日本料理の寿司のネタとしても用いられます。ブラジルとベトナムでは、果物とみなされ、ミルクシェイクにされたり、アイスクリームなどのデザートに加えられたりします。ブラジルやコロンビア、ベトナム、フィリピン、インドネシアでは、つぶしたアボカドの果肉でデザートの飲み物が作られます。加熱すると苦味が出るので、ピューレを料理に使うときは、他の材料が冷めてから加えましょう。

おもな効能：人間の健康と美容にこれほどさまざまに役立てられる植物もめずらし

いでしょう。アボカドの果実は非常に栄養価が高く、またオイルも有用なことで知られます。どちらも抗癌作用があり、さまざまな病気や症状を改善する、非常に薬効の高い食品です。

果物のなかではめずらしく多くの脂肪を含み、その3分の2が心臓によい単不飽和脂肪なので、LDL（悪玉コレステロール）を減らし、HDL（善玉コレステロール）を増やす効果があります。バナナよりも多くのカリウムを含み、果物のなかで食物繊維をもっとも多く含有します。ビタミンK、B6、C、A、E、葉酸、銅も豊富です。口腔癌や、おそらくは前立腺癌を防ぐ植物栄養素を含むほか、一般的な果物のなかではもっとも多くルテインを含有します。

心臓の健康を促進し、野菜から摂取した抗酸化物質カロテノイドの吸収を高め、さらにアテローム性動脈硬化の予防や、変形性関節症の改善にも効果があるかもしれません。漂白していない"緑"のオイルは、ビタミンやミネラルの宝庫で、ビタミンA、B1、B2、D、カリウム、リン、マグネシウム、硫黄、カルシウム、ナトリウム、銅が含まれます。

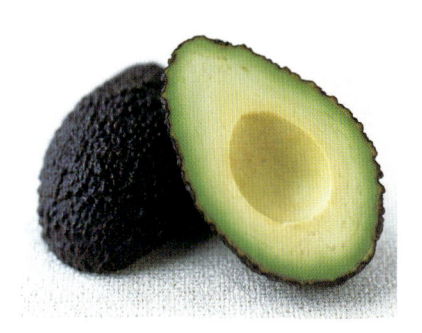

肌に浸透させるだけの美容法とは異なり、アボカドは、果肉やカプセルの形で摂取することで、DNAに働きかけて水溶性のコラーゲンを生成させ、皮膚の強度や弾力を高め、劣化や老化を防ぐともいわれます。最近の研究では、アボカドオイルとビタミンB12のクリームが、皮膚の難病である乾癬に効く可能性が示されています。つまり、アボカドは身体の内外の健康を全体的に高めてくれる完全食品であることが、科学的に示されているのです。

注意：アボカドの葉や果実、樹皮、種子は、牛や馬、ヤギ、ウサギ、カナリア、魚に中毒症状を引きおこすことが報告されています。アボカドは高カロリーであり、血管作用性アミンを多く含むため、頭痛や偏頭痛を生じることがあります。漂白したオイルは、治療用には用いないでください。

アボカド *Persea americana*

用途の広い、クリーミーなアボカドの果肉は、
20世紀の人々の味覚や想像力を刺激した。

ザクロ

学名　*Punica granatum*

ミソハギ科

概要:寿命の長いことで知られる落葉性の小高木で、アフガニスタンやパキスタン、イランから、インド北部のヒマラヤ山脈が原産です。枝にはとげがあり、あざやかな緋色の花を咲かせ、オレンジほどのサイズの硬い赤黄色の果実をつけます。果実のなかには、たくさんの甘い果肉の粒（仮種皮）があり、白く苦い内皮で仕切られています。果実1つに、800粒もの種子が含まれることもあります。

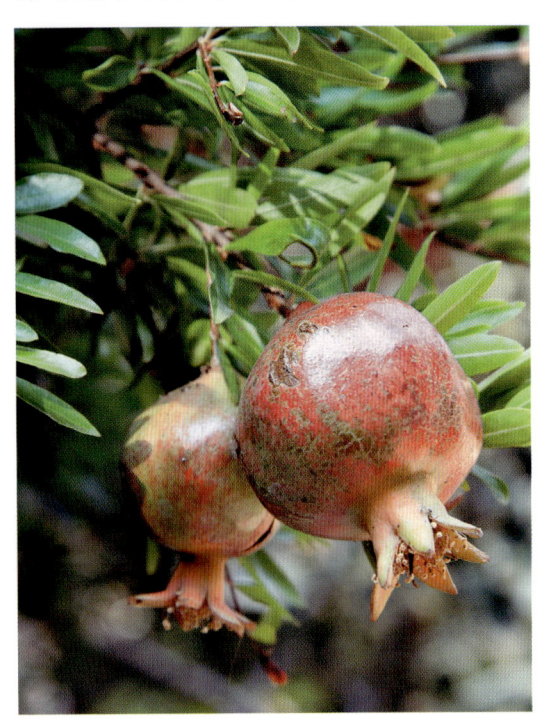

食用部位:果肉

歴史:ザクロには、薬用食物としての長い歴史があり、1957年にトルコの古代フリギア王国の遺跡でミタ王（あるいは紀元前8世紀に在位したミダス王）の墓が発掘された際に、そこで発見された2.7kgの食物と飲み物のなかにも含まれていました。ザクロの根や樹皮、葉、花、果肉、果皮、種子は、古代エジプトやギリシア、ローマの時代から、薬用に用いられてきまし

た。ザクロの木は、古代から地中海沿岸一帯やカフカス地方、熱帯アフリカ地帯で栽培されてきました。

1769年には、ラテンアメリカと北米でも、スペイン人の入植者たちによって果汁を採取するためにザクロの栽培が始められました。

おもな効能：ザクロはミネラルを肝臓に供給し、ビタミンAの吸収を助けます。病気に対する免疫力を高め、高血圧を改善し、心臓の強壮薬として作用します。果汁は消化器疾患によく、粉末にしたものは、下痢や鼻血に効きます。葉は切り傷や皮膚の病変に、果皮は歯磨きやガムパウダーに用いられることもあります。天然の抗真菌、抗ウイルス、殺菌作用があると考えられています。

果汁にはすぐれた抗酸化作用のあるポリフェノールが含まれますが、これは赤くて美味な仮種皮だけからではなく、果実全体から抽出したほうが、含有量が多くなります。ジュース1杯には、赤ワイン2杯分や緑茶10杯分の抗酸化物質が含まれるといわれています。果汁はビタミンA、C、E、葉酸が豊富です。ビタミンB5やカリウム、タンニン、シュウ酸のすぐれた補給源でもあります。

抗発癌性をもつことから、現在では"スーパーフルーツ"として位置づけられています。含有成分は、とくに前立腺癌を予防、あるいは進行を抑制し、乳癌のリスクも低下させる可能性があります。また軟骨細胞の炎症を和らげるという報告もあり、関節炎の治療に有効かもしれません。さらに種子のオイルは、皮膚癌に対する安全で効果的な化学予防物質として非常に有望であることが示されています。

科学的研究によって、抗酸化成分が豊富なザクロは、LDL（悪玉コレステロール）によるダメージを防ぎ、それによりアテローム性動脈硬化を予防することが示されています。また抗凝血作用も確認されています。毎日250mlの果汁を飲むと、心筋への酸素供給が高まり、冠状動脈性心臓疾患の改善に効果的です。かつて催淫薬とされたとおり、長期に飲み続けると、勃起障害が改善される可能性があります。

注意：ザクロの果汁と薬との相互作用に関する研究の数は、非常に限られています。服用中の処方薬と相互作用を生じるかもしれません。また、妊娠中や授乳中の女性は飲まないでください。飲みすぎると、腹痛や嘔吐、下痢を生じる可能性があります。ザクロにアレルギーのある人もいるかもしれません。

サクロ *Punica granatum*

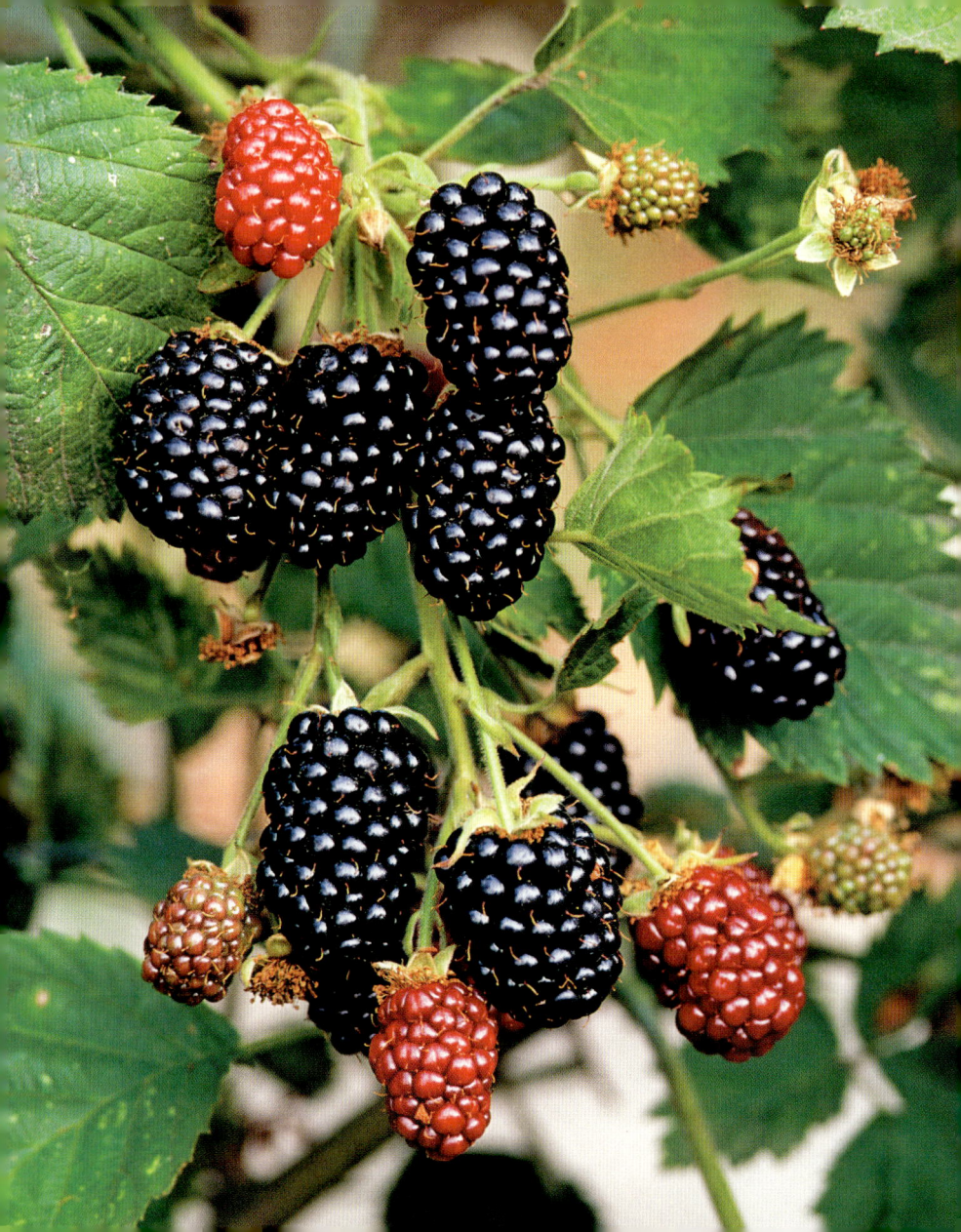

ブラックベリー

学名 *Rubus fruticosus*
バラ科

概要：キイチゴ属は、世界中の顕花植物のなかでもっとも広範な属の1つで、ラズベリーやブラックベリーもここに含まれます。半落葉性でとげのある多年生の低木で、木質の茎から絡みあうように枝を伸ばし、数メートルの高さの茂みを形成します。花は白かピンクで、果実は熟すにつれて緑から赤、光沢のある黒色へと変化します。ラズベリーと同じく、種子が1つ入った多数の小核果からなる集合果を形成します。

食用部位：果実、葉、根（薬用）

歴史：古代から知られていたブラックベリーは、聖書にも登場するおいしい果物です。ギリシアの悲劇詩人アイスキュロス（紀元前525〜456年頃）も、"医学の父"ヒポクラテス（紀元前460〜377年頃）も、ブラックベリーについて記述しています。1世紀には、ギリシアの医師ディオスコリデスが、熟れたブラックベリーのうがい薬がのどの痛みに効くことを初めて記しています。ヨーロッパでは"ガウト（痛風）ベリー"と呼ばれるように、ギリシア人は痛風の治療にも用い、ローマ人はのどの痛みや腸の炎症の治療に利用しました。

デンマークで発見された鉄器時代のハラルドスケア・ウーマン（紀元前500年）の体内から検出されたことから、ブラックベリーは2500年ものあいだ人間の食料とされていたことがわかり、おそらくはその数千年前からすでに食べられていたと考えられます。ブラックベリーは生命力旺盛で、容易にはびこる植物です。19世紀までは、野生の木になった実を収穫していただけでした。現在でも家族で"ブラックベリー摘み"に出かけると、たくさんの実を収穫することができます。

おもな効能：ブラックベリーは、抗酸化作用のあるポリフェノールが含まれることで知られています。これは天然の植物栄養素で、代謝を高める働きがあります。ビタミンA、C、E、葉酸、食物繊維など、健康によい多くの成分を含有しています。カリウム、カルシウム、リン、マグネシウムも非常

に豊富で、マンガン、セレン、鉄、亜鉛も含有し、わずかに銅も含みます。さらにタンニンやフラボノイド、没食子酸、アントシアニン、ペクチン、フルーツ酸も含有しています。

　さまざまな健康、栄養上の恩恵をもたらすブラックベリーは、自然界から授けられた"スーパーフード"の1つです。近年は、旬の時期になると、食料品店やスーパーマーケットでも、生のものが手に入るようになりました。旬以外の季節には、ジャムやジュース、シロップ、デザート、ワインとして楽しむことができます。しかし、本来は生の果実（あるいは冷凍品）がもっとも抗酸化作用が高く、フリーラジカルの除去を促進し、種々の癌を防ぐ働きが強いのです。ブラックベリーが食道癌の防止に果たす役割を調べた動物実験からは、この果実が腫瘍の進行だけでなく発生も抑制することが明らかにされています。人間に対する癌の予防効果についての研究も始められています。

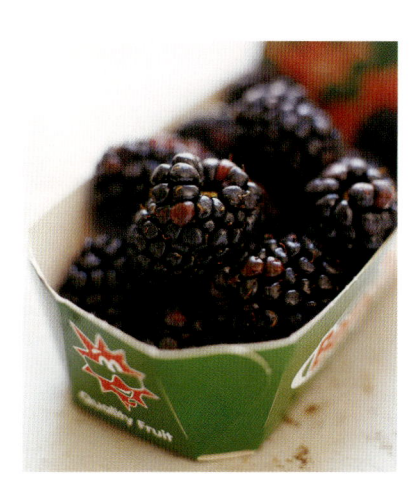

　ブラックベリーに含まれるペクチンは、関節炎の痛み止めとして昔から役立てられてきました。研究によれば、ペクチンは抗発癌治療への有効性が認められています。人間の前立腺癌の細胞にプログラム細胞死を促し、癌ではない部分は細胞死に導かないことが明らかにされています。いかにして悪性の細胞だけを殺し、健康なものを残すかという問題は、癌の克服において重要な関心事であり、ペクチンは貴重な植物性の抗癌治療薬となりうるかもしれません。さらに、主要なポリフェノールであるアントシアニンやフラボノール、タンニンなどを含むことで、ブラックベリーは、ブラックラズベリーとイチゴとともに、ある種の癌細胞株と闘う非常に有効な治療薬になりうるとして、近年の研究の対象となっています。

ブラックベリーはスーパーフード。
生の果実は、抗酸化成分が豊富で、種々の癌を引きおこすフリーラジカルの除去に役立つ。

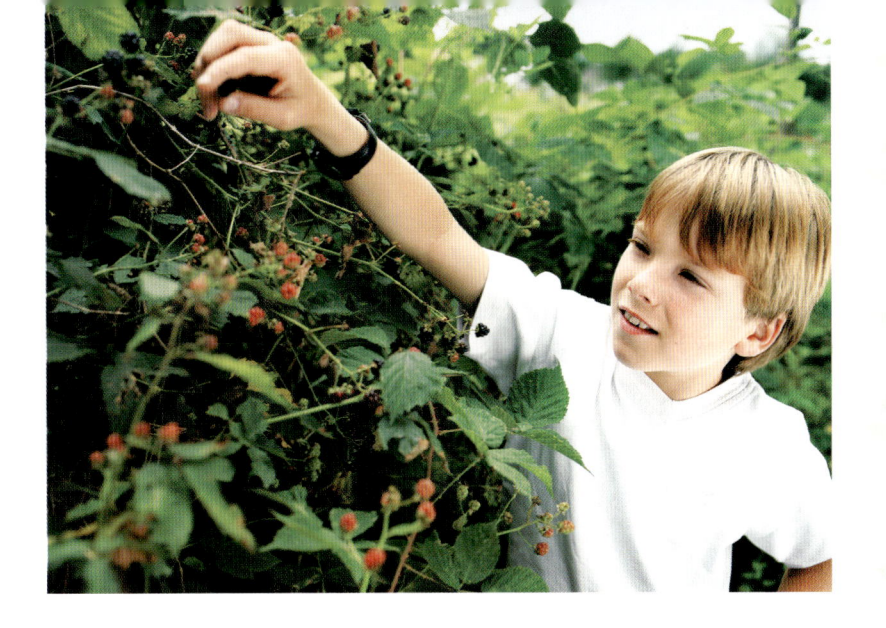

ブラックベリー *Rubus fruticosus*

19世紀までは、ブラックベリーは栽培されず、野生種のみが食べられていた。今日でも、野生のブラックベリー摘みは楽しい娯楽とされている。

　収斂、消毒作用のあるタンニンを多く含むことから、治癒を早める効果があり、下痢や腸炎、さらにのどや口の軽い炎症などに有効です。抗菌作用によって、血液を浄化するともいわれます。ブラックベリーの根は、ハーブ薬として下痢や赤痢の治療に用いられます。葉を噛むと、歯茎の出血や口内炎に効き、葉のエキスは、老化防止に幅広く効果を発揮します。この分野についてのさらなる研究が期待されます。昔からはびこりやすい不快な雑草とされてきたブラックベリーですが、実は立派な薬なのです。

注意：ブラックベリーの葉は、長期間使用しないでください（一度に1週間を超えない）。強い収斂作用があるため、便秘や下痢を引きおこしたり、月経を抑制したりする可能性があります。交通量の多い道路沿いに生えているブラックベリーには、汚染物質が蓄積している恐れがあるため、食べないでください。腎臓や胆嚢に治療中あるいは未治療の持病がある人は、果実を食べたり、葉を利用したりしないでください。

ラズベリー

学名　*Rubus idaeus*
バラ科

概要：ラズベリーはバラ科の植物で、よく知られているキイチゴ属に属しています。数百種にのぼるキイチゴの仲間は、アジア、ヨーロッパ、南北アメリカが原産で、北半球全域に生育しています。ヨーロピアンレッドラズベリーは、落葉性の低木で、小アジアのカフカス山脈にあるイダ山が発祥の地と伝えられ、そこで自生しています。その近縁種のアメリカンレッドラズベリー（*R. strigosus*）は北米原産ですが、同じ北米原産のものでも、より稀なブラックラズベリー（*R. occidentalis*）は別個の種です。果実には香り高い甘味と、かすかな酸味があります。もっとも一般的なラズベリーは赤紅色ですが、黒や紫、橙、黄、白のものもあります。

食用部位：果実、浸出した葉（薬用）

歴史：トロイの人々や、キリスト生誕の頃にイダ山のふもとに住んでいた人々は、野生のラズベリーを採集していました。栽培の記録は、4世紀のローマの農学者パラディウスの記述に見ることができます。またイギリスのローマ遺跡から種子が発見されていることから、ローマ人がヨーロッパ全土に栽培を広めたものと考えられます。イギリスでは、中世に広く普及し、品種改良が進められ、1771年にはニューヨークへともたらされました。

　ブラックラズベリーは、北米の東部と北部のみに自生する種で、1800年代まで栽培は行われていませんでした。先住民族は、紫色やくすんだ青色の染料として用いていたほか、ルバーブに似た新芽を調理して食用にしていました。また収斂剤、下剤、目薬、肺病薬、軟膏などの薬としても用いられました。すべての部位が、さまざまな症状の治療に利用されました。根や茎や葉の煎出液は百日咳に用いられ、根を噛むと咳止めや歯痛止めになり、収斂作用のある根皮の浸出液は、下痢や赤痢の薬にされました。1880年代までにはブラックラズベリーの栽培品種は少なくとも17種にまで増え、ニューヨークでは数千エーカーの土地で栽培されるようになりました。現在は、

ブラックベリーやレッドラズベリーに比べると、商業生産される量はわずかですが、ブラックラズベリーの強力な薬効を考えれば、状況はまもなく変わることでしょう。

おもな効能：ラズベリーの葉にはポリペプチドや抗酸化作用のあるフラボノイド、タンニンが含まれます。果実には、アントシアニン色素などの抗酸化作用のあるポリ

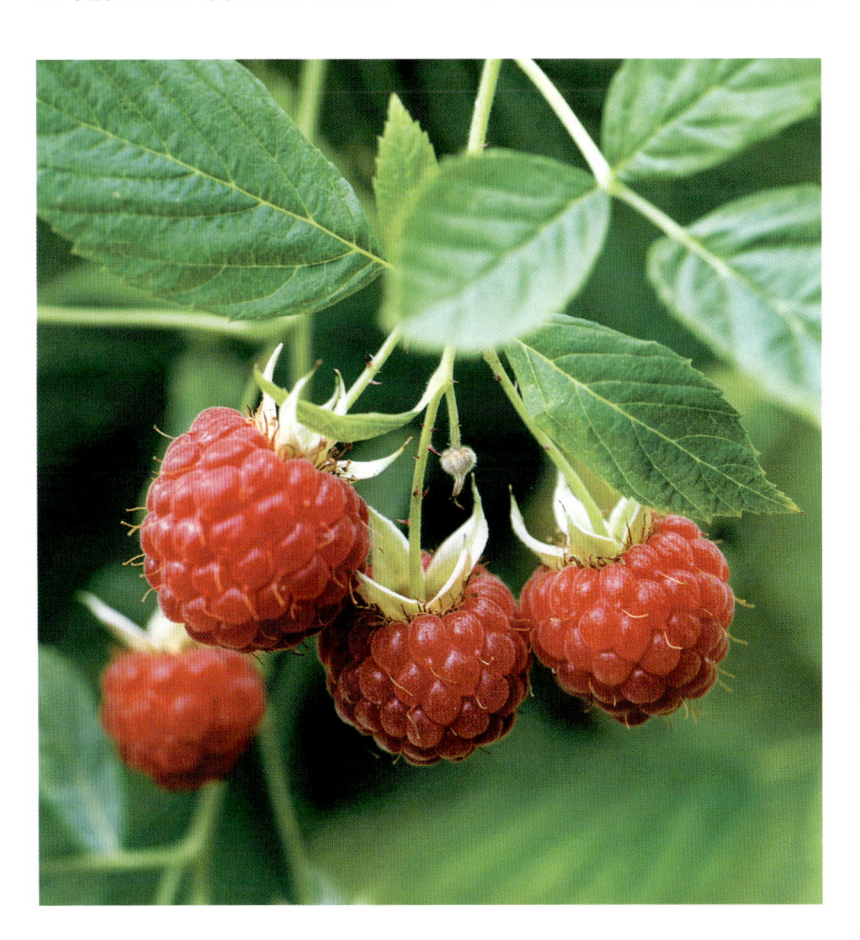

ラズベリー　*Rubus idaeus*

フェノールがかなり多く含まれ、種々の人間の病気の予防に効果があるとされます。アントシアニンは、生や冷凍された果実に検出され、加熱加工した食品にはあまり見られません。黄色やその他の色の薄いラズベリーは、アントシアニンの含有量が少なくなっています。

食物繊維が豊富で低カロリーであり、コレステロールは含まれません。さらにマンガンとビタミンCを多量に含有し、ビタミンB_2、葉酸、カリウム、マグネシウム、ビタミンB_3、A、E、銅、ペクチン、果糖、フルーツ酸のすぐれた補給源でもあります。また抗癌作用のある植物栄養素のエラグ酸や、抗酸化作用のあるポリフェノールもかなり多く含まれ、その健康効果について研究が進められています。

ハーバリストは、ラズベリーの葉を煎じて下痢止めに用いたり、茶や錠剤にして、妊娠期間の第3期に処方し、安産を促します。収斂作用があることから、結膜炎の目薬や、洗口液やうがい薬にもされ、潰瘍や裂傷やおりもの用のローションにも利用されます。予備的な医学研究によれば、ラズベリーの果実を食べると、炎症や痛み、癌、心臓血管疾患、糖尿病、アレルギー、老化による認知力低下、視力低下などの症状の改善が期待できるということです。

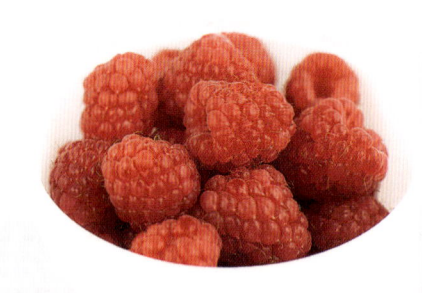

抗酸化物質や食物繊維を豊富に含み、低脂肪なラズベリーは、おいしいだけでなく健康にもよい。

最近の研究では、ブラックラズベリーの健康効果の高さが注目されています。ビタミンA、C、E、葉酸のほか、カルシウム、セレン、種々のアントシアニンを含み、あらゆる果物や野菜のなかで最高レベルの抗酸化物質の含有量を誇ります。動物実験に基づくある研究では、ブラックラズベリーの抗酸化成分がもたらす天然の化学予防作用によって、食道癌を最高60%防ぐことができるとしています。また、凍結乾燥させたブラックラズベリーを食事に取りいれると、大腸癌の発症を最大80%抑制することができるという実験結果も示されています。さらに口腔癌を防ぐ効果もあると

されます。これらの研究は、まだ始められたばかりです。

　チャイニーズ・ラズベリー（R. chingii、ゴショイチゴ）は、R. idaeusの亜種で、中国原産です。見た目は一般的なラズベリーに似ていますが、果実は小さく、円錐形で硬く、赤黄色から薄茶色をしています。さまざまな有機酸とフィトステロールを含有し、ビタミンCが豊富です。中国伝統医学では、甘味と温の性質をもつとされ、肝臓や腎臓の経絡と結びつけられています。収斂、強壮、おだやかな利尿作用があり、腎臓の機能を強化・安定化させて活力を維持させます。おもに肝臓や腎臓の機能不全の治療や射精機能の調節に用いられるほか、視力の向上や目のかすみの改善にも使われ、さらに肝臓、腎臓の機能不全から生じるさまざまな泌尿・生殖器の病気にも用いられます。

注意：妊娠初期にはレッドラズベリーの葉を服用しないでください。腎臓や胆嚢に治療中あるいは未治療の持病がある人は、ラズベリーを食べることを避けてください。

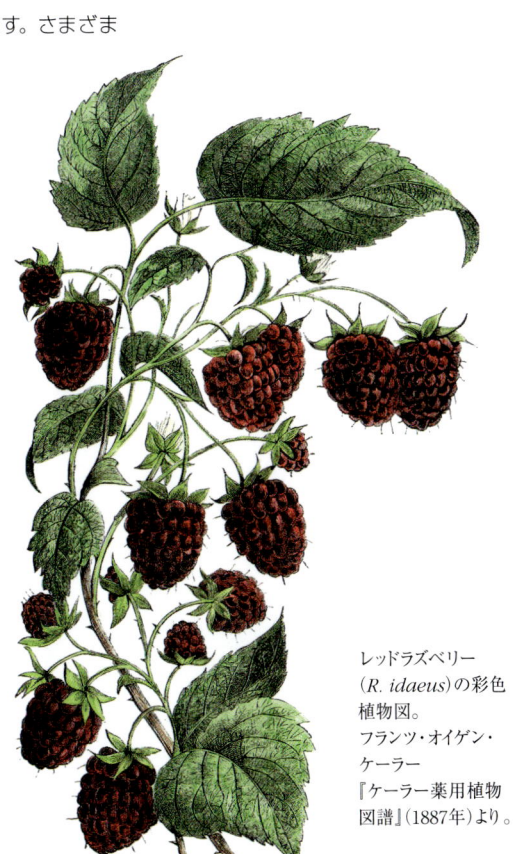

レッドラズベリー（R. idaeus）の彩色植物図。
フランツ・オイゲン・ケーラー
『ケーラー薬用植物図譜』（1887年）より。

食用のヒーリング

ジャガイモ

学名　*Solanum tuberosum*
ナス科

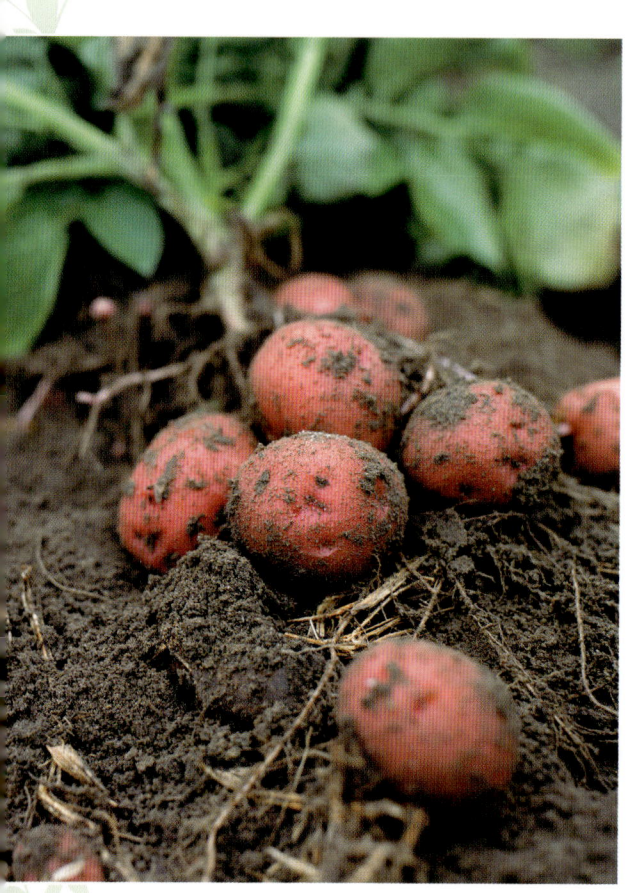

概要：ジャガイモは危険なベラドンナやナス、トマトと同じ科の植物です。植物学者によれば、約4000〜7000年前に現在のペルー付近で誕生したとされます。多年草で、黄色い葯のある白や紫の花を咲かせ、緑色の液果をつけ、塊茎(ジャガイモ)を形成します。

食用部位：根(加熱したもの)

歴史：わたしたちの食卓にのぼるまでに長い旅を続けてきたジャガイモは、幾度も名前を変え、さまざまな国々で栽培されてきました。ヨーロッパ人による記録のなかでは、ペドロ・シエサ・デ・レオンによる『ペルー誌』(1533年)に最初に登場し、栽培のためにスペインにもちかえられ、ケチュア語のパパという名前で呼ばれました。1540年

頃にはフランスへもたらされ、トリュフォールという名前で栽培されました。イギリスには、1585年にサー・ウォルター・ローリーの手によって伝えられたという説があります。

18世紀には、北イタリア、スペイン、ドイツ、ポーランド、ロシア、イギリスで食用に栽培されていましたが、フランスでは公共心に溢れた栄養学者アントワーヌ=オーギュスタン・パルマンティエ（1737〜1813年）が食材として普及につとめるまでは、家畜のえさと考えられていました。19世紀には、アイルランドで恐ろしいジャガイモ飢饉（1845〜1852年）が発生し、人口が20〜25％減少しました。今では、ジャガイモは全世界でもっともよく食べられる野菜の1つとなっています。

おもな効能：ジャガイモは世界のなかでもっとも重要な薬用食物であり、ビタミンCと葉酸が豊富で、ビタミンKやB3もかなり多く含み、少量のビタミンB6、B1、B2、Eも含有します。ミネラルも豊富で、カリウムやリンがとくに多く、さらにカルシウム、ナトリウム、鉄、セレンと続き、銅やマンガン、亜鉛、食物繊維もいくらか含みます。

栄養学的には、とくに炭水化物が豊富なことで知られ、これはおもに澱粉の形で存在しています。一部の澱粉は"難消化性澱粉"として胃の中に残り、食物繊維と同様の働きをし、大腸癌を防ぐとされています。耐糖能やインスリン感受性を高め、血漿コレステロール値を下げ、満腹感を生みだし、脂肪の蓄積を減らす可能性もあります。炭水化物を多く含むため、減量中の人々から敬遠されがちですが、ジャガイモは、ビタミンやミネラルの手軽な補給源なのです。また近年、化学農薬散布が心配されるなかで、ジャガイモの栄養分はすべて皮に含まれているという説を耳にしますが、これはありがたいことにたんなる神話で、実際は半分以上の栄養分がジャガイモそのものに含まれています。

研究によれば、100種にものぼる野生種および栽培種のジャガイモの皮と中身には、60種を超すフィトケミカルやビタミンが存在します。レッドポテトやノールコターポテトには、ブロッコリーやホウレンソウ、芽キャベツに匹敵するフェノール類が含まれ、心臓疾患や呼吸器疾患、ある種の癌を防ぐ効果のあるフラボノイドも含まれるという分析結果も示されています。血圧を下げるとされるクコアミンの存在も確認されています。

注意：未熟な緑色のジャガイモには毒があるので、けっして食べないでください。

ジャガイモ *Solanum tuberosum*

ブルーベリー

学名　*Vaccinium corymbosum*
ツツジ科

概要：ブルーベリーは落葉性の低木で、ツツジ科に属し、北米東部原産ですが、アジアやヨーロッパ、南米にも別の種が存在します。樹高は4mほどになり、濃緑色の光沢のある葉と、白い釣鐘状の花をつけ、しばしば密生した茂みを形成します。

食用部位：果実、果汁、葉、根（薬用）

歴史：ブルーベリーは1万3000年前の氷河期後に登場した、北米最古の植物（またはその近縁種）だと言い伝えられています。古代ローマの詩人ヴェルギリウスや、博物学者の大プリニウスはブルーベリーの存在を知っていて、vacciniumという名前で呼び、それがブルーベリーの学名として現在も残っています。

イギリスではウォートルベリー、デンマークではビルベリー、スウェーデンではブローベール、ドイツではビックベーレンまたはブラウベーレンと呼ばれます。1513年にスコットランド王となったジェームズ5世の宮廷では、スコットランドの野生のブレイベリーで作ったジャムが食べられました。フランス人の王妃マドレーヌ・ド・ヴァロワはお抱えのコックをスコットランドに伴い、ブレイベリーをさまざまな料理に用いさせて、スコットランド人の味覚を喜ばせました。

1615年、探検家のサミュエル・ド・シャンプランは、アメリカのヒューロン湖のそばに住む先住民族が野生のブルーベリーを採集し、乾燥させてペースト状にすり潰し、コーンミールとハチミツ、水を加えてソウトゥティーグというプディングを作っていることに気づきました。やがてその料理は初期の入植者たちのあいだで人気を博します。またブルーベリーをつぶして肉と合わせ、燻製にして乾燥させた食べ物もありました。冬場の保存食にするために果実を燻製にする先住民族もいました。野生のブルーベリーの花は星形をしているため、先住民族の人々は、部族の守り神が、飢饉の際に子供を飢えから守るために授けた星の果実だと考え、大切に扱いました。

ブルーベリーは伝統的な先住民族の治

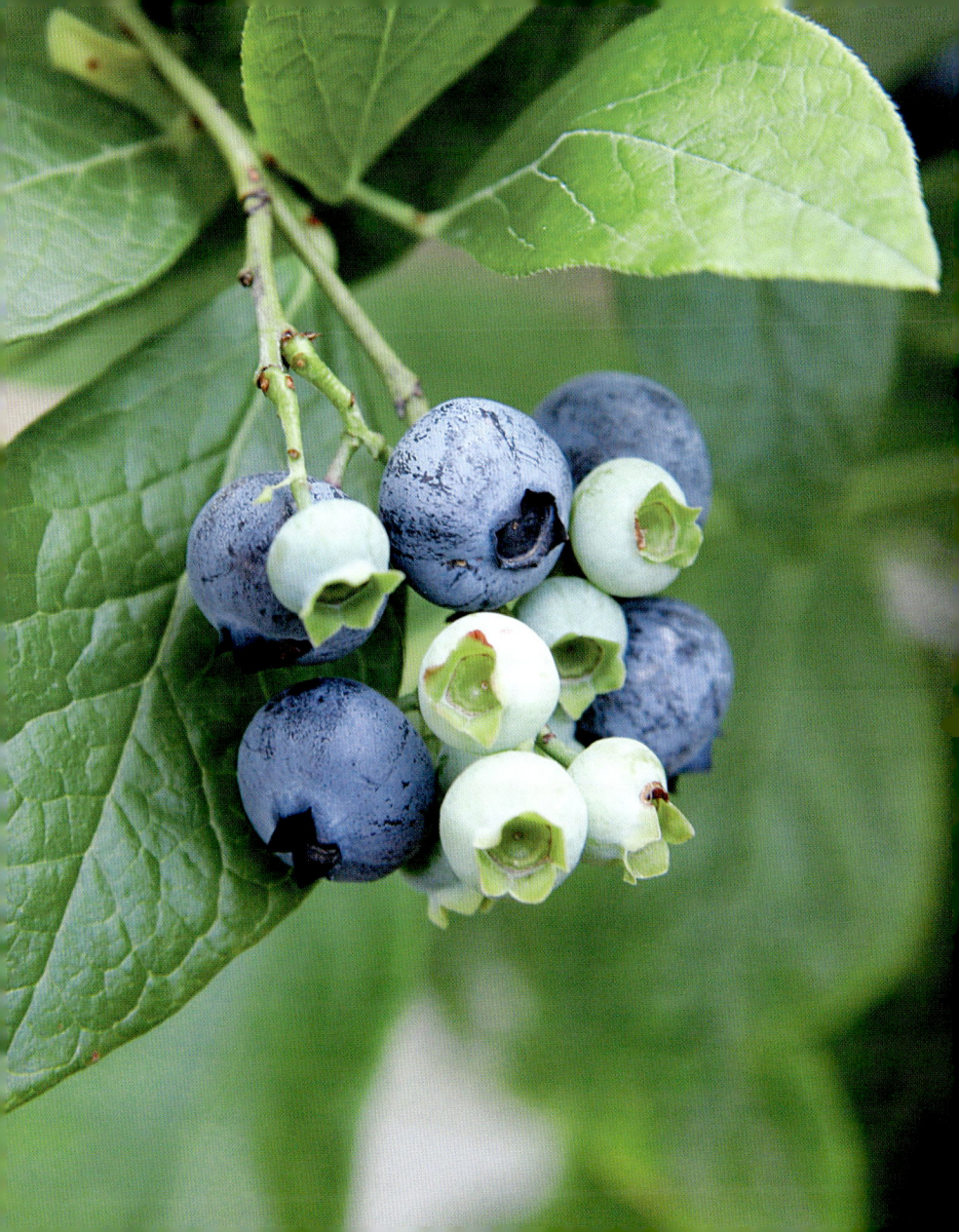

療法のなかで、さまざまな体の不調に用いられてきました。お茶は腹痛やしゃっくり、疝痛、深刻な胃腸炎、てんかん、ヒステリーなどの際の鎮痙薬とされました。果汁は長びく咳を止めるために、また野生のブルーベリーの葉から作ったお茶は、血液を浄化する強壮薬として用いられました。根から作った強い芳香のあるお茶は、出産時の弛緩薬とされました。古い医学書には、このお茶は入植者の妻たちの出産時にも用いられたと記録されています。果実は、壊血病、下痢、水腫、胆汁熱の治療のために食べられ、チペワ族は果実を乾燥させ、熱した石の上に置いて香気を吸いこみ、狂気を払いました。先住民族のブルーベリー崇拝は、的外れなものではありません。ブルーベリーは実際に栄養素の宝庫だからです。

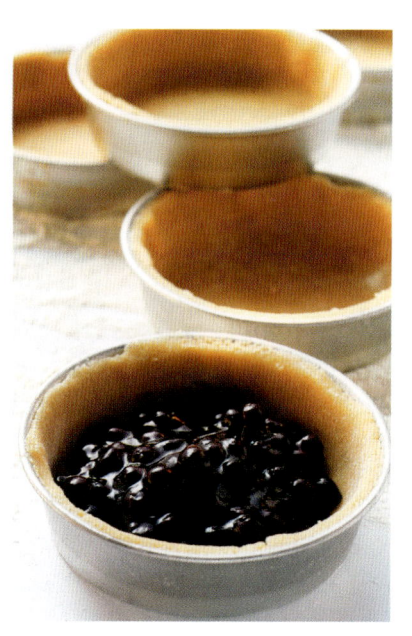

おもな効能：今日、ブルーベリーには緩下作用や、血液を浄化し、血行と視力をよくする作用が認められています。研究によれば、クランベリーと同様に尿路を健康に保ち、さらに白内障や緑内障も防ぐとされます。最近では、閉経後の骨粗鬆症にも有効で、抗腫瘍作用や抗発癌作用をもつ可能性もあるとされています。予備的研究では、静脈瘤や痔、消化性潰瘍にも効果が示されています。葉は、境界型糖尿病や低血糖症の血糖値の調節に用いられています。

炭水化物が豊富なほか、抗酸化作用のあるビタミンCとEのすぐれた補給源でもあり、鉄や食物繊維も多く含み、微量栄養素も幅広く含有しています。食用になる果実には、さまざまな薬効があります。豊富

ブルーベリータルトは、ブルーベリーの健康促進成分をおいしく摂取することができる。

ブルーベリー *Vaccinium corymbosum*

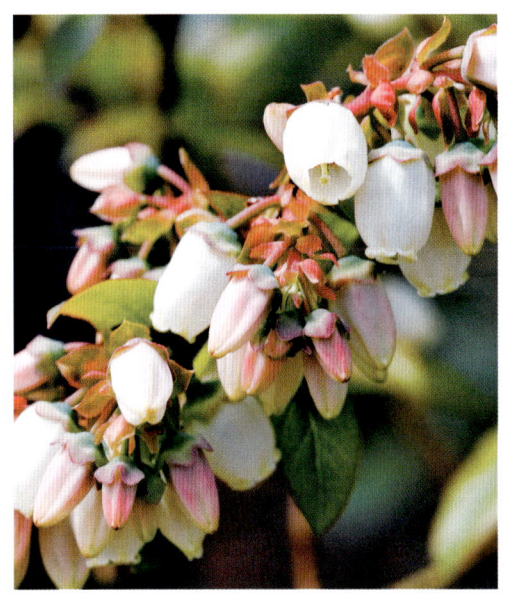

アメリカ先住民族は、星型の花をもつブルーベリーを、守り神が飢饉の際に子供を飢えから守るために授けたものと信じていた。

に含むアントシアニンは、果実を色づける色素で、天然の抗酸化物質でもあり、幅広い生物医学的機能をもつことが示されています。たとえば心臓血管の疾患や、老化によるストレスや、炎症反応、変性疾患などに有効とされます。またアントシアニンは、脳の神経機能、認知機能も向上させます。ブルーベリー（とクランベリーなどの類似の果実）のフラボノイドは、神経細胞に働きかけ、細胞同士の情報伝達を高めるほか、脳細胞の再生を促すという報告もあります。それによって、アルツハイマー病やその他の老化による認知力の低下を抑制するほか、目の健康やDNAの完全性を維持します。

注意：現在のところ、ブルーベリーの安全性や相互作用に関する問題は報告されていません。生の（乾燥させていない）果実には緩下作用があるため、下痢のときには避けましょう。ただし、ブルーベリーのエキスは、インスリンや糖尿病の経口治療薬や、血糖値に影響を与えるハーブ製品の効果を阻害する可能性があります。少量のタンニンを含みますが、タンニンを大量に服用すると肝臓や腎臓にダメージを受けることがあります。また、多量のタンニン摂取は、食道癌や口腔癌を招く可能性もあります。

食用のヒーリング植物

アメリカンクランベリー
学名　*Vaccinium macrocarpon*
ツツジ科

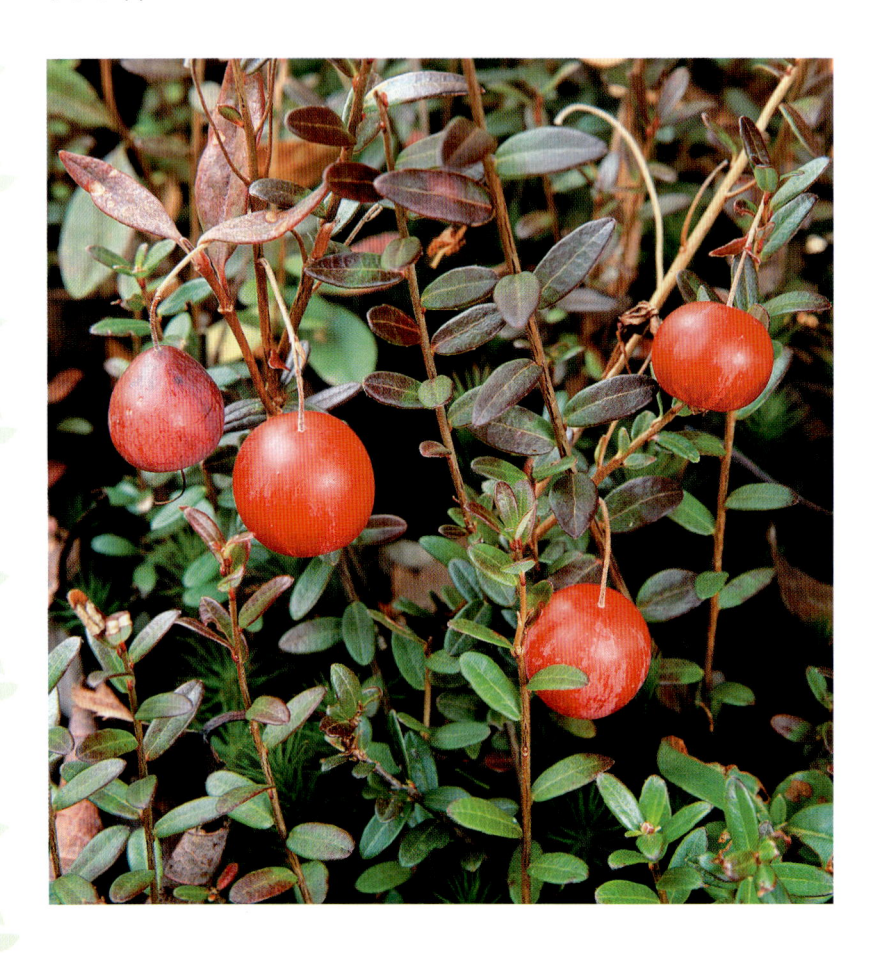

アメリカンクランベリー *Vaccinium macrocarpon*

概要：クランベリーは、匍匐性の矮小な常緑低木、またはつる性植物の総称で、細い針金のような茎と、小さな葉をもちます。北半球の寒冷地全域に、酸性の沼沢地を好んで生育し、商業作物として重要な北米原産の3つの果物の1つに数えられます（他の2つはブルーベリーとコンコルドグレープ）。花は暗紅色で、収斂作用のある果実は、はじめのうちは白く、熟すにつれて濃赤色に染まります。

食用部位：果実

歴史：アメリカの先住民族は、クランベリーをサッサマナシュと呼び、この果実を初めて食料や染料、薬として用いました。先住民たちはクランベリーのもつ天然の防腐効果を知っていて、乾燥肉のペーストと動物の脂肪と穀物で作るペミカンと呼ばれるケーキの一種に加えました。また葉をいぶし、酩酊薬として利用したともいわれます。1620年にはイギリス人植民者にも知られ、1683年にはジュースが作られていました。1816年頃に、マサチューセッツ州ケープコッドのデニスの町で、ヘンリー・ホールが初のクランベリー農園を始めたとされています。1820年代には、輸出も始まりました。

1840年、オランダ北部西フリースラント諸島のテルスヘリング島の湿った砂地に、思わぬ形でアメリカンクランベリーが到来します。アメリカの船で船乗りたちが壊血病予防に食べていたクランベリーの樽が漂着し、猛烈な勢いで繁殖しはじめたのです。以来、クランベリーはその地で生育しつづけています。

別の場所でも、別種のクランベリー（*V. oxycoccus*）が自生し、鉄器時代から用いられていました。北極圏では何千年にもわたり食べられていたといわれ、現在もロシアや北欧諸国ではクランベリー摘みが人気です。古代ローマ人は、イングランドに遠征した際にクランベリーの薬効を知りました。著名な園芸家のヘンリー・ライトは、16世紀の植物書『新しい植物誌』（1578年）のなかで、その効能について記しています。エリザベス朝以降は、イギリスで民間薬として人気を集めました。伝統的に、胃の不調や尿路感染症、胆嚢の病気、発熱などの治療に用いられました。

アメリカやカナダでは、伝統的な感謝祭の料理である七面鳥にクランベリーソースが添えられます。ヨーロッパでも、クリスマスなどの冬の祝祭の食卓を彩ります。

おもな効能：栄養分と抗酸化作用に富むことで知られるクランベリーは、食品業界で

は"スーパーフード"とみなされています。もっとも強力な天然の抗酸化作用をもつ食物の1つで、果実が熟すほど、その効果は高まります。ビタミンCやB群、食物繊維、マンガン、ビタミンKを適度に含み、重要な微量栄養素をバランスよく含有しています。

研究によれば、果実には尿路感染症や膀胱炎を防ぐ作用がいくらかあり、果汁は、尿に多量の白血球と細菌が含まれる寝たきりの患者の尿の消臭に効果があるとされています。また抗生物質の働きを高めるともいわれますが、抗生物質の代わりとなることは確認されていません。しかし、クランベリーには強力な抗ウイルス作用があり、たとえば含有するある種の植物栄養素は、陰部ヘルペスの原因である単純ヘルペスウイルスに対抗することが検証されています。果汁は、大腸菌などの深刻な病気や死をもたらす細菌の増殖を防ぐことも確認されています。

この健康によい果実は、カンジダ症を引きおこすカンジダ・アルビカンスなどのイースト菌感染症や、胃腸感染症に対する抵抗力を高めます。たとえば、ヘリコバクター・ピロリ菌に対する抗生物質の働きを助けます。また、腎臓結石の生成を防ぐ可能性もあるほか、コレステロール値の調節にも有効です。抗酸化作用によって、LDL（悪玉コレステロール）の酸化を抑制し、心臓を守るHDLコレステロールを増やして、心臓疾患の予防に役立ちます。

また抗酸化物質のポリフェノールの補給源でもあり、循環器系や免疫系の機能を高め、抗癌作用をもつものとして、現在さかんに研究されています。

2002年のアメリカでの実験研究によれば、抗酸化物質は、血管中の脂質の蓄積を

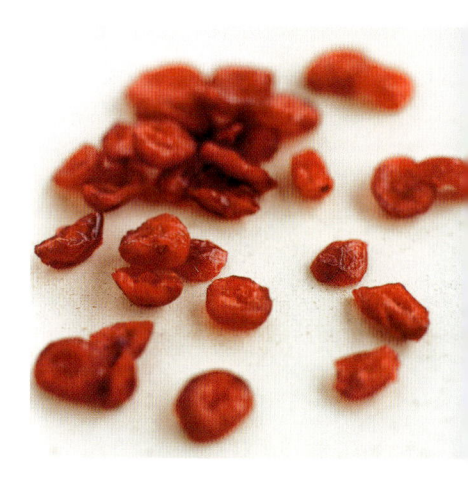

マフィンやミューズリ、サラダ、祝祭の七面鳥の詰め物などに、干したクランベリーを加えると、風味が増し、健康にもさまざまなメリットがある。

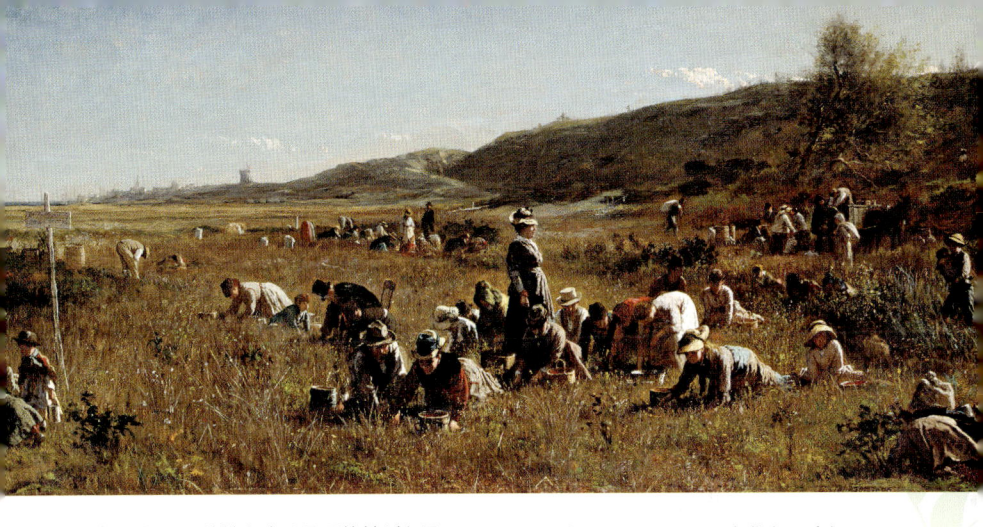

防ぎ、血管の柔軟性を高める可能性があるとされ、アテローム性動脈硬化症患者を心臓発作から守る働きもあることが示されています。2007年にはさらなる研究の結果、ポリフェノール（クランベリーに含有されるものも含む）はLDLコレステロールの酸化に対抗し、血小板凝集を抑制し、血圧を下げることで、心臓疾患のリスクを低下させうることが示されました。またクランベリーは、癌細胞の増殖の抑制にも役立ちます。植物栄養素の働きで、人間の乳癌細胞の増殖を食いとめます。老化による黄斑変性も防ぎます。ごく最近、クランベリーの抗酸化物質が歯垢と闘うことで、口腔衛生にも役立つことが明らかになっています。

ナンタケット島でのクランベリーの収穫（1880年）、イーストマン・ジョンソン（1824～1906年）

注意：クランベリーは、妊娠・授乳中の女性や、幼児にも安全です。抗生物質の代わりに用いるのはやめてください。泌尿器や腎臓の疾患の治療薬を服用中の場合、クランベリーの濃縮エキスを薬として用いないでください。シュウ酸塩が腎臓結石のもととなるかもしれません。生の（乾燥させていない）クランベリーには、緩下作用があります。糖尿病の人は、市販のクランベリー製品には多量の糖分が含まれていることに留意してください。クランベリーは、ワルファリンなどの抗凝血剤の効果を阻害することがあります。

ビルベリー

学名 *Vaccinium myrtillus*
ツツジ科

概要:ビルベリーは落葉性の小低木で、おもに荒野や、山林地帯の下生えとして生育しています。ヨーロッパと北米が原産で、シベリアや北アジア全域、北アフリカ(モロッコ、アルジェリア、チュニジア、リビア)にも見られます。観賞用にもされる硬い葉は、はじめのうちはバラ色で、黄緑色に変わり、秋には赤く染まります。春にピンクや白い色の蝋のような花が咲き、夏には丸く黒い果実をつけますが、熟すにつれて細かな灰銀色の果粉に覆われ、青っぽい色に変わります。

食用部位:果実、葉(薬用の浸出液として)

歴史:白い果実をもつ変種もありますが、ビルベリーの名前はデーン語で"暗い色の果実"を意味するbollebarに由来しています。スノキ属に属する液果を実らせる小低木のいくつかを総称してビルベリーと呼ぶことがありますが、ビルベリーとブルーベリーとは別種の植物です(p.176〜179を参照)。

ビルベリーは、1000年近くにもわたりヨーロッパやその他の地域の伝統医学に用いられてきました。ヨーロッパ人はおもに下痢や壊血病の治療に役立てました。第二次世界大戦以前には、大量のビルベリーがオランダやドイツ、スカンジナビアからイギリスに輸入されていました。ロシアではもっとも人気のあるベリーで、昔から夏の週末には、人々は町を出て森へ入り、籠いっぱいのビルベリーを収穫し、冬の保存食を作りました。

おもな効能:ビルベリーには、ビタミンAやC、B1、クロム、鉄、銅などの健康によいビタミンやミネラルが多数含まれています。葉には止瀉、鎮痛、収斂、消毒、利尿、止血、健胃、駆虫、癒傷作用があります。果実には、有効成分のアントシアニン色素が含まれます。

ロシアでは、昔からハーバリストが、ビルベリーの葉の浸出液を胃酸不足や炎症、下痢などの消化器疾患の治療に用いました。また、腎臓や肝臓の薬や、降圧剤とし

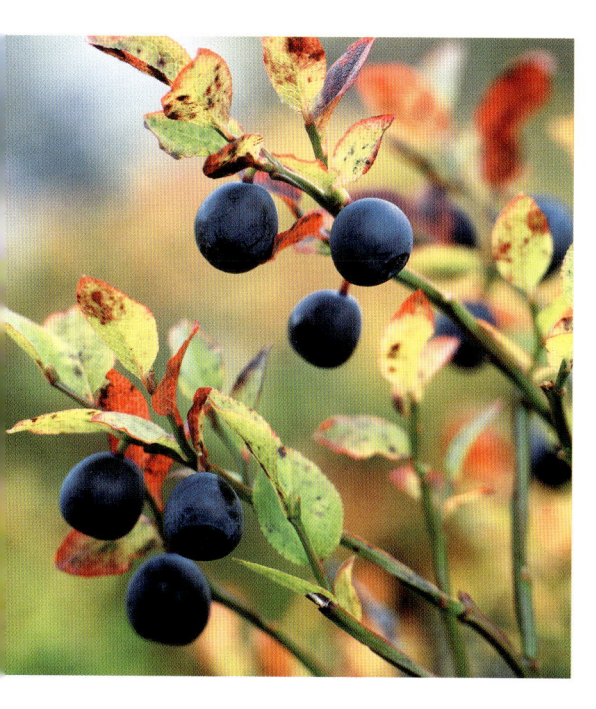

ビルベリー *Vaccinium myrtillus*

されます。

6種のベリー類のエキス（ビルベリー、野生のブルーベリー、クランベリー、エルダーベリー、ラズベリーの種子、イチゴ）の1つとして、抗血管新生（抗腫瘍）作用、抗酸化作用、抗発癌作用をもつ可能性が示されています。2009年の研究では、ビルベリーのアントシアニンがもつ高い抗酸化作用は、治療薬としての大きな可能性をもつことが明らかになりました。ストレスに起因する肝臓へのダメージを抑制したり、大腸癌の化学予防薬となることが期待されています。

ても処方されます。ロシアやアメリカでは、暗視視力を高めるとされますが、科学的にはまだ証明されていません。しかし、食事にビルベリーエキスを補うと、黄斑変性や白内障の予防に有効であることが、動物実験によって示されています。

今日、西洋では下痢や月経痛、目の疾患、静脈瘤、静脈不全（心臓に流れる血液の不足）やその他の循環器系の疾患の治療に用いられています。葉は糖尿病の治療に利用

注意：ビルベリーの果実は、おおむね安全とされています。しかし、葉や葉のエキスを大量または長期に服用すると、中毒症状を生じ、危険であることが報告されています。使用する前に、医療の専門家に最新の注意事項を確認してください。

ブドウ

学名　*Vitis vinifera*
ブドウ科

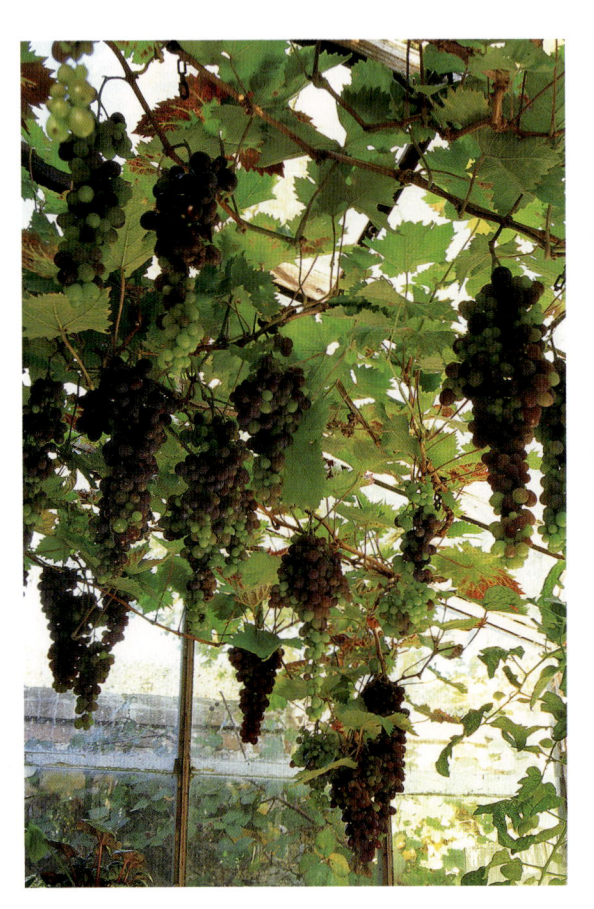

概要：ブドウは、落葉性の多年生つる性植物で、地中海沿岸やヨーロッパ中部、南西アジアが原産です。房状の果実は、緑色から黒色まで、さまざまな色あいをもちます。

食用部位：果実、葉

歴史：人類が初めてブドウを踏んでワインを作って以来、ワインは世界中の文化のなかで宗教儀式や祝祭に用いられてきました。ワイン製造を示す最古の証拠は、グルジアやイランの約8500年前の遺跡から発見されており、より後世のマケドニア(ギリシア)の遺跡にも見られま

す。ギリシア神ディオニュソスとローマ神バッカスは、ワインを象徴する神であり、これらの神をまつる多神教的儀式のなかではワインが用いられました。またキリスト教やユダヤ教、さらに古代エジプトなどの他の文化や民族のなかでも用いられました。

ブドウは用途が広いことで知られます。ワインやグラッパ（イタリアのブドウのブランデー）の材料になり、生のものや乾燥させたものは果物として食べられ、ジャムやグレープシードオイル（無臭でべとつきがない）や、古代ローマの料理に用いられたシロップ（アロペ）にも用いられました。この濃い色のおいしい純粋なブドウシロップを、聖イシドルスはデフラタム（果実の汁ムストを加熱濃縮したもの）と記述し、1世紀前後にはウァロやプリニウス、コルメラも言及し、現在もスペインのカディスにあるシェリー製造工場では伝統的な製法によって作られています。

おもな効能：ブドウの果実とワインは、健康的な"地中海式食生活"（p.118を参照）の一部であり、"フレンチパラドックス"を説明するものとされています。これはフランス人が、高脂肪の食生活にもかかわらず、非常に健康な心臓をもつのはなぜかという謎のことです。ブドウはビタミンB_6、B_1、Cのすぐれた補給源で、マンガンやカリウム、抗酸化物質のフラボノイドもいくらか含んでいます。ブドウはさまざまな形で用いられ、抗酸化、抗発癌作用を発揮し、心臓の健康を強力にサポートします。

血行促進や、血栓症の予防など、適量のアルコールがもたらす効果以外にも、とくに赤ワインには、脳卒中を防ぎ、コレステロール値を下げ、膵臓癌を予防し、さらには大腸菌やサルモネラ菌、リステリア菌などの致命的な食中毒を引きおこす菌に対抗する働きもあることが、研究から明らかになっています。

とくにブドウの果皮や種子のエキスに含まれるポリフェノールは、健康を維持し、増進する強力な効果をもっています。たとえばアルツハイマー病のリスクを下げる可能性があります。赤ワインにはほかにも、高い心臓保護効果のあるプロシアニジンやサポニンなどの成分が含まれ、これらは血圧を抑え、動脈硬化を防ぐ助けとなります。最新の研究では、ブドウに含まれるレスベラトロールが長寿をもたらすことが示されました。

注意：妊娠中や授乳中はアルコールを避けてください。赤ワインは1日に1杯以下にとどめ、何らかの理由で医師に禁酒を勧められている場合は飲まないでください。

ブドウ *Vitis vinifera*

オーツムギ

学名　*Avena sativa*　イネ科

概要：オーツムギは丈夫な穀物で、世界中のさまざまな気候帯で幅広く栽培されています。遺伝学的には、祖先である野生種の赤いオーツムギ*A. sterilis*は、レバントやメソポタミア一帯の"肥沃な三日月地帯"に自生していたとされます。一年草で丈は1mほどになり、垂直で空洞のある茎と、剃刀のような葉をもち、尖った穂の中に種子を実らせます。

食用部位：種子（生のままか、加熱したもの）、茎（浸出液）

歴史：オーツムギは、おもな穀物のなかで、最後に栽培が始められました。最初は雑草として無視され、3000年ものあいだコムギに劣ると考えられていました。青銅器時代以降、野生のオーツムギはユーラシア大陸や北アフリカで見られるようになり、鉄器時代にはさらに北部へと分布を広げました。ローマ人はオーツムギを馬の餌とみなし、異邦人たちを蔑んで"オーツムギを食べる者"と呼びました。しかし彼らの帝国は、最後には異邦人によって破壊されることになります。ヨーロッパの中世末には、男性は魔女の魔術によって、男根を盗まれると信じられていました。研究によれば、魔女は盗んだ男根にオーツムギやコムギで栄養を与えたとされます。

スコットランドでは、オーツムギが自給用作物となりました。18世紀の文学者サミュエル・ジョンソンは、オーツムギを"穀物の一種であり、イングランドでは馬を養い、スコットランドでは人を養う"と皮肉に定義しました。しかし、ジョンソンがそれほどまでにオーツムギや、オーツムギの粥を毎日食べるスコットランド人の習慣を軽蔑していなければ、循環器を患い、脳卒中で倒れ、鬱血性心不全で死ぬこともなかったでしょう。

17世紀初頭、スコットランド人移民が北米にオーツムギをもたらし、それ以来、北米の主要な食料となりました。多くの国で商業栽培もされてきました。

オーツムギ自体は催淫薬とされてはいませんが、オーツムギで健康を維持すれば、性的機能も高まります。オーツムギがそれを餌にしている馬の精力旺盛ぶりと結びつけて考えられるのは、アソルブローズなど

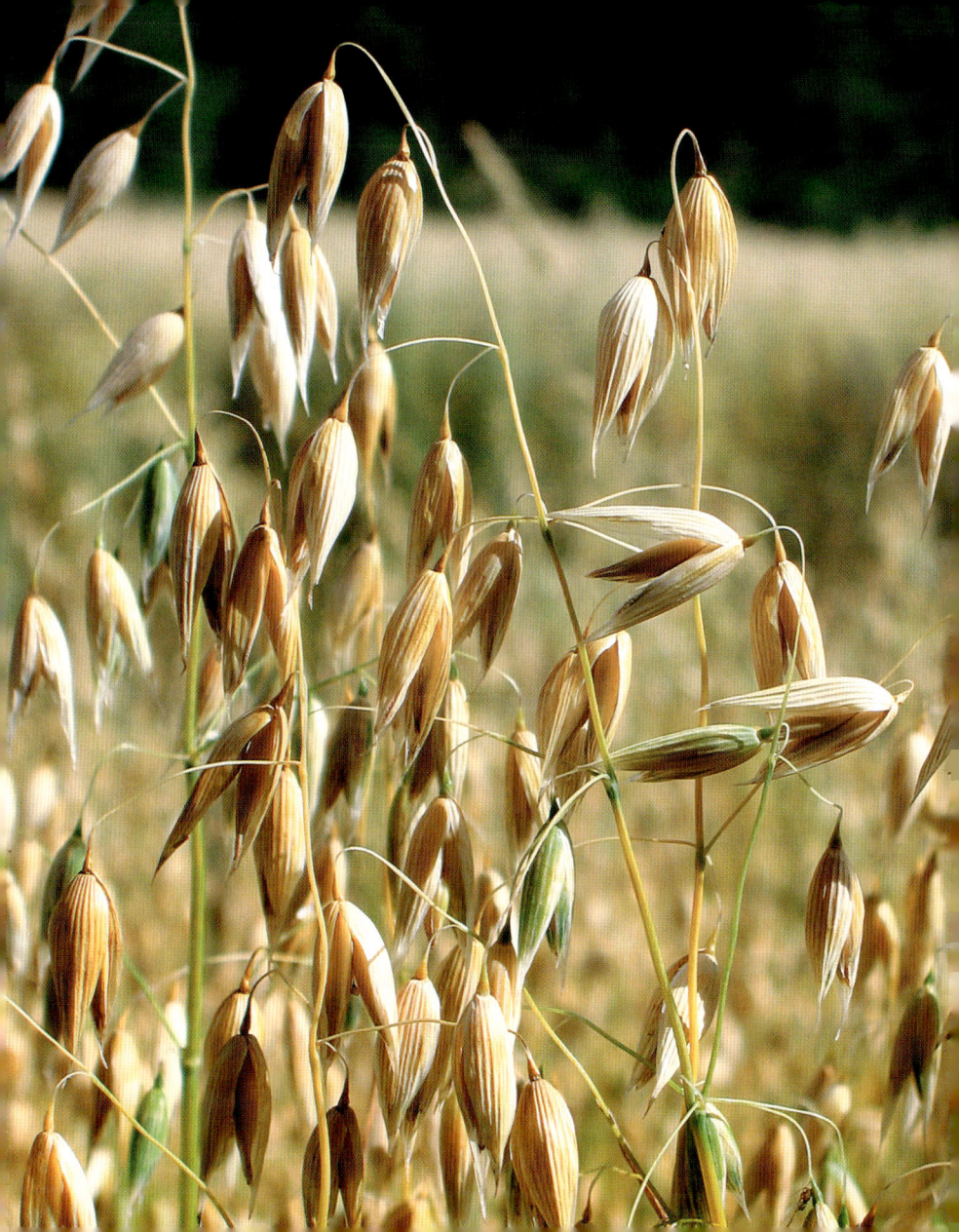

の飲み物のせいでしょう。これはオーツムギを混ぜたウィスキー・クリームのような強いリキュールで、昔からスコットランドのバーンズ生誕夜のような特別な日に飲まれ、人々の自制心を失わせて放埓な行動に走らせます。

おもな効能：オーツムギは用途が広く、人間の食料や家畜のえさとしてすぐれているほか、近年では化粧品や化学薬品にも用いられています。しかし、もっとも重要なのは、内服薬や外用薬として、治療や健康増進に果たす役割なのです。幼児の栄養補給にも、大人の健康維持にも適した、完全な薬用食物であるといえます。水溶性、不溶性の食物繊維を多量に含有するほか、ミネラル（とくにマンガン、セレン、リン、マグネシウム）やあらゆる種類のビタミン（とくにビタミンB1）も非常に豊富です。ここ数年、オーツムギはおもに心臓の健康のために朝食のシリアルとして食べられています。とくにオーツムギに固有の抗酸化成分であるアベナンスラミドは、フリーラジカルの除去に役立ち、心臓疾患のリスクを低くします。

オーツムギは、基礎的な体力を向上させ、一般的な体調不良や季節性の不調に抵抗する力をつけます。消化不良（生で食べると便秘予防によい）を改善し、免疫機能を向上させて感染症を防ぎ、大腸癌を予防します。抗癌性のあるβ-シトステロールも含みます。オーツムギや、オーツムギのふすまや、オートミールは、どれも食物繊維の働きによってコレステロール値を下げ、突然変異や腫瘍、癌の発生も予防します。加熱したオーツムギ（粥）には血糖値を安定させる働きもあり、毎日食べることで、心臓疾患や糖尿病を防ぎ、疲労を和らげ、ホルモンのバランスを整え、プロスタグランジン（血管や他の臓器に作用するホルモン様物質）の過剰生成を抑え、スタミナを強化してくれます。さらに、健康的なエネルギー補給源でもあります。コレステロールはなく、複合炭水化物を含むため、午前中にゆっくりとエネルギーを放出することで、消化の速い、糖分の多い食べ物をつまみたくなる欲求を抑えてくれます。

オーツムギに含まれるセレンは、DNAの修復に関与するため、癌のリスクを下げます。また抗酸化作用をもつことから、喘息の症状を和らげるものとしても重要です。セリアック病の患者はグルテン（コムギ、ライムギ、オオムギ、オーツムギに含まれる）を避けることが鉄則ですが、オーツムギに含まれる少量のグルテンであれば、ふつうは耐容されうるという最近の研究結果も見られます。

オーツムギには、食事からの摂取が必要な必須アミノ酸のトリプトファンも含まれます。この成分には睡眠補助剤としての効果があるという臨床研究もあり、オーツムギが疲労回復によいとされるのはこのためでしょう。トリプトファンはその他の面でも有用で、たとえばうつやストレスや、その他の神経障害を改善するといわれます。とくに脳内のセロトニンのレベルと機能が低下した状態に有効であるとされ、抗うつ薬や抗うつ薬の"賦活剤"になる大きな可能性をもつとされますが、さらなる研究が待たれます。

伝統的なアーユルヴェーダ医学においては、オーツムギのエキスをアヘン中毒に用いてきました。アヘン中毒患者10人のうち6人が、グリーンオーツ（未熟な状態のオーツムギ）の煎出液を服用することでアヘンをやめられたとする報告例も出されています。

オーツムギの藁は馬や牛の敷き藁になるだけでなく、抽出液やチンキ剤、粉末、お茶などの形で伝統的ハーブ療法に用いられます。なかでもお茶がよく知られ、おもに関節炎やリウマチの治療に利用されます。利尿作用もあり、女性はお茶を飲んでむくみをとります。含有する二酸化ケイ素は、健康な皮膚や髪、爪、骨を作るために重要です。西洋のハーバリストは藁の抽出液やチンキ剤を、神経の強壮薬や、疲労や不眠を癒すための心身全体の強壮薬として用いたと伝えられます。今日では、おもに皮膚の炎症や乾燥につける薬として用いられています。

注意：食用のオーツムギに関しては、一般に副作用はないとされています。しかし、オーツムギの摂取により、敏感な人には、セリアック病や疱疹状皮膚炎の症状が生じる可能性があります。ふすまは便の量と排便回数を増やすため、腹部膨満や鼓腸、あるいは陰部の炎症を招くことがあります。モルヒネとの併用は禁忌とされる場合があります。

オーツムギ　Avena sativa

オーツムギを刈る農夫、アルデブランド・ダ・フィレンツェによる医学論文の挿絵（1356年）

食用のヒーリング植物

イネ
学名 *Oryza sativa*
イネ科

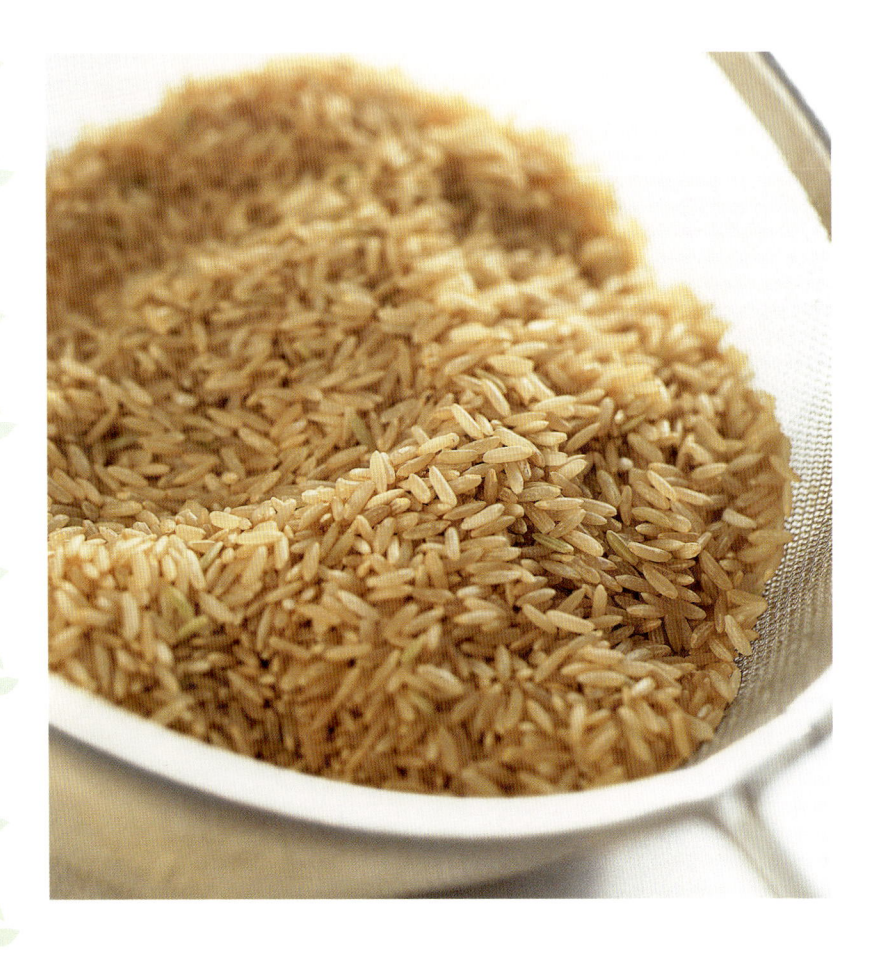

イネ *Oryza sativa*

概要：現在、数百種あるイネ科植物のなかで、米として栽培されている種は*O. sativa*と*O. glaberrima*の2種類のみです。南アジアや東南アフリカの熱帯地方、亜熱帯地方が原産です。一年草として育てられますが、熱帯では多年草としても生育します。イネの栽培がどこで始められたかは不明ですが、最近の考古学調査では、中国中央部の揚子江流域が発祥の地として挙げられています。イネの根元部は水中で生育し、匍匐性をもつものもあります。小さな風媒花を束になった小穂に咲かせ、食用になる穀果を実らせます。殻につつまれた穀粒は米と呼ばれ、丸い形のもの（粥やプディング用）と平らな形のもの（カレーに使うパトナ米のように硬さがある）があります。粉末にしたものは"米粉"として知られています。

いわゆる"ワイルドライス"と呼ばれるものは、ふつう近縁のマコモ属に属する別種の植物のことで、これは野生だけでなく栽培もされています。また、イネ属の野生種を指すこともあります。

食用部位：種子（精米・加熱したもの）

歴史：米は世界の人口のほぼ3分の2の食生活を支える穀物で、人類が消費するカロリーの5分の1を供給しています。イネの栽培の歴史は1万1000年前にまで遡るといわれます。しかし、水田の"代かき"や苗の"移植"の技術が確立してはじめて、農作物としてのイネの普及は本格的に始まりました。この方法は中国の湿地帯で行われていて、紀元前2000年頃に東南アジアに伝播し、やがてインドネシアや日本にも伝えられました。インドやスリランカでも古代から重要な穀物とされ、その歴史は、インドの場合は紀元前2500年、スリランカは紀元前1000年頃にまで遡ります。聖書のドクムギのたとえにもあるように、イネの近縁野生種であるジザニア（ホソムギ、ドクムギとも）は、紀元33年以前から地中海沿岸の古代イスラエルに生育していました。

ドイツとスイスの研究者によって、ビタミンA欠乏症を治療することを目的とした、β-カロチンを含む遺伝子組み換え米が開発され、論議を呼んでいます。さらにその"ゴールデンライス"に含まれる他の栄養素の量や質を向上させる試みも続けられています。2008年には、悪天候や燃料費の高騰などの理由から世界的な米不足が生じ、価格が上昇し、多くの人々が苦しみました。このことからも、米が人類に不可欠な食料であることがわかります。

おもな効能：褐色の玄米に含まれる澱粉

は、消化されやすく、すばやいエネルギー補給に役立ちます。穀粒の中にある胚芽は、食物栄養素の宝庫で、脂肪、蛋白質、食物繊維のほか、マグネシウム、カリウム、鉄、カルシウム、リン、亜鉛、マンガン、ビタミンB_3、B_2、葉酸（B_9）を含んでいます。また、抗酸化作用のある水溶性のビタミンB_1の貴重な補給源でもあります。1911年、ロンドンで働いていたポーランド人研究者カシミール・フンクは、米ぬかからハトの脚気に効く有効成分を抽出し、その成分がフィリピンの人々の脚気の治療や予防に役立てられました。健康に不可欠な"アミン"の性質をもっていたため、フンクはその成分を"vitamine"と名づけました。やがて綴りからeの文字が除かれ、水溶性ビタミンB_1（チアミン）と呼ばれるようになりました。B_1は体内のエネルギー供給や、健全な神経機能の維持に不可欠なビタミンです。白米に精米する過程で、栄養豊富な外皮は除去されてしまうので、もっとも体によいのは、玄米のまま食べることです。

米は食べ物として有用なだけではありません。玄米はアルコール依存症を防ぎ、うつやストレス、不安の改善にも効果的で、知能を向上させ、消化や心臓の機能を高めます。腸の健康にもよく、大腸癌の予防にも効果があるとされます。

米の胚芽は、子供の長引く下痢（赤痢）の治療に用いられます。胚芽の含有成分や胚芽製品は、高脂血症や脂肪肝、腎臓結石、心臓疾患などの病気の治療に採用されています。また嚥下障害を緩和するためのとろみ剤としても用いられます。米には利尿作用があり、泌尿器の機能不全や泌乳過多に有効で、イネの新芽は、食欲不振や消化不良、鼓腸などの腹部の不調に用いられます。

日本の"宝の液体"とされる純玄米酢は、22種のアミノ酸と16種の有機酸を含有します。これらは、疲労や筋肉痛、いらだちのもととなる血中の乳酸を撃退する働きがあります。また血管壁にコレステロールを蓄積させたり、老化を引きおこしたりする脂質過酸化物の生成を予防する働きもあります。東洋ではイネの地下茎を、肺炎や結核による寝汗の治療に用います。甘味のある米酒であるみりんは、日本の正月祝いの儀式で使われる薬用強壮酒のお屠蘇に用いられます。

科学的に効果が証明され、薬局方に収載されるよりずっと以前から、インドでは、米の煎出液が胃炎を和らげるために利用されていました。この自家製の清涼飲料水は、発熱を下げ、炎症を抑える用途に、現在も広く用いられています。また、皮膚の

イネ *Oryza sativa*

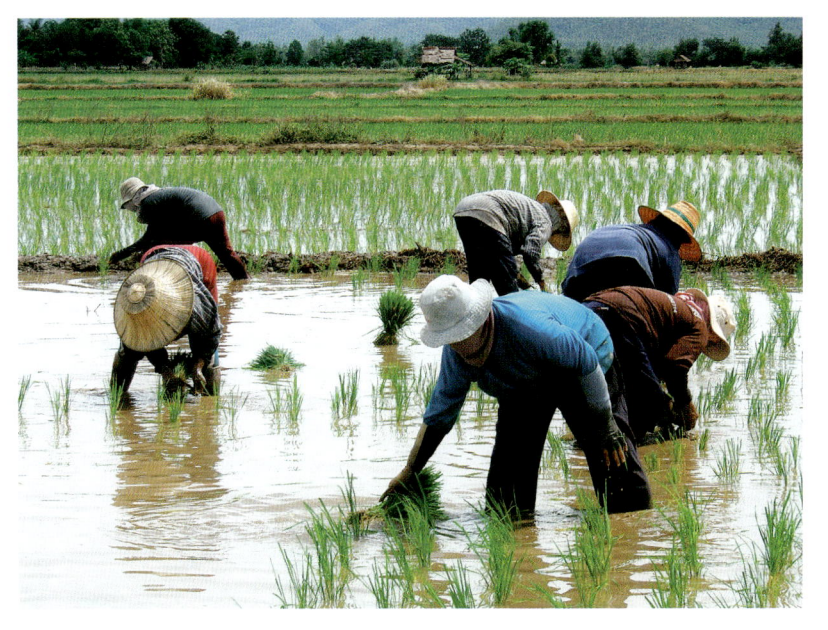

低地の水田に
手作業で苗を植える中国の農民

炎症を抑えるための軟膏にもされています。マレーシアでは、イネの緑の部分を煎じ、目薬や体内組織の急性炎症の薬として用います。また、ある種の皮膚の不調には、乾燥させた米の粉で作った薬が勧められます。

注意：炭水化物の補給源が米のみの場合は、白米だけでなく玄米も食べることをお勧めします。

食用のヒーリング植物

ライムギ
学名　*Secale cereale*
イネ科

概要:ライムギは、垂直に穂を伸ばす一年草で、南西アジアの山岳地帯原産と考えられています。平たい青緑色の葉と、穀粒の詰まった穂をつけます。穀粒の色は、黄褐色や灰緑色のものがあります。ひげ根を四方に伸ばして、干ばつにもよく耐えます。土壌を肥やすための緑肥としても最適です。

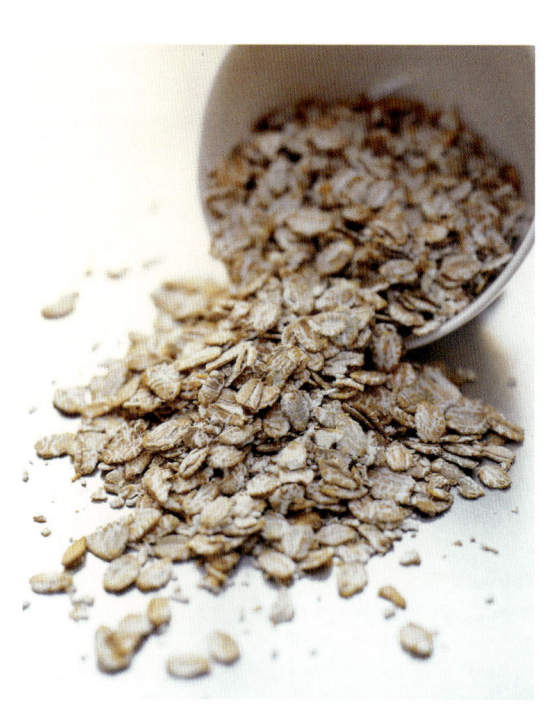

食用部位:種子（生のままか、加熱したもの）

歴史:ライムギはライグラス（*Lolium perenne*）とは別の植物です。ライグラスは芝生や、家畜を飼うための永年放牧地や藁に用いられます。ライムギはコムギの仲間で、穀物や飼料作物として幅広く栽培され、粒のままや、砕いたものや、粉やフレークで入手することができます。

　ライムギは紀元前6500年頃のカン・ハサンⅢ遺跡など、トルコの多くの新石器時代の遺跡から発見されています。その後、考古学

的記録に登場するのは、青銅器時代のヨーロッパですが、紀元前400年頃まで栽培はされていなかったようです。

古代ギリシア・ローマ時代以後、西洋の国々が豊かになるにつれ、ライムギは貧しい人々の食べる粗末な食べ物とみなされるようになります。しかしスカンジナビアや東欧の国々では、栄養豊富な点と、独特の風味が好まれました。10世紀のアイルランドでは、ライムギが欠かせない食料とされ、薬用の蒸留酒の原料としても使われました。

麦角病とは、紫色のライムギ麦角菌の寄生によって生じる病気です。この毒素が引きおこす症状が誤解を生み、有名な1692年のマサチューセッツ州セイラムでの"魔女狩り"事件を招きました。しかし、麦角からは薬用成分も抽出され、頭痛や偏頭痛の治療や、出産後の止血、陣痛促進に用いられます。

おもな効能：ライムギは非常に豊富なフィトケミカルを含有し、身体を作るもととなるさまざまな栄養素を供給します。澱粉、"遊離糖"、食物繊維、蛋白質、ビタミンB_3、B_1、B_6、B_2、E、葉酸を含んでいます。また、リン、カリウム、マグネシウム、セレン、カルシウム、鉄、亜鉛、マンガン、微量の銅などのミネラルや、ω6脂肪酸、ω3脂肪酸も含有します。

いわゆる黒パン"(プンパーニッケルなど)は、ライムギ粉で作られ、グルテンが少なく、水溶性の食物繊維が豊富です。ライムギの全粒と果物をとる食生活を続けると、更年期障害の改善や、乳癌の予防に効果的です。これは、ライムギに含まれる植物エストロゲンのリグナンの一種が、体内のエストロゲンの過不足を調節してくれるためです。全粒は、心臓の健康にも有効です。

スウェーデン製のライムギ花粉のエキスは、高脂血症や良性の前立腺肥大に用いられています。オーストラリアで販売されている液体のハーブエキスの特許薬のなかには、喘息の発作や気管支炎、花粉症、鼻炎、副鼻腔炎を引きおこすアレルゲンや刺激物、ウイルス、細菌に対する免疫機能を改善する効果をうたったライムギの液体薬があります。また、鎮痛、抗菌、抗真菌、抗炎症、抗ウイルス作用のある外傷治療用のスプレーやクリームも市販されています。

注意：ライムギやライムギ製品を買う際には、ラベルをよく確認してください。セリアック病など、グルテンに不耐性またはアレルギーのある人は、ライムギを食べないでください。

コムギ

学名　*Triticum aestivum*
イネ科

概要：コムギは霜に強い一年生または二年生の栽培植物です。農耕のはじまりとともに中東のレバント地方で誕生し、世界中で栽培されています。直立した穂と明茶色の穀粒をつけます。世界のなかで、トウモロコシに次いで2番目に多く生産されている穀物です。

食用部位：種子（生のままか、加熱したもの）

歴史：コムギは1万2000年以上ものあいだ食料とされてきました。新石器時代に、レバントとメソポタミアの"肥沃な三日月地帯"で栽培が始まり、エチオピア、インド、スペインへと広がり、やがて5000年前にイギリスとアイルランドに伝えられ、さらに1000年後には中国へと伝播しました。

　コムギは、非常に用途の広い作物です。穀粒を粉にしてパンやパスタ、麺類を作ったり、ミューズリなどとして生で食べたり、発酵させてビールやアルコール、ウォッカ、バイオ燃料（エタノール）の製造にも用います。家畜の飼料としても栽培されます。

おもな効能：コムギは非常に栄養が豊富です。小麦麦芽とはコムギの胚芽のことで、小麦粉の精製の際に穀粒から取りのぞかれる部分です。ナトリウムとコレステロールを含まず、マグネシウムやビタミンE、B群（B_6、B_5、B_1）、リン、亜鉛が非常に豊富です。穀粒からは、全体量の2.5％の麦芽オイルが生成され、そのオイルには運動能力向上成分として研究されているオクタコサノールが含まれています。またオイルは、天然の未加工食品のなかではとくに多量のビタミンEを含みます。

　植物栄養素を多く含有する小麦麦芽は、おもにパンやシリアルの製造業界で用いられています。抗酸化作用のあるビタミンEは免疫系を守り、マグネシウムは心臓や骨、筋肉、循環器の健康の維持に役立ち、リンは骨や歯を形成し、代謝を促します。ビタミンB_5は体内での食物の消化や、コレステロールや脂肪酸の代謝を助け、亜鉛は抗酸化物質として、正常な成長や、免疫機能の維持やホルモン生成に欠かせません。

　コムギのふすまは緩下作用のある食物

食用のヒーリング植物

繊維で、便秘を予防して消化を助けるだけでなく、大腸癌の発生を促すとされる胆汁酸や細菌酵素が大便中に蓄積するのを防ぐとされています。憩室疾患の症状を改善する可能性もあります。

　コムギはハーブとして、昔から他にもさまざまな用途に用いられ、抗胆汁症、制汗、解熱、酔い覚まし、鎮静、皮膚治療、健胃、抗発癌作用をもつとされました。種子には性ホルモンが含まれるといわれ、中国では不妊治療に用いられてきました。今日でも、小麦麦芽は、葉酸やビタミンB_6の格好の補給源として、妊娠をサポートするものと考えられています。中国では、未熟な種子は制汗剤として寝汗や自汗の治療に利用され、幼芽は不定愁訴やのどの痛みや渇き、腹部の冷え、痙攣痛、便秘、咳の治療に用いられます。西洋では、解熱、鎮静剤とされ、幼茎や幼芽は胆汁症や中毒の治療に使われます。

注意：コムギアレルギーのもととなる成分（グルテンがとくに有名）は、大部分が種子や麦芽、ふすまに含まれますが、未精製の小麦麦芽オイルにも少量含まれる可能性があります。

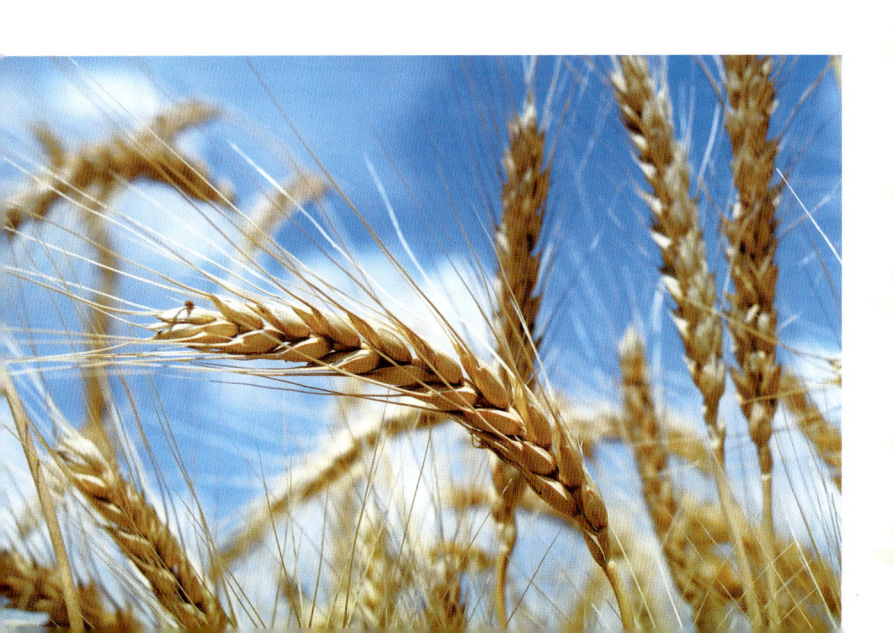

ニンニク

学名　*Allium sativum*
ネギ科

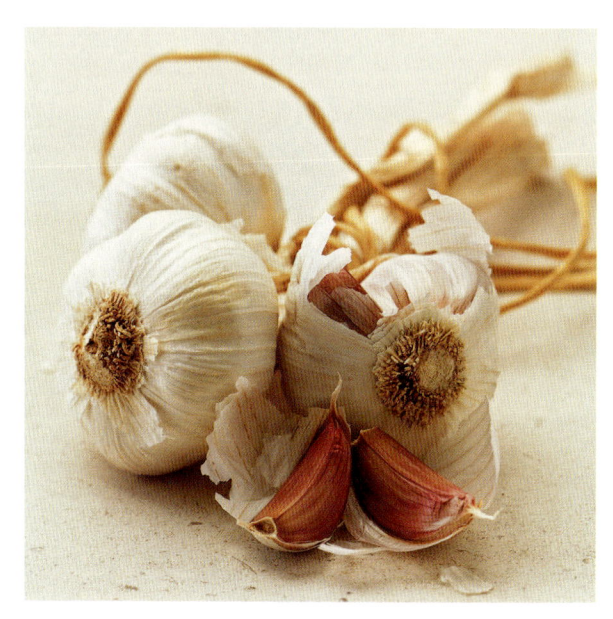

角形の茎と光沢のある緑の葉の上部には、白やピンク、赤い花が咲くほか、小さな鱗片がつくこともあります。

食用部位：鱗片（薄皮をむいたもの）

歴史：ニンニクは太古の昔から食用にされてきました。古代イスラエルの民の食料の1つであり、エジプト古王国のファラオであるクフ王（在位紀元前2589〜2566年頃）のピラミッドを建設した労働者たちにも食べられていました。ヴェルギリウスは『牧歌』のなかで、古代ギリシアやローマの兵士や水夫や農民たちがニンニクを食べていたことを記しています。大プリニウスの『博物誌』によれば、

概要：ニンニクは、ネギ科に属する多年草です。南西アジア産の*A. longicuspis*が祖先であるとされ、それが地中海沿岸へともたらされ、現在では全世界で栽培されています。白い薄皮に包まれた鱗片が中央の茎を囲むように並び、球根を形成します。三

アフリカの農民も食用にしていました。ディオスコリデスは、ニンニクには動脈を浄化する作用があると記し、ガレノスは"農民の万能薬"と呼びました。

ニンニクは、少なくとも5000年ものあいだ薬として利用され、現在も世界の三大療法（アーユルヴェーダ、中国伝統医学、西洋伝統医学）のなかで用いられている数少ないハーブの1つです。古代エジプトや中国、ギリシアの文明のなかでは、感染症や高血圧、消化不良に用いられました。中国伝統医学では、発熱や赤痢、腸内寄生虫にも利用されました。

1858年、ルイ・パストゥールはニンニクのもつ殺菌作用を確認しました。生のニンニクをつぶすと鱗片から発生するアリシンは、ペニシリンやテトラサイクリンよりも強力な抗生物質であることが判明しています。ニンニクのパップ剤が、ローマ時代から第一次世界大戦まで、傷の感染予防に使われていたことも、不思議ではありません。第二次世界大戦中は"ロシアのペニシリン"と呼ばれ、抗生物質が欠乏した際に活用されました。

おもな効能：現代の研究では、抗炎症、抗菌、殺菌、抗寄生虫、殺真菌作用や、血中のコレステロール値や中性脂肪値を下げる効果が認められています。血圧を下げ、血行をよくし、イースト菌感染症や、風邪やインフルエンザなどの肺感染症の予防に役立ちます。

また抗凝血、免疫賦活作用もあり、癌に対する化学予防効果をもつ可能性もあります。とくに継続的に摂取すると、消化管の癌を防ぐことが期待されます。またインスリンの生成を促すため、糖尿病患者の血糖値を下げる有用な治療薬にもなります。何よりも、消化を促進し、腸内のガスを排出させ、食物の吸収を高めます。

注意：ニンニクにアレルギーのある人もいます。副作用として、胃の不調を招くことがあります。食べ物として摂取する場合には、妊娠中、授乳中にも安全とされますが、母乳にニンニク成分が含まれると、敏感な乳児の場合、胃の不調を生じるかもしれません。妊娠中の人は、過剰な出血を防ぐために、出産の数週間前にはニンニクのサプリメントの服用を中断してください。また手術や抜歯を受ける際は、少なくとも2週間前には薬としてのニンニクの服用を中止してください。抗凝血作用のある他のハーブや薬品との併用には注意してください。ワルファリンなどの抗凝血用の処方薬とは併用しないでください。

ゴツコーラ

学名　*Centella asiatica*
セリ科

概要：ゴツコーラは、緑色の腎臓のような形の葉が、昔の1ペニー硬貨とほぼ同じ大きさであることから"インディアン・ペニーワード"とも呼ばれます。小さな常緑性の多年草で、スリランカやインド、オーストラリア北部、インドネシア、イラン、マレーシア、メラネシア、ニューギニア、その他のアジア地域に自生しています。花色は薄紫色から紅赤色で、散形花序のそれぞれに2〜5個の実をつけます。軽い芳香があり、水分の多いこのハーブには、少し苦味があります。3ヵ月ほどで成熟し、根も含めた全草を手摘みで収穫します。

食用部位：葉（生のまま、加熱して、浸出液として）

歴史：ゴツコーラ（積雪草）は、約2000年も前に編纂された『神農本草経』のなかで"不老不死の妙薬"として大きく取りあげられています。その葉は、食物としても薬としても、強力な栄養補給効果があることで知られています。スリランカの民話には、

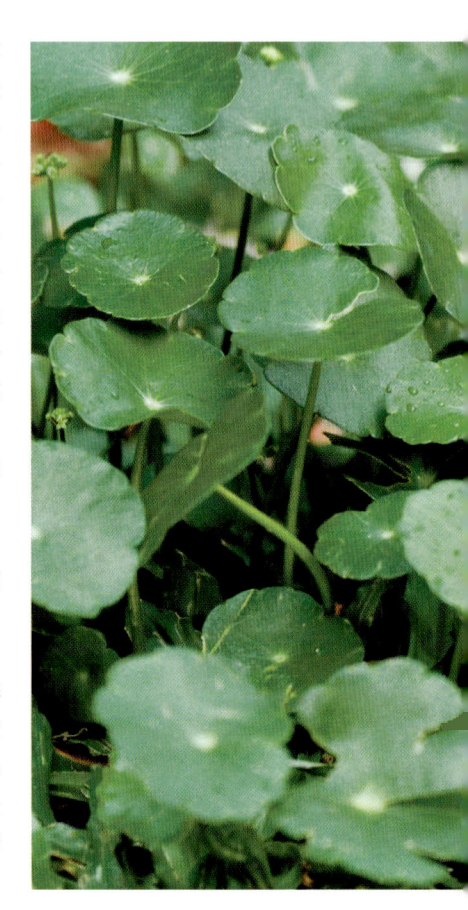

10世紀のアルナ王が、ゴツコーラがエネルギーとスタミナを補給してくれるおかげで、ハーレムの50人の女性を満足させられると豪語する話が登場します。

このハーブは、太極拳の達人李清雲（1933年死去）の伝説にも登場します。この人物は、ゴツコーラや他のハーブ薬を服用したおかげで、256年生きたといわれて

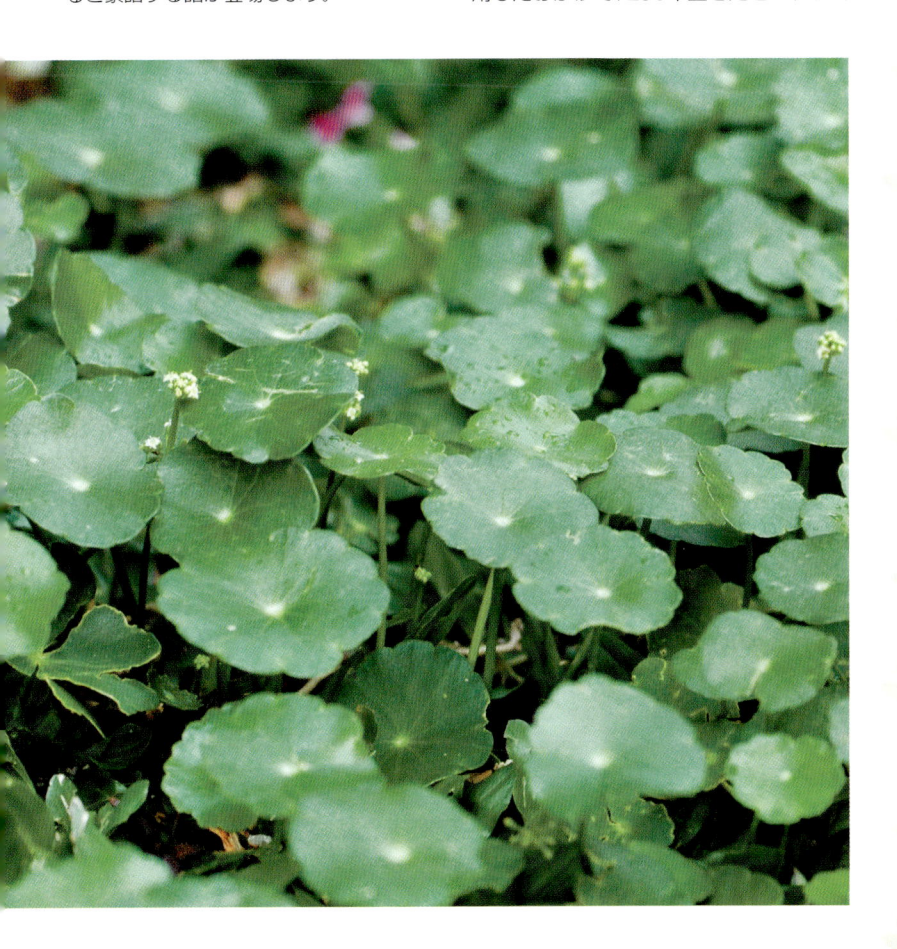

ゴツコーラ *Centella asiatica*

います。真偽のほどはわかりませんが、少なくとも197歳まで生きていたことはたしかだとされます。

今日では、インド料理のなかでサラダや温野菜として用いられることがあります。スリランカ料理では、おもに青野菜として食べられ、マッルンという料理にして、カレーや米のつけあわせに供されます。また葉は、甘い"ペニーワートドリンク"にもなります。タイ料理にも使われるほか、タイの人々は何世紀にもわたり、体調を整える健康飲料として、また体内の傷を癒す薬として、ゴツコーラジュースを飲んできました。今日では、生の葉と水をブレンドして作ります。

おもな効能：ゴツコーラには、抗酸化、適応促進（アダプトゲン）、若返り、脳の強壮、皮膚再生、抗炎症、抗潰瘍、循環器刺激、利尿、鎮経、癒傷作用があります。アーユルヴェーダの療法家は、何世紀にもわたりセンテラ（ゴツコーラ）を重要視し、とくに若返りや元気回復作用があることから、ストレスや疲労を和らげるアダプトゲンとして用いています。

ゴツコーラは薬として、さまざまな症状の治療に用いられてきました。赤痢やおりもの、胃酸過多、尿道炎、関節炎、リウマチのほか、肝臓や腎臓、呼吸器の不調にも用いられます。エキスは大腸腫瘍に対するすぐれた化学予防効果があります。他にも静脈瘤から乾癬まで、あらゆる治療に使われています。

ゴツコーラは、皮膚の治療に有効なことで知られるテルペノイドが豊富で、この成分は動物実験によって火傷の治癒を早めるなどの効果があると確認されています。研究では、ゴツコーラ茶とビタミンCが豊富な食物を一緒に摂取すると、皮膚の修復に重要なコラーゲンの合成が刺激されることが示されています。エキスも、炎症を抑え、コラーゲンの生成を刺激するため、瘢痕形成に役立ちます。細胞の再生も促すことから、将来は、若返りに効果のある驚異の植物性薬用化粧品となる可能性もあります。

ゴツコーラの薬効は、静脈瘤性潰瘍や心臓の回復にも重要です。また血液浄化の作用もあり、血圧をダイレクトに下げる働きもするといわれます。慢性静脈不全や、足首のむくみ、足の腫れ、静脈瘤などの、下肢の循環障害の治療に役立つとされます。

何世紀も前から、ゴツコーラには身体の強壮作用だけでなく、記憶力改善効果もあるといわれています。脳や神経系を活性化させ、注意持続時間や集中力を向上させま

す。近年、ゴツコーラを含むいくつかの自然薬品や標準化された植物エキスに、神経を保護する働きがあり、痴呆やアルツハイマー病の治療に有効であることが科学的に証明されました。植物性薬品は、主流の医薬品と同様の効果が得られ、副作用が少ないために、これは望ましい発見です。

ゴツコーラは、天然の抗酸化物質のすぐれた補給源です。葉にはβ-カロチン、ステロール、サポニン、アルカロイド、フラボノール、糖類、アミノ酸、脂肪酸が豊富に含まれます。またマンガンやナトリウム、カルシウム、マグネシウム、セレン、亜鉛、ビタミンB_1、B_2、B_3、C、Kを含有します。名前から連想されるコーラ(カフェイン)は含んでいません。

注意：ゴツコーラは水辺に生育するため、水質汚染の影響を受けやすいので、信頼できる産地のものを入手してください。妊娠中は禁忌とされ、授乳中は過剰な摂取は避けてください。エキスを長期に服用する場合は、専門家の指示を受けてください。継続的に、繰りかえし同じ部位に外用することも勧められません。糖尿病や高コレステロール、てんかん、光過敏性の持病がある人は、内服する前に医療の専門家に相談してください。

湿地に生える
ゴツコーラの葉や茎は、
天日干しされて
お茶やハーブ薬になる。

ゴツコーラ *Centella asiatica*

食用のヒーリング植物

コリアンダー

学名　*Coriandrum sativum*
セリ科

概要：コリアンダーは特有の芳香がある一年草で、南西アジアから北アフリカ、地中海沿岸、中東地域が原産です。茎の上部に細かな切れこみのあるやわらかい葉をつけ、ピンクや白の小さな花を、傘を広げたように房状に咲かせます。

食用部位：おもに生の葉と乾燥させた種子。他の部位も食用可能。

歴史：コリアンダー（ギリシア語で"虫"を意味するkorisより）という名前は、虫のような悪臭をもつといわれる花にちなんでつけられたもので、種子（スパイスとして使われる）を指すことも、葉（北米では"シラントロ"と呼ばれるハーブ）を指すこともあります。古代エジプトや中国、インド、ギリシアで薬用ハーブとして栽培され、ローマ人によってヨーロッパにもたらされました。

聖書にも登場し、ユダヤ教の過越しの祭りでも食されます。イスラムの料理にも古くから用いられ、伝統的なイスラム式の庭園（個々の庭が固有の役割をもつ）でも栽培されていました。またエジプトのトゥールーン朝の王フマーラワイヒ（在位884〜896年）の菜園でも栽培されました。

今日、コリアンダーの種子と葉は、世界中で用いられています。種子は、ふつうは乾燥させますが、生のままでも食べられ、ナッツのようなスパイシーな風味があります。スナックとして食べられるほか、インドではカレーの風味づけに、ドイツと南アフリカではソーセージのスパイスとして用いられます。中欧では、キャラウェイの代わりにライムギパンに入れます。葉と茎はパセリに似ていますが、より水分が多く、柑橘類のような香りを含みます。東南アジアでは葉も茎も料理に欠かせないもので、アジアではチャツネに、メキシコではサルサになります。根はタイ料理をはじめアジア料理に幅広く使われます。

おもな効能：コリアンダーはインド医学のなかでは利尿薬として用いられます。西洋のハーバリストは、種子のお茶をホルモン

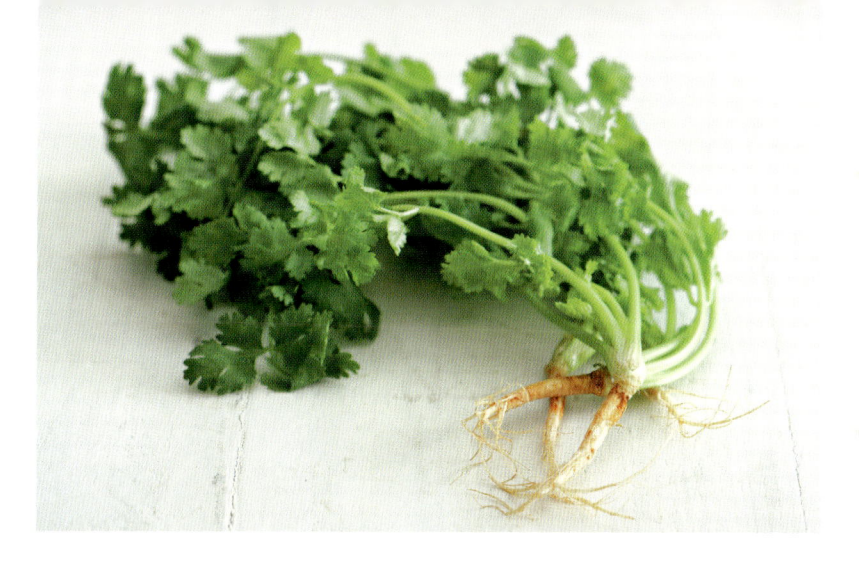

コリアンダー *Coriandrum sativum*

の乱れの予防や、若い女性の月経不順や、鼓腸、腹痛の治療に利用します。種子を噛むと、食後(とくにニンニク入りの食事)の口臭予防になります。

現在、コリアンダーの種子は、消化不良の改善や、食欲の刺激に効果があるものとして、ドイツのコミッションEに承認されています。ドイツ薬局方も、種子のエッセンシャルオイルが軽い腹痛や鼓腸、疝痛に効くと認めています。エッセンシャルオイルには、鎮痙、健胃、駆風、抗菌・抗真菌作用があるとされます。またコリアンダーには、強力な脂質低下効果もあるとされます。

コリアンダーは食物繊維や鉄、マグネシウム、マンガンのすぐれた補給源です。植物栄養素が非常に豊富で、その多くは、薬効のあるエッセンシャルオイルの成分に含まれています。またフラボノイドも豊富なほか、食後のブドウ糖の血液への放出を緩やかにするフェノール酸成分も含みます。

注意：敏感な人にはアレルギー反応が出ることがあります。葉や茎や種子のエキスは光過敏症の原因となることがあるので、高レベルの紫外線や日光を浴びる前には、内服も外用も避けてください。種子を長期にわたり多量に摂取すると(インド料理に用いられる程度はよい)、肝臓にダメージを受ける可能性があります。低血糖症や高血糖症の治療や糖尿病薬の効果を阻害する可能性もあります。

ターメリック(ウコン)

学名　*Curcuma longa*
ショウガ科

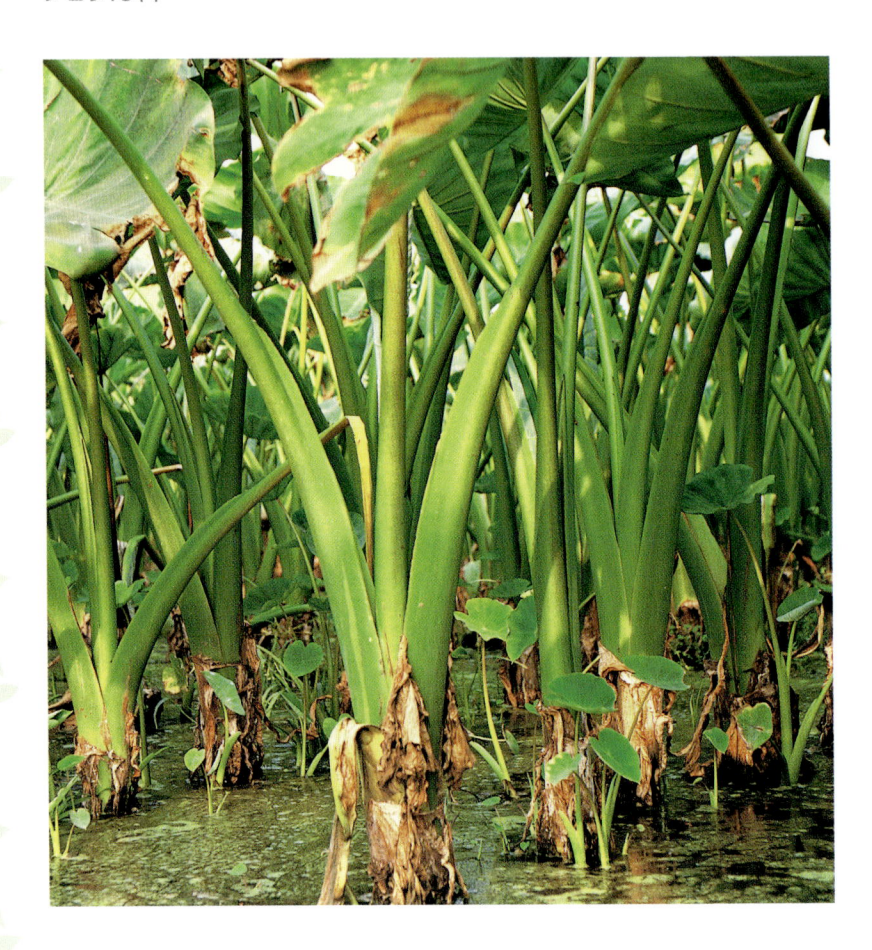

ターメリック(ウコン) *Curcuma longa*

概要:ターメリックは、根茎をもつ多年草で、インドや南アジアの熱帯地方が原産です。細長い塊茎は内部が濃橙色で、莢に覆われた穂状の花茎に、くすんだ黄色の花をつけます。ショウガの仲間で、独特の芳香とかすかな苦味をもちます。根茎は茹でて炉で乾燥させ、すり潰して黄色いスパイスの粉にします。

食用部位:加工した根。インドネシアの一部では生葉を香味付けに使う。

歴史:古くから取引されていたため、ターメリック(インディアン・サフランとも)の厳密な原産地を特定することはできませんが、おそらくは西インドであると思われます。700年頃には中国に、800年頃に東アフリカ、1200年頃には西アフリカへともたらされました。ジャマイカには18世紀に到来しました。世界の生産量のほぼすべてがインドで生産され、80%がインドで消費されています。マハーラーシュトラ州の首都サーングリーが、アジアにおける、そしておそらくは世界における最大かつ最重要のターメリック(ハラド)の取引地です。

ターメリックの使用の歴史は、ほぼ4000年前のヴェーダ時代のインドにまで遡り、そこでは主要なスパイスとされ、宗教的な重要性ももっていました。太陽の色を象徴するものとして、ヒンドゥー教のいくつかの儀式に用いられます。世界中の多くの言語で、ターメリックを表す言葉は、"黄色い根"を意味します。

サンスクリット語の医学文献には、南インドで薬として長く用いられてきたことが記録されています。アーユルヴェーダ医学やユナニー医学のなかで、幅広く活用されてきました。

おもな効能:アジア料理におけるもっとも一般的な香味料・着色料の1つであるだけでなく、中国やインド、インドネシアではさまざまな治療にも用いられてきました。現在も、自然の生んだもっとも強力な治療薬の1つとされています。ターメリックに含まれる有効成分は、生のターメリックに0.3〜5.4%含まれるフラボノイドのクルクミンと、揮発性油です。その他、糖分や蛋白質、樹脂も含有します。

ターメリックは、変質、鎮痛、抗アレルギー、抗菌、抗発癌、抗炎症、抗酸化、消毒、鎮痙、抗腫瘍、食欲増進、収斂、心臓血管保護、駆風、胆汁排出促進、消化促進、刺激、癒傷作用があるものとして、さまざまな形で用いられてきました。

多様な研究によって、クルクミンには腫

瘍の発生や成長、転移を抑制する可能性があり、癌の予防や治療に大きな効果が期待できることが示されています。抗炎症作用が強く、多くの抗炎症薬と同様の効果をもち、しかも副作用がないため、関節炎、関節リウマチの患者に有効で、フランキンセンスと併用すれば、変形性関節症にも効果があります。

胆嚢の機能を高める効果もあり、コレステロール値の低下を助けます。脂質の代謝や減量にも役立ち、乾癬などの皮膚の炎症の治療にも効果的です。傷口の細菌感染も防ぎます。ドイツのコミッションEは、ターメリックが消化不良によいと認め、さらにクルクミンの胆汁分泌作用と抗炎症作用については、十分な根拠があると指摘しています。

中国伝統医学やアーユルヴェーダ医学では、消化や肝機能を促進し、関節痛を和らげ、月経を正常化するために役立てられてきました。現在は、胸やけや胃潰瘍、胆石などに用いられています。また炎症の抑制や、癌の予防・治療にも使用されます。紀元前250年のアーユルヴェーダ医学の『スシュルタ大医典』には、ターメリックを使った軟膏が毒入りの食べ物の害を緩和すると書かれていますが、動物実験によって、クルクミンには実際にその効果があることが確認されています。また肝線維症にも有効かもしれません。

2001年以降のアメリカと香港における研究では、クルクミンを多く含む料理には、アルツハイマー病の発症を抑制する作用があるという重要な発見が示されています。統計によれば、インドは世界でもっともアルツハイマー病の発症率が低い国の1つで、65歳以上の人口の1%にとどまっています。アメリカでは65歳以上の10%が、ヨーロッパでは約5%が発症しています。

注意：ターメリックは食べ物として摂取したり、用量を守って薬用する場合には安全とされています。しかし、胆石のある人や、胆道閉塞症の人は、専門家の指示なしに服用しないでください。過剰に摂取すると、胃の不調や、極端な場合には潰瘍が生じることがあります。薬として用いる場合、幼児や妊娠中・授乳中の女性、深刻な肝臓・腎臓の疾患がある人に対するターメリックの安全性は、未確認です。

ジャイナ教の祭りで行われる
バフバリの聖浴の儀式で、
ターメリックの液体を浴びて踊る群衆

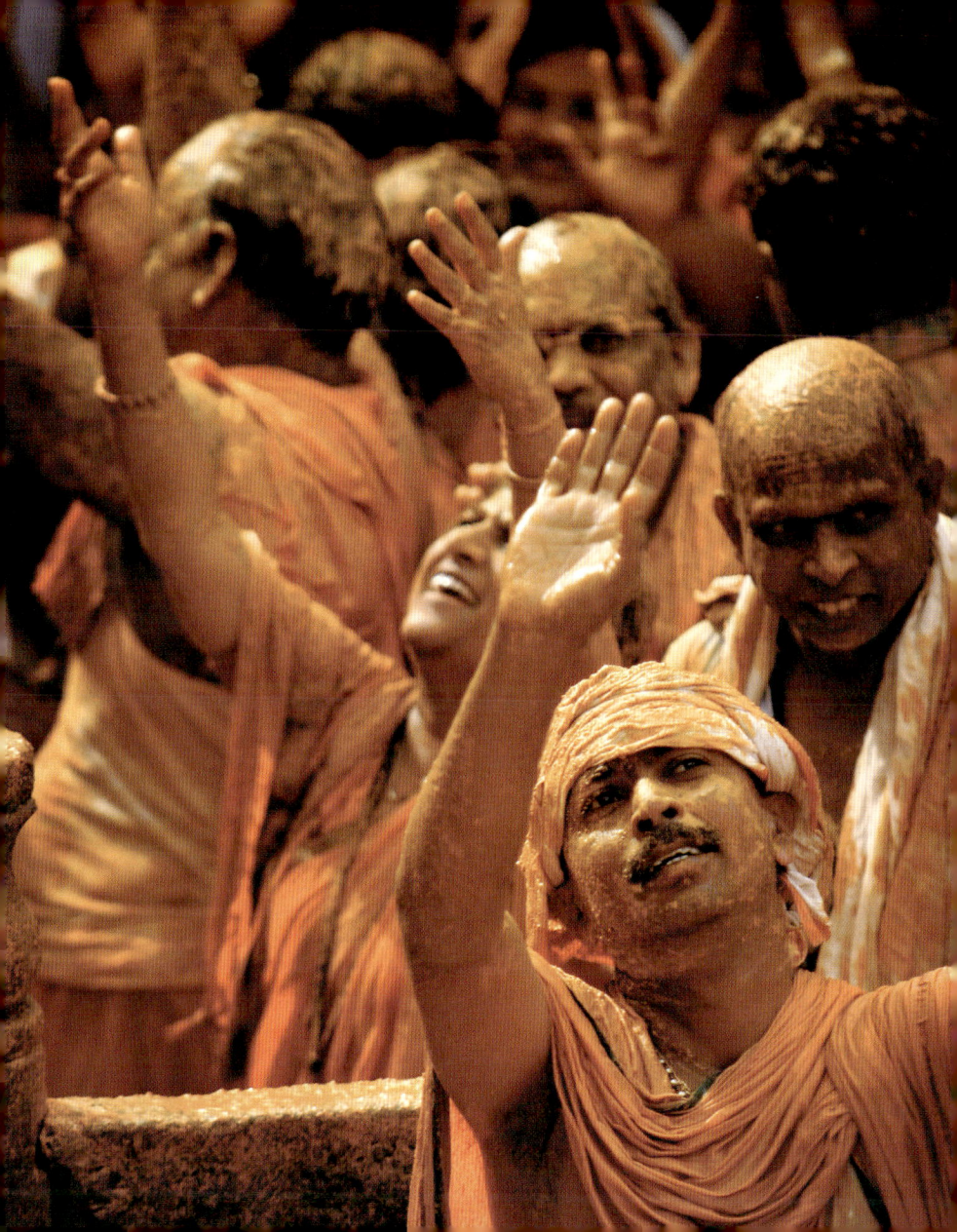

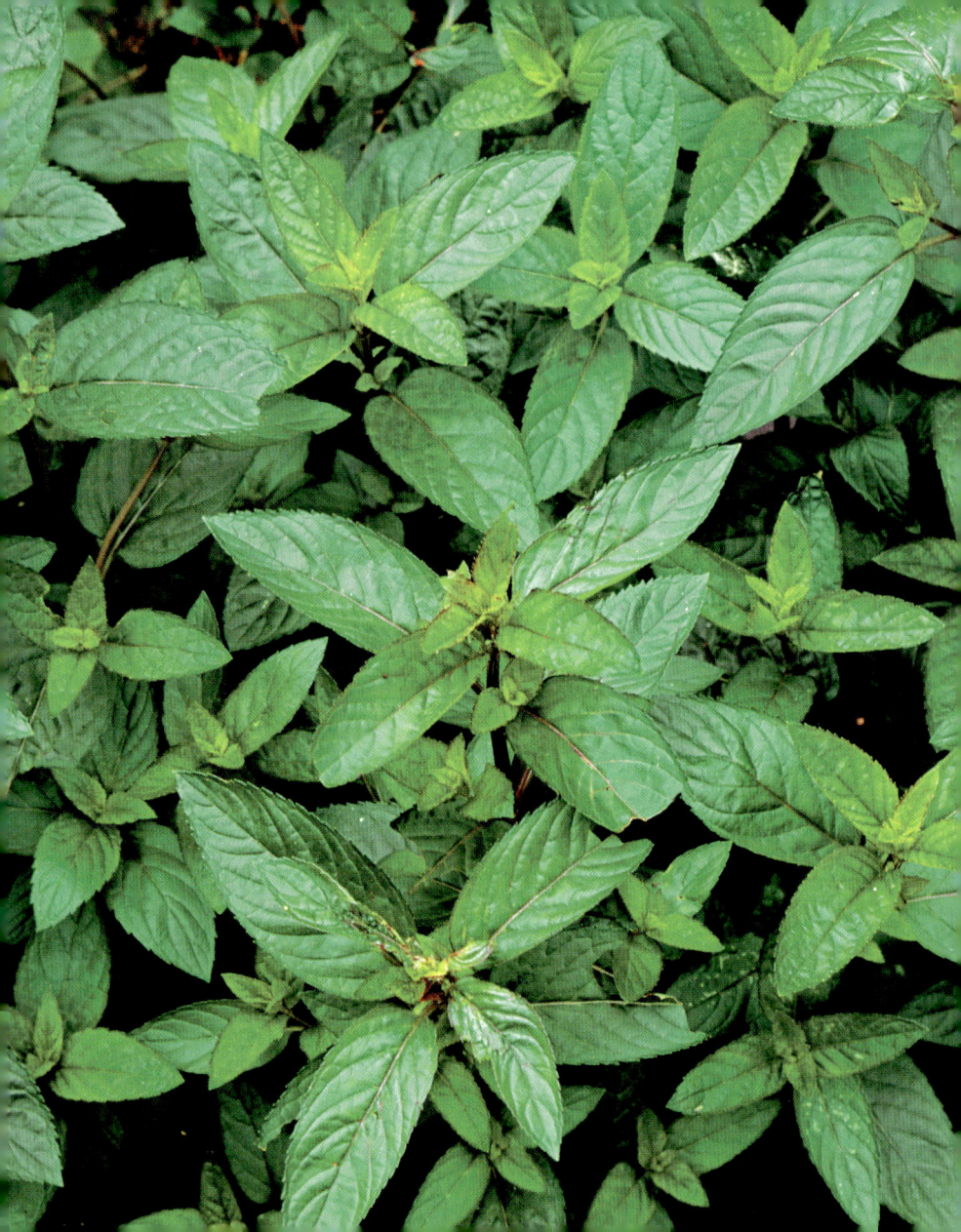

ペパーミント

学名　*Mentha × piperita* var. *piperita*
シソ科

概要：スペアミント（*M. spicata*）とウォーターミント（*M. aquatica*）の交雑種であるペパーミントは、アジアとヨーロッパの地中海沿岸が原産です。多年草で、濃緑色の先の尖った葉をつけ、夏に紫色の花を茎のまわりに輪生状に咲かせます。

食用部位：葉（生のまま、加熱して、浸出液として）、エッセンシャルオイル

歴史：ペパーミントは、"世界最古の薬"と呼ばれ、考古学的調査から、その利用の始まりは、先史時代の紀元前8000年頃にまで遡るとされています。確認されている古代エジプトの墳墓での使用が紀元前1000年頃ですから、それよりはるか昔のことになります。ミントという名前は、古代ギリシア神話の水の精メンテーに由来します。プリニウスによれば、ギリシア人もローマ人も、祝宴の際にはミントを頭に飾り、料理の香味付けにも用いました。エジプト人も、食べ物やワインの香りづけに使いました。

聖書にも登場するハーブで、パリサイ人はディルやクミンとともにミントを税として納めました。またヘブライ人のシナゴーグはペパーミントで飾られました。アラビア語ではナーナと呼ばれ、有名なバグダッドの医師アル・キンディ（800〜870年頃）はこれを脾臓によく効くパップ剤にしました。

ペパーミントは、ローマ人によってイギリスにもたらされ、中世には修道院や女子修道院の庭で栽培されました。葉の粉末は、歯を白くするために利用されました。13世紀のアイスランドの薬物集にも収載されています。"庭の殺し屋"とされるように、アジアやヨーロッパ、北米の家庭の庭に植えられると、猛烈な勢いで繁殖していきました。

ミントは非常に用途が広く、香水やハーブ薬、料理用ハーブ、また掃除などにも活用されてきました。古代エジプトではお香と薬は同じものとされ、キフィーと呼ばれるお香にはミントが加えられていました。ペパーミントオイルは、現在でも香水や洗面・入浴用品や化粧品の製造に重要な役割

を果たしています。

17世紀のイギリスのハーバリスト、ニコラス・カルペパーは、ペパーミントが"鼓腸や嘔吐などの胃腸の不調にもっとも有効で、これに勝るものはほとんどない"と記しています。しかし、西欧で薬として一般的に利用されるようになったのは、18世紀半ばのイギリスでのことでした。1721年に薬効のある*M. piperitis sapore*としてロンドン薬局方に収載されました。アメリカ人内科医サミュエル・スターンズは、『アメリカの薬用植物誌』(American Herbal or Materia Medica、1801年)のなかで、ペパーミントには、胃を回復させる刺激作用や、消化促進作用、制吐作用、しゃっくりや疝痛、ヒステリー性のうつなどの症状を癒す作用があると記しています。

おもな効能：ペパーミントはビタミンCやA、マンガンを多く含み、そのほかにも鉄やカルシウム、葉酸、カリウム、トリプトファン、マグネシウム、ω3脂肪酸、リボフラビン、銅などの栄養素を微量に含有しています。薬としての伝統的な用法は多岐にわたり、現在も多くがそのまま続けられています（いくつかは科学的に効果が証明されている）。葉はオイルに比べると、今日ではあまり薬用には用いられませんが、消化促進効果のあるハーブティーとして非常に人気があります。

ペパーミントオイルは、駆風作用をもち、吐き気や消化不良、風邪の諸症状のほか、過敏性腸症候群などの胃腸の症状（カプセルで服用）など、さまざまな体調不良に用いられてきました。過敏性腸症候群に対する効果は、複数の科学研究によって立証されています。ドイツのコミッションEは、ペパーミントに胆嚢の不調や胆汁欠乏を治療する効果（胆汁分泌作用）を認めています。

ペパーミントのエキスは、内服・外用どちらの場合も、ウイルスや細菌や真菌による感染症に対する強力な抗菌作用をもちます。鎮痛作用もあり、歯痛や足の痛み、リウマチ、神経痛、筋肉痛、月経痛の緩和に利用されます。またオイルはしばしば冷却剤として、皮膚のかゆみやひりひりする痛みを和らげ、炎症を抑えます。皮膚炎、にきび、白癬、疥癬、掻痒などに用いられます。

もう1つの強みは、呼吸器の治療にも効果がある点で、吸入薬として、空咳や鼻づまりや、喘息、気管支炎に用いられます。フレッシュでつんとする爽快なメントールの香りはアロマセラピーにも取りいれられ、心を軽くさせるものとして精神的疲労の回復に活用されます。無気力やショック、頭痛、

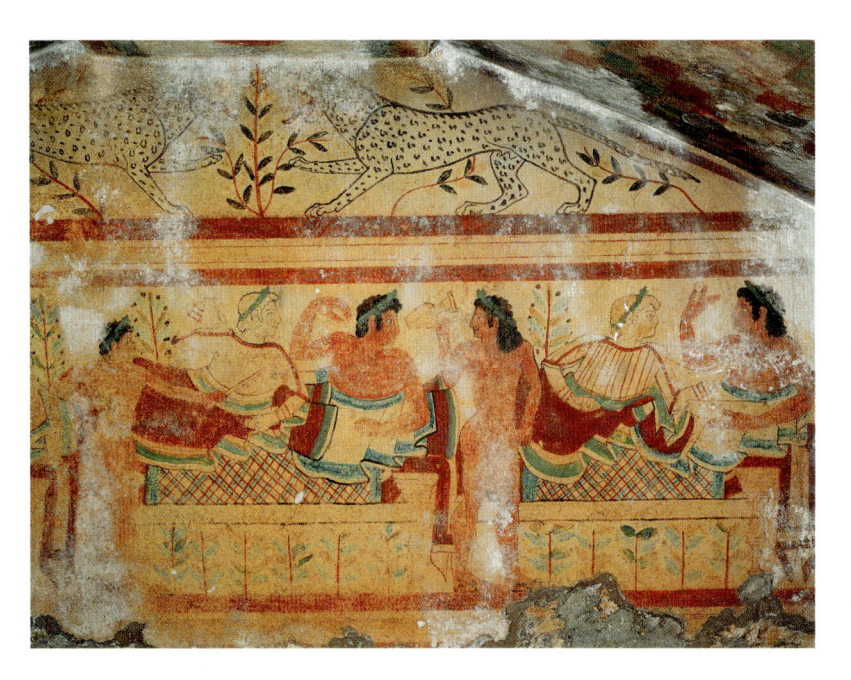

ペパーミント *Mentha x piperita* var. *piperita*

イタリアのラツィオ州タルクィニアにある"豹の墓"に描かれたフレスコ画(紀元前5世紀)。葬儀の宴の招待客たちが、ハーブの冠をかぶっている。

偏頭痛、精神的ストレスに用いられます。

注意:ペパーミントオイルは、正しく使えば安全とされています。ただし、アレルギー反応や胸やけが生じる可能性はあります。葉も胃酸の逆流を助長して、胸やけを引きおこすかもしれません。吸入薬としてペパーミントオイルを用いるときは、2、3週間を超えて継続的に使用しないでください。オイルやクリームは、擦り傷や裂傷には用いないでください。幼児にはメントールを含む製品を与えないでください。のどの腫れや炎症、死につながることがあります。安全性の研究が不十分であるため、念のために妊娠中・授乳中の女性は、ペパーミントやメントールを含むハーブ薬やオイルを避けてください。またペパーミントをホメオパシーのレメディと併用しないでください。

モリンガ

学名　*Moringa oleifera*
ワサビノキ科

概要："ドラムスティックの木"とも呼ばれるモリンガは、耐乾性のある生育の早い木で、樹高は10mほどになります。原産地はインドのタミル・ナードゥ州とケララ州で、ヒマラヤ山脈のふもとや、アラビア、そしておそらくアフリカや東インド諸島にも自生しています。しなだれた枝についた円錐花序に、芳香のある白や乳白色の花を咲かせます。垂れさがった褐色の莢のなかには、わたに包まれた20個ほどの角のある種子が入っています。

食用部位：莢、種子、花、葉(加熱したもの)

歴史：発展途上国における飢餓の防止や、健康や医療の向上に役立つものとして、モリンガに関心が高まっています。ほぼすべての部位が、食用になるか、あるいは他の用途に用いることができます。たとえば、葉は人間や動物の食料となります。種子には水中の泥を沈澱させ、濁った水を浄化する成分が含まれ、安全な水作りに役立つ可能性があります。

モリンガの未熟な緑色の長い莢は"ドラムスティック"と呼ばれ、巨大な緑の豆のようで、味はアスパラガスに似ています。種子はエンドウ豆のように食べられ、ナッツのようにローストすることもできます。花は、火を通せば食用になり、カレーに加えられます。根は細かく刻んで、香辛料として用いられますが、命に関わる可能性もある神経麻痺成分が含まれるため、勧められません。小さな葉は大量に茹で、ホウレンソウのように食べることができます。天日で乾燥させて、食物にビタミンやミネラルが不足しがちな季節のために保存することもできます。

おもな効能：モリンガには、90種以上もの天然の栄養素が含まれています。栄養満点の葉は、β-カロチンやビタミンC、B_1、B_2、B_3、B_6、B_7、D、E、Kの貴重な補給源です。ミネラルも豊富で、鉄やカリウム、カルシウムが多く、銅やマグネシウム、マンガン、亜鉛も含みます。牛乳の17倍のカルシウムと、ホウレンソウの25倍の鉄と、バナナの

モリンガ *Moringa oleifera*

15倍のカリウムを含有します。

　モリンガは、天然の抗酸化物質をもっとも多く供給する植物の1つです。それ以外にも種々の植物栄養素を含有し、身体を細胞レベルで若返らせる働きをし、HIV／AIDS感染者の治療の補助薬としても用いられています。樹皮や樹液、根、葉、種子、オイル、花は、いくつかの国で伝統的療法に用いられています。2006年のボツワナの報告によれば、モリンガは授乳中の母親の泌乳量を増やし、それにより乳児の健康状態を向上させるほか、結核や糖尿病、心臓疾患、低血糖症、目や耳の感染症の治療にも有効であるとされています。

　モリンガのエキスは、抗結核薬の服用で生じた肝臓のダメージの回復を促すとも考えられるほか、動物実験では、化学物質によって誘発される癌に対する化学予防薬となりうる可能性も示されています。タイでは昔から強心薬として用いられ、2008年の研究によれば、心臓疾患の予防に有効である可能性が確認されています。

注意：本書執筆中の段階では、副作用や禁忌の報告はありません。しかし、モリンガを無制限に過剰摂取すると、理論上は神経系の麻痺が生じる可能性があり、心筋や平滑筋の機能を損なうかもしれません。熟した種子を生食することについては注意が必要です。

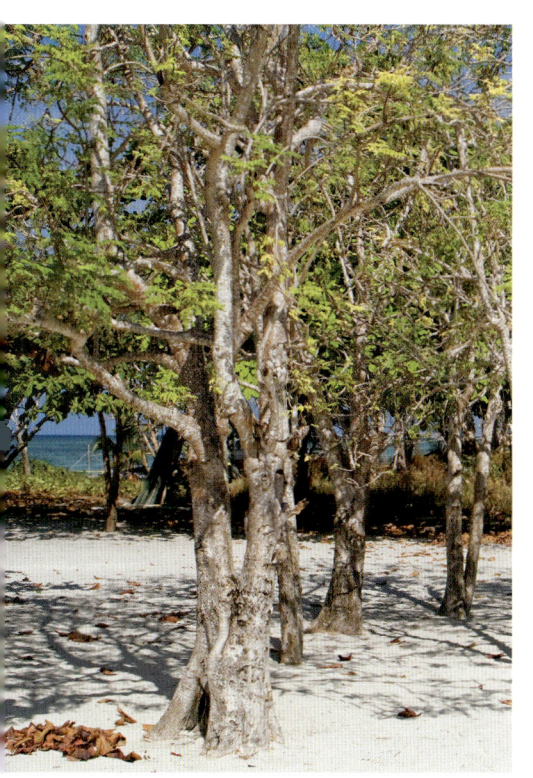

食用のヒーリング植物

クレソン

学名　*Natsurtium officinale*
アブラナ科

概要：クレソンは匍匐性の多年草で、ヨーロッパやアジアの温帯地域が原産地ですが、南北アメリカや西インド諸島にも帰化し、栽培されています。葉は複葉で、花弁が4枚の白い花を総状花序に咲かせ、小さな三日月型の莢をつけます。湿地に自生しているほか、世界中の温帯気候の水中や水辺で栽培されています。マスタードのようなピリッとした味のする揮発性油を含むのが特徴です。サラダ用のハーブとして花壇

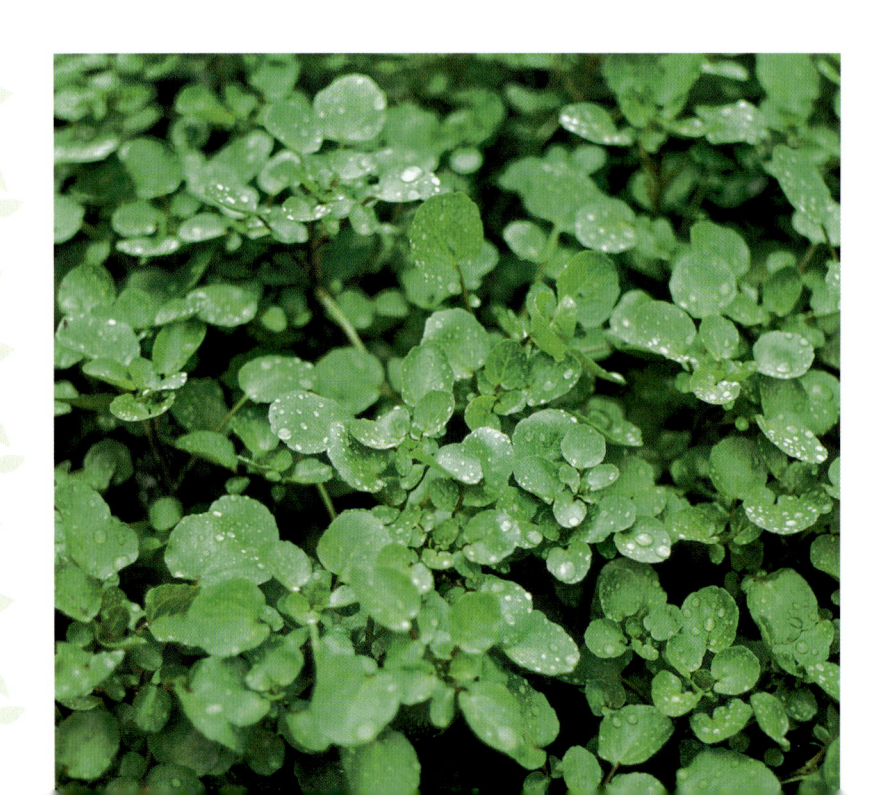

で栽培され、なかには冬も成長を続け、年に10回収穫されるものもあります。

食用部位：葉、若い茎

歴史：ギリシアの軍人クセノフォン（紀元前430〜354年）は、クレソンを食べ物と薬の両方ととらえ、部下の兵士たちに強壮薬として食べるように命じたといわれます。ヒポクラテス（紀元前460〜377年頃）もクレソンの薬効を推奨し、医師としておそらくは最初に去痰薬として用いました。新鮮なクレソンが収穫できる小川のそばに最初の病院を建てたともいわれます。ローマ時代には、小プリニウス（61〜113年頃）がこのハーブのことをnasus tortus（曲がった鼻）と呼びました。マスタードのような鋭い風味と、鼻が曲がるような臭いを指したものでしょう。

　古代ギリシア人は、kardamonと呼び、精神力を強化してくれると信じました。ローマ人やアングロサクソン人は、血液の浄化のために食べていました。いくつかの地域では、催淫作用をもつと考えられました。たとえば、クレタ島では、クレソンの催淫薬の作り方が、一族のあいだに代々受け継がれています。エジプトでは催淫効果を得るのに、クレソンを食べる必要すらないとされました。香りの強いこのハーブをベッドの下に潜ませておくだけで、男性の精力が増すと考えられていたのです。1970年代には、アラブの王子が、ハーレムでの義務を果たすために、大量のクレソンをイギリスから取りよせ、食べていたという噂さえ残されています。このような習慣は、クレソンが血液を浄化し、解毒する作用をもつとされることに由来したものかもしれません。

おもな効能：薬用食物であるクレソンは、栄養価が高く、血液を浄化する抗酸化作用のほか、解熱、抗壊血病、消毒、細胞再生、解毒、利尿、去痰、血糖降下、緩下、代謝刺激、催淫作用があるとみなされています。薬としての用途は、伝統医学のなかでも現代医学のなかでも、非常に多様ですが、今日ではとくに呼吸障害に有効とされ、呼吸器の鬱血や気管支炎の症状を抑えるほか、咳や風邪の症状があるときに、去痰薬としても用いられます。ドイツのコミッションEも、カタルなどの呼吸器疾患に有効であると認めています。また消化不良や胃腸疾患にも用いられるほか、骨や関節の治療や、貧血の治療にも利用されます。

　クレソンは極めて栄養豊富な"スーパーフード"で、オレンジよりもビタミンCが

クレソン *Nasturtium officinale*

食用のヒーリング植物

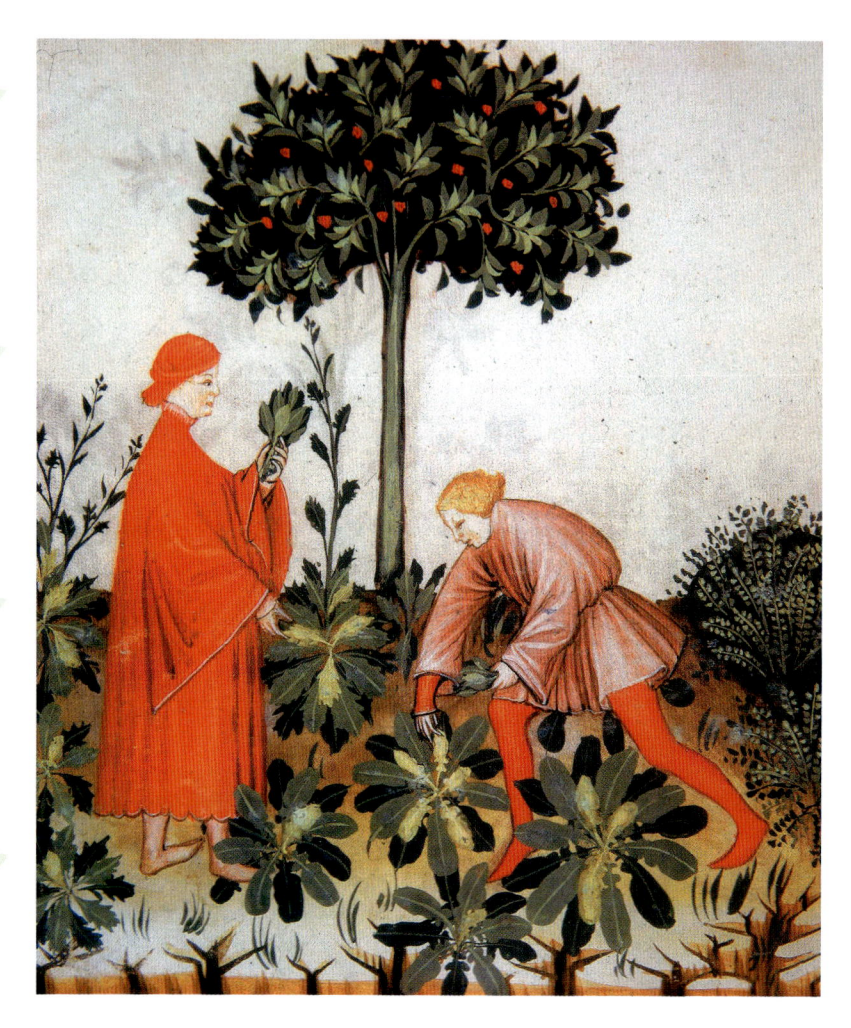

ルッコラとクレソンの収穫を描いた図版（1390〜1400年頃）、
ルイザ・コリアーティ・アラノ『健康全書』より

クレソン *Nasturtium officinale*

多く、牛乳よりもカルシウムが多く(吸収性も牛乳と同程度)、ホウレンソウよりも鉄が多く含まれます。多量に含有されるβ-カロチンとビタミンA類は肌と目によく、ビタミンEとB群、ヨウ素は甲状腺機能に有効であり、葉酸は妊娠中の女性に欠かせません。またマグネシウム、リン、カリウム、ナトリウム、亜鉛、銅、マンガン、セレン、硫黄、脂肪酸、アミノ酸も含有しています。

　肺癌のリスクのある喫煙者を守る重要な役割も果たします。フェニルエチルイソチオシアネート(PEITC)と呼ばれる成分をきわめて豊富に供給し、この成分は、口のなかで噛まれて植物の細胞が破壊されることによって生成されます。研究によれば、PEITCは癌の進行を強力に抑制するだけでなく、癌細胞を殺し、発癌性物質の代謝活性化を阻害する働きももつことが示されています。喫煙者は、毎食56ｇのクレソンを食べることで、肺癌を引きおこすとされる主要なタバコの発癌性物質(NKK)から守られることが発見されています。また、前立腺癌の予防作用や、多剤耐性結核菌に対抗する抗結核菌作用があるとする研究結果も示されています。

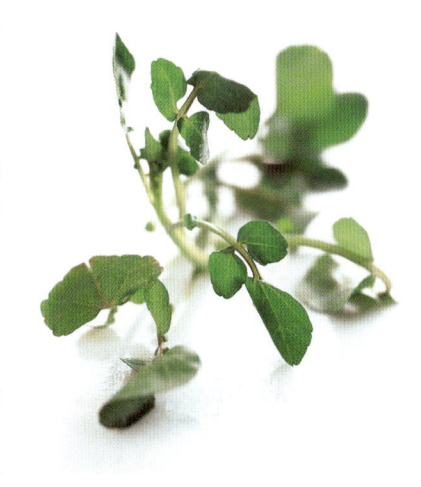

抗発癌作用のあるクレソンを
1日に1握り食べるだけで、肺癌を予防できる。

注意：まれにクレソンの辛味が胃腸の不調を起こすことがあります。胃腸に潰瘍がある場合や、腎臓に炎症性の疾患がある場合は、禁忌とされます。4歳以下の幼児に薬として用いることも禁忌です。

パセリ

学名　*Petroselinum crispum*、*P. c. neapolitanum*
セリ科

概要：パセリは二年草ですが、寒冷地ではしばしば一年草として栽培されます。原産地はヨーロッパと東地中海沿岸です。カーリーパセリ（*P. crispum*）の葉は縮れていますが、イタリアンパセリ（*P. c. neapolitanum*）の葉は平らです。直立した茎に、あざやかな緑色の複葉をつけ、散形花序に白い小花を咲かせ、筋の入った種子を実らせます。

食用部位：葉、根、種子、オイル

歴史：2000年以上前から栽培されているパセリは、食料とされる以前から、薬として用いられていました。名前は、ギリシア語で"岩のセロリ"を意味する言葉に由来し、実際にセロリと同じくセリ科に属しています。エジプト人によく知られたほか、古代ギリシア人にも重要視されていて、イストミア祭では勝者の頭を飾る冠とされ、葬送の儀式にも用いられました。ギリシア人もローマ人もパセリがワ

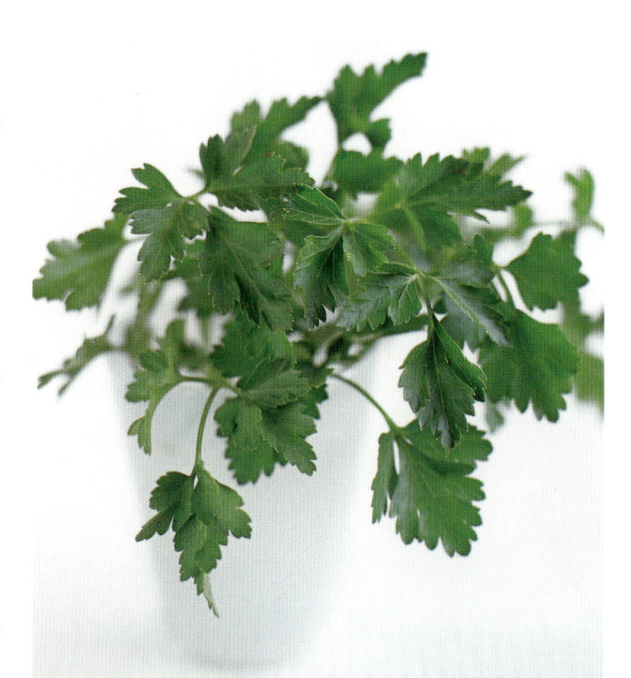

インの毒気を吸収し、酔いを防いでくれると信じ、頭に飾りました。

中世やルネサンス期のハーバリストたちは、パセリを腎臓や胃の疾患や虫刺されの治療のほか、感染症の予防にも用いました。しかし、昨今は料理のつけあわせとして使われることが一般的で、薬効については忘れられがちです。

おもな効能：パセリのあざやかな緑色のもととなっているクロロフィルは、口臭の除去に効果があります。中国とドイツのハーバリストはパセリのお茶が血圧の抑制によいと勧めています。根から作ったお茶は、腎臓結石や膀胱感染症の治療や、消化促進、食後の胃もたれや膨腸の改善に用いられます。また、風邪やインフエンザの鼻詰まりの治療や、喘息の発作の緩和や、肝臓・腎臓の閉塞や貧血の症状に用いられる場合もあります。目の疲れや痛みを取ったり、打撲の治癒を早めるためのパップ剤にされることもあります。葉の搾り汁は、肌のかゆみや虫刺されを鎮めるほか、よく効く蚊除けにもなります。種子からは利尿薬が作られます。

栄養価が高く、ビタミンA、C、Kが豊富です。とくにビタミンKは重要で、最近では、骨の形成に役立ち、骨粗鬆症を予防し、循環器系や神経系を健康に保つ働きがあるとされています。葉酸も豊富に含まれます。

またパセリには、抗酸化防御システムに寄与するフラボノイドもかなり多く含まれるとされ、とくにルテオリンは血液の抗酸化作用を高め、炎症を予防し、免疫系の働きを調節することが動物実験によって示されています。また、腫瘍細胞の増殖を防ぐ物質が含まれているとする研究報告もあります。揮発性のエッセンシャルオイルの成分は、フリーラジカルの"スカベンジャー（除去物質）"として重要な役割を果たします。このように、パセリは化学予防食品と呼ぶことのできる存在なのです。

注意：セリ科植物のアレルギーや過敏症の人は、パセリを食べないでください。シュウ酸（腎臓結石の形成に関わる成分）を多く含み、また腎臓の細胞を刺激する可能性があるので、腎臓結石や栄養障害の症状がある人もパセリを避けてください。妊娠中の人は、パセリを薬やサプリメントとして服用しないでください。子宮を刺激し、早産を招く可能性があります。エッセンシャルオイルは、多量に摂取すると毒になる場合があります。

パセリ *Petroselinum crispum, P. c. neapolitanum*

セイヨウタンポポ（ダンデライオン）

学名　*Taraxacum officinale*
キク科

概要：セイヨウタンポポは、直根をもつ二年草または多年草で、北半球の温帯地域に自生しています。花はあざやかな黄色で、長い葉には鋸歯のような深い切れこみがあります。ダンデライオンという英語名は、フランス語のdent de lion（ライオンの歯）に由来しています。円盤状の頭花を形成する舌状花は、"パラシュート"のような冠毛をつけた種子を実らせ、風によって飛散させます。

食用部位：葉と根（加熱したもの）、花（ワイン用）、全草（ビール用）

歴史：セイヨウタンポポは3000万年前にユーラシア大陸で発生しました。ラテン語名の*Taraxacum*は、"野生のチコリ"を意味するアラビア語のtarakhshaqunに由来しています。ここから、茹でたタンポポの葉が料理に用いられていたことが想像できます。またこれは、ギリシア語のtaraxos（病気）とachos（治療）を組み合わせた言葉でもあります。根と葉はハーブ療法に用いられ、根をローストしたものはコーヒーの代用品にもされます。

タンポポは"飢饉の非常食"とされ、あるときはメノルカ島の住民の命を支えました。カナダとイギリスでは、タンポポのビールが好まれ、ベルギーではワロン地方の"ファントム・ピサンリ"というペールエールが飲まれます。自家製の強いワインも、多くの人に喜ばれています。

過去には、根と葉が胸部の疾患やむくみ、消化不良、関節痛、発熱、皮膚病などの治療に用いられました。『キングのアメリカ医薬品解説書』には、タンポポが消化を高める苦味強壮薬や、肝臓や胆嚢の不調の治療のための胆汁排出薬として長く使われてきたことが記されています。また葉の強力な利尿作用は水腫や食欲不振に、おだやかな緩下作用は便秘に利用されました。

第二次世界大戦中には、ゴムが不足したため、数千ヘクタールもの土地にタンポポが植えられ、茎や葉に含まれる乳液を使ってロシア陸軍用の車両のタイヤが作られました。

おもな効能：セイヨウタンポポは、非常に栄養価と抗酸化作用の高い食べ物です。葉には多量のカリウム塩が含まれ（最大5％）、ビタミンAの含有量はニンジンよりも多く、さらにビタミンB群やC、D、カルシウムのほか、ホウレンソウの1.5倍の鉄も含まれます。

ドイツのコミッションEはセイヨウタンポポの葉が食欲不振とディスペプシア（消化不良）に有効であると認めています。また研究によれば、根には強力な肝臓浄化作用があり、胆汁生成を刺激し、葉は身体に必要な量のカリウムを供給し、すぐれた利尿薬になることが示されています。

やわらかい若葉はすぐれた強壮薬になり、野菜としてもおいしく食べられます。妊娠中や閉経後の女性に、栄養補助食として勧められます。また血清コレステロール値を下げる作用もあります。

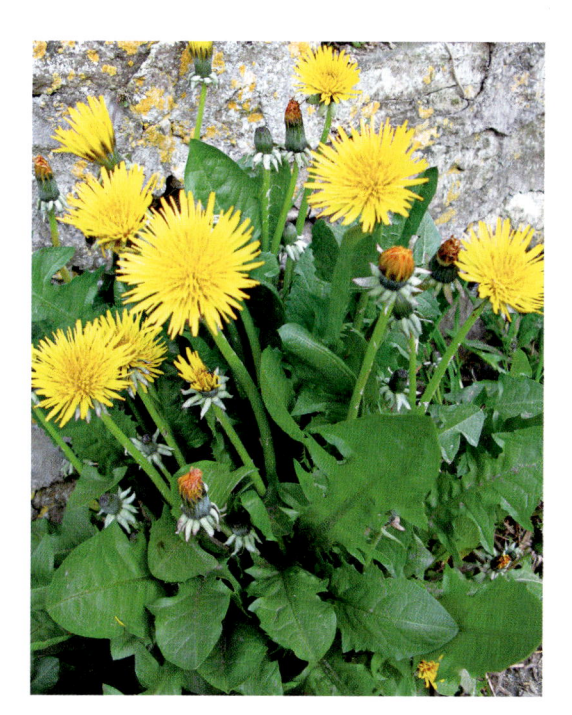

注意：セイヨウタンポポはおおむね安全とされていますが、生の葉の乳液は接触性皮膚炎を引きおこすことがあります。根を摂取すると胃酸過多を生じる人もいるため、胃酸の過剰分泌には注意してください。また処方薬と相互作用を生じる可能性があります。胆石のある人は、医師の許可を得てからセイヨウタンポポを使った製品を用いるようにしてください。胆管閉塞のある人は、摂取しないでください。

セイヨウタンポポ（タンデライオン） *Taraxacum officinale*

タイム

学名　*Thymus vulgaris*

シソ科

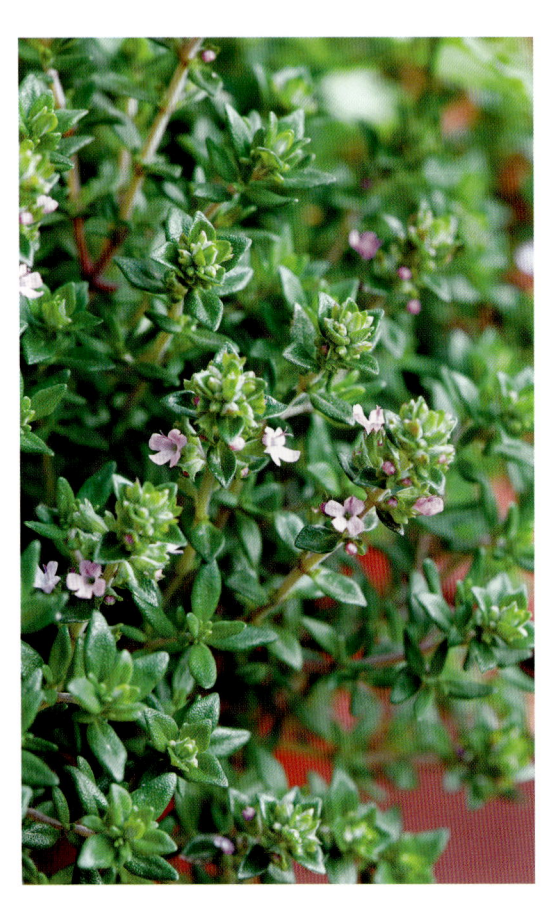

概要：タイムは芳香をもつ多年草で、地中海沿岸、北アフリカ、アジアに分布しています。さわやかな、薬のような香りがあり、小さな常緑の葉は灰緑色で、裏側は白く、花は白やピンク、紫色で、茎頂に密集して咲きます。野生のタイム（*T. serypyllum*）の栽培種で、ミツバチに貴重な蜜を提供します。

食用部位：全草、葉、花穂、オイル

歴史：タイムは薬として長い歴史をもち、古代エジプトでは防腐剤とされていました。タイムのもつ強力な芳香・消毒作用の知識は、ローマ人によってヨーロッパ全土に広められました。

タイム *Thymus vulgaris*

4世紀にはカフカス・アルバニア王国（現在のアゼルバイジャン北部）の人々は、タイムを強壮薬や催淫薬として用いました。ロシアでは"貴婦人のハーブ"として知られ、キリスト降臨以前のスラブ民族の儀式では、神に捧げる聖火に加えられました。

タイムは"勇気"を意味し、ローマの兵士たちは強靭さと活力を身につけるために入浴に用いました。中世には馬上槍試合にのぞむ騎士に捧げられ、古いアゼルバイジャンの民間療法では、煎出液を風呂に入れ、関節炎の鎮痛薬としていました。ローマ人は部屋を清潔に保ち、病気をよせつけないようにするために法廷にもタイムをもちこみました。

前世紀には、毎日の食事に1握りのタイムを加えることが、カフカス山脈に暮らす男性の長寿のおもな秘訣であるとされました。また地中海沿岸地域の人々の心臓が非常に健康であるのは、タイムをたっぷりと使うことがおもな要因であるともいわれます。

おもな効能：タイムはビタミンKを手軽にとることができ、鉄とマンガンも非常に豊富で、カルシウムも多く含みます。タイムとそのオイルには強力な抗酸化作用と消毒作用があり、その効果は科学的に証明されています。また、鎮痛作用や高い抗菌作用のほか、収斂、駆風、去痰、殺真菌、強壮作用もあります。

咳や気管支炎、百日咳、カタルなど、呼吸器の病気に薬として用いられます。揮発性のエッセンシャルオイルに含まれるもっとも重要な成分は、フェノール類のチモールです。またタイムのオイルが血圧を下げ、心臓のリズムを整え、呼吸気量を増やすことが、実験により示されています。

また虫歯や歯痛、尿路感染症の消毒薬にもされます。疝痛や鼓腸、のどの痛み、風邪にも効きます。ドイツのコミッションEは、タイムの葉とオイルを消化不良の治療に有効であると認めています。外用すると、水虫などの真菌による感染症や、シラミやノミなどの皮膚の寄生虫の退治に有効です。抗リウマチ剤や、洗口液、歯みがきにも配合されます。お茶やチンキ剤、チザン、シロップにして飲むことができるほか、軟膏や蒸気吸入に用いることもできます。

注意：タイムを摂取しすぎると、甲状腺を過剰に刺激し、中毒の症状を引きおこすことがあります。妊娠中や高血圧の人は、ハーブ薬としてタイムを服用したり、オイルを用いたりしないでください。オイルは肌に刺激を与える場合があります。

フェヌグリーク

学名　*Trigonella foenum-graecum*
マメ科

概要：フェヌグリークは、強い芳香をもつ一年草で、何世紀にもわたりインドや地中海沿岸、北アフリカで育てられています。東地中海沿岸や近東に分布していた野生種の種子から栽培が始まったと考えられています。エンドウマメに似た黄白色の花を咲かせ、三日月型の長い緑の莢をつけます。熟した茶色い莢には、20個ほどの小さな黄色の種子が入っています。

食用部位：葉、種子

歴史：フェヌグリークの種子は、いくつもの遺跡から発見されています。シリアのテルハラフ遺跡（焦げた種子が放射性炭素年代測定法で紀元前4000年のものと判明）や、イスラエルの初期青銅器時代のラキシ遺跡や、ヨルダンの鉄器時代のデイル・アラ遺跡などがその例です。古代ローマの大カトーは、『農業論』（紀元前160年）のなかで、クローバーやカラスノエンドウなどとともに、フェヌグリークを家畜の飼料として記述しています。

フェヌグリークの葉や、とくに種子は、更年期障害から消化不良まで、広範な体調不良の治療に役立つものとして、古代エジプトやギリシア、ローマの人々に高く評価されていました。分娩の促進や、料理にも利用されていました。フェヌグリークの使用がわかる最古の記録は、エジプトの『エーベルス・パピルス』（紀元前1550年）で、発熱の治療に用いたとされています。

フェヌグリークは、いろいろな料理にさまざまな形で活用されています。種子は、丸のまま、または粉末にして、インド料理のピクルスやカレー粉、ペーストなどに多用されます。葉は青野菜として食べるほか、生のままか乾燥させたものを、他の料理の香味付けに使うこともあります。乾燥させた葉（カスリメティ）には苦味と強い香りがあります。種子は中東全域でイスラム教やユダヤ教の料理に用いられ、スパイスのブレンドやお茶やスイーツに使われます。ユダヤ教の新年祭ローシュ・ハッシャーナーで食べるゲマラに定められた食事にも用いられます。

おもな効能：フェヌグリークの種子は抗酸化、抗発癌作用が高く、鉄やビタミンA、B₁、C、リン、フラボノイド、ステロイドサポニン、粘質物、苦味のある不揮発性油、揮発性油、アルカロイドを含みます。降圧、抗炎症、強壮、緩下、去痰、抗寄生虫、抗腫瘍作用があります。アーユルヴェーダ医学では、若返りや疲労回復の薬とみなされています。

授乳中の女性の母乳生成を促すほか、子宮の刺激剤、解熱剤、消化促進剤、粘滑剤、癒傷剤としても作用します。糖尿病患者の血糖値を下げるほか、食欲不振や無食欲にも用いられ、皮膚の炎症を抑える外用薬にもなります。

注意：起こりうる副作用としては、鼓腸やガス、下痢などがあります。皮膚につけると、刺激となることもあります。子宮を刺激する作用があるため、妊娠中の人は、薬としてフェヌグリークを服用したり、オイルを用いたりしないでください。妊娠を望んでいる人も使用を避けてください。かかりつけの医師に相談せずに糖尿病の治療に用いないでください。ピーナッツやヒヨコ豆にアレルギーのある人や、フェヌグリークで偏頭痛が起きる人は避けてください。喘息や高血圧の持病がある人は、フェヌグリークの粉末を服用しないでください。月経周期異常の経験がある場合は、注意して服用してください。

フェヌグリーク *Trigonella foenum-graecum*

食用のヒーリング植物

ナスタチウム
学名　*Tropaeolum majus*
ノウゼンハレン科

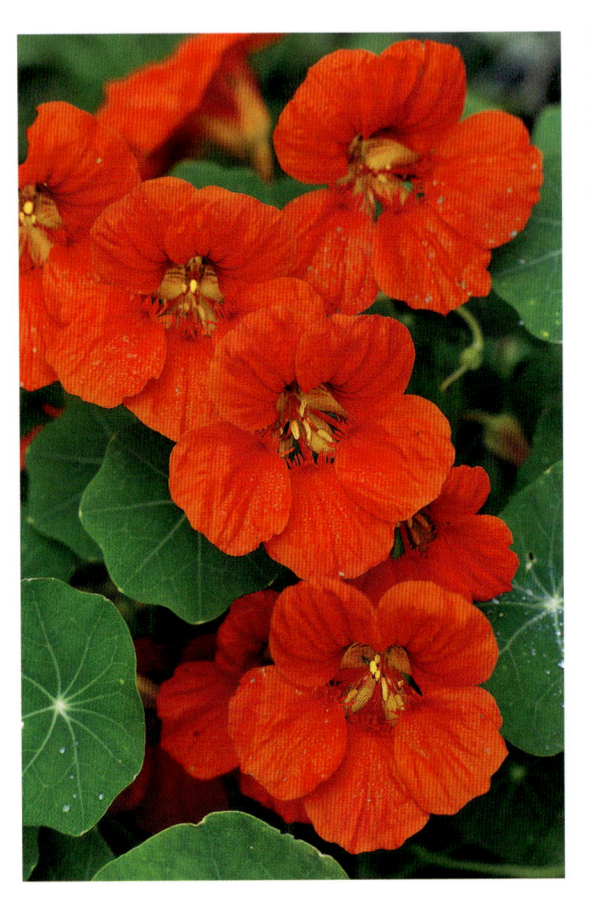

概要：一年草のナスタチウムには、つる性種と矮性種の2種類があります。華麗な花が観賞にも向くこの植物は、ペルーのアンデス山脈一帯が原産で、花と葉がサラダ用の華やかなハーブとして使われます。橙色や黄色の花は、ひらひらとしたラッパに似た形をしていて、優美な長い距の先で"かぶと"のように咲き、その下に"盾"のような葉が茂ります。

食用部位：葉、蕾、花、莢（酢漬けに）

歴史：ナスタチウムという名前は"鼻を曲げるもの"を意味し、*Tropae-*

*olum*という属名は、ギリシア語で"トロフィー"を意味するtropaionに由来します。ノウゼンハレン科に属する植物で、マスタードの仲間のオランダガラシ（*Nasturtium*）属のクレソンとは無関係です。

16世紀にスペインの征服者によってペルーからヨーロッパへともたらされ、クレソンに似たピリッとした風味があることから、*Nasturtium indicum*（インディアンクレス）と呼ばれました。ただし、このときもたらされた品種は、現在ではほとんど見かけられません。ペルーの先住民族は、葉を咳や風邪、インフルエンザのほか、月経不順に用いました。また軽い切り傷や擦り傷のパップ剤としても利用しました。

第二次世界大戦中には、黒コショウが不足したため、ナスタチウムの種子を乾燥させ、粉末にしたものが代用されました。

全草が食べられ、エキゾチックな花や葉や蕾は、とくに見た目も美しいサラダの材料や飾りとされ、軽い辛味を添えます。炒めものにもよく加えられます。皺のよった未熟な緑の丸い莢は、酢に漬けて薬味にし、ケイパーのように魚料理に添えられます。マティーニにもよく合います。

ナスタチウムは便利なコンパニオンプランツで、ブロッコリーやカリフラワーなどのアブラナ科の植物や、豆類、トマト、リンゴを守ります。捕食性の益虫を引きよせ、アブラムシやシャクトリムシ、ヘリカメムシ、コナジラミ、カブトムシを撃退します。

おもな効能：アーユルヴェーダ医学では、歯茎を刺激し、きれいにするために葉をこすりつけます。ナスタチウムには硫黄が豊富であり、また水を結合して消毒薬や傷の治療薬とされる抗生物質を生じる配糖体も含むため、これは意外な用法ではありません。ナスタチウムに含まれる硫黄化合物は、抜け毛を遅らせることで知られ、すべての細胞に含まれる不可欠なアミノ酸のうちの2種を構成する成分でもあります。また、痰の生成を抑え、カタル症状を緩和するためにも用いられます。全草が生のまま食べられ、消毒、利尿、強壮作用をもち、真菌や細菌の感染症に抵抗する働きもします。

注意：ナスタチウムにはベンジル辛子油が含まれるため、幼児や小児には用いないでください。アレルギー症状を生じる人もいるほか、過剰に用いると、粘膜や皮膚を荒らすことがあります。ハーブ薬として内服すると、消化器疾患を生じる場合があります。

ショウガ

学名 *Zingiber officinale*
ショウガ科

概要：ショウガは、熱帯アジア原産の多年草です。鱗片状の蕾から、黄色と緑色と紫色が混じった花を咲かせます。芳香のある地下の根茎は、料理のスパイスとして世界中で広く使われています。

食用部位：根茎

歴史：ショウガは何千年ものあいだ中国とインドで栽培され、東南アジアや西アフリカ、カリブ海にも分布し、2000年前までには西洋にももたらされました。古代のサンスクリット語や中国語の文書に記録されているほか、ギリシア、ローマ、アラビアの医学書にも登場します。根茎は、食べ物としても薬としても重宝されています。ショウガのもつ温熱作用は5000年以上にもわたり注目されてきました。内臓を温める伝統薬の乾姜や、冬場の風邪予防に飲まれる現代の"ウィスキーマック"もその

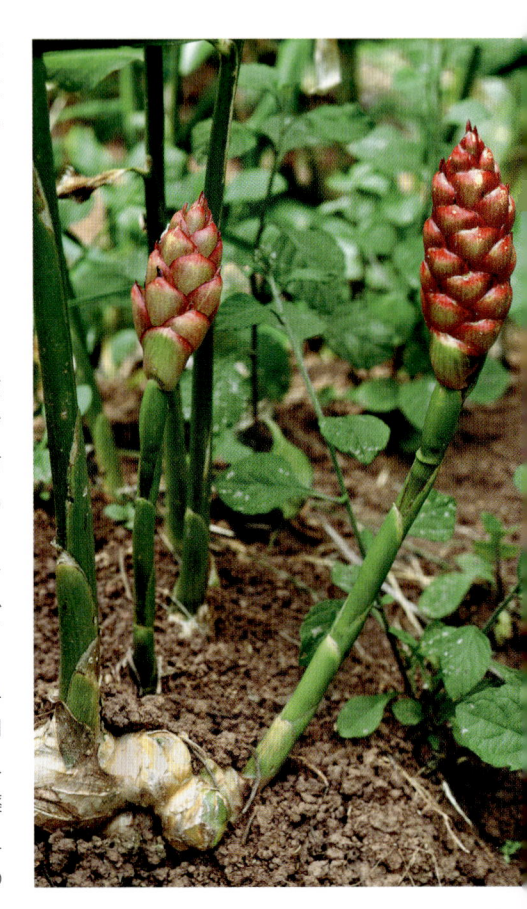

例です。

さまざまな形で料理に使われ、アジア料理では生でも食べられるほか、酢やシェリーに漬けておつまみにされたり、砂糖漬けのデザートにもなります。ショウガのリキュールや、ワイン、伝統的なジンジャービールも作られます。乾燥させた根や生の根のほか、粉末、液状のエキス、シロップ、お茶、チンキ剤、錠剤、カプセルもあり、いくつかには標準化されたジンゲロール成分が含まれています。

おもな効能：中国伝統医学の処方の大半は、多くのハーブを組み合わせたものですが、ショウガはそれらのほぼ半分に含まれています。アジアの医学のなかでは、関節炎や変形性関節症、関節痛や筋肉痛、胃痛、吐き気、下痢の治療に用いられてきました。西洋の医学では、生のショウガを嘔吐や咳、腹部膨満、発熱に用いますが、現代のアジアでは、関節リウマチや偏頭痛、のどの痛みの治療のほか、血行促進、血管への脂肪沈着の抑制などの用法が一般的です。

アーユルヴェーダ医学では、消化促進と呼吸器のハーブとされています。アーユルヴェーダの療法家は、コレラや無食欲症や、肝臓の炎症に用いますが、これらの伝統的な用法の多くが、近年の研究によって有効であると確認されています。

西洋では、ショウガは一般に風邪によいとされるほか、食欲増進、抗炎症、消毒、制吐、駆風、血行促進、鎮咳作用があるとされます。アメリカでは、しばしば抗ヒスタミン剤に代わるハーブ薬として用いられます。手術後の吐き気や、車酔い、化学療法による吐き気、朝の吐き気を抑えるためにもよく利用されます。また抗炎症や、血栓予防、コレステロール値や中性脂肪値の抑制にも用いられます。

すぐれた抗酸化作用もあり、老化を遅くする効果が見込まれるほか、ある種の癌や糖尿病に対抗する働きをもつ可能性も大いにあります。ショウガに含まれるショウガオール成分が、胎児や高齢者の神経系によい影響を与えるとする研究報告もあります。

注意：少量を摂取する場合にはほとんど副作用はないとされていますが、ショウガの粉末は、ガスや鼓腸、胸やけ、吐き気を引きおこすこともあります。アレルギー反応は、ふつう発疹の形で表れます。胆嚢に持病のある人は摂取を避けてください。ショウガのハーブ薬と、他の抗凝血作用のあるハーブ薬や市販薬や処方薬を併用するときは、注意が必要です。

ココナッツ

学名　*Cocos nucifera*
ヤシ科

概要：ココヤシの原産地は定かではなく、諸説ありますが、一般にはインド洋からマレーシアやポリネシアに広がったとされています。樹高は25mほどになり、樹齢30年ほどの十分に成熟した木は、年間に80個ほどの実をつけます（品種によってはさらに多い）。1つの花序に雄花と雌花の両方をつけ、果実は大きな繊維質の核果で、10〜20個ずつ房状に実ります。

内果皮と白い果肉が、ココナッツとして販売される商品となります。"ココナッツミルク"は乾燥させた果肉（コプラ）と水で作られ、料理用に容器に詰められます。乾燥させたコプラからはココナッツオイルも作られ、薬品や化粧品の原料になります。

食用部位：果肉

歴史：観賞用のほか、料理やその他の用途にも用いられるココナッツは、商業的価値の高い植物で、アフリカや東南アジアなど、多くの熱帯地方で栽培されています。ココナッツの殻は塩水を通さないため、海辺で実っていた果実が海に落ちると、潮に流され、漂着した土地に根付くこともありました。ココナッツの商業的価値は現在も失われておらず、とくに太平洋の島々の人たちにとっては貴重な存在です。

学名の*Cocos*はポルトガル語の"猿"に、*nucifera*は"ナッツを実らせる"に由来します。ココナッツそのものが、猿に似ていると考えられたためです。タイではココナッツを収穫させるために多くの猿が飼われ、人間の10倍の速さでココナッツを採っています。猿のためのココナッツ採りの学校まであるのです。

おもな効能：ココナッツは抗酸化作用が高く、栄養豊富ですが、食べると太りやすいかもしれません。"果肉"はピーナッツやアーモンドなど、他のナッツ類に比べれば脂肪分が少ないですが、脂肪の約90％が飽和脂肪酸で、これはバターやラードよりも高い数値です。しかし、バナナやリンゴ、オレンジなどの一般的な果物に比べ、糖分は少なく、蛋白質を多く含みます。ビタミ

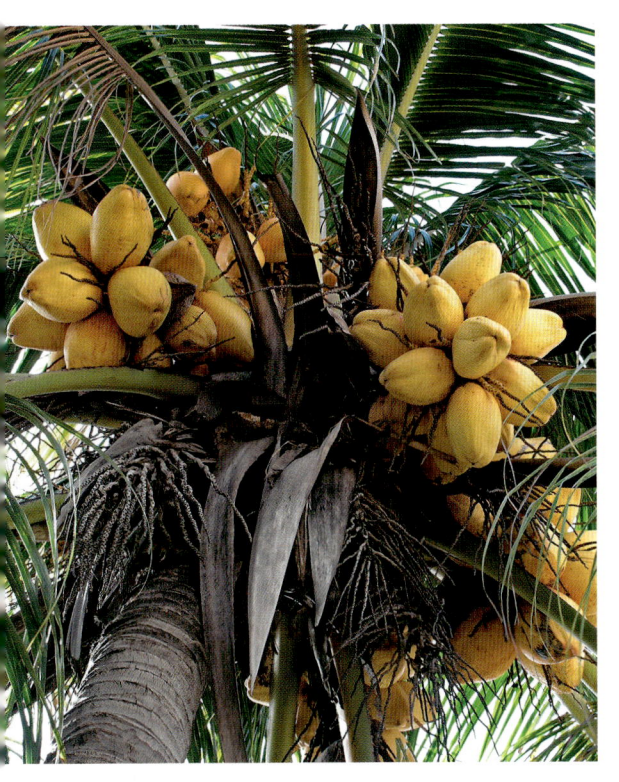

ココナッツ　Cocos nucifera

いるからです。熱帯地方では屋台でココナッツが売られ、未熟果のゼリー状の果肉は、民間療法の健康薬として重宝されています。またフェイスマスクとしても利用され、これは天然の状態のまま使え、若返り効果と栄養分に富んだ、最高の保湿剤といえるでしょう。

　ココナッツウォーターは、糖分や食物繊維、抗酸化作用のあるビタミンやミネラルを含む栄養豊富な食物で、そのアイソトニック特性によって、電解質平衡を生みだします。つまり、ココナッツウォーターを飲むことで、体内細胞の内外の電解質のバランスが保たれ、健康につながるのです。

注意：ココナッツオイル（とくに溶剤で抽出したもの）にアレルギー反応を示す人もいます。

ンC、B5、B1、B3、B6、B2、葉酸（B9）のすぐれた補給源であり、多量の鉄やリン、亜鉛のほか、マグネシウム、カリウム、カルシウムも含みます。

　ココナッツの果実は、自然のくれた安全な贈り物です。内部に含まれる"水"は、果実を割るまで、完全に無菌の状態を保って

ヘーゼルナッツ

学名　*Corylus avellana*
カバノキ科

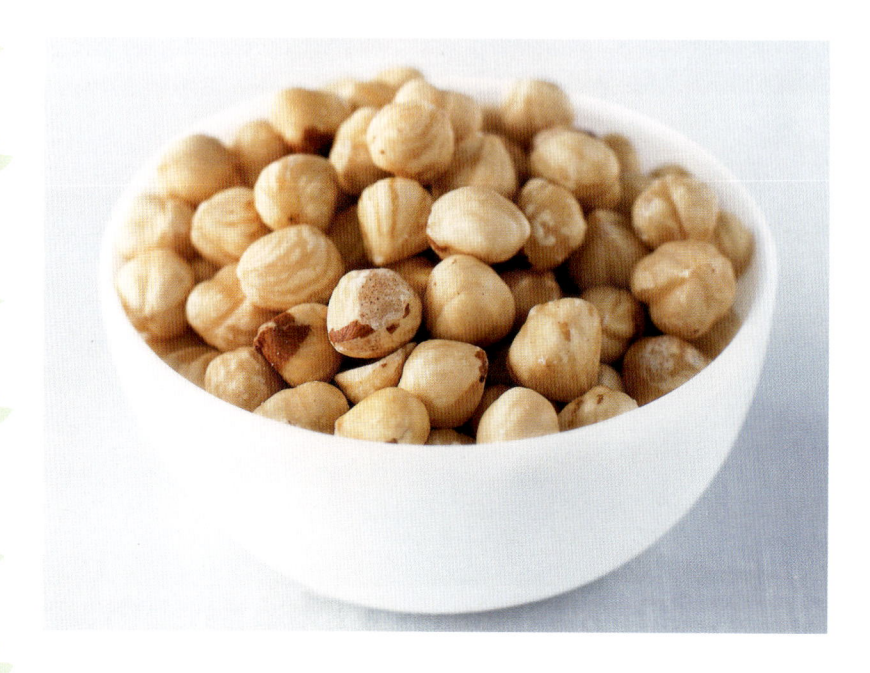

概要：ヘーゼルは大きめの落葉低木で、北半球のヨーロッパから西アジアにかけて自生しています。丈は3～5mほどになり、雄花は長い尾状花序をもち、雌花は赤い花柱をわずかに覗かせます。ナッツ(堅果)はそれぞれ殻に包まれ、その一部を総苞が覆っています。ナッツは"コブナッツ"や"フィルバード"とも呼ばれます。

食用部位：種子

歴史：ヘーゼルという名前は、アングロサクソン語で"ボンネット"を意味するhaesel

に由来し、属名のCorylusはギリシア語の"ヘルメット"や"フード"を意味するkorysに由来しています。その存在は、謎やオカルトに結びつけられてきました。先の分かれた枝は、"占いの杖"として埋もれた財宝や貴重な鉱脈や水脈を探しあてるために用いられ、現在でも伝統的な水脈探しに利用されています。アイルランドの伝説では、ヘーゼルナッツは叡知の実とされ、瞑想に用いられました。イギリスでは、幸運と豊穣の象徴として家のなかに吊りさげられました。

地中海沿岸の国々では、古代から適度な量のヘーゼルナッツを食べていました（オイルは青銅器時代に初めて抽出されたとされる）。伝統的なヘーゼルナッツのリキュールであるフランジェリコは、17世紀頃に北イタリアのピエモンテ州のキリスト教修道士たちによって作られはじめたもので、氷やコーヒーで割って飲まれます。

おもな効能：抗酸化物質が豊富で、主要な栄養補助成分のビタミンEの宝庫です。またビタミンCも含有するほか、血液の生成や精神的健康に不可欠で、とくに成長中の子供には重要なビタミンB_1、B_2、B_6も少量ずつ含み、ビタミンK、A、葉酸も含有します。マンガン、銅、マグネシウム、リン、鉄、カリウム、亜鉛、カルシウム、セレン、カロテノイドのルテインとゼアキサンチン、フィトステロールも含有します。ナトリウムとコレステロールは含まれません。

高コレステロールは、心臓血管の疾患の大きな要因の1つです。オイルや植物栄養素やその他の栄養素をバランスよく含むヘーゼルナッツは、心臓疾患に対抗することができるユニークな存在なのです。オレイン酸は血中のコレステロール値の上昇を防ぎ、豊富なβ-シトステロールはコレステロール値を下げ、乳癌や前立腺癌を予防する重要な働きをします。

毎日25～30gのヘーゼルナッツを食べるだけで、1日あたりのビタミンEの推奨摂取量を満たすことができます。ナッツは地中海式食生活（p.118を参照）に欠かせない要素であり、ナッツを頻繁に摂取する人々は、他の食事内容に関係なく、心臓血管疾患のリスクが低いことが科学的に証明されています。ヘーゼルナッツは心臓疾患や癌を防ぐすぐれた手段なのです。

注意：ナッツ類にアレルギーのある人や、下痢の人は、ヘーゼルナッツを食べないでください。妊娠中や授乳中の人、てんかんの持病のある人、肝臓や腎臓に障害や癌のある人は、医師の指示なしにヘーゼルナッツのオイルを使用しないでください。

ヘーゼルナッツ *Corylus avellana*

食用のヒーリング植物

パンプキンシード（カボチャの種子）
学名　*Curcubita pepo*
ウリ科

概要：カボチャは匍匐性の茎をもつつる性の一年草で、北米が原産と考えられています。浅裂の葉と、明るい黄色の花をつけ、溝のある大きな橙色の果実を実らせます。果実は通常4〜8kgほどの重さになります。花芯から光を放つように見える美しい花は、寿命が短く、1日ほどでしぼんでしまいます。濃緑色の平らな種子は、ペピータとも呼ばれ、品種によっては乳白色の皮に包まれています。

食用部位：種子、果肉と花（加熱したもの）

歴史：北米では、カボチャは先住民族の貴重な食料で、栄養源としても薬としても大切にされていました。カボチャの栽培は、新世界を訪れたヨーロッパ人の冒険家たちによって、旧世界の多くの社会に紹介されました。種子（パンプキンシード）の利用を示す最古の証拠はメキシコで発見され、紀元前7000〜5500年のものとされています。

おもな効能：カボチャの色は、豊富に含まれるルテインなどの抗酸化物質の橙色色素によるもので、これらは白内障や老化にともなう黄斑変性を防ぎます。生の種子は、栄養素の宝庫で、ビタミンAとK、葉酸を多量に含むほか、やや少量のB3も含みます。ミネラルの貴重な補給源でもあり、リン、カリウム、マグネシウムのほか、少量のカルシウム、ナトリウム、鉄、亜鉛、セレンも含有します。また同量のリノール酸とω6脂肪酸のほか、ω3脂肪酸も少量含み、多くの必須アミノ酸も含有しています。

　民間療法で活用されてきた種子の効能は、現在科学的に立証されつつあります。たとえば、亜鉛成分は骨にミネラルを補給して骨粗鬆症を改善するほか、炎症を抑えるため、関節炎に効く可能性があります。また前立腺の健康を促進し、前立腺肥大による排尿困難を改善する可能性があるほか、ある種の腎臓結石のリスクを下げる働きがあるともいわれます。中米のハーブ療法では、種子が腎炎やその他の泌尿器系の疾患の治療に用いられます。ある動物実験

では、種子が膀胱機能を改善させることが示されています。種子をすりつぶし、ハチミツと混ぜたものは条虫の駆虫剤となり、オイルも、腸管に侵入した寄生虫を退治します。

　種子に含まれるフィトステロールは、LDL（悪玉コレステロール）値を下げる働きをします。また多くの癌を防ぎ、動脈硬化を予防します。天然の抗うつ成分であるアミノ酸のL-トリプトファンも含まれています。

　パンプキンシードオイルは、濃い緑色のオイルで、炒った種子から作ります（殻つきの白い種子からは安価な白いオイルが作られる）。皮膚の軟化や、鎮静、緩下作用があるほか、ミネラル不足にも用いられます。肺と粘膜によいとされ、過敏性大腸症候群の治療によく使われます。東欧や中欧では料理に用いられ、香りが強いことから、一般に他のオイルと混ぜて使用されます。ただし、加熱すると必須脂肪酸が壊れてしまいます。

注意：本書執筆中の段階では、パンプキンシードに関する注意事項は報告されていません。

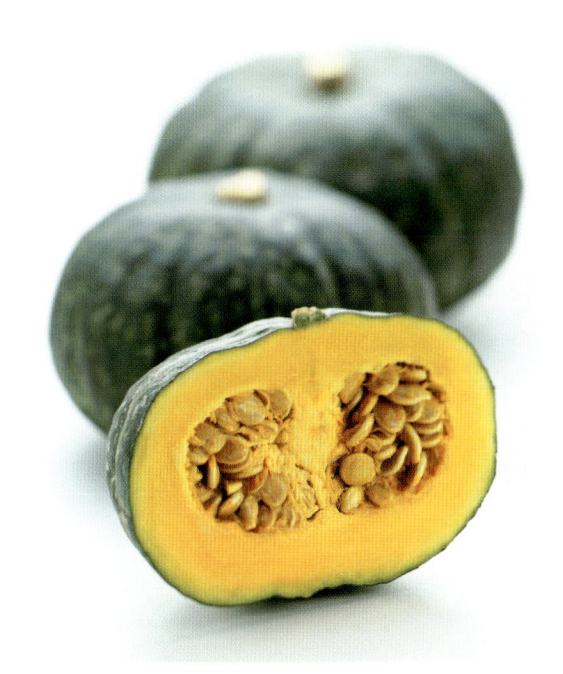

パンプキンシード（カボチャの種子） *Curcubita pepo*

サンフラワーシード(ヒマワリの種子)

学名　*Helianthus annuus*
キク科

概要：華やかな一年草のヒマワリは、アメリカ大陸原産で、発祥の地はペルーだと考えられています。毛に覆われた太い茎は、3mほどに成長し、驚くほど大きな頭花をつけます。花は直径30㎝にもなり、おなじみの大きな薄灰色の種子を実らせます。蕾の状態の花は、太陽の方を向いて回りますが、野生種のものには、太陽を崇拝するようなこの動きは見られません。

食用部位：種子、蕾と若芽(生のままか、加熱したもの)

歴史：*Helianthus*は"太陽(helios)"の"花(anthos)"を意味します。ペルーのインカ帝国では、巫女たちがヒマワリをかたどった冠をかぶり、太陽の神殿には、純金製のヒマワリの装飾がほどこされていました。現在判明しているところでは、ヒマワリの

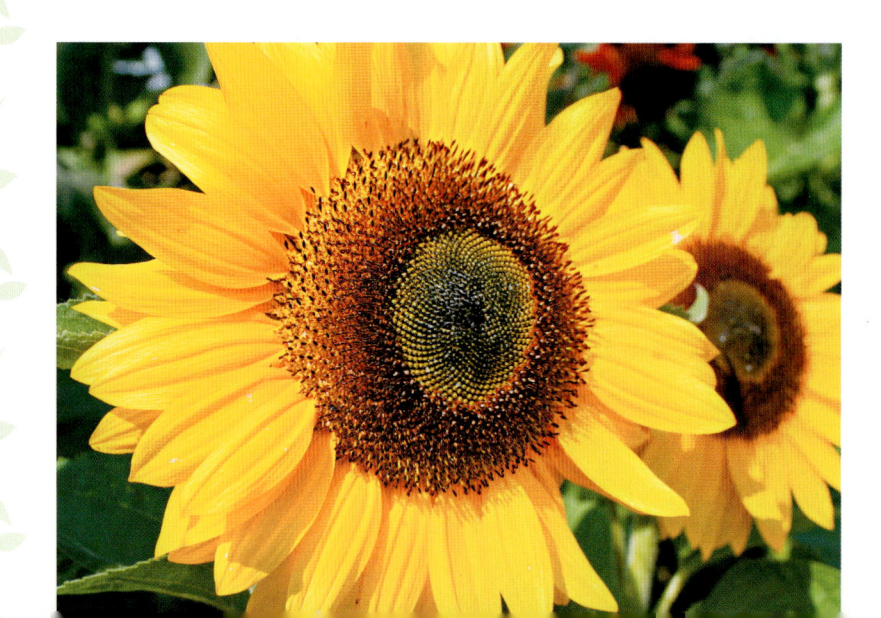

栽培は少なくとも紀元前2600年にはメキシコで始められており、さらに北のテネシー州では、紀元前2300年頃にまで遡るとされる完全な栽培品種のヒマワリが発見されています。北米にもたらされたのち、さらに地中海沿岸や東欧、ロシアへと広められました。

ハーバリストは伝統的に種子(サンフラワーシード)を去痰薬や利尿薬として用いたほか、風邪や咳、気管支炎の治療にも利用しました。キニーネの代わりにマラリア熱の薬としても用いました。ロシアの医学では、種子の煎出液を黄疸やマラリア、心臓疾患のほか、下痢などの軽い病気に処方しました。また種子が気管支の感染症に、全草が結核とマラリアに用いられたほか、軽い殺虫作用のある刻んだ茎と頭花は、ウォッカに漬けられて、発汗剤にされました。ウォッカに漬けた頭花は、リウマチ患者のリニメント剤にもなり、生の葉のパップ剤は、ロシアの民間療法のなかでは発熱の治療に用いられました。

つぶした種子を搾り、いくつかの等級のオイルが製造されます。生の蕾と若芽はサラダに加えられることもあり、蕾は蒸し野菜としても食べられます。

おもな効能：種子は栄養価の高い食物です。47%が脂質で、24%が蛋白質であり、食物繊維と多価不飽和脂肪酸が豊富で、飽和脂肪酸は少量です。ビタミンB_1、B_3、B_5、B_6、E、マグネシウム、鉄、リン、セレン、カルシウム、亜鉛のすぐれた補給源です。また揮発性油や、炭酸カリウム、タンニンも含みます。

薄黄色で、繊細な味わいのサンフラワーシードオイルは、多価不飽和脂肪酸を非常に多く含み、飽和脂肪酸はわずかです。種子はマーガリンの原料にもなり、オイルは加熱用やサラダのドレッシングに用いられます。今日では、フィトステロールの豊富なオイルを料理に用いると、血中コレステロール値の抑制や、細胞組織の炎症の緩和に役立つとされます。ミネラルのセレンはDNAの修復を助け、抗癌作用ももちます。食事にサンフラワーオイルを取りいれることで、多発性硬化症の治療に効果があるとする研究報告もあります。ヒマワリから抽出される天然の脂肪酸の共役リノール酸は、体重管理の鍵となりうるとされています。

注意：本書執筆中の段階では、他の薬との相互作用や禁忌についての報告はありません。

サンフラワーシード(ヒマワリの種子) *Helianthus annuus*

クルミ

学名 *Juglans regia*
クルミ科

概要：クルミの木は落葉樹で、樹齢は300年にもなり、アメリカ大陸、ユーラシア大陸、東南アジアに自生しています。樹高は10〜40mほどになり、灰茶色の樹皮に包まれたがっしりとした幹から、丈夫な枝を伸ばします。葉には特徴的な強い香りがあり、緑色で果肉の多い球状の核果を実らせます。

食用部位：果実（ナッツ）

歴史：クルミの仲間のなかでもっともよく知られているのが、ロイヤルウォールナッツ（またはペルシアグルミ、*J. regia*）です。この名前はペルシア発祥であることを示しており、国連食糧農業機関によれば、イランのシャハミルザードには世界最大のクルミ果樹園があります。

未熟果の緑色の殻は伝統的に黄色の染料にされ、熟した濃茶色の殻は、のちに肌を褐色に見せる手作りのクリームとして、舞台俳優たちによって用いられはじめました。また緑の未熟果で作ったおいしい"クルミのピクルス"には、抗壊血病作用があります。

おもな効能：クルミはビタミンとミネラルが豊富な"スーパーフード"で、ビタミンB_6、B_5、B_3、B_1、B_2のほか、セレンやマンガンを多く含みます。また$\omega 3$脂肪酸のすぐれた補給源でもあり、この脂肪酸は健康を助けるさまざまな働きをします。心臓血管を守り、認知能力を高めるほか、抗炎症作用もあり、喘息や関節リウマチ、皮膚炎などに有効です。さらに治癒効果があることで知られる高い抗酸化作用をもつフェノール成分が含まれるほか、没食子酸やエラグ酸も含まれます。エラグ酸は発癌性物質を解毒する酵素の働きを刺激します。

中国伝統医学では、腎臓の強壮薬とされるほか、脳や背中、皮膚によいとされ、脱水による便秘の改善にも有効とされます。西洋では、伝統的に赤痢と皮膚疾患の治療に用いられてきました。心と体の強さを高めるもの（殻の中の仁が人間の脳に似ているため）として用いられてきましたが、食

クルミ *Juglans regia*

べると太ると考える人も多いようです。しかし、この考えが誤解であることが研究によって証明されており、実際は週に2回以上クルミを食べる人は、まったく食べない人に比べ、はるかに太りにくいとされます。また2型糖尿病患者のHDL（善玉コレステロール）値を高める働きもあります。

近年クルミは、その驚異的な抗酸化作用や、栄養価の高さや、植物栄養素の豊富さによって、科学者たちから"心臓のナッツ"と呼ばれています。不健康な脂質の多い食事のあとにクルミを食べることで、脂質が血管に与えるダメージを抑制することができるのです。

またクルミは、混乱や物忘れ、痴呆、死などをもたらす深刻な脳の病気であるアルツハイマー病の治療にも役立ちます。クルミのエキスと、そこに含まれる没食子酸やエラグ酸は、血小板凝集を抑制し、アルツハイマー病患者の脳内のアミロイド斑を破壊することが確認されています。さらにはアルツハイマー病のリスクを低め、発症を遅らせることも可能かもしれません。

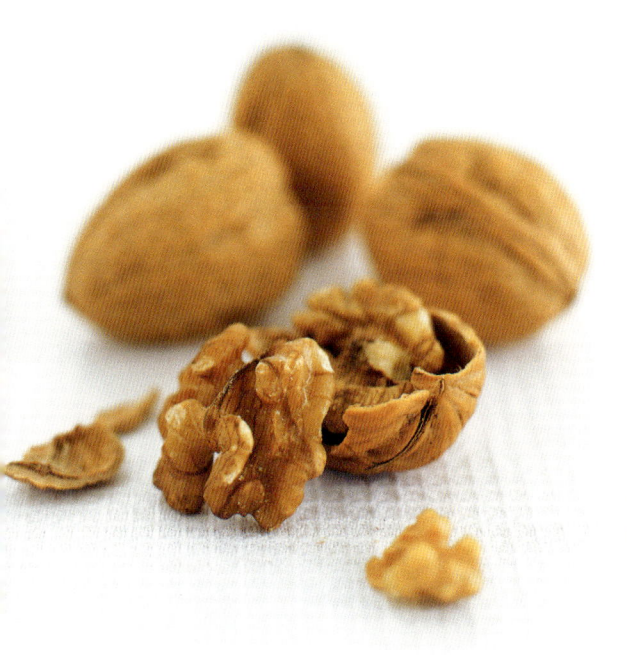

注意：食物として摂取する場合はおおむね安全とされていますが、安全性や効果が未確認であるため、過剰な摂取は避けてください。ナッツ類の過敏症の人は、摂取しないでください。

マツノミ

学名　*Pinus pinea*
マツ科

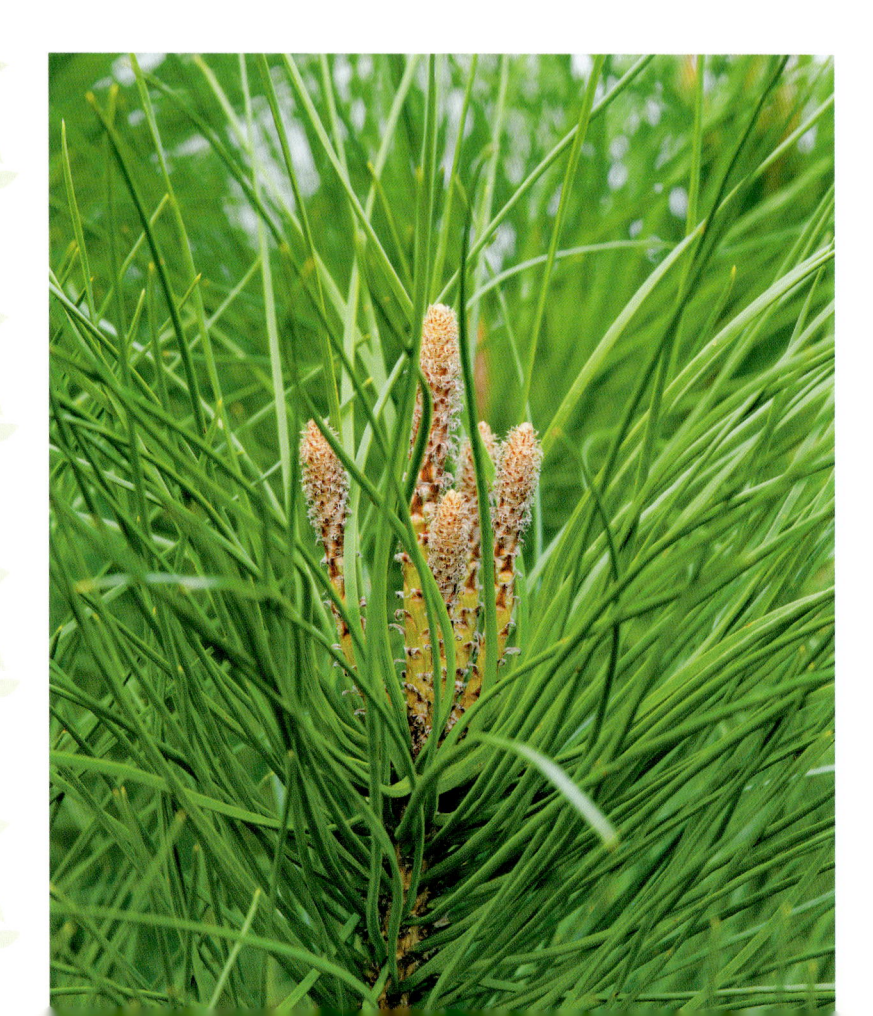

概要：太陽を浴びて強い樹脂の香りを放つ地中海のカサマツの木は、イタリアの風景の象徴です。樹高は平均で12〜20mほどになります。近東で発生し、人間の手によって地中海沿岸に広められたと考える研究者もいますが、スペインやポルトガルなどに自生していたともいわれます。幹は短く、非常に幅広い樹冠を形成し、独特の"傘"に似た姿をしています。緑色の針状葉は非常に長く、2本ずつ対になっています。種子（マツノミ）は、薄茶色で、こするとすぐに外れるもろくて黒い外皮に覆われています。

食用部位：種子

歴史：マツの木は、少なくとも6000年前から地中海沿岸全域に帰化し、食用の種子をとるために栽培され、そこが"原産地"とされるようになりました。1700年頃以降は、似たような気候をもつ他の地域にも伝えられ、現在では南アフリカに帰化し、カリフォルニアやオーストラリア、西ヨーロッパでも栽培され（北はスコットランド南部にまで）、さらに他の地域にも分布を広げています。

仁とも呼ばれる種子は、有史以前から交易の対象であったといわれます。実を収穫するために商業的に栽培されているマツは数種あり、北東アジアのチョウセンゴヨウ（*P. koraiensis*）が、世界の貿易において最重要の種とされています。その他、シベリアマツ（*P. sibirica*）やハイマツ（*P. pumila*）、カザンマツ（*P. armandii*）なども、いくらか用いられています。

マツノミの収穫は手作業の重労働です。マツノミの価格が高いのは、マツが施肥によって肥沃にすることが難しい土壌に生育するためと、実をつけるまでに15〜25年もかかり、本格的に収穫できるまでには75年の年月を要するためです。しかし、一度成熟すると、100年は実をつけることができます。北米とメキシコでは、マツノミは伝統的にいくつかの先住民族の主食とされてきました。マツノミの収穫がそれらの先住民族だけに認められている地域もあります。

アメリカ南西部では、北米のピニョンパインの種子は1万年前ほども前から主食とされてきたと考えられています。韓国や中国、トルコ、パキスタン、アフガニスタンでは、マツノミは遊牧民の伝統食でした。マツの木は聖書にも登場します。

地中海地方のマツノミは、とくにイタリア人によって、2000年以上も前から料理の材料とされてきました。79年のベスビオ火

山の噴火で壊滅したポンペイの遺跡からは、マツノミが幅広く用いられていた証拠が発見されています。古代ローマ人はワインやソーセージの材料とし、ハチミツを使って保存食にもしました。イタリアのいくつかの場所では、ローマ教皇の命によってカサマツの大規模な植林が行われました。1666年にクレメンス9世の命によって作られたフレジェネ付近のマツ林は、今も現存しています。

今日でも、地中海料理やアラブ料理にはマツノミがよく使われます。肉や魚、野菜の料理に添えられることが多く、チーズや果物ともよく合います。イタリア料理のペストソースや、フランス南西部のランド風サラダには欠かすことができません。ニューメキシコ州では、マツノミを濃くローストしたコーヒーが飲まれます。

マツノミオイルは、数種のマツノミを搾って抽出したものです。軽いナッツの風味が好まれ、比較的煙点が低いために、加熱用よりも仕上げ用のオイルとしてよく用いられます。パンだねに少量加えると、パンの鮮度を保つすぐれた作用があるともいわれます。1917年のロシア革命以前には、四旬節のあいだは、動物性油脂を避けるためにマツノミオイルが料理に使われていました。その当時は、ロシアの交換可能通貨の10%が、おもにフランスへのマツノミオイルの輸出によって得られていました。

おもな効能：マツノミは非常に栄養価や抗酸化作用の高い食物で、食物繊維やビタミンA、E、B_2、B_3、B_6が豊富です。80%が多価不飽和脂肪酸あるいは単不飽和脂肪酸であり、マグネシウムや鉄、銅、カリウム、リン、亜鉛、葉酸も多く含みます。蛋白質も非常に多く、とくにベジタリアンに重宝されています。生のナッツをそのまま、あるいはサラダに入れて食べると、栄養素を最大限に吸収することができます。

マツノミオイルは過体重や肥満などの症状にも有効で、食欲抑制ホルモンの放出を刺激し、食欲を抑えます（4時間後も最大60%の放出効果があることが認められている）。この報告は、シベリアでは当然と考えられるでしょう。食料が乏しい時代、シベリアの人々は、食事とともにマツノミを1握りか、マツノミオイルを1さじ摂取して、空腹感を抑えていました。

マツノミオイルには高濃度の抗酸化物質も含まれ、ロシアと中国における臨床研究では、消化性潰瘍や胃炎のリスクを低くする働きがあることが示されていて、現在両国では、これらの症状に有効な薬として考えられています。

マツノミ *Pinus pinea*

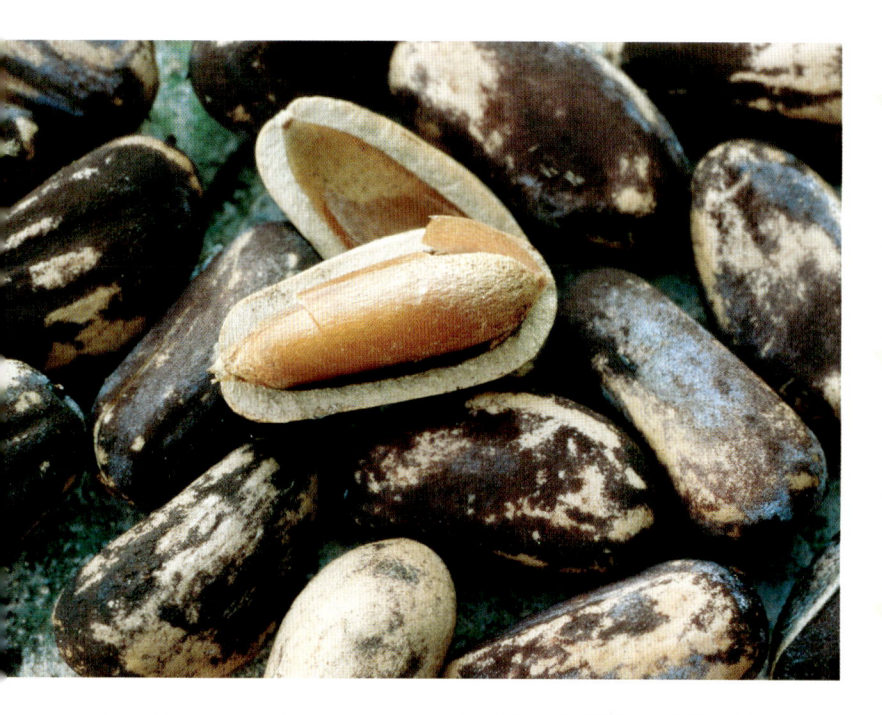

　さらに、樹皮のお茶に含まれるピクノジェノールは、水溶性で、体内の血流中を自由に移動することができます。これは最高の抗酸化物質の1つであり、ベンゾピレン（煙のなかに存在する不活性な発癌性物質）が非常に危険な発癌性物質に変化するのを阻害します。またピクノジェノールはコラーゲンの完全性を維持する効果がとくに高い物質の1つでもあります。ビタミンCの20倍、ビタミンEの50倍の効果をもち、

マツノミは地中海料理やアラブ料理によく使われ、栄養価が高く、蛋白質が豊富なため、とくにベジタリアンに重宝される。

早期老化を招くフリーラジカルの無効化に役立ちます。

注意：マツノミは傷みが早いため、冷蔵庫か冷凍庫で保管してください。

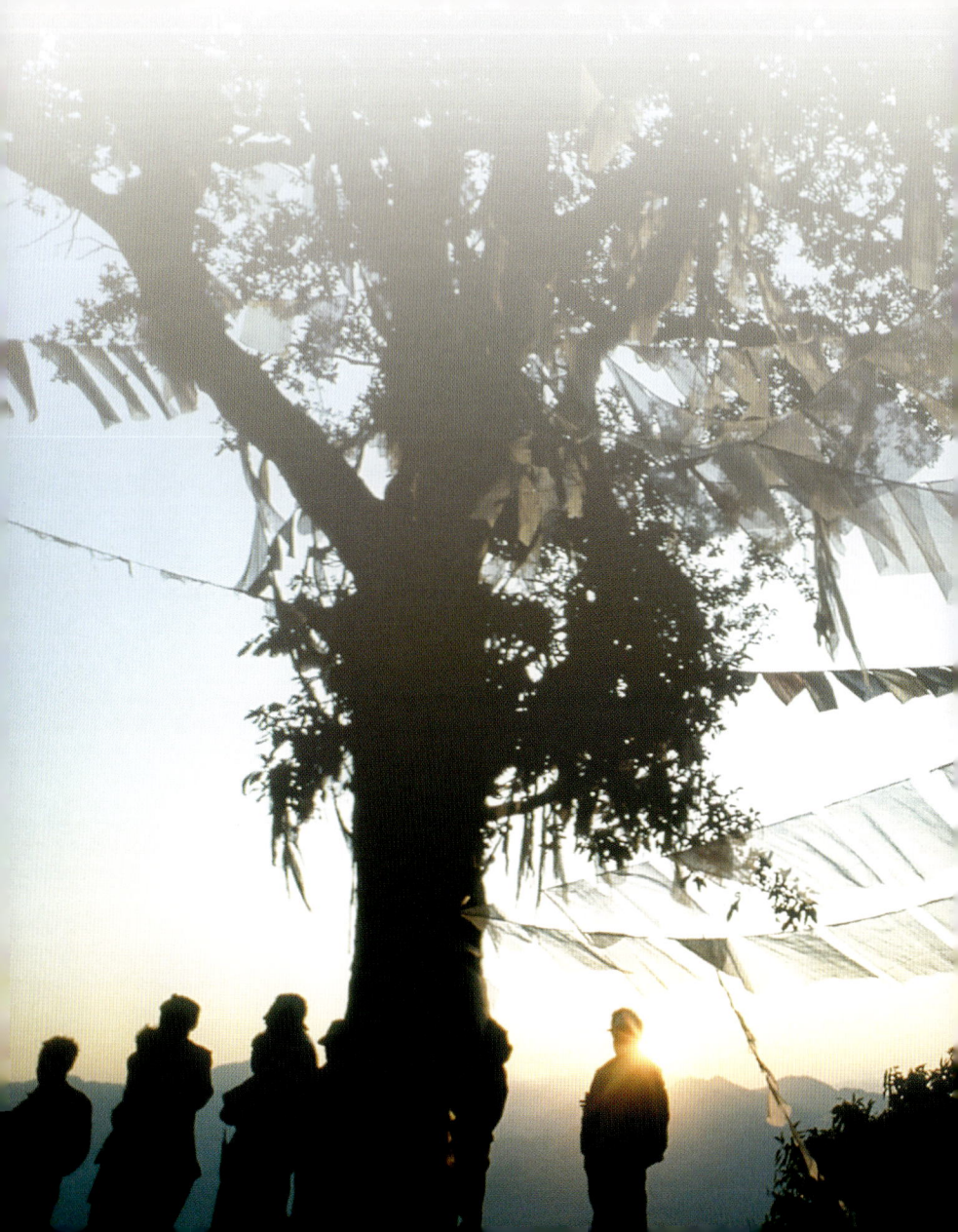

樹木のヒーリング
エネルギー

樹木：シンボルと魔力

樹木は、古くから人間心理の中心に位置する重要な存在でした。
"世界樹"や"生命の木"などの神秘的概念は普遍的に存在し、
世界中の文化のなかで、
原初的な宇宙観の中心をなす象徴とされてきました。

それらの樹木の概念に共通しているのは、その枝が神々の聖域にまで達し、天界や星や惑星を支え、反対に根は暗い地中の世界へと伸び、死者の世界へと通じているという点です。生命の木は、3つの世界を結びつけるものとして存在し、命を育む女性の象徴であり、同時に豊穣をもたらす男根の象徴でもあります。

世界各地における
生命の木の解釈

ヒンドゥー教文化のなかでは、世界樹は天地がさかさまに描かれます。天界に根をはり、地上に果実を実らせると考えられています。それぞれの枝には宇宙の原理や、あらゆる聖なる要素が宿っていますが、それらはすべて幹に象徴されるブラフマンとつながっています。

世界樹のイメージは、世界軸（あらゆる生命がその柱のまわりを回りながら、運命の糸を紡ぐ）の象徴でもあります。自然と人間と神々のつながりを示すものとして、マヤやアステカ、イサパ、ミステカ、オルメカなどの文化の美術や神話に登場します。

様式化された生命の木のイメージのなかには、中心の幹が人間の背骨を象徴しているものもあります。このような古いシンボルから楽園の木のイメージが生まれ、エジプトやイスラム、カバラにおける生命の木の概念の原型となりました。

ユダヤ教に基づいたカバラ思想の生命の木（*Etz haChayim*）は、聖性を洞察するものとされ、カバラの神秘思想の象徴的存

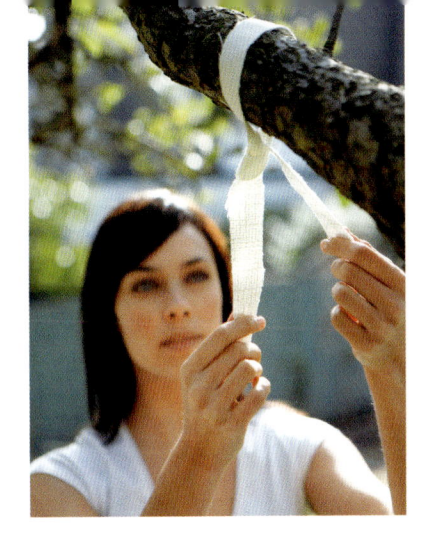

祈りや願いを込めた捧げものとして、世界中の木に布が巻きつけられている。

在です。木をかたどった地図によって、"神への道"と、神が無から世界を創造した過程を解き明かします。これが『創世記』の2章9節に登場する生命の木に相当すると考えるカバラ思想家もいます。しかし、ユダヤ・キリスト教の神話のなかでは、楽園の木は世界を潤す原初の川の源とされます。またコーランのトーバの木は、その根からミルクとハチミツとワインを生みだすとされます。

　生命の木は、ケルトの霊的世界の中心でもあります。あるときは魔力のある聖木の森として、また食料や武器などの必需品を供給するものとして、木々は人間の心と体を支える根本的な役割を果たしてきました。樹木の重要性は、オガム文字にも見ることができます。これは文字であり、同時に木を象徴するものでもあります（次ページ以降に紹介する木々のなかでケルト世界に関連するものについては、相当するオガム文字を示してある）。シャーマニズム的なドルイド信仰のなかにも木々は取りいれられ、ケルトの創世神話では、木そのものが人間の祖先であり、叡智をたたえた長老的存在であったとされています。ケルト人にとっては、オーク（daur）の木が世界軸であり、異界への扉だったのです。

　世界中のほぼすべての文化のなかで、木は異なる世界間の交流の手段とみなされていたようです。木から魔力のあるトーテムを作る文化もありました。

聖なる森の儀式

　古代西洋の多神教文化であるドルイド教は、スピリチュアルな癒しの力をもつ樹木を崇め、とくに聖なる森の崇拝は、ドルイド教の根本をなしていました。神秘的な冬至の儀式には常緑樹が用いられ、ヒイラギやヤドリギは永遠の命の象徴とされました。古代エジプトなどの他の文化においても、常緑樹は貴重で尊いものとされました。冬至が来ると、緑のナツメヤシの葉を家に

樹木：シンボルと魔力

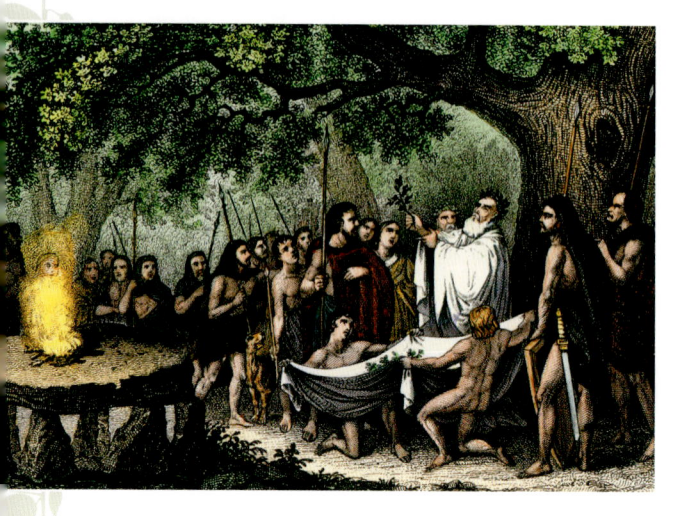

冬至の日にオークの聖木からヤドリギを採取するドルイドの儀式を描いた木版画（19世紀頃）

もちこみ、死に対する生の勝利を祝いました。中世末期には、ドイツやスカンジナビアの人々は、常緑樹を室内や玄関の外に置き、春の訪れを待ちのぞみました。これが、キリスト教のクリスマスでモミノキを飾る習慣の起源となりました。

聖なる森崇拝の伝統は、多くの場合秘密やイニシエーションの儀式と結びつけられていて、その森は"手をつけてはならない場所"とされます。いくつかの場所は、今もなお尊ばれています。ユネスコの世界遺産のリストにも、アボリジニの聖地とされるオーストラリア・クイーンズランド州の中東部多雨林保護地区や、レバノンのホルシュ・アルゼ・ラップ（神の杉の森）など、その地の人々の霊的拠り所となっている聖なる森がいくつも選ばれています。

さわがしい現代社会にあっても、聖なる森では儀式と神秘が今も息づいています。カリフォルニア州には、ボヘミアの森と呼ばれる場所があり、樹齢1000年を超すセコイヤ（90m以上にもなるものもある）の森のなかに65haのキャンプ場が作られていて、毎年6月の半ばには、3週間にわたり政財界の重要人物たちが招かれ、合宿が行われます。

森のなかの湖畔には、人差し指を唇にあてた僧服姿の聖ヨハネの木像が立ち、長きにわたり会員に守られてきた秘密を象徴しています。

病を癒す魔力

世界の多くの場所で、樹木のもつ"魔力"は、実際に病を癒すものとして用いられて

います。リトアニアでは、巨大なオークやリンデンや、ナナカマドや、ある種のマツの木が、癒し効果をもつものとして尊ばれています。歴史的文献によれば、それらの木の2本の枝で作った穴に病人たちをくぐらせたり、枝が輪をなしている木に、具合の悪い子供を連れていったとされます。

16～17世紀には、西プロイセンにあるオークの古木を訪ねて、遠方から病に苦しむ人々がやってきました。体に障害や麻痺のある人もいれば、より軽い苦痛を抱えた人もいました。これは、フランス南西部ルルドの聖母の泉に現在も巡礼者が集まるのと似ています。人々は梯子を登り、木の洞に体の悪い部分を押しいれ、治癒を願いました。現代のキリスト教信者が教会の聖母像や聖人像に宝石や金を捧げるように、女性は自らの衣装を、男性はお金を木に捧げました。

この章では、世界中のさまざまな木がもつとされてきた、心身に対する癒しの効果を紹介します。また、その木の属性(天体、神、元素、色、石、動物、徳性など)も示します。

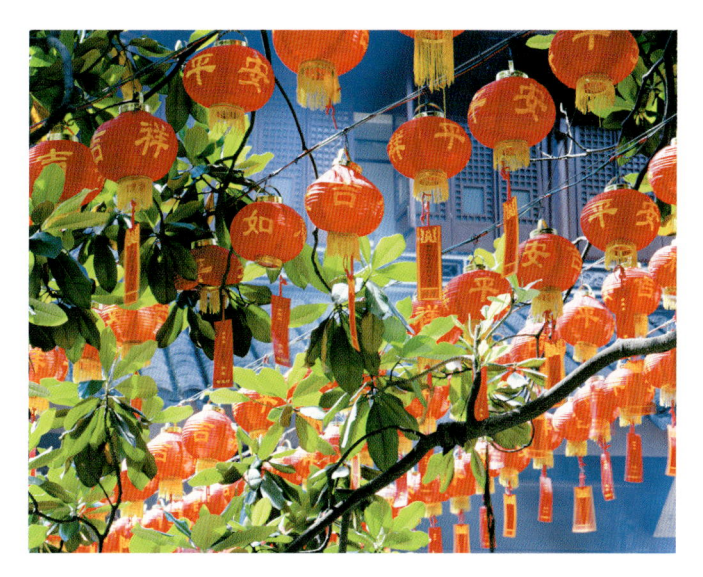

樹木：シンボルと魔力

中国泉州で
春節に
行われる
灯篭祭りでは、
木々に赤い
提灯が飾られ、
"提灯の木"
"火花の木"
と呼ばれる。

モミ

学名　*Abies* spp.
マツ科

概要：ヨーロッパの山岳地帯に自生するギンモミ（*Abies alba*）は、円錐形の細い樹冠と、バランスよく水平に伸びた枝と、少し上を向いた枝先と、卵型をした赤茶色の球果をもち、クリスマスツリーに理想的な木として知られます。春には、樹齢60〜80年のモミから樹脂が採取され、そこからオイルが抽出されます。

歴史、謎、スピリチュアルヒーリング：ギンモミはクリスマス（多神教の冬至の祭りがキリスト教に取りいれられたもの）の装飾用に最初に選ばれた木です。1570年に書かれたブレーメン市のギルドの編年史には、小さなモミがギルドハウスのなかに立てられ、リンゴやナッツや、ナツメやプレッツェルや紙の花で飾られている様子が記録されています。クリスマスの朝には、ギルドの職人の子供たちがそれらのご褒美をもらう習慣でした。19世紀初頭には貴族のあい

属性

モミはドルイド教徒の聖木で、"保証された希望"を象徴します。オガム文字のAに相当します。

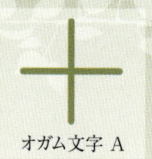

オガム文字 A

- **A（Ailm）**　清澄、達成、エネルギー
- **天体**　木星、月
- **神**　ディオニュソス、バッカス、アルテミス（イシュタル、タマル、アスタルテ、シュメールのイナンナ）、キュベレー、ドルアンティア
- **元素**　空気
- **色**　薄青色
- **石**　アイオライト、琥珀
- **極性**　女性的、男性的エネルギー
- **動物**　赤い雌牛
- **徳性**　洞察、客観性、忍耐
- **関連性**　自尊心、潜在的な知恵、強さ、誕生と再生、変化、学習、選択、進歩

樹木のヒーリングエネルギー

だで木を飾りつける習慣が人気を集め、遠くはロシアの宮廷にまで広まりました。

治癒効果:民間療法では、モミの針状葉や樹脂が気管支炎や膀胱炎、おりもの、潰瘍、鼓腸による疝痛などの治療に用いられます。

樹皮には消毒、収斂作用があります。球果には抗生、消毒、鎮痛(バルサム)作用があります。樹脂には消毒、鎮痛、利尿、消化促進、去痰、血管収縮、癒傷作用があります。針状葉と樹脂は、吸入剤や内服薬として、咳や風邪にもよく用いられます。また樹脂は、入浴用のエキスやマッサージオイルなどとして、リウマチ痛や神経痛に利用されます。引赤作用のあるテレビン油も、神経痛や、人間や動物の打撲や捻挫の治療に用いられています。

ギンモミのエッセンシャルオイルは黄色がかった薄く透明な液体で、さわやかで、甘く、果実や土を思わせるような、ウッディーな香りがあります。ここちよくバランスのとれたグリーン系の樹脂香のブーケが調和と落ち着きをもたらし、そのうえに繊細なモミの香りのトップノートが香ります。香水の材料になるほか、温泉療法にも利用され、アロマセラピーでも関節炎や気管支炎、風邪、咳、インフルエンザ、筋肉痛、リウマチ、副鼻腔炎の治療に用いられます。

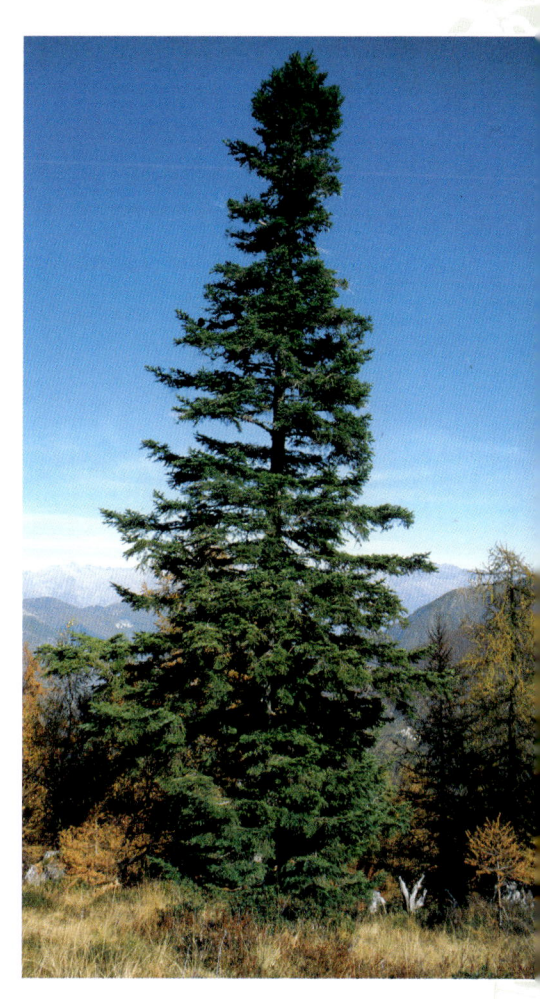

注意:高度に濃縮されたモミの抽出物は、肌に刺激を与えることがあります。

バオバブ

学名　*Andasonia* spp.
パンヤ科／アオイ科

概要：バオバブはマダガスカルに多く自生し、樹齢は1000年以上にもなります。多肉植物のように、太く膨らんだコルクのような幹に大量の水分を蓄え、干ばつに耐えます。根のように見える枝ぶりをもつため、"さかさまの木"とも呼ばれます。巨大な白い花は1日でしぼみます。毛に覆われた大きな果実は、しっぽでぶら下がったネズミのように見えるため、"死んだネズミの木"とも呼ばれます。

歴史、謎、スピリチュアルヒーリング：西アフリカから到来したバオバブの果実は、アルバクリの『道里および諸国記』（1068年）に記録され、木についての記述は、14～15世紀のイブン・バトゥータやレオ・アフリカヌスや、ポルトガル人航海者たちの著作に残されています。バオバブは動物や人間にとって、雨宿りの場になり、食料や水の補給源であり、病を癒す薬にもなります。木を根元から切りたおしても、すぐに新芽が生えはじめます。死んだ木は崩れおち、水気を含んだ繊維質の塊を残します。朽ちかけた木が"自然発火"によって焼けおちるさまを伝える話がたくさん残されています。

アフリカの神話や伝説には、神がバオバブをさかさまに植えた話や、木を与えられ

属性

バオバブは"父、根源"を意味します。

- **天体**　地球、太陽
- **神**　創造神トラ（カアング）
- **元素**　水
- **色**　白
- **石**　ツリーアゲート（充足の石）、サンストーン（太陽と保護）
- **極性**　男性
- **動物**　ハイエナ（知恵と才気）
- **徳性**　勇気、正しさ
- **関連性**　全能、安全な場所

たハイエナが不満に思ってさかさまに植えたという話や、ブッシュマンの創造神がバオバブを嫌い、天国の壁の向こうにほうり投げたところ、木はそのまま生えつづけたという話などが登場します。多くのアフリカ人が、バオバブには精霊が棲むと信じ、その怒りを買わないようにしています。西アフリカのグリオ（詩人）たちは、地中に埋葬されず、バオバブの幹の洞に葬られ、南アフリカでは、部族の長の魂はバオバブのなかで生きつづけると信じられています。アフリカには、バオバブの花を摘んだ者はライオンに食われるという迷信がありますが、種子を浸した水を飲むと、ワニの攻撃から身を守れるともいわれます。

治癒効果：バオバブの葉は炎症止めに用いられます。乾燥させた葉の粉末は、貧血や脊椎炎、赤痢、喘息、リウマチに利用されます。果肉も赤痢の薬になり、天然痘やはしかの予防薬にもなります。樹皮は発熱と消化管の炎症を抑えます。そしてなによりも、干ばつの際には貴重な水分の補給源となります。

飢饉の際の栄養源となるバオバブですが、栄養素は果実よりも葉に多く含まれることが科学的に証明されています。過去には*A. digitata*が気管支喘息やアレルギー性皮膚炎に有効であるとする科学的根拠も示されています。

注意：本書執筆中の段階では、禁忌事項は報告されていません。

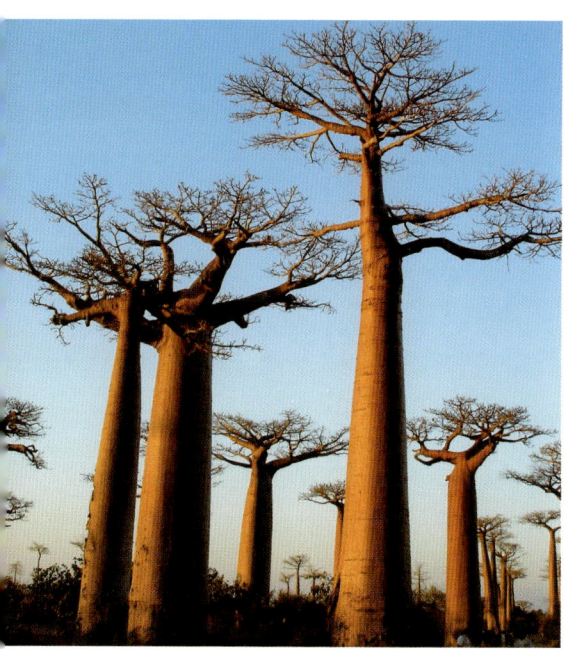

ニーム（インドセンダン）

学名　*Azadirachta indica*
センダン科

概要：マホガニーの仲間であるニームは、生育の早い常緑樹で、バングラデシュ、インド、ミャンマー、パキスタンに自生しています。亀裂の入った堅い樹皮はうろこに似ていて、羽のような葉は、若葉のうちは赤や紫色をしています。芳香のある、星型の小さな白い花を咲かせます。茶色い種皮のなかに、ふつうは種子を1つつけます（まれに2、3個）。干ばつに見舞われやすい環境に負けず育つため、貴重な日よけとなる木の1つであり、砂漠化防止の点でも重視されています。

歴史、謎、スピリチュアルヒーリング：サンスクリット語のnimbaを語源とするニームは、"万病薬"として知られています。インドではスピリチュアルな深い意味が込められた"聖なる木"とされています。古代のヒンドゥー教徒たちは、ニームを植えることで天国への道が保証されると信じました。天から滴る数滴の生命の水を受けることによって、ニームには薬効がもたらされるとも考えられました。

　ニームは、昔も今も、インドの人々の日常

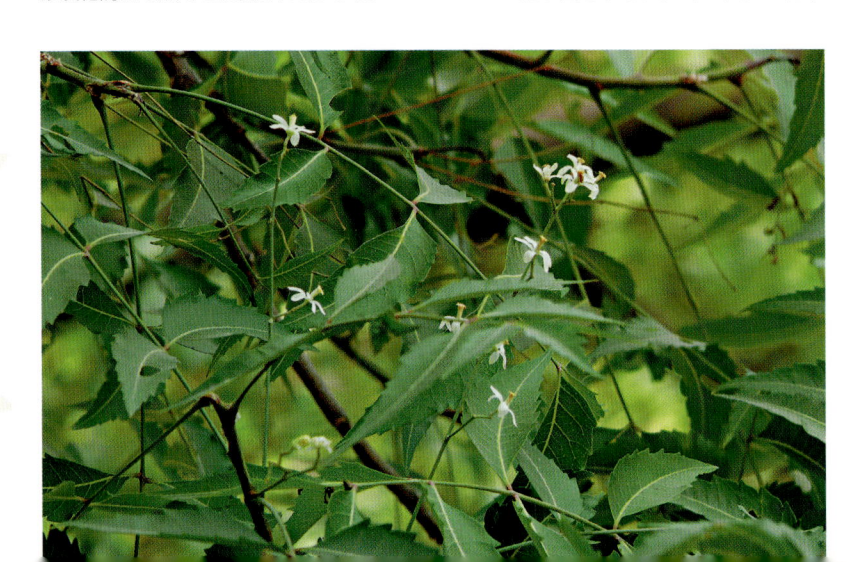

生活と深く関わっています。清浄で、清潔で、汚染を清め、健康を守る働きをもつとされ、人々の生活を生涯にわたりケアします。乳児はニーム水で入浴させられ、少量のニームオイルを与えられ、ゆりかごのうえにはニームの葉が吊るされます。天然痘や水疱瘡を治療・予防する効果もあると考えられました。これは、天然痘の女神シータラーや、強力な地母神カーリーが、ニームの木に宿ると考えられたためです。

治癒効果:インドやバングラデシュのアーユルヴェーダ医学やユナニー医学や伝統的な民間療法においては、ハンセン病やその他の皮膚疾患の治療にニームオイルが用いられます。また、マラリアや眼炎、結核のほか、破傷風、蕁麻疹、湿疹、瘰癧、丹毒の治療にも用いられてきました。衛生用品にされたり、炎症や発熱の手当てにも利用されました。小枝は殺菌効果で歯を清潔にする"チューイングスティック"として、日常的に噛まれています。

ニームに含まれる3種のおもな成分は、化粧品・入浴・洗面用品メーカーや、農業、製薬会社など、さまざまな産業のなかで用いられています。ニームから作られた製品には、駆虫、抗真菌、抗糖尿病、抗菌、抗ウイルス、抗不妊、鎮静作用などの薬効があることが確認されています。とくに、皮膚疾患にはよく処方されます。また抗炎症、抗マラリア、解熱、抗腫瘍、血糖降下、利尿、殺虫、殺精子作用もあります。近年、抗酸化作用と抗発癌作用のほか、男性の避妊や皮膚科学の分野での効能について、研究が行われています。

注意:ニーム製品に対するアレルギー反応がいくつか報告されています。センダン(*Melia azedarach*)はニームとよく似ていますが、毒があるため、けっして混同しないでください。

属性

東アフリカでは、ニームは"40の木"と呼ばれています。これは40種もの病気を治療することができるという意味です。インドでは、"万病薬""天然の薬局""村の薬局"として知られています。

- **天体** 火星、木星
- **神** ドゥルガー女神(カーリー女神)、エランマ、シータラー
- **元素** 火/水
- **色** 藍色、スミレ色
- **石** アメジスト
- **極性** 女性
- **動物** ヘビ
- **徳性** 霊性、癒し
- **関連性** 直観力と理解力、精霊や病気からの保護

ニーム(インドセンダン) *Azadirachta indica*

シルバーバーチ

学名　*Betula pendula*
カバノキ科

概要：シルバーバーチは、たくさんの実をつける落葉樹で、イギリスやアイルランド、ヨーロッパのほぼ全土のほか、アジアの一部に自生しています。アーチ状の枝がほっそりとした樹冠を形成し、枝先は垂れさがります。風媒花で、雌花の尾状花序は熟すと崩れ、小さな果実を放出します。白く輝く、印象的な樹皮をもちます。約1万2000年前の最終氷期の終わりに、最初に地球の北部に分布を広げた木の1つです。

歴史、謎、スピリチュアルヒーリング：多くの実をつけるシルバーバーチは、ドルイド教のベルテーン祝祭や、ゲルマン系の国々の"ヴァルプルギスの夜"と強く結びつけられ、バーチの木で清めの火が焚かれました。

属性

シルバーバーチは古代ケルト人に"貴婦人の木"として知られていました。共通ゲルマンルーン文字のberkananは、バーチが語源です。オガム文字のBに相当します。

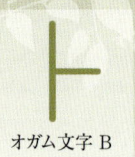

オガム文字　B

- **B(Beth)**　女性の魅惑、失われた純真さの回復
- **天体**　金星
- **神**　ヴィーナス、フリッガ、フレイヤ、エイオストレ、ザウソス(暁の女神)
- **元素**　空気、水
- **色**　白
- **石**　水晶(コミュニケーション、癒し)
- **極性**　女性
- **動物**　白い雄鹿、白い雌牛、キジ
- **徳性**　癒し、幸運
- **関連性**　浄化、新たな始まり、発端

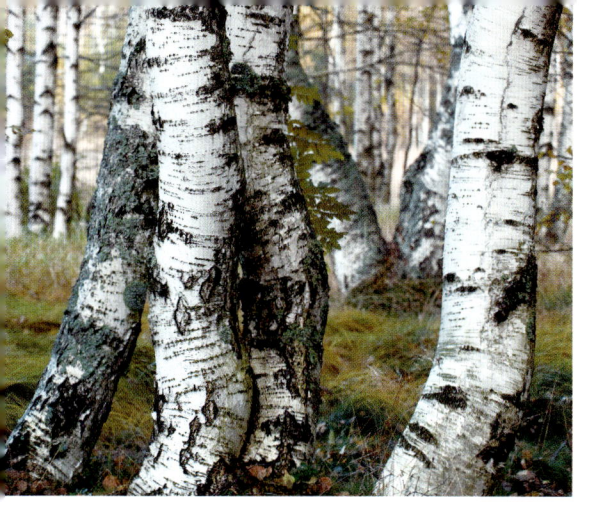

シルバーバーチ
Betula pendula

ドルイド教のユールログ(冬至の祭りに燃やされる薪)には伝統的に、濡れていてもよく燃えるバーチが使われました。またバーチの箒も、旧年の精霊を追いだしたり、所有地の境界を示して地所を守るためなどに用いられました。バーチで作ったゆりかごは赤ん坊を災厄から守りました。

バーチを国樹とするロシアでは、6月初旬のセミーク(緑の週、現在は聖神降臨祭として知られる)の期間中、この木が女神として崇められました。この時期、ハンサムな男性たちは、ルサルカという人魚に似た伝説の魚女たちに誘拐されないように、バーチで作ったお守りや十字架や魔除けを身につけました。

治癒効果:シルバーバーチは、心と身体と魂を癒します。バーチの葉や樹皮やオイルは、収斂、利尿、抗炎症、発汗、苦味強壮薬として用いられ、おだやかな緩下作用もあります。胆汁の生成を刺激するほか、軽い消毒、鎮静作用ももちます。バーチのお茶は膀胱炎や痛風、リウマチ、関節炎、泌尿器疾患、むくみによく効きます。バーチの木炭は毒を吸収し、浄水剤として販売もされ、腹部膨満感の解消にも用いられます。葉の煎出液を入れた風呂に入ることを30週間続けることで、浸透作用と心理的作用によって、身体が内と外から活性化されます。

バーチから抽出したキシリトールは、チューインガムに代用甘味料として用いられ、ショ糖と同等の甘味をもちながら、食物エネルギーは3分の2しかありません。シルバーバーチに生えるキノコのチャーガは、ロシアでは民間薬とされ、その抗発癌作用の有効性が研究されています(p.62〜63を参照)。

注意:アスピリンにアレルギーのある人は、あらゆるバーチ類の使用を避けてください。現在のところ、バーチの木タールは発癌性をもつ可能性があると考えられています。

レバノンスギ

学名　*Cedrus libani*

マツ科

概要：レバノンスギは、風格のある大型の常緑樹で、ヒマラヤスギ属のなかで地中海沿岸に自生する2種のうちの1つです。成長するにつれ太い幹を形成し、枝を四方八方に広げ、芳香のある花と、短い濃緑色の針状葉をつけます。寿命が非常に長く、樹齢2500年以上の木も発見されています。

歴史、謎、スピリチュアルヒーリング：レバノンスギは、"新・世界の七不思議"の候補地の1つです。聖書にもっとも頻繁に登場し、古代エジプトやフェニキア、ギリシア、ローマの時代には、建築資材として大量に用いられました。フェニキア人の成功はレバノンスギに負うところが大きいといえます。この木が、漁船やビュブロス（紀元前6000年頃建設）の町の家々を建造する際の丈夫な建材となったためです。その後、エジプトとフェニキアのあいだでは、この木の交易が長期にわたり盛んに行われました。

　レバノンスギの歴史は、大きな謎に包まれたソロモン王とも強く結びついています。知恵と富と著作によって知られるこの王の最高の業績は、レバノンスギを使ってエルサレム神殿を築いたこととされます。またシダーウッド（ヒマラヤスギ属やヒノキ

属性

レバノンスギはarbor vitae（生命の木）とも呼ばれています。ドルイド教では、冬至と春分の中間であるインボルクの祭りの際に、聖なる木として扱われました。プライドと偉大さと力を意味します。

- **天体**　太陽、水星
- **神**　父なる神、アメンラー、バアラト、ケルヌンノス、インドラ、イシス、ユピテル、オーディン、オシリス、パン、ポセイドン、ヴォータン、セジ、ウルセム
- **元素**　火、空気
- **色**　赤、金
- **石**　クリソプレーズ、アベンチュリン、モスアゲート、サンストーン
- **極性**　男性
- **動物**　雌羊、馬
- **徳性**　卓越した優秀性
- **関連性**　癒し、長寿、浄化、保護、保存

樹木のヒーリングエネルギー

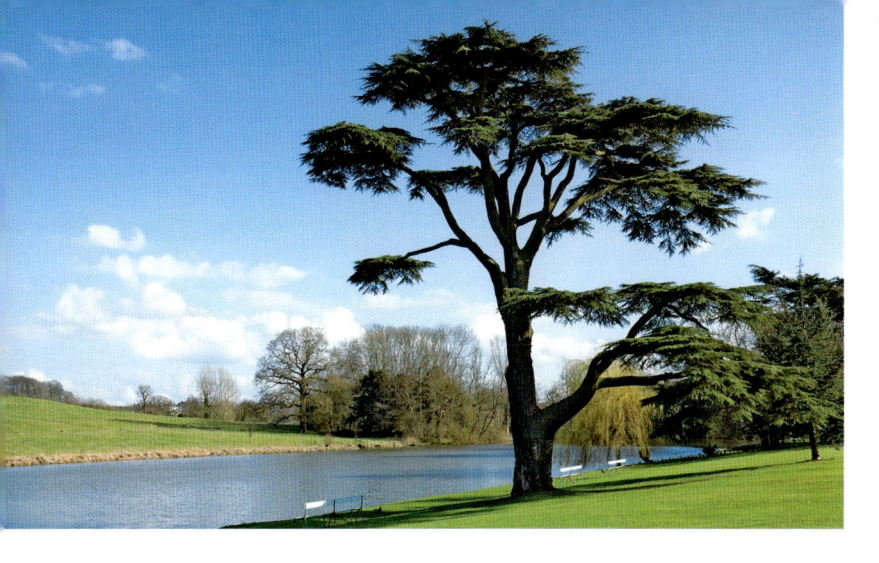

レバノンスギ *Cedrus libani*

科の針葉樹の総称)は、とくにアメリカ先住民族によって、家や仕事場を清め、守るための"燻しだし"や、聖なる道具の材料としても用いられました。ローマ人は樹脂に保存作用があると信じ、パピルスの虫除けに使いました。エジプトでは、レバノンスギのオイルを防腐剤として用いました。

治癒効果：現代では、ウッドチップを水蒸気蒸留して作ったエッセンシャルオイルとして利用することがほとんどで、通常はヒマラヤスギ属の*Cedrus atlantica*種が用いられます。これはすばらしい治癒効果をもつオイルで、保存料にもなるほか、ニキビや関節炎の治療や、呼吸器の鬱血除去にも役立ちます。膀胱炎やふけ、皮膚炎を抑えるほか、虫除けや殺真菌剤にもなります。心理面では、頭と心をはっきりさせ、緊張やストレスをほぐし、感情を解放させます。またメラトニンの分泌を刺激し、睡眠を助けます。消極性を取り去り、積極性の涵養に役立ちます。

最近の研究によれば、スギのセドロールは、吸引すると肺と下気道に働きかけ、循環器系にもよい影響を及ぼすことが明らかになり、高血圧の薬物療法に新たな可能性が示されています。

注意：妊娠中の人は、シダーウッドオイル（*C. atlantica*、*C. virginiana*あるいは*Juniperus virginiana*）を使用しないでください。高濃度のシダーウッドオイルは、皮膚に刺激を与えるかもしれません。

ヘーゼル

学名　*Corylus avellana*
カバノキ科

概要：ヘーゼルはカバノキの仲間である落葉低木で、ヨーロッパと西アジアに自生しています。根元(あるいはそのすぐ上)からたくさんの若枝や幹を伸ばし、密生した幅広い樹形を形成します。里山林に広く用いられてきました。灰茶色の樹皮はなめらかで光沢があります。風媒花で、雄花は尾状花序をもちます。受粉した雌花は、房状の堅果を実らせます。

歴史、謎、スピリチュアルヒーリング：学名の*Corylus*は、殻の形と硬さから、"ヘルメッド"を意味するkorysが語源となりました。アリマタヤのヨセフがイギリス最初の修道院をサマセット州のグラストンベリに建てたときに、ヘーゼルの枝で作った編み垣を使ったと伝えられています。

　ヘーゼルは、ケルト文化の真髄とされる木です。異界の中心に存在し、そこには知恵の泉のほとりに9本の魔法のヘーゼルの木が生えていて、紫の実を水の中に落とします。水脈探しやダウジングにも好んで使われます。ケルト神話では、ヘーゼルナッツは知恵と詩的霊感の塊であると考えられます。

　ヘーゼルは病気を防

属性

ヘーゼルはオガム文字のCに相当します。

オガム文字　C

- **C(Coll)**　創造性、純粋性、誠実さ
- **天体**　水星
- **神**　ヘルメス／メルクリウス、トール、フレイ
- **元素**　空気(火、水)
- **色**　黄色
- **石**　アパタイト、オーシャンジャスパー
- **極性**　男性(女性的エネルギー)
- **動物**　サケ
- **徳性**　知恵、誠実さ、理解
- **関連性**　幸運、霊感、詩、科学、知性、創造性、利発さ、知的成長、占い、千里眼、豊穣、愛、保護

ヘーゼル *Corylus avellana*

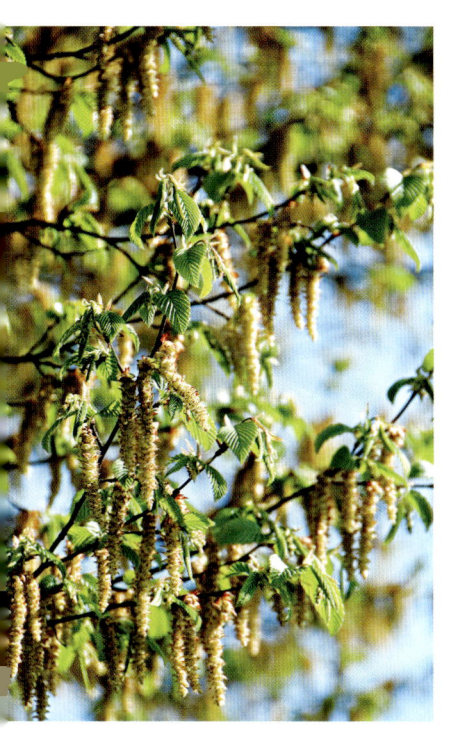

ぐ魔術にも用いられました。アイルランドでは、ヘーゼルナッツをポケットに入れておくと、妖精が引きおこすと考えられていたリウマチや腰痛の予防になるとされました。双子の実は歯痛除けとされました。

美味しいヘーゼルの仁（種子）は、生のままやローストして食べられるほか、すり潰してペーストにもされます。菓子製造業に広く用いられ、最近では"ヘーゼルナッツバター"も作られています。アメリカや東欧の人々は、とくにウォッカをベースにしたヘーゼルナッツのリキュールを好むほか、西洋では香りの高いヘーゼルナッツ味のコーヒーも人気です。

治癒効果：ヘーゼルの葉は、痔や静脈瘤の症状の治療に用いられてきました。ナッツは抗酸化、心臓保護作用をもち、オリーブオイルの2～3倍のビタミンEをはじめ、ビタミンC、B_3、B_2、B_1、K、脂肪酸、アミノ酸を含むすばらしい食物です。カルシウム、銅、鉄、マグネシウム、マンガン、リン、セレン、亜鉛などのミネラルも含有します。香りがよく、栄養豊富なヘーゼルナッツオイルには、おだやかな収斂作用があり、肌によく吸収されるので、顔や体のマッサージ剤や、保湿剤に利用されます。

2008年1月、イタリアの研究者たちは、食品産業ではしばしば不用物とされているヘーゼルナッツの殻に、葉に比べると少ないものの、抗発癌成分が含まれることを確認しました。

注意：ナッツにアレルギーのある人は、ヘーゼルナッツやその製品を使うのを避けてください。

ホーソーン（セイヨウサンザシ）

学名　*Crataegus monogyna*、*Crataegus laevigata*
バラ科

概要：コモンホーソーン（メイソーン、*C. monogyna*）は、ヨーロッパや北西アフリカ、西アジアに自生し、近縁種のミッドランドホーソーン（*C. laevigata*）はヨーロッパ西部・中部に自生しています。前者は幹の短い典型的なシュラブで、密生した樹冠を形成します。老木になるにつれ、樹皮には縦に裂け目が入り、ざらざらとしてきます。枝には鋭いとげがあり、葉は若葉のうちは赤みがあり、しだいに濃緑色に変わります。

属性

アイルランドの神話では、ホーソーンは異界と直接結びついていて、ゲール民話では異界への入り口を示すものとされます。
オガム文字のHに相当します。

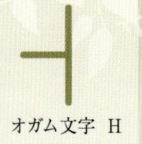

オガム文字　H

- **H（Huath）**　矛盾、結果、関係性、対立者同士の和合、守護者
- **天体**　火星
- **神**　ヒュメナイオス、ウルカーヌス、フルゴラ、カルデア、マイア、ブロダイエズ、アイン、オルウェン、聖母マリア
- **元素**　火／水
- **色**　赤／紺
- **石**　ルビー、ガーネット／アズライト
- **極性**　女性的／男性的エネルギー
- **動物**　黒いカラス、ヤギ、ドラゴン
- **徳性**　愛、自制
- **関連性**　希望、豊饒、結婚、性、生殖、再生、二元性、性行動の禁欲と過剰、陰陽（概念）

ミッドランドホーソーンは、葉の切れ込みが浅く、果実に核を2つつける点が特徴です。

　メイソーンの乳白色の花には、魅力的な赤い雄しべがあり、春になると、生垣は落ちた花びらでいっぱいになります。どこか麝香のようなつんとした芳香があり、蜂蜜とかすかなアーモンドの香りが混じっていると表現され、その奥に、甘い死臭がするともいわれます。ホーソーンの"ホー"とは、"生垣"を示す古い英語であり、この名前はとげのある生垣を意味します。

歴史、謎、スピリチュアルヒーリング：民間信仰のなかでは、家のなかにホーソーンをもちこむのは不吉だとされ、おそらくこのために、しばしば地所の目印や境界として用いられたのでしょう。昔から、とげのある密生した生垣として植栽されました。

　魔女は護身のために庭にホーソーンを植え、体外離脱を起こさせるハーブの混合薬

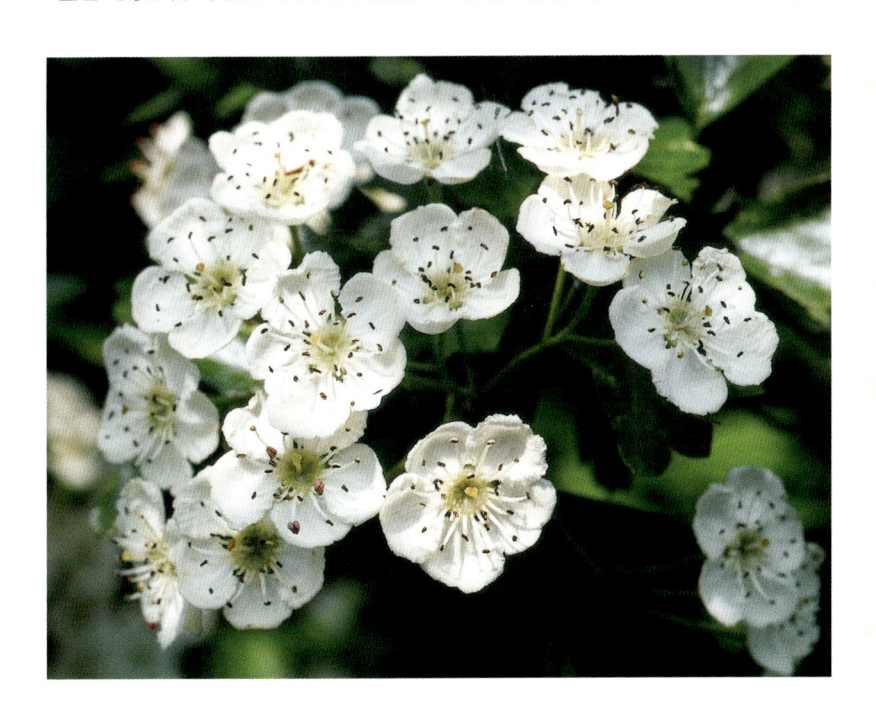

ホーソーン（セイヨウサンザシ）*Crataegus monogyna* and *Crataegus laevigata*

樹木のヒーリングエネルギー

とされる"飛び軟膏"にも加えたと伝えられます。またイギリスでは3種の妖精の木(オーク、トネリコ、ホーソーン)の1つにも数えられ、これらの木が集まって生えているところには、妖精がいるといわれます。木にまつわるケルトの伝承では、聖なるホーソーンの木(妖精の木)を切り倒すことは、開花期やベルテーン祝祭のときを除いては、命に関わるほど不吉とされました。逆に、セルビアの伝承では、ヴァンパイアを退治するために、ホーソーンを切って作った杭を心臓に打ちこんだとされます。

　古代のギリシアやローマの人々は、ホーソーンを希望や結婚の象徴と考えました。寒い冬が明けた5月は、求愛の月とされました。古代ギリシア人は婚礼の儀式にホーソーンの松明をかかげ、乙女たちはホーソーンの冠をかぶりました。ローマ人は、新生児の手に、幸運を招くお守りとしてホーソーンの葉を握らせました。稲妻から生まれたともいわれ、しばしば稲妻や大嵐の被害を避けるために、家のそばに植えられました。ホーソーンがある家には、幽霊(精霊)は入れないとも考えられました。

　多神教的信仰においても、キリスト教信仰のなかでも、ホーソーンはケルト民族にとっての聖木とされます。風が吹きすさぶスコットランドのアーガイルの荒野には、めず

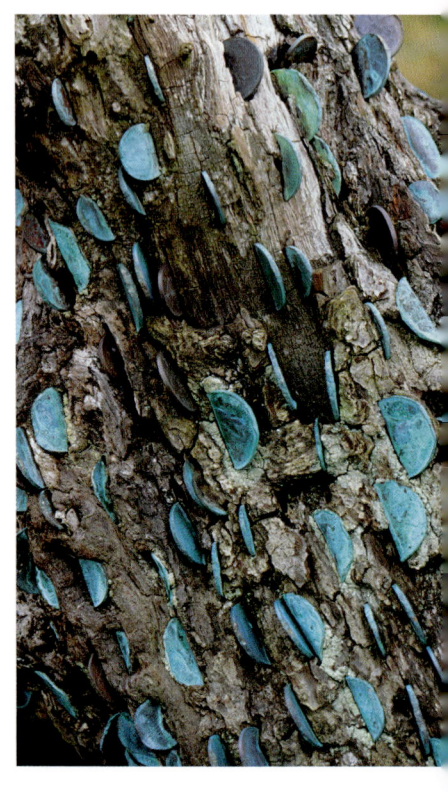

スコットランド・アーガイルの荒野にひっそりと立つ不思議な"願い事の木"とされるホーソーン。風に吹かれてひび割れた幹に、銅貨が差しこまれている。

らしい"願い事の木"が立っていて、その樹皮には希望をかなえてもらおうとやってきた旅人たちによって、びっしりと硬貨が差しこまれています。またアイルランドではホーソ

ーンの聖木が願い事の泉を守っています。

　有名なホーリーソーン(聖なるサンザシ)は、アリマタヤのヨセフがキリストの磔刑後にイングランドに渡り、サマセット州グラストンベリに植えた、と伝えられます。キリストの茨の冠の象徴とされ、1年に2回、晩春と真冬が過ぎたころに花を咲かせます。もとの木は清教徒に切り倒されましたが、その子孫は大修道院の敷地内でひそかに栽培されました。

治癒効果：ホーソーンは、いつの時代も"心臓のハーブ"とされてきました。花や乾燥果や生の果実は、心機能の鎮静や、血管拡張、血圧低下に用いられます。葉と花と果実は、どれも心臓強壮薬とされ(果実がもっとも強力)、状況に応じて心臓を刺激したり、鎮静することで、機能を正常化します。花は心臓と血行の"強壮茶"として飲まれます。ロシアのハーブ療法では、鎮痙、強心、鎮静、血管拡張薬として用いられます。ドルイド教徒は、加齢によって弱った体を強くするのに用いました。

　ハーブ薬としての花に含まれる有効成分は、タンニンや、フラボノイド、エッセンシャルオイル、酸類、プリン誘導体です。果実にはタンニン、フラボノイド、色素、ビタミンが含まれます。

　中国伝統医学では、山査と呼ばれ、甘味、酸味の薬味と"温"の性質をもち、肝臓、脾臓、胃の経絡に働きかけます。果実は食べ物の体内での沈滞を減らし、鬱血や血管の閉塞(バージャー病)の解消に用いられ、高血圧の治療にも利用されます。中国では、干した果実(丸のまま、またはフレーク状で)をスイーツとして食べるほか、ゼリーやフレーク状にしたものを肉料理の消化促進に用います。

　呪術療法では、ホーソーンを入れた水で家を清め、守り、浄化し、負の波動を鎮めました。イギリスでは、5月祭の朝に、一晩ホーソーンの花の露を染みこませておいた布で顔をぬぐう習慣が、1930年代以降にもつづけられていました。現在では、ホーソーンの葉や花から、水やアルコールによって抽出液が作られます。若葉はサラダに入れて食べることができ、実はワインやゼリーの材料やブランデーの香りづけに使われます。

注意：ホーソーンは服用中の処方薬と相互作用を生じる可能性があるため、薬用に用いるときは、専門家に相談してください。成人が短期間に服用する場合には安全とされ、副作用もおおむねおだやかですが(胃のむかつき、頭痛、めまい)、検証は十分ではありません。

ホーソーン(セイヨウサンザシ) *Crataegus monogyna* and *Crataegus laevigata*

ユーカリノキ

学名　*Eucalyptus globulus*
フトモモ科

概要：ユーカリノキはフトモモ科に属し、タスマニアとオーストラリアが原産です。樹高の高い、まっすぐな常緑樹で、おもに環境の悪い低湿地に植えられています。深いしわの寄った、ざらざらとした樹皮は、灰青色や赤っぽい色をしていて、長い帯状に剥がれるため、"繊維質の皮の木"と呼ばれます。若木の葉は幅広く、蝋のような白緑色をしていますが、成長するにつれ濃い青緑色に変わり、三日月状に伸びます。柄のほとんどない花は、単独あるいは複数集まって咲き、豊富に蜜を出します。果実は木質のさく果で、上部が開いて無数の小さな種子を放出します。

歴史、謎、スピリチュアルヒーリング：ユーカリノキは、1792〜93年に、タスマニアの南東部の海岸で、ジャック・ラビヤルディエールによって発見され、1799年に報告されました。彼がこの植物を*E. globulus*と名づけたのは、球状（globe）の蝋のような果実が、フランスで着けていた丸いボタンによく似ていたからだといわれます。その後、1962年11月27日に、タスマニアの公式州花となりましたが、州花として活用されることはあまりありません。

オーストラリア先住民族のドリームタイム（創世期の神話世界）の神話には、マレー川の誕生にまつわる話があり、そこにユーカリノキが登場します。偉大な漁師のトティエルグイルは、ある日、槍をすべて使いきり、獲物の巨大な魚も失ってしまいます。

属性

- 天体　月
- 神　オグン
- 元素　水
- 色　緑（白）
- 石　オパール（パール）
- 極性　男性
- 動物　ヘビ
- 徳性　癒し
- 関連性　オーストラリアのアボリジニの呪術（占い、ドリームマジック）、癒し、保護

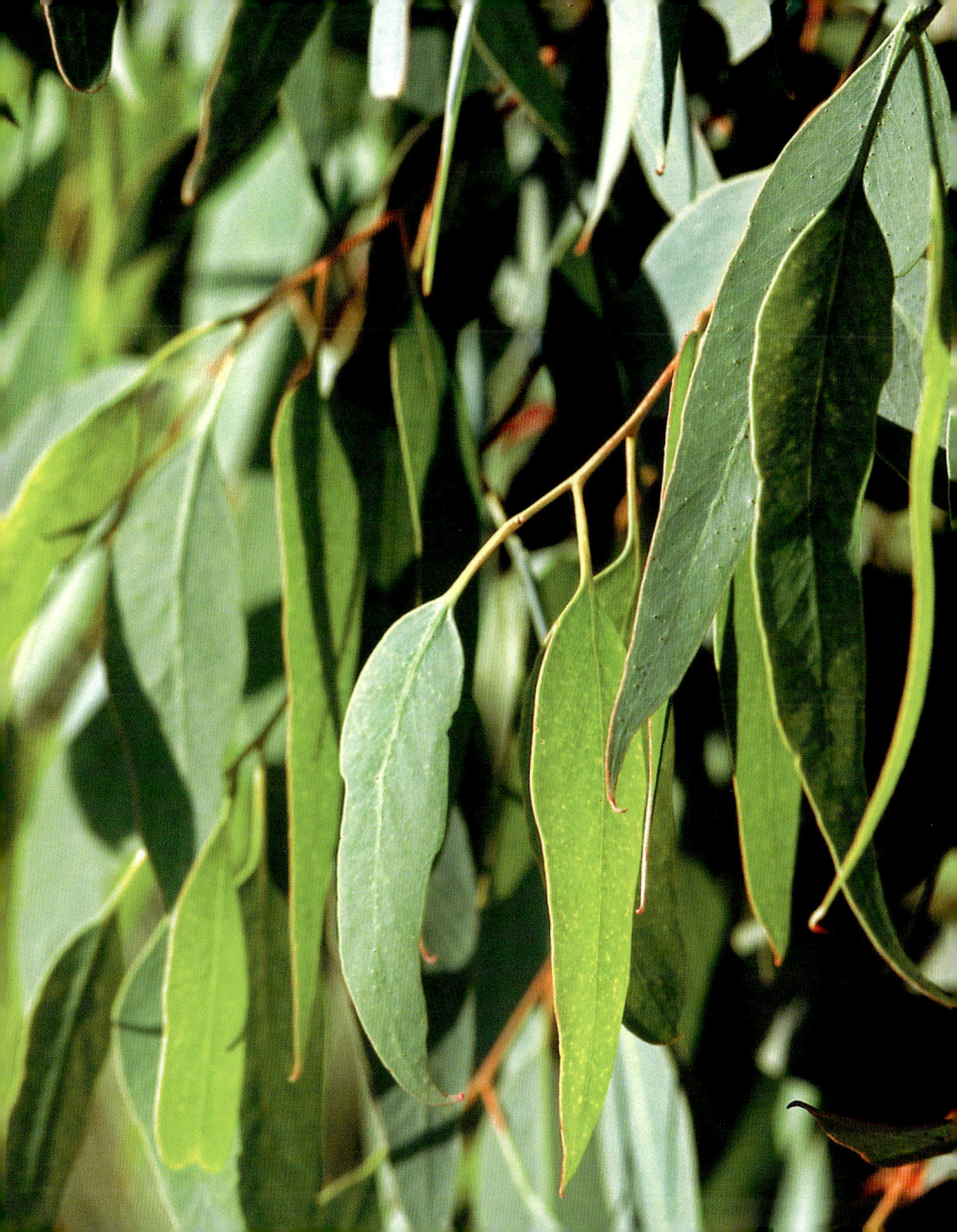

そして川岸にあがり、カヌーとパドルを地面に突きたてました。カヌーは巨大なユーカリノキとなり、パドルはマレーパインの木となりました。現在も、トティエルグイルの子孫たちは、カヌーやパドルを作るのにこれらの木材を使っています。

世界最古の管楽器とされるディジュリドゥ（イダキ）は、伝統的にユーカリノキで作られます。ディジュリドゥは、アボリジニのヒーリングや儀式、イニシエーションや集会に用いられます。

ハマダラカの媒介によってマラリアが伝染する仕組みが生物学的に解明される以前には、ユーカリノキにまつわるある迷信が伝えられていました。アボリジニは、この木が魔法のエキスを放出して、熱病の病原菌を含んだ空気を浄化してくれると信じていたのです。葉のオイルのもつ殺菌作用が空中に発散されることを考慮すると、これはとても理にかなった考えです。しかし、この木の本当の効用は、湿地の水分を吸いあげて蒸発させ、蚊の繁殖に適した環境を除去する点にあります。

治癒効果：ユーカリノキの治癒効果の1つに、波動医学としてのディジュリドゥの働きがあります。これは、音がもたらす精神的、肉体的効果を利用したものです。脳波にダイレクトに働きかけ、吹き手と聞き手を変性意識状態に導きます。ディジュリドゥを定期的に吹くことが、閉塞型睡眠時無呼吸症候群の治療に効果的であることが、科学的にも証明されています。また、ディジュリドゥを用いた治療は、攻撃性や行動障害、エネルギーの滞留、ヒステリー、恐怖症、言語障害、抑圧、トラウマに有効であることが、医学研究によって示されています。骨や筋肉、ホルモンの機能を高め、

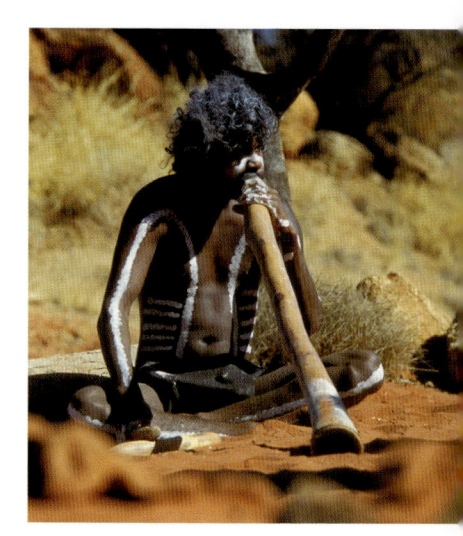

オーストラリアの奥地でディジュリドゥを吹くアボリジニの男性。よく通る特徴的な音には、ヒーリング効果がある。

心拍数と血圧を下げる働きもあります。

　西洋世界にユーカリノキの効果が知られたのは、150年あまり前のことですが、アボリジニの人々は、植民者たちの渡来するはるか昔から、薬として利用していました。北部先住民は、葉をすりつぶして"嗅ぎ薬"にしたほか、キノと呼ばれるタンニン豊富な樹液を火傷や感染症の消毒に用いました。キノを鉄の鍋で煮出して黒い染料を作り、インクや革の染色にも利用しました。

　ユーカリノキの葉が水面に浸かっている湖で水浴びをすると皮膚が癒えることが、アボリジニのあいだではよく知られていました。また、種々のユーカリノキの葉や若い樹皮から滲みでた"マンナ"の水は、下痢の治療薬として先住民や初期の植民者たちに重宝されました。

　抗菌、抗カンジダ症、抗真菌、消毒、抗ウイルス作用のあるユーカリのエッセンシャルオイルは、口臭からリウマチ、結核、ウイルス感染症まで、無数の症状に用いられます。おもな成分のユーカリプトールは、麻酔、鎮痛、抗気管支炎、抗カタル、抗喉頭炎、刺激、去痰など、多くの作用をもつことで知られます。アロマセラピーにも採用され、副鼻腔や気管支の鬱血や、百日咳、風邪、喘息、インフルエンザなどの呼吸器疾患の治療用の蒸気吸入剤として、長く用いられてきました。ドイツのコミッションEは、気道カタル（痰）治療用の内服剤として、また骨や関節の痛みを抑える外用剤としてユーカリを承認しています。

　ユーカリオイルは1885年版のイギリス薬局方に収載され、1973年にはイギリス医薬品集（British Pharmaceutical Codex）に、また1996年にはイギリスハーブ薬局方に収載されています。オイルの治癒効果は、中国伝統医学やアーユルヴェーダ医学、西洋伝統医学などの、伝統的医学体系に取りいれられています。インドの薬局方では、反対刺激剤やおだやかな去痰剤として収載されています。中国薬局方では、神経痛の皮膚刺激剤として、現在のアーユルヴェーダの薬局方では風邪の際の頭痛に用いる外用剤として収載されています。

注意：妊娠中の人は、ユーカリオイルを内服できません。高血圧やてんかんの持病がある人も、服用を避けてください。服用中の処方薬と相互作用を生じる可能性があります。内服・外用どちらも場合も、オイルは希釈して用いてください。幼児や子供の顔（とくに鼻）にはユーカリ製品を用いないでください。

ユーカリノキ *Eucalyptus globulus*

コモンビーチ（ヨーロッパブナ）

学名　*Fagus sylvatica*
ブナ科

概要：ビーチは風格のある大型の落葉樹で、ヨーロッパの温帯地域のほぼ全域からトルコ南西部にまで広く自生しています。樹齢120年で成木となり、寿命は平均150〜200年ほどです。長い幹はなめらかな樹皮に覆われ、直立した樹形を形成します。金緑色の葉は、秋になるとあざやかな黄色や赤、橙色に色づきます。実は"ビーチマスド"と呼ばれ、1つの"殻斗"（堅い総苞）に、小さな三角形の堅果が2つずつ入っています。

属性

太陽神オブラーシュの聖木とされるビーチは、指導者の木とされ、オガム文字のAE（X、Xiの場合もある）に相当します。

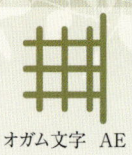

オガム文字　AE

- **AE（Amhancholl、Eamhancholl）**　あらゆる消極性への対抗
- **天体**　水星、土星
- **神**　オブラーシュ、トト、アポロン、メルクリウス、オーディン、アテナ、ゼウス、ディアーナ、ファグス、オグマ
- **元素**　空気、火、土
- **色**　空色、緑色
- **石**　ターコイズ、ブルートパーズ、ラピスラズリ
- **極性**　男性
- **動物**　ワシ、キツネ
- **徳性**　寛容性、洞察、堅実性
- **関連性**　神秘の叡知、学習、理解、占い、耐久、保存、再生

歴史、謎、スピリチュアルヒーリング："ビーチ"という名前はアングロサクソン語です。ヨーロッパ北西部のいくつかの言語では、"ブック（本）"と"ビーチ"が同一の単語で表されます。最近の報告によれば、ビーチは氷河期終了後、紀元前4000年頃にイギリスで生育しはじめたとされます。神話や歴史のなかでは、ビーチは学習や知性と強く結びついています。この木が最初の"紙"になっ

コモンビーチ（ヨーロッパブナ）　*Fagus sylvatica*

治癒効果：伝統医学では、冷却、収斂作用のあるビーチの葉の濃い浸出液は、ただれや裂傷の洗浄に用いられ、葉のパップ剤は患部の腫れをとり、かさぶたを治すのに使われました。病人のベッドのマットレスにビーチの葉を詰めると、回復を助けると信じられたほか、ビーチの古木の洞に溜まった水は皮膚のトラブルに効くと考えられました。樹皮は解熱にも用いられ、樹皮や葉の粉末で作ったお茶は、胃の不調や潰瘍、糖尿病を癒し、食欲を増進させ、肝臓・腎臓・膀胱の働きを高める強壮薬として用いられました。粉末にした木炭は、回虫や条虫の駆虫剤にもされました。

生木は、もともとハーバリストが用いていましたが、これを蒸留して得られる木タールには消毒・刺激作用があり、薬用のクレオソートになることから、現在は製薬産業にも用いられています。クレオソートは、湿疹や疥癬などの皮膚疾患に用いる薬用石鹸や軟膏、バームの材料とされています。

ビーチは、バッチフラワーレメディの38種のエッセンスの1つです。共感する心を高め、状況や他の人々や場所や物事に対して、肉体的、精神的、感情的に寛容になる助けとなります（p.356〜357を参照）。

注意：本書執筆中の段階では、適切に使用する場合の禁忌事項は報告されていません。

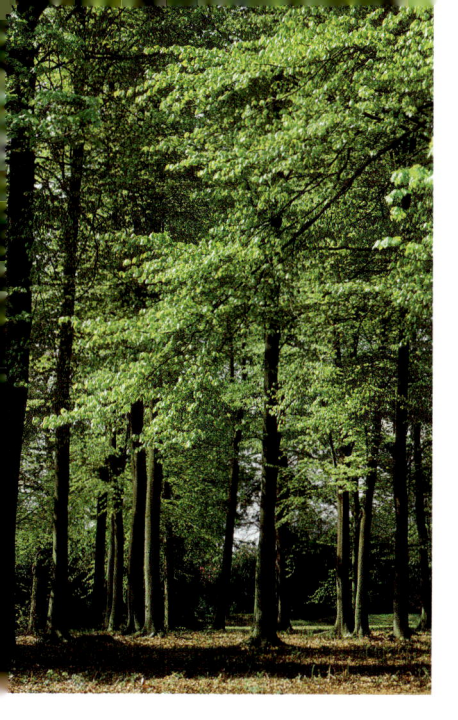

たともいわれ、木切れや板にルーン文字や文学が刻まれたとされます。史上初の本作りにも役立てられたかもしれません。

ビーチの実は、ブタの餌として重宝され、鳥や小動物の食料としても重要な存在です。薄茶色のビーチの硬材は一般に戸外の使用には適していませんが、家具や合板、化粧板、おもちゃ、職人の道具、まな板、洗濯ばさみなどに用いられています。フランスでは寄せ木張りの床板やサボ（木製のサンダル）に利用されました。

セイヨウトネリコ(アッシュ)

学名　*Fraxinus excelsior*
モクセイ科

概要：セイヨウトネリコは、大型の美しい落葉樹で、ヨーロッパ、北アフリカ、アジアに分布し、背の高い天蓋状の樹冠を形成します。頑丈な若枝は明るい緑灰色で、黒い芽をつけます。薄灰色の若木の樹皮には、樹齢を重ねるにつれて深い皺が刻まれます。風媒受粉する雌花は濃紫色で、雄花よりも形が長く、葉が芽吹く前に開花します。冬のあいだ、果房状にぶら下がった果実がよく見かけられます。

歴史、謎、スピリチュアルヒーリング：魔法使いはトネリコの木を好んで杖に使い、ドルイドなどの人々も、ポジティブなヒーリングエネルギーを導き、コミュニケーションと知恵を高めるために用いたと信じられています。昔から、トネリコは作家や詩人、学者の木とされてきました。

　バイキングの祖先にとっては、トネリコは生命の木ユグドラシルを意味しました。その木は全世界の上に枝を広げ、樹上にはワシがとまり、地下の根にはドラゴン(あるいは

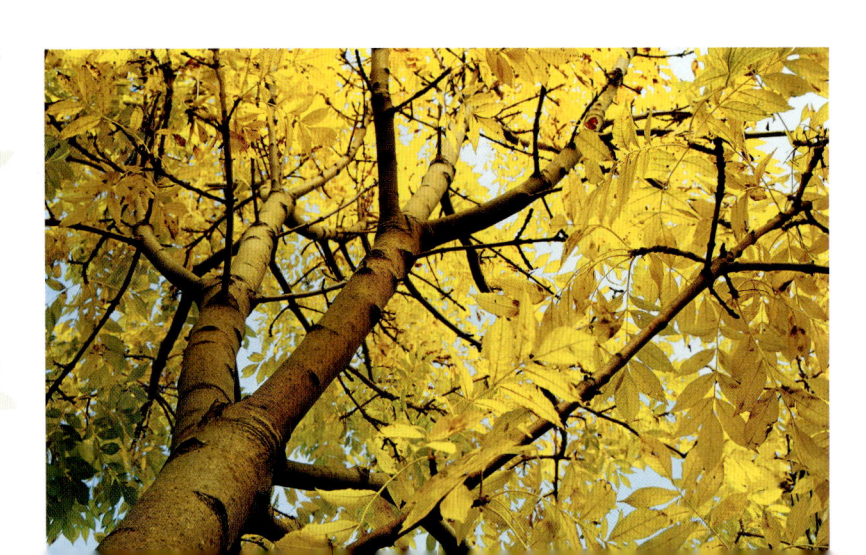

セイヨウトネリコ（アッシュ） *Fraxinus excelsior*

属 性

トネリコはオガム文字のNに相当します。

オガム文字 N

- **N（Nuinn）** 結びつき、知恵
- **天体** 海王星
- **神** オーディン、ネメシス、ポセイドン
- **元素** 空気、水
- **色** 白
- **石** ターコイズ（充足の石、最古の護符の1つ）
- **極性** 女性（2月18日〜3月17日には、女性および女性的な男性のエネルギーが宿る）
- **動物** ヘビ
- **徳性** 安定
- **関連性** バランス、内面の安らぎ

ヘビ）が巻きついていました。昔は、最初の人間はトネリコの木から生まれたと信じられました。北欧神話ではオーディンの木とされ、この神は予言に用いられる重要なフサルク（ルーン文字のアルファベット）の謎を知るために、ユグドラシルの樹上で自らを捧げて昏睡状態となり、片目を失います。

治癒効果：共感呪術では、子供のくる病の治療として、日の出とともに縦に裂いたトネリコの若木の割れ目に病気の子供の身体を3回通しました。割れ目をきつく縛り、元通りにくっつけば、子供の病も癒えるとされたのです。

トネリコの樹皮と葉は薬としても使われます。葉の煎出液は伝統的に便秘や水腫、膀胱炎、発熱、関節炎、リウマチ痛などの症状の内服薬とされたほか、化膿した切り傷やただれを癒すパップ剤として外用されました。幹皮と根皮はどちらも用いられますが、根皮のほうがより有効とされます。無色の結晶であるグルコシドのフラキシンや、抗酸化作用をもつフラキシン関連の化合物が含まれることが科学的に示されています。ポーランドの研究によれば、変性リウマチの治療にトネリコを用いると、非ステロイド系の抗炎症剤の服用量を減らすことができるとされます。また、モロッコでの動物実験によれば、糖尿病の治療に利用できる見込みもあるとされます。

注意：本書執筆中の段階では、適切に使用する場合の禁忌事項は報告されていません。

セイヨウヒイラギ

学名　*Ilex aquifolium*

モチノキ科

概要：セイヨウヒイラギは常緑性の低木あるいは高木で、ヨーロッパ西部・中部、北西アフリカ、南西アジアに自生しています。成長は緩やかで、なめらかな灰色の樹皮と、緑がかった小枝と、両側に3〜5つのとげがある葉と、芳香のある白い小花と、光沢のある赤い液果をもちます。

歴史、謎、スピリチュアルヒーリング：キリスト教徒にとって、とげのあるヒイラギはキリストの茨の冠の象徴であり、その果実は、人間の救済のために流された血の象徴なのです。ヒイラギとキリスト教は、昔からさまざまに結びつけられてきました。モミ（p.254を参照）がクリスマスの木になる前には、ヒイラギの茂みが冬至の頃のうす暗い日々を明るく彩りました。ローマ人はヒイラギをサートゥルヌス神のものと考え、12月25日の"ソル・インヴィクタスの祭日"は、この神を崇める日でもありました。

Cuileann（ゲール語のセイヨウヒイラギ）は、ケルトのドルイド教徒にとってもっとも神聖な木であり、神話では"ヒイラギの王"が夏至から冬至までの半年間を支配

ホリーはオガム文字のTに相当します。

- **T（Tinne）**　善意、幸福
- **天体**　火星、土星
- **神**　トール、タラニス、ルー、イエス・キリスト
- **元素**　火
- **色**　赤、緑
- **石**　ルビー、カルセドニー（ファイアーアゲート）
- **極性**　男性
- **動物**　軍馬、雄羊
- **徳性**　正義
- **関連性**　希望、家、保護、エネルギー、強さと力、バランス

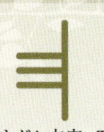

オガム文字　T

するといわれ、その季節の終わりは、盛大に祝われました。

治癒効果：葉には、タンニンや苦味素、ウルソル酸、イレキシ酸（ilexic acid）などの有効成分が含まれ、おだやかな利尿作用があります。発熱を抑え、発汗を促します。乾燥させた葉はお茶にして、発熱や膀胱の疾患や気管支炎に用いられます。葉の浸出液は風邪やインフルエンザ、リウマチ、関節炎に、生葉の搾り汁は黄疸の治療に役立ちます。

近年、中国での動物実験によって、*I. pubescens*の根に含まれる"精製サポニン画分"に抗炎症、鎮痛作用が見られることが示されました。冠状動脈疾患の患者の少なくとも90％が、胸部の痛みの解消あるいは改善を実感したというテスト結果も出されています。

南米のマテ（*I. paraguariensis*）から作るイエルバマテ茶は、アルゼンチンやパラグアイ、ウルグアイでは、元気回復に効く国民的飲料となっています。乾燥させたヒイラギの葉を熱湯に浸して作ったもので、カフェインなどの刺激成分が含まれます。迅速に活力を補給し、神経機能を鋭敏にし、一時的に精神力を高め、おだやかな鎮痛作用をもたらします。疲労や頭痛、偏頭痛、神経痛、リウマチ痛を軽減し、それらにともなう憂鬱を和らげます。

注意：薬との禁忌は報告されていませんが、妊娠中や授乳中の使用は避けてください。果実を食べると、嘔吐や下痢、昏迷、脱水症、電解質平衡異常を生じる場合があります。イエルバマテ茶は副作用を生じる可能性があるため、妊娠中や授乳中は飲まないでください。糖尿病や高血圧、アルコール依存、肝臓疾患の症状がある人や、幼児に与える場合には、医療の専門家に相談してください。

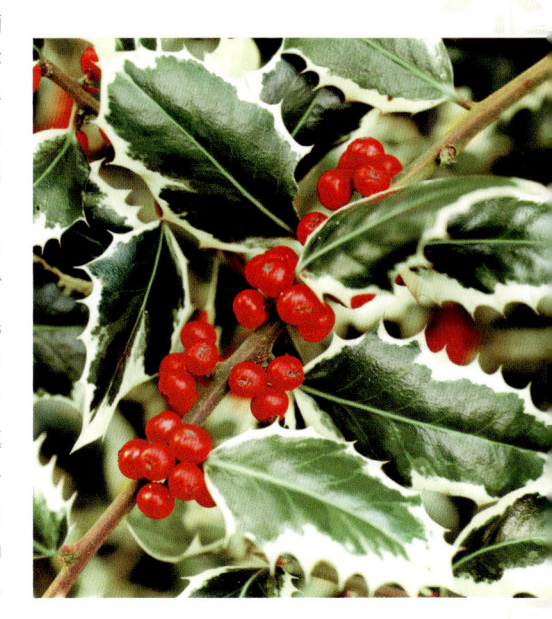

ソーセージノキ

学名　*Kigelia africana*
ノウゼンカズラ科

概要：落葉樹のソーセージノキは、アフリカの熱帯地方全域に分布し、アフリカーンス語でも、ソーセージのような長い果実にちなんでworsboom（ソーセージの木）と呼ばれます。中型の木で、なめらかな灰色の樹皮と、密生した枝をもちます。ベルベットのような釣鐘型の花は、橙色や深紅、紫がかった緑や、栗色をしていて、タイヨウチョウがその甘い蜜を吸いますが、花は一晩でしぼんでしまいます。垂れさがって枝につく灰色がかった堅い果実は、薄い木質の皮をもつさく果で、繊維質のスポンジのような果肉のなかに、無数の種子を含んでいます。

歴史、謎、スピリチュアルヒーリング：ソーセージノキはアフリカの諸部族にとって重要な木です。薬や食料、ビールの材料になり、宗教儀式や呪術に用いられ、日陰も提供します。丸木舟にも、動物の餌にも、装飾品にもなります。1855年、アフリカ探検に来たデイビッド・リビングストーンは、ビクトリア瀑布を発見する前夜に、ソーセージノキの下で野営し、樹皮に自分のイニシャルを刻みました。

　ソーセージノキの果実は、つむじ風を除け、作物の成長を促すために、アフリカの家々に吊されます。ジンバブエのヌデベレ族の一員が遠方で亡くなると、家族は悲しみに暮れながら、そこにいない死者のために墓穴を掘り、代わりにソーセージノキの果実を埋めます。ズールー族の戦士たちは、槍の柄を磨くのに葉を用い、果実の浸出液を飲んで、戦場での強さと勇気を涵養

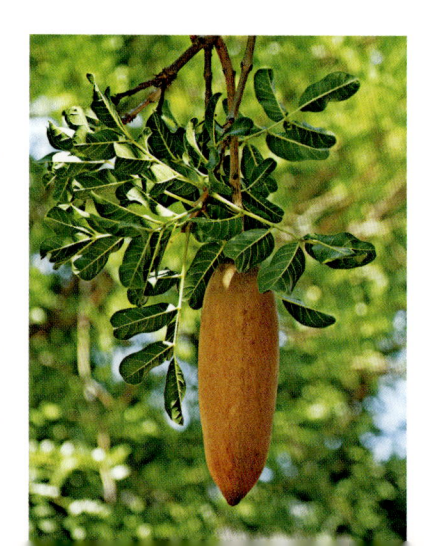

します。自家製のビールは、それを飲む男性ではなく、醸造する女性たちの権威を高めます。娘たちはレシピと醸造法をひそかに受け継ぎます。

治癒効果：伝統的なアフリカの呪術医学では、呪術医がソーセージノキの果実に色を塗り、それを病因の診断に用います。果実は悪霊除けの働きもします。果実や樹皮、葉、根は人間を苦しめるほぼすべての病気を治してしまうと信じられています。含有する天然のステロール類は、とくに湿疹などの皮膚の疾患に有効であることが、科学的に証明されています。フラボノイド類には吸湿、殺菌作用があります。また果実は、赤痢や白癬、条虫、産後出血、マラリア、糖尿病、肺炎、歯痛などの症状や、さまざまな炎症、栄養障害、皮膚疾患、痛み、中毒、妊娠出産期の問題に用いられます。

ソーセージノキの抗酸化、抗炎症作用は、日光性角化症や皮膚癌、HIV感染によるカポジ肉腫に効果があるとする事例報告もあります。現在、かなりの数の科学文献が、皮膚癌の伝統的治療に用いられる果実のエキスの有効性について論じています。

ザンベジ川流域のツォンガ族の女性は、果実から化粧品を作り、シミのない肌を保っています。ヨーロッパや極東でもバストアップや肌の引きしめに有効な成分を含むとされ、販売されています。ソーセージノキ由来のステロイド成分を含むフェイシャルクリームや、シャンプーなどもあります。

属性
果実(ipfungwani)は男性を象徴します。

- **天体**　太陽、冥王星
- **神**　プルートー、メルクリウス、チョンガンダ(アフリカの植物の創造主)、ニャミア・アマ(セネガルの見えざる天空の神。嵐、雨、雷をつかさどる)
- **元素**　火
- **色**　赤
- **石**　ガーネット、ファイアーアゲート
- **極性**　男性
- **動物**　雄エランド
- **徳性**　正義
- **関連性**　希望と癒し、邪悪(とくに無知と偏見)からの保護、戦場での強靭さと勇気

注意：本書執筆中の段階では、適切に使用する場合の禁忌事項は報告されていません。

マートル

学名 *Myrtus communis*
フトモモ科

概要：マートル（トゥルーマートルとも）は常緑性の低木で、地中海沿岸地方原産であり、西アジアにも分布しています。濃灰色の、ひびの入った樹皮と、なめらかで光沢のある濃緑色の葉をもち、葉をすりつぶすと強い芳香のあるエッセンシャルオイルがとれます。花は星型で芳香があり、白い色のものが多く、食用になる丸く青黒い液果のなかには、いくつかの種子が入っています。

歴史、謎、スピリチュアルヒーリング：マートルは、古代ギリシアの愛の女神アフロディーテに捧げられた神聖な木で、花嫁たちはマートルの葉で衣装を飾りました。またローマのウェレナリア祭とも結びつけられ、その祭りでは女性が男性との絆を結ぶために神の助けを求め、ヴィーナスの像から宝石を外し、像を洗い清め、花で飾りました。

聖書では、"ミルトス（マートル）の林のなかに立っている人"（ゼカリヤ書1章10節）など、数多くの場面に登場します。ユダヤ教では平和の象徴とされ、結婚式の装飾に用いられました。ここちのよい芳香をもつことから、スーコット（ユダヤ教の仮庵祭）における4種の聖なる植物にも選ばれています。シナゴーグに集まった信者たちは、マ

属性

マートルの花言葉は、喜び、愛、離れた者同士の愛、真心の愛、愛と結婚です。ユダヤ教では結婚の象徴とされます。5月4日の花です。

- **天体** 金星
- **神** アフロディーテ、アルテミス、アシュトレト、アシュタルテ、ハトホル、マリア、ヴィーナス
- **元素** 水
- **色** 緑、赤／ピンク、白
- **石** ウォーターメロントルマリン、ハーキマーダイアモンド
- **極性** 女性
- **動物** 白鳥
- **徳性** 先見の明、思いやり、純粋性、誠実さ
- **関連性** 愛、豊饒、若さ、平和、金銭

樹木のヒーリングエネルギー

ートルの葉を手に、祈りを捧げます。イスラム教の伝統のなかでは、マートルはアドン(エデン)の園からアーダムがもちだした"聖なるもの"の1つとされました。また名誉と権威の象徴ともされ、アテナイの裁判官は執務中にマートルを身につけました。

治癒効果：マートルは古代から薬用植物とされ、ヒポクラテスやプリニウス、ディオスコリデス、ガレノスや、アラビアの著述家たちの著作のなかで詳述されています。古代エジプト人は葉をすりつぶしてワインに入れ、発熱や感染症の治療に用いました。ディオスコリデスは同じものを胃や膀胱や肺の感染症の治療に処方しました。

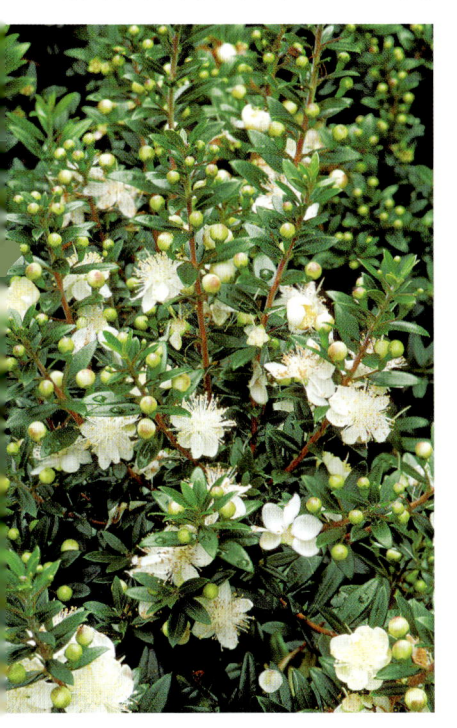

19世紀には気管支の感染症や、生殖器・泌尿器の疾患、痔に用いられました。近代医学のなかでは時代遅れの療法とされましたが、1876年には医師・研究者・著述家のジャン・ドゥリュー・ド・サヴィニャック博士が、マートルの葉のチンキ剤を希釈したものを、収斂効果のあるローションとして推奨し、粉末を膀胱の慢性カタルや月経過多に、浸出液を慢性の気管支炎に内服薬として用いました。

現代の研究では、マートルには収斂作用と抗酸化作用、抗遺伝毒性作用があることが確認され、化学予防薬としての可能性も示されています。マートルにはタンニンやフラボノイド、フェノールなどの成分が含まれます。エッセンシャルオイルは、おもにα-ピネンやシネオール、ミルテノールを含み、喘息や咳、のどの痛みに用いられます。

注意：本書執筆中の段階では、注意事項は報告されていません。

マートル *Myrtus communis*

ヨーロッパアカマツ（スコッチパイン）

学名　*Pinus sylvestris*
マツ科

概要：ヨーロッパアカマツは大型の常緑針葉樹で、ヨーロッパとアジアに自生しています。成長すると樹皮がはがれ、円筒状のまっすぐな幹のうえに、頂上部が平らな密生した樹冠を形成します。堅い青緑色の針状葉が対になってつきます。冬のあいだ、雄花は黄色がかった蕾の状態で、春になると花粉を放出します。雌花（毬果）は翌年の春に黒い種子を放出します。

歴史、謎、スピリチュアルヒーリング：サー・ジェームズ・フレイザーは、『金枝篇』（1890年）のなかで、くりぬいたマツの木の穴にオシリス神の像を埋めるという古代エジプト人の儀式について記しています。これは、木が霊的な"人格的存在"によって領住されていることを象徴するものでした。

　古代ギリシアの"マツの女神"ピッテアについて書かれた文献では、ヨーロッパアカマツは気高さの象徴とされました。ギリシア人は松ぼっくりをつけた杖をもちあるきました。これはバッカスの崇拝者にとって、豊饒の象徴でした。古代ローマの春分の祭りでは、マツの木そのものも崇拝の対象とされました。

　民間療法の"転移魔術"の儀式では、マツの木が患者の痛みを吸収すると考えられました。ロシアの"シャーマンの森"（シベリア一帯に見られるヨーロッパアカマツの森）では、モンゴロイドのブリヤート族がマツの木の神々と精霊を崇拝していました。

治癒効果：マツの葉には、収斂、利尿、刺激、引赤作用があります。生の若芽で作ったお茶は、膀胱や腎臓の薬とされるほか、尿路感染症にも用いられます。つぶして煎じた生の若芽を浴槽に入れると、身体の痛みや呼吸不全、皮膚の不調に効きます。

針状葉から蒸留して作るエッセンシャルオイルには、消毒、抗ウイルス、殺菌、鬱血除去、脱臭、利尿、去痰作用があります。咳や風邪やその他の呼吸器の症状に吸入剤として、また筋肉のこわばりに引赤剤として用いられます。入浴・洗面用品や洗剤、消毒薬にも香料として加えられます。現在では、抗酸化作用の高いオイルは、空気中の微生物を殺菌するため、シックハウス症候群にも用いられます。テレビン油は、軟膏やリニメント剤などの外用薬として、リウマチ性の腫れや、捻挫、打ち身の手当や寄生虫駆除に用いられます。

バッチフラワーレメディでは、パイン（マツ）のエッセンスは、罪悪感（根拠の有無に関わらず）や自責の念によって自分に満足できない人に用いられ、失望や消極性を打ち消します（p.356〜357を参照）。

注意：マツに関する注意事項や相互作用は、まれなアレルギー反応以外には報告されていませんが、オイルの内服は、専門家の監督のもとで行ってください。幼児や妊娠・授乳中の女性、深刻な肝臓・腎臓疾患のある人への安全性は不明です。ある種の呼吸器疾患や皮膚疾患のある人、筋肉の異常硬直がある人には禁忌とされます。

属 性

マツはオガム文字のAに相当します。

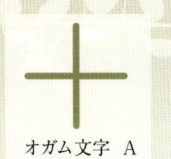

オガム文字　A

- **A（Ailm）**　マツ
- **天体**　火星（太陽）
- **神**　アルテミス、アシュタルテ、ピッテア、キュベレー、アッティス、バッカス、ディオニュソス
- **元素**　空気（火）
- **色**　赤（緑、金）
- **石**　ブラックアゲート、琥珀
- **極性**　女性
- **動物**　アナグマ、馬
- **徳性**　勇気、回復力、忍耐力
- **関連性**　癒し、浄化、保護、静穏、内面の安らぎ、洞察力、客観性、自尊心、強靭さ、消極的なエネルギーの払拭、繁栄

ヨーロッパアカマツ（スコッチパイン） *Pinus sylvestris*

アスペン

学名　*Populus tremula*
ヤナギ科

概要：アスペンは中型の丈夫な落葉樹で、ヨーロッパとアジアの寒冷地に自生しています。かすかな風にもちらちらと揺れる葉は、夏のあいだは緑色で、秋にはやわらかい金色や黄色に色づきます。尾状花序の花は雄雌異株で、さく果に入った無数の種子には綿毛があり、風に乗って飛散します。

歴史、謎、スピリチュアルヒーリング：アスペンは、ゆらゆらと揺れ、"ささやきかける"といわれる葉がよく知られていますが、同じポプラの仲間と混同されることもしばしばです。冥界の神ハデスは、恋人のレウケーの死を悲しみ、エリュシオンの地にアスペンの木を植えました。色どり豊かなアスペンは、再生をつかさどる女神ペルセポネの聖木でもあります。

アスペンは、イエス・キリストの磔刑に使われた木といわれるため、"ユダの木"とも呼ばれてきました。これは、多神教のなかで重要とされた木を、のちのキリスト教

属 性

アスペンはコミュニケーションや会話、恐怖の克服を助けます。オガム文字のEに相当します。

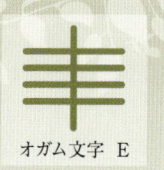

オガム文字　E

- **E（Eado、Eadha）**　変身、洞察、勝利
- **天体**　冥王星、水星、土星
- **神**　ペルセポネ、ハデス、デーメーテール、エポナ、ヘラクレス（半神の英雄）
- **元素**　空気、水
- **色**　銀、白、赤
- **石**　ブラックアゲート
  （欠点や恐怖や孤独を克服する助けとなる）
- **極性**　女性
- **動物**　白い雌馬
- **徳性**　勇気、忍耐力
- **関連性**　再生、理性、ネガティブな状況の克服

徒の教義が、故意に悪の存在におとしめたということでしょう。アスペンは聖なる木であり、たえず揺れつづける葉は、磔刑に苦しむキリストの肉体を支えるという重大な栄誉に、畏れおののく姿を示していると解釈する人もいます。

ケルト民族は、災厄から心身を守るために、アスペンで盾を作りました。バスク人の羊飼いたちは、通信と日々の記録のために、アスペンの木にサインを刻みました。残念なことに、アスペンの地上部の平均寿命は100年以下であるため、これらのサインの大部分が失われてしまいました。

アスペンは秘教的な木でもあります。髄は星の形（五芒星）をしていて、これは地上に暮らす人間の小宇宙と、天上（大宇宙）とのつながりを示す象徴とされます。

治癒効果：過去には、アスペンは解熱のための呪術に用いられました。病人の爪の欠片を木の洞に入れ、その洞をふさぐと病気が治るとされましたが、夜に行わなければ効き目がないと考えられました。ヤナギ科に属するため、樹皮や乾燥させた葉は、ハーブ薬として鎮痛、抗炎症、利尿、去痰、解熱、刺激に用いられてきました。

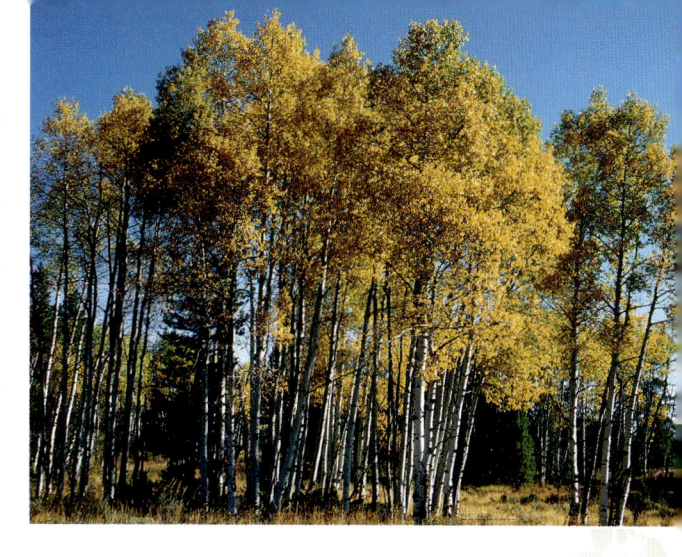

今日ではバッチフラワーレメディで、"漠然とした恐怖感"や、不安、心配に用いられます（p.356〜357を参照）。抽出成分のトレムラシンや、サリチルトレムロイディン、サリシンは、慢性の前立腺疾患や膀胱疾患の専売薬のいくつかに配合されています。2007年の研究では、アスペンが関節炎の痛みや腫れを抑える薬の代用品として有望であることが示されました。

注意：本書執筆中の段階では、適切に使用する場合の禁忌事項は報告されていません。

チェリー
（セイヨウミザクラ）

学名　*Prunus avium*

バラ科

概要：ワイルドチェリーは、活力旺盛な小型の落葉樹で、ヨーロッパや北西アフリカ、西アジアに自生しています。幅の広い、丸い形の樹冠を形成し、なめらかな灰茶色の樹皮をもち、人目を引く白い花を早春に咲かせます。果実は甘く、赤色から暗赤色の核果で、初夏から盛夏にかけて熟します。

歴史、謎、スピリチュアルヒーリング：ヨーロッパ全土の青銅器時代や古代ローマ時代の遺跡から、何種類ものチェリーの種子が発見されています。1629年には、イギリス人入植者の手によってスイートチェリーの木が大西洋を越えて北米へともたらされ、のちにスペインの宣教師たちによってカリフォルニアへと運ばれました。

　チェリーは大人にも子供にも愛される果物ですが、詩や絵画の世界では、花の美しさが愛でられ、象徴として扱われます。中国では、サクラ（チェリー）は女性の美しさの象徴です。日本では、生まれたかと思えば消えていく、雲のようにはかない生命の象徴とされ、仏教とも結びつけられています。大勢の人でにぎわう日本の花見祭りは、あらゆる生物や無生物のあいだに調和を求める日本人の魂を惹きつけます。人々は心を癒すサクラの花を心ゆくまで眺めます。

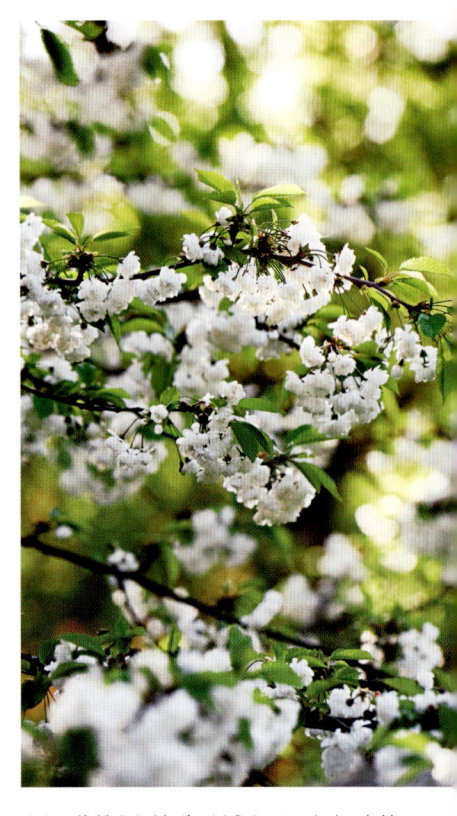

治癒効果：バードチェリーは中世には薬とし

て使われ、玄関の扉に樹皮を飾ると、疫病を遠ざけられるともいわれました。スイートチェリーもバードチェリーも、チェリーブランデーなどのアルコール飲料の香味づけに使われます。キルシュは、紀元前8世紀のメソポタミアで最初に栽培されたチェリーのkarshuを語源としています。ドイツの"チェリーウォーター"はトネリコの木の樽で熟成されます。どちらも、冬の寒さのなかで心を芯から温めるのに格好の飲み物です。

過剰に摂取すると非常に有毒ですが、チェロキー族の女性たちは、野生のバードチェリーの樹皮を、出産の痛みを和らげるために用い、他のアメリカ先住民族は風邪や咳、痔、下痢に利用しました。初期のアメリカへの入植者たちは、気管支炎の治療に用いたほか、茎からさまざまな薬用強壮薬を作りました。昔は子供のチューイングガムにされた樹脂は、ワインに加えて咳や胆石、腎臓結石などの治療に用いられたともいわれます。

現在では、抗酸化作用のあるあざやかな赤や黒のチェリーの色素(アントシアニン)が、痛風の炎症の抑制に役立てられています。果実や果汁を定期的に摂取することで、心臓発作や脳卒中のリスクを下げられるともいわれます。科学者たちは、果汁の効能を研究中で、癌の治療や予防に直接利用できるかどうか、可能性を探っています。

属性

チェリーの木は"よい教育"を表し、チェリーの花は"霊的な美しさ"や"真実"を表します。

- **天体** 金星
- **神** アフロディーテ、観音菩薩
- **元素** 水
- **色** 紫、青紫
- **石** アメジスト(あらゆる生命を一体化する、内面の真実と向き合う)
- **極性** 女性
- **動物** サギ
- **徳性** 理解、愛
- **関連性** サイキックエネルギー、占い、スピリチュアルな気づき、瞑想、バランス

注意:本書執筆中の段階では、スイートチェリーやサワーチェリーの果肉や果汁を適度に摂取する場合の禁忌事項は報告されていません。しかし種子には、草食動物に対する防御のために、毒性のあるシアン化物が(おもに青酸配糖体の形で)含まれています。チェリーパイにいくつか入っている程度では無害ですが、過剰に摂取すると命に関わることもあります。軽い中毒の症状には、頭痛やめまい、混乱、不安、嘔吐などがあります。

チェリー(セイヨウミザクラ) *Prunus avium*

スピノサスモモ(ブラックソーン)

学名 *Prunus spinosa*
バラ科

概要:春を告げるスピノサスモモは、枝分かれの多い落葉性の低木で、ヨーロッパと西アジアに自生しています。枝にはとげのある短い側生芽が生え、樹皮は黒く、しばしば密生したとげだらけの茂みを形成します。花弁が5枚の花は、乳白色の紙吹雪のように生垣を彩ります。秋に実る球形の果実は、果皮が黒く果肉の薄い核果で、青紫色の果粉に覆われています。

属性

スピノサスモモは、人生の教訓を教える指導者の木です。オガム文字のStrに相当します。

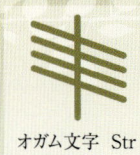

オガム文字 Str

- **Str (Straiff)** 鍛練、統制、視野
- **天体** 火星、土星
- **神** 白い女神、モリガン、ベル、ダグダ
- **元素** 火
- **色** 鮮紫色
- **石** レッドジャスパー(慰めをもたらす)、アメトリン(消極性を払拭する)
- **極性** 女性―男性
- **動物** オオカミ、ヒキガエル、黒猫
- **徳性** 一体性、逆境における強さ、保護
- **関連性** 挑戦、対立、予期せぬ変化、混乱、勇気の涵養と消極性の克服

歴史、謎、スピリチュアルヒーリング:スピノサスモモは、人生の明るい面と暗い面をともに象徴し、聖邪の両面をもつと考えられています。妖精の木とされ、花は希望の"白い光"であり、再生の希望であるとされます。黒い幹や果実は、サムハイン(冬の始まりの祭り)を祝うものとされ、冥界とそこに居る神々への道を開くものと考えられました。

世界が成長を止めた冬のあいだ、裸でそびえる黒い幹は荒涼とした姿を見せますが、強靭さや固い意志も

感じさせます。闘志に満ちた軍神マルスにも似て、あらゆる困難を克服して、やがて春の訪れを告げるのです。とげがあるために"肌を裂く木"としても知られ、アイルランドでは、大枝を切りとって、シレイリーのようなふしくれだった棍棒や杖を作ります。このシレイリーは、かつては暴力の武器となりましたが、現在はおもにアイルランドの武術であるスティックファイティングで用いられています。

治癒効果:スピノサスモモには数種のフラボノイドが含まれ、その抗酸化作用が科学的に研究されています。おもに収斂、緩下、発汗、利尿、健胃作用があるとされます。

　民間療法では、さまざまな病を癒すとされ、血液の浄化、病後や疲労時の回復に用いられ、発疹などの皮膚疾患や下痢の治療にも利用されます。現在は、花のエキスが身体の保湿剤に配合されています。果汁には多量のタンニンや酸類、ビタミンCが含まれ、皮膚の自己強化機能や代謝機能を刺激するための外用剤に用いられています。スピノサスモモの果実と樹皮のお茶にワイルドプラムの樹皮のエキスを加えたものは、腹痛や鼓腸、消化不良の治療に用いられるほか、裂傷を治すパップ剤にもされます。

　果実はドイツのコミッションEモノグラフに、口腔や咽頭の粘膜の軽い炎症の治療薬として収載されています。また花を用いた調合薬は、緩下薬とされているほか、風邪や気道の疾患や、下痢、胃痙攣、鼓腸、腸疾患、消化不良の治療薬としても収載されています。

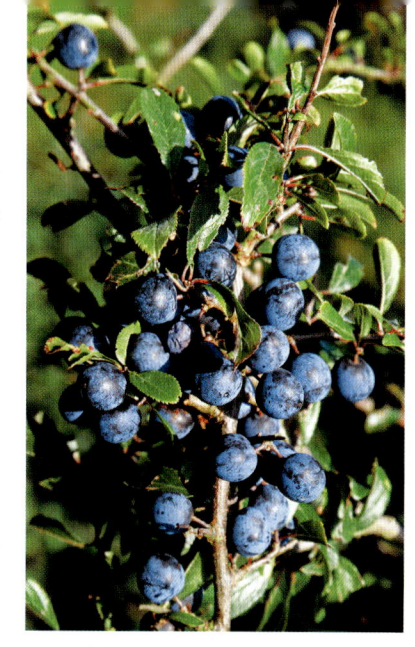

　ホメオパシーでは、神経痛や泌尿器系の問題や、心臓虚弱や、神経性の頭痛や、睡眠不足による疲労に処方されます。

注意:本書執筆中の段階では、適切に使用する場合の禁忌事項は報告されていません。しかし、すべてのサクラ属の植物と同様、種子には有毒なシアン化物が含まれ、過度に摂取すると命に関わることがあります。

スピノサスモモ（ブラックソーン）Prunus spinosa

オーク

学名　*Quercus robur*
ブナ科

概要：ヨーロッパのほぼ全域や小アジア、カフカス地方、北アフリカの一部に自生するイングリッシュオークは、風格のある寿命の長い落葉樹で、ごつごつとした枝を大きく広げて成長します。緑の葉は、秋になると金色から茶色へと色を変えます。雄花は尾状花序で垂れさがり、雌花は穂状花序につきます。果実はどんぐり（殻斗）で、若いうちは緑色ですが、熟すにつれて光沢のある金茶色に変わります。

歴史、謎、スピリチュアルヒーリング：オークは、ヨーロッパの主要な文化のほとんどのなかで尊ばれ、古代ギリシア、ローマ、ケルト、スラブ、チュートンの人々にはもっとも崇拝された木でした。それぞれの文化のなかで、雨や雷を支配する神々と結びつけられていました。いにしえの支配者たちはオークの葉の冠をかぶり、自らが地上における神の象徴であることを示しました。ローマの指揮官たちも、勝利の象徴としてオークの冠をかぶりました。勝利のオーク冠は、今も武勇のしるしとされています。

　チューダー期には、オークは建物の建設や、工業や、エリザベス1世の戦艦建造などに中心的な役割を果たしました。1651年のウスタ

属性

オークはオガム文字のDに相当します。

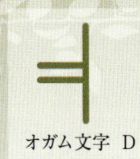

オガム文字　D

- **D（Duir）**　"オークの男たち"
- **天体**　木星、太陽
- **神**　ゼウス、トール、ペルン、ユピテル、ダグダ、タラニス、エスス
- **元素**　火
- **色**　緑（白）
- **石**　ダイアモンド
- **極性**　男性
- **動物**　ライオン、白馬
- **徳性**　勇気、誠実さ、気高さ、忍耐力
- **関連性**　豊饒、寛大、歓待、潜在力、繁栄、保護、強靭さ、勝利

オーク *Quercus robur*

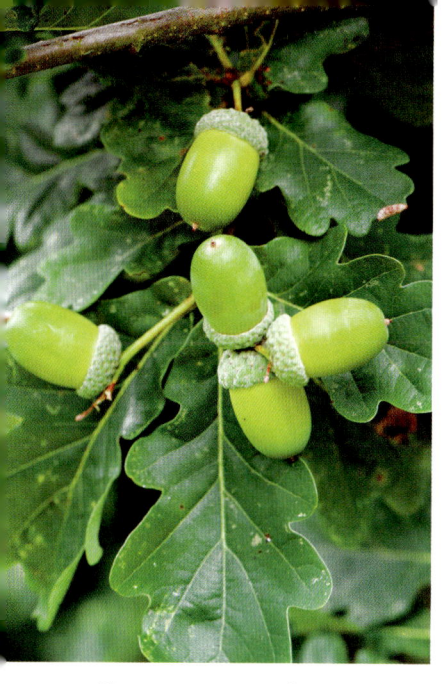

ーの戦いでは、チャールズ2世がボスコベル館にあるオークの大樹の洞に隠れて、議会派の追手から逃れたことがよく知られていますが、それ以後、ロイヤルオークの日には王制の復興が祝われるようになりました。2001年には、オークはアメリカ合衆国の国樹に指定されています。

治癒効果：オークの樹皮やこぶやどんぐりには、苦味強壮成分や、多量のタンニンが含まれ、強い収斂、消毒、抗炎症作用があります。出血の調節にも用いられます。イングリッシュオークの樹皮は、煎出液にされ、じくじくとした湿疹や、発疹、皮膚炎、汗臭い足、白癬、潰瘍、静脈瘤、痔の治療用に、洗浄液やローション、軟膏として外用されます。また炎症を起こした目の湿布剤や、のどや口の感染症のうがい薬や洗口液として、さらに膣の洗浄液としても利用されます。いくつかの内服用の専売薬にも配合され、下痢や鼓腸、ディスペプシア(消化不良)、子宮脱や脱肛の治療に用いられています。近年、アメリカの研究により、イングリッシュオークのメタノール抽出物が、トロンビン(血液凝固に関与する酵素)や癌の抑制に高い効果をもつことが示されました。

　ホメオパシーでは、オークの樹皮のエッセンスは、脾臓と胆嚢の疾患に用いられます。またアルコール中毒患者の酒への欲求を抑える効果があるともいわれます。クッシング症候群に罹患した41体の動物を使った2001年の研究では、ホメオパシー療法にイングリッシュオークを用いると、治癒効果が期待できることが示されました。

　バッチフラワーレメディでは、オークは分別や内面の強さを養い、心配やストレスにうまく対処する能力を高めるために用いられます。

注意：イングリッシュオークの樹皮は、専門家のアドバイスと監督のもとで内服してください。

セイヨウシロヤナギ
（ホワイトウィロウ）

学名　*Salix alba*
ヤナギ科

概要：セイヨウシロヤナギはヨーロッパのほぼ全域に自生する落葉樹です。垂れさがった枝と、深い割れ目の入った灰色の樹皮と、銀灰色の毛に覆われたオリーブグリーンの葉をもちます。雌雄異株で、芽吹きとともに尾状花序の花を咲かせ、綿毛に覆われた雌花から放出された種子は、風や水によって飛散します。果実はさく果です。

歴史、謎、スピリチュアルヒーリング：セイヨウシロヤナギは、低く刈りまれた状態からも再び大きく成長できるため、"不死の木"と呼ばれます。霊性や予見性、意識変容などと結びつけられるため、古代ケルト人たちは"魔法と謎の木"と呼びました。

　木の葉と樹皮は、アッシリアやシュメール、エジプトなどの古代の文書に、痛みと発熱に効くものとして記述されています。サリチル酸を含むこの木は、ヒポクラテス（紀元前440〜377年）の時代にはすでに痛み止めに用いられていました。ディオスコリデス（1世紀）も腰痛に用いました。中世のあいだは忘れられていましたが、17世紀にはイギリスのハーバリスト、ニコラス・カルペパーが、鎮痛作用に注目し、内服用の止血薬として用いました。

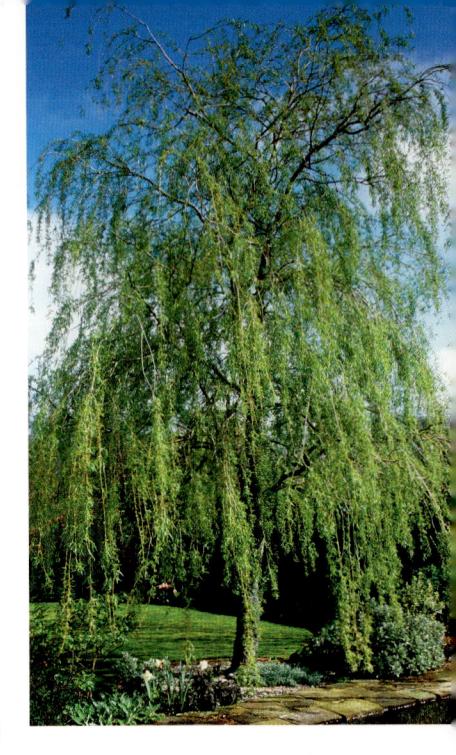

治癒効果：3〜6年ほど成長したシロヤナギの樹皮を乾燥させたものには、治癒効果のある配糖体のサリシンや、タンニン、樹脂など、多くの成分が含有されます。鎮痛、抗炎症、抗リウマチ、抗神経痛、収斂、解熱、止血作用があります。関節炎や風邪や、その他の発熱症状や、膀胱炎、頭痛、神経痛、リウ

マチに用いられます。煎出液は、治りの遅い擦り傷や、潰瘍、火傷の外用薬とされます。

ホメオパシーでも、樹皮のエッセンスが同様の用途に使われます。また悲しみや失恋の痛手を癒し、バッチフラワーレメディでは、落胆した人に、楽観性やユーモアのセンスを回復させるために用いられます。

1763年に、イギリスのエドワード・ストーン師が、セイヨウシロヤナギにサリチル酸が含まれることを王立協会に報告しました。1897年には、フェリックス・ホフマンがサリチル酸を化学合成しました。その薬はバイエル製薬によって"アスピリン"と名づけられ、非ステロイド系抗炎症薬のさきがけとなりました。

最近の研究では、腰痛に効くだけでなく、フィーバーフュー(p.94〜95を参照)と組みあわせることにより、偏頭痛の発作の頻度や、痛みの程度や持続時間を抑制することが確認されました。ヤナギの成分が溶けこんだ天然の湧き水も、皮膚やその他の不調に効くとされています。アメリカ先住民族も、さまざまな種のヤナギをもとに薬を作りました。

属 性

セイヨウシロヤナギはオガム文字のSに相当します。

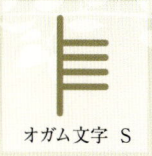

オガム文字 S

- **S(Saille)** ヤナギの木
- **天体** 月
- **神** アルテミス、ブリガンティア、ディアーナ、ヘカテー、ヘリケ、ルーナ、オルフェウス、セレーネー
- **元素** 水
- **色** 銀、白
- **石** ムーンストーン、水晶
- **極性** 女性
- **動物** ノウサギ
- **徳性** 癒し、知恵
- **関連性** 占い、ダウジング、柔軟性、成長、癒し、想像力、不死性、直観、再生、ヴィジョン、活力

注意:樹皮は、アスピリンや他の非ステロイド系抗炎症薬と併用しないでください。潰瘍などの胃腸疾患や耳鳴りの症状がある人も服用しないでください。妊娠中や授乳中の人は、医療の専門家に相談してください。アスピリン製品と同様に、風邪やインフルエンザ、水疱瘡の症状のある16歳以下の子供には、けっして服用させないでください。

セイヨウシロヤナギ(ホワイトウィロウ) *Salix alba*

セイヨウナナカマド(ローワン)

学名　*Sorbus aucuparia*
バラ科

概要：セイヨウナナカマドは、ヨーロッパやアジア北部など、北半球のごく南方をのぞく温暖地帯のほぼ全域に自生する落葉樹です。ほっそりとした樹冠と、優雅に上方に伸びる枝と、灰色がかったなめらかな樹皮と、白い花をもち、葉は秋になると美しい深紅色に染まります。球形の果実は、あざやかな赤色で、おもに鳥によって運ばれます。

歴史、謎、スピリチュアルヒーリング：ギリシア神話のなかで、ネクタルを生みだすヘーベーの魔法の杯を取りもどす助けをするために、神々によってワシが遣わされます。セイヨウナナカマドは、そのワシの羽と血から作られたとされます。アイルランドと北欧の神話では、最初の女性が作られた木であり、トール神の命を救った木でもあるとされます。

白い花を咲かせる"妖精の木"としても知られ、春をつかさどるイギリスの女神ブリガンティアやケルトのブリギトの聖木とされています。古くから、魔術から身を守る力をもつともいわれます。果実には小さな五芒星の印があり、あざやかな赤い実の色

属 性

セイヨウナナカマドは、ルーン文字を刻むために選ばれた木でした。オガム文字のLに相当します。

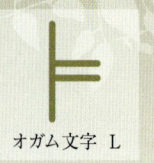

オガム文字　L

- **L(Luis)**　セイヨウナナカマド
- **天体**　太陽(天王星、金星)
- **神**　アフロディーテ、ブリガンティア、ブリギト、ヘーベー、トール
- **元素**　火
- **色**　赤、緑
- **石**　ペリドット、ルベライト(レッドトルマリン)
- **極性**　女性(男性的エネルギー)
- **動物**　ツル、ウズラ(ドラゴン)
- **徳性**　霊的な強さ
- **関連性**　高度な防御、神聖で創造的な霊感、先見の明

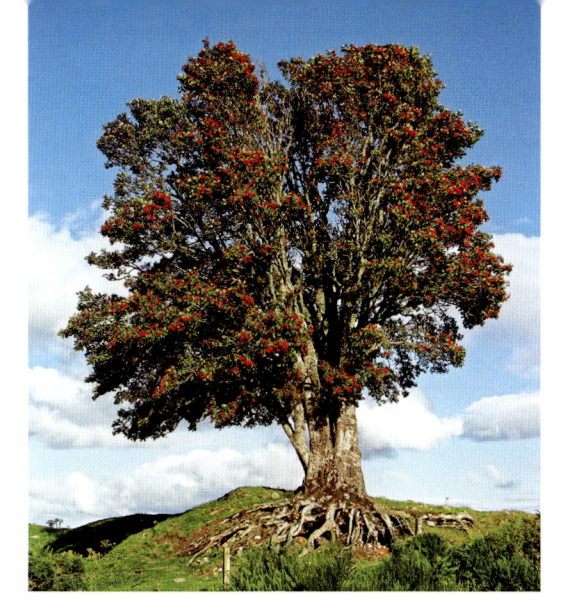

セイヨウナナカマド（ローワン） *Sorbus aucuparia*

は古代から保護の象徴とされました。人々は、魔除けのお守りとしてセイヨウナナカマドの木切れをポケットに入れたり、この木で作った正十字を服に縫いこんだり、家畜小屋にぶらさげたりしました。

スカンジナビアの人々は、土の中からではなく、岩の裂け目などの高い場所に生えているこの木を見て、魔力があると考え、"空飛ぶローワン"と呼びました。

治癒効果：果実はビタミンCが豊富なことで知られ、壊血病の薬とされます。浸出液や煎出液は、のどの痛みや扁桃腺の炎症に効くうがい薬になります。葉を燃やして出る煙を吸入すると、喘息に効きます。

民間療法では、乾燥させた花をハーブティーにし、おだやかな利尿薬や緩下薬、月経の促進剤として飲みます。浸出液や乾燥させた果実やシロップ漬けは、便秘や月経痛、リウマチ痛に処方され、腎臓の疾患の治療にも用いられます。

果実にはクエルセチンやメレチンと呼ばれるフラボノイドが含まれ、毛細血管の脆弱性の改善に用いられます。抗酸化作用、抗ウイルス作用があり、アレルギーや、前立腺炎、膀胱炎、アテローム性動脈硬化、白内障に有効とされています。

注意：セイヨウナナカマドの苦い種子には毒があるとされているため、取りのぞいてください。果実は薬や食品として用いる前に、加熱処理してください。生のままでは毒性のあるパラソルビン酸を含みますが、加熱すると消化できる無害のソルビン酸に変化します。抗凝血剤や抗血小板剤を服用中の人は併用しないでください。

セイヨウイチイ

学名　*Taxus baccata*

イチイ科

概要：多くの教会の庭で死者を見守るセイヨウイチイは、寿命の長さで知られ、2000年生きることもあります。ヨーロッパの西部、中部、南部や小アジアに自生する、成長の遅い常緑樹で、濃緑色の平たい針状葉をもちます。雌株には仮種皮に包まれた種子がつきます。葉や苦味のある種子を含め、木の大部分は有毒です。

歴史、謎、スピリチュアルヒーリング：セイヨウイチイの木には、さまざまなスピリチュアルな意味が込められています。グルジアでは、傷つけられると赤い樹液を流しつづけることから、"生命の木"と呼ばれます。日本ではイチイの一種が山上に住む創世の神々と結びつけられています。ケルトの多神教的神話のなかでは、セイヨウイチイの木に祖先の魂が宿ると考えられ、北欧の神話のなかでも、オーディンが叡知を得るためにルーン文字を会得しようと、自らを吊るした木とされます。またグノーシス文書の1つのなかでは、キリストが、マリアと使徒たちに対し、光明と明察力に関連するものとしてイチイについて語っています。

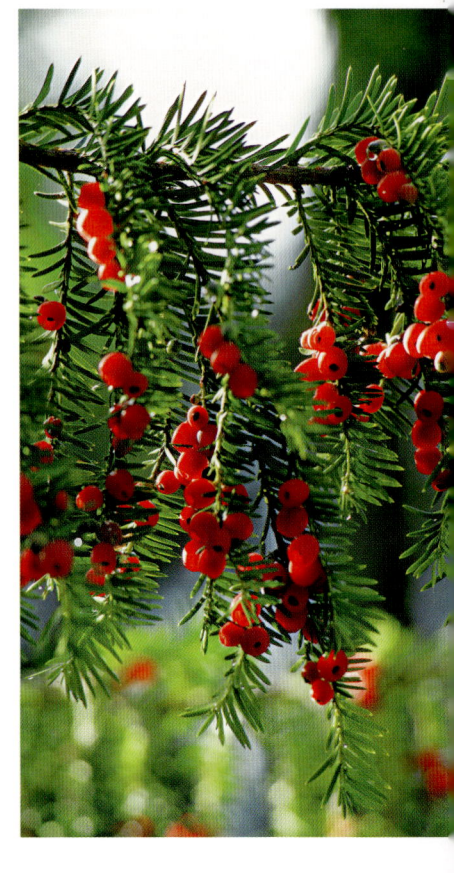

イチイの毒は即効性で非常に強力です。ユリウス・カエサルは『ガリア戦記』のなかで、エブロネス族の長カトウォルクスが、ローマ帝国への服従を拒み、イチイの毒で

自殺したと記しています。イングランドでは、エドワード3世（1312～77年）が健常な男性すべてに弓術を習得するよう命じました。イチイがその材料に使われた結果、イギリスの森の多くが失われました。

治癒効果：古代には、ヘビの咬み傷や狂犬病や、胆管閉塞や胆汁症に用いられました。粉末にした葉は猛毒ですが、ハーバリストはてんかんの治療に用いました。子宮痙攣作用のあるセイヨウイチイを、女性がやむなく妊娠中絶剤としてひそかに用いることもありました。

すでに1021年には、ペルシアの医師イブン・シーナーが『医学典範』のなかでセイヨウイチイを用いた植物療法について記しています。そこでは、心臓薬として用いられたハーブ薬がzarnabと呼ばれています。これが血圧を下げるためのカルシウム拮抗剤としてセイヨウイチイを用いた最古の記録ですが、その後、1960年代に入るまで、西洋世界で広く用いられることはありませんでした。

シャーマンは魔力や霊能力を高め、ヴィジョンを見るためにセイヨウイチイを用います。現代医学では、癌の化学療法製剤に用いられる成分を、イチイの一種 *T. brevifolia* の葉から抽出することが可能になっています。

注意：セイヨウイチイの葉と種子には猛毒が含まれます。

属性

ドルイドの伝統のなかでは、セイヨウイチイは予言者の木であり、異界への扉を開きます。オガム文字のIに相当します。

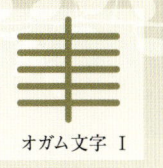

オガム文字 I

- **I (Idad)** 移動、通路、幻想
- **天体** 水星、土星
- **神** オーディン、ヴォータン、メルクリウス（エルフのイスラール）、ヘカテー
- **元素** 土、水
- **色** 黒、濃緑色
- **石** ブラックオニキス、オブシディアン（アパッチティアーズ）
- **極性** 女性（男性的エネルギー）
- **動物** クモ
- **徳性** 再生、知識、明確さ
- **関連性** 不死性、永遠、復活（死と再生）、変化と革新、役に立つ精霊、指導者と祖先

リンデン（ライム）

学名　*Tilia cordata*
シナノキ科

概要：*Tilia*は、一般的にイギリスでば゙ライム"、北米とヨーロッパの一部では"リンデン"と呼ばれています。*T. cordata*（スモールリーブドライム）は、ヨーロッパのほぼ全域と西アジアに自生しています。背の高い優美な木で、ヨーロッパの多くの都市で、街路樹として植えられてきました。ほとんど無毛の葉と、芳香のある小さな黄緑色の花をつけます。綿毛のついた乾いた核果は、熟すにつれてなめらかになります。

歴史、謎、スピリチュアルヒーリング：古代ギリシア人とスラブ人は、それぞれの文化のなかで崇拝される愛と美の女神アフロディーテとラダが、リンデンの木に住むと考えました。ホメロスやホラティウス、ヴェルギリウス、プリニウスの著作にもリンデンの名前とその長所が記されています。ローマ神話では、夫婦愛と貞節のシンボルでした。

リンデンの木は、昔も今もあらゆるスラブ系の人々の木とされています。金色の枝はチェコ共和国の大統領旗にもあしらわれ、オーストリア=ハンガリー帝

属性

リンデンはオガム文字のUに相当します。

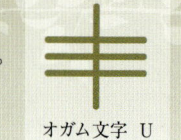

オガム文字　U

- **U（Ura）**　寛容と粘り強さ
- **天体**　金星（水星）
- **神**　シャヴァ（星と愛の女王）、ラダ、ヴィーナスとアフロディーテ、イシュタルとイシス、リアノンとアリアンロード
- **元素**　空気（土）
- **色**　パールホワイト
- **石**　アラバスター、ツリーアゲート
- **極性**　女性
- **動物**　キジバト、雌鹿（ハチ）
- **徳性**　敬虔さ、清潔さ、真実の探求者
- **関連性**　純粋さ、美、平和、光と愛、幸運

リンデン（ライム） *Tilia cordata*

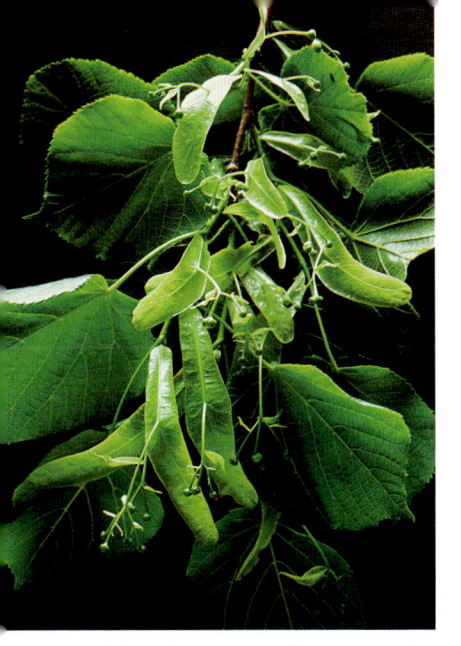

国の崩壊以来、国のシンボルとして定着しています。ドイツの各共同体では、リンデンの木がダンスや祝祭、裁判のための集会所とされ、平和と調和に結びつけられました。

　日本の先住民族であるアイヌの人々は、リンデン（シナノキ）の内皮の繊維を用いてアットゥシという伝統的な衣服を織ります。この繊維から、縄や網や袋を作ることもできます。

治癒効果：民間療法では、葉が心臓の形をしていることから、ヴィーナスの聖木とされ、この女神とその名のついた惑星（金星）がつかさどるとされる、あらゆる病気を治すと考えられました。古代インドのアーユルヴェーダでは、ヴィーナスの病とは、気管支疾患や百日咳、喘息、消化不良などとされました。またリンデンは、神経症や、落ち着きのなさ、いらだちなどの症状にも用いられます。

　花はヒステリーに効く入浴用の浸出液になり、甘い樹液はワインになります。乾燥させた花で作ったハーブティーは、頭痛や、落ち着きのなさ、不眠、不安などの、神経の症状によいとされます。ドイツのコミッションEは、リンデンの花が風邪とそれにともなう咳に有効であると認めています。『The British Herbal Compendium（英国ハーブ概説）』には、上気道のカタルや、風邪、炎症性の咳、高血圧、落ち着きのなさに用いると記されています。

　2008年には、2組のメキシコの研究グループが、メキシカンリンデン（*T. Americana* var. *Mexicana*）の生花や乾燥させた花が無毒であり、鎮静剤として用いる伝統医学の用法が妥当であることを示しました。また、豊富なフラボノイド成分によって、運動活性に影響を与えずに不安を和らげる効果があることも確認されました。

注意：花のアブソリュートに関する安全情報は得られていません。

エルム

学名　*Ulmus glabra*
ニレ科

概要：ウィッチエルム、スコッチエルムとも呼ばれる落葉樹で、ヨーロッパ、小アジア、カフカス地方に分布しています。街路沿いや生垣、森のはずれに生育し、スコットランド高地にもよく見られます。短い幹と幅広い樹冠をもち、丈夫でしなやかな若枝と、ざらざらとした葉をつけます。花は、葉が芽吹く前の早春に10〜20個ずつかたまって咲きます。

歴史、謎、スピリチュアルヒーリング：ギリシア神話では、エルムはオルフェウスと彼のリュートに結びつけられています。北欧神話では、最初の男女はトネリコとエルムの木から生まれ、チュートン神話では、エルムはオーディン神から魂を、ヘーニルから感覚を、ロトゥールから血と体温を与えられ、最初の女性となります。フィン＝ウゴル諸族の神話では、火の女神オトの母親だと信じられました。ケルト民族は、エルムが季節外れの時期に落葉すると、瘟疫（牛の疫病）の予兆だと考え、エルムの木で"浄火"をおこし、その煙に家畜をくぐらせました。

ブリタニアではウィッチエルムは地母神と結びつけられたほか、ケルト民族の墳墓や祖先、異界への入り口を守るエルフと結びつけられていました。

ニレ立ち枯れ病は、世界中のエルムに打撃を与え、ヨーロッパ北部やアメリカ、カナダでは多くのエルムが姿を消しました。

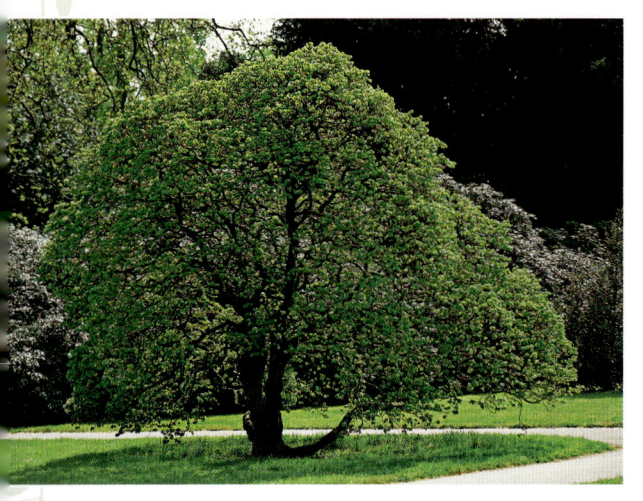

治癒効果：イングリッシュエルム（*U. procera*）の若木の内皮を乾燥させたものには、収斂、抗炎症、おだやかな利尿作用があります。ホメオパシーでは、生の樹皮のエッセンスを湿疹に用いました。樹皮片で作った浸出液は、下痢や関節炎、リウマチ痛などに用いられるほか、炎症を起こした傷や痔、口内炎にはやや濃い液が使用されます。ウィッチエルムの葉は、昔から腫れもの用のパップ剤にされ、内皮は皮膚や性器の感染症に用いられました。

現在、ハーバリストに用いられ、薬としてよく知られているのは、北米のスリッパリーエルム（*U. fulva*）で、これはチェロキー族が咳や皮膚のトラブルの治療や、洗眼に用いてきたものです。樹皮から分泌される粘液にはさまざまな用途があり、傷の炎症を抑える消毒用のパップ剤や、裂傷や腫れもの、潰瘍、火傷、さらにおむつかぶれに効く軟膏になります。スリッパリーエルムは、のどの痛みや咳などの呼吸器の症状の治療に効く安全な選択肢として、FDAに承認されています。カナダのスリッパリーエルムには、天然の抗癌物質に共通して含まれる強力な抗酸化作用と、DNA保護作用があることが科学的に証明されています。

注意：本書執筆中の段階では、禁忌事項は報告されていません。しかし、便秘や何らかの腸閉塞の症状がある場合は、使用を避けてください。処方薬とスリッパリーエルムの樹皮は、同時に服用しないでください。

属 性

エルムはオガム文字のAHL-mに相当します。

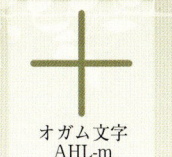

オガム文字
AHL-m

- **AHL-m（Ailm）** 結びつき、知恵
- **天体** 土星
- **神** 地母神、母なる大地、ブリアー、セリドウェン（アムメッシュ）
- **元素** 水、（スリッパリーエルム）空気
- **色** 銀
- **石** ブラックオニキス、ブラックジェイド
- **極性** 女性
- **動物** カラス、ヤギ
- **徳性** （男性）堅実さ、安定、気高さ、（女性）再生、変身、忍耐力
- **関連性** エネルギーのグラウンディングとフォーカス、出産（エムブラ）、宇宙

エルム *Ulmus glabra*

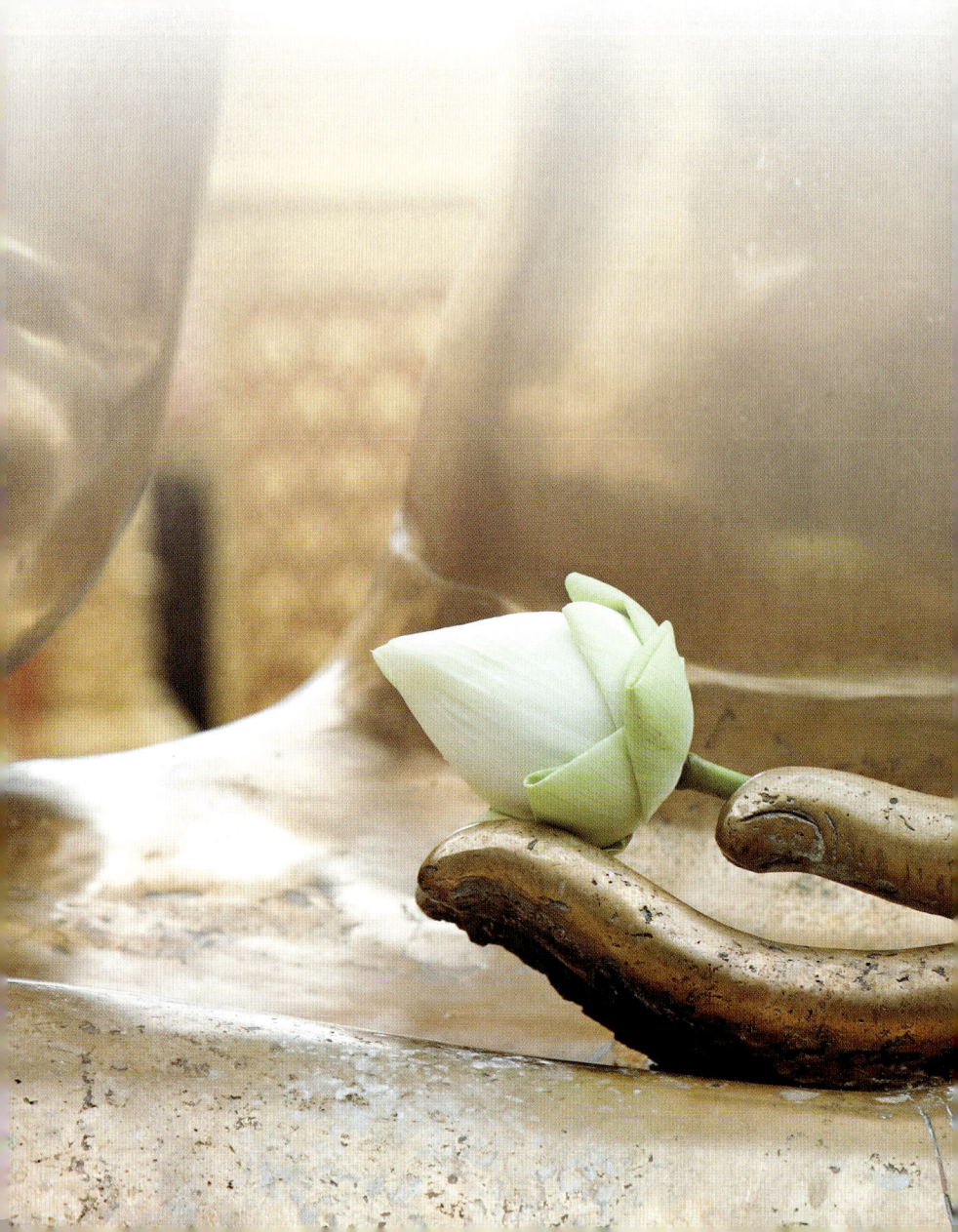

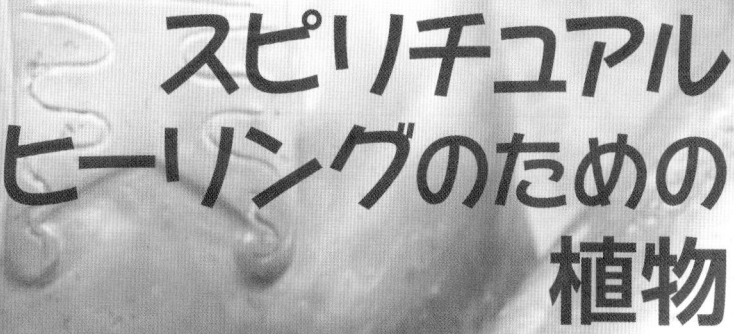

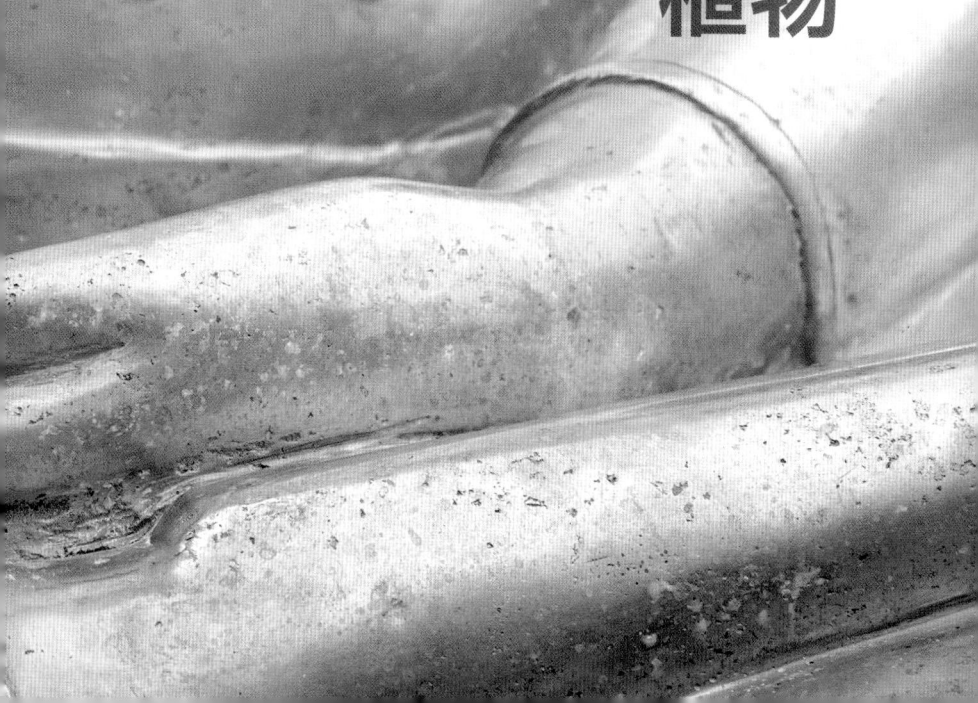

スピリチュアル
ヒーリングのための
植物

魂のヒーリング

植物は、わたしたちの精神や感情と響きあい、
そのバランスと調和を保ちます。現代の世界は、多くの場合、肉体的、
精神的、霊的な環境が汚染されていますが、植物はそこに変化をもたらし、
直接的、間接的にわたしたちの魂に触れ、癒してくれるのです。

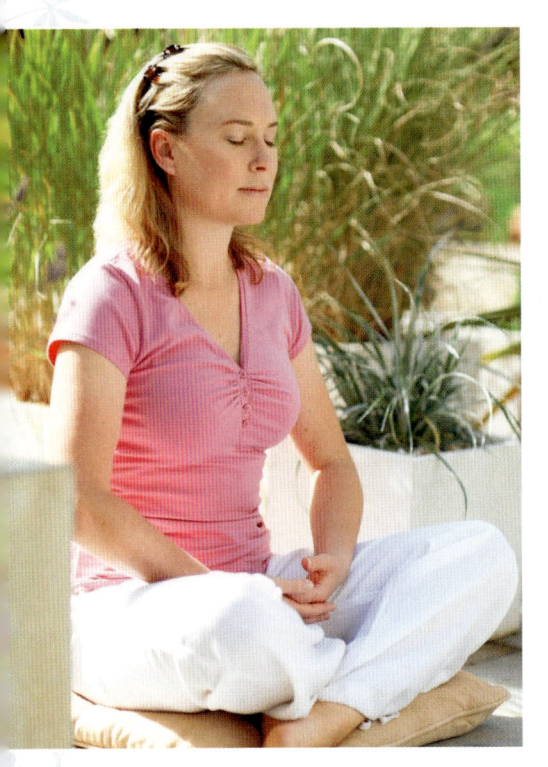

　植物のもつ色や香り、そして肉体や魂を変身させ、癒す働きは、さまざまな形でわたしたちの霊的な幸福を育んでくれます。予言者や占い師や神秘家の多くは、超自然の世界への扉を開くために精神を活性化させる"鍵"を必要とはしませんが、歴史上、人類はつねに霊的な儀式を行う際に、"向精神"物質を飲んだり、吸入したりしてきました。かつては、そのような作用をもつ植物は濫用されるものではありませんでした。今日では、指導も受けないまま危険な遊びに多用されるため、潜在意識に到達した麻薬の作用が、精神に深刻なダメージを与えてしまうのです。

自然と調和するために、
戸外の温かな日差しのなかで、
ハーフロータスのポーズをとり瞑想する若い女性。

魂のヒーリング

"知覚の扉"を開く

　古代エジプトの神官や巫女や、古代ギリシア・ローマの託宣者は、精神活性作用のある植物やその成分を摂取・吸入しました。その行為には、アヘンを鎮痛薬として用いることや、磔刑に処せられたキリストの苦しみを和らげるためにミルラが与えられたこと以上の意味があります。聖なる植物は、"知覚の扉"を開く儀式として服用されたのです。霊的世界に入り、その世界と連動することで、人類や、それを取り巻くすべての存在に起こりつつあることを、あらゆるレベルや次元で体感し、目の当たりにすることが目的とされました。あらゆるエネルギー（粗雑なものから繊細なものまで）や、身のまわりにある目に見えるものや、通常は見えないものまでを、見通すことが求められたのです。

　もともと、幻覚誘発剤が用いられたのは、個々の文化における霊的指導者の導きにしたがって、自己を超越し、異界やそこに存在するものと交流するためでした。幻覚誘発剤は、霊的な完成へといたるこの世での旅のなかで、魂を啓発するためのものだったのです。

　この章では、さまざまな文化や伝統のなかで、霊的成長に有効であるとされてきた植物を紹介します。

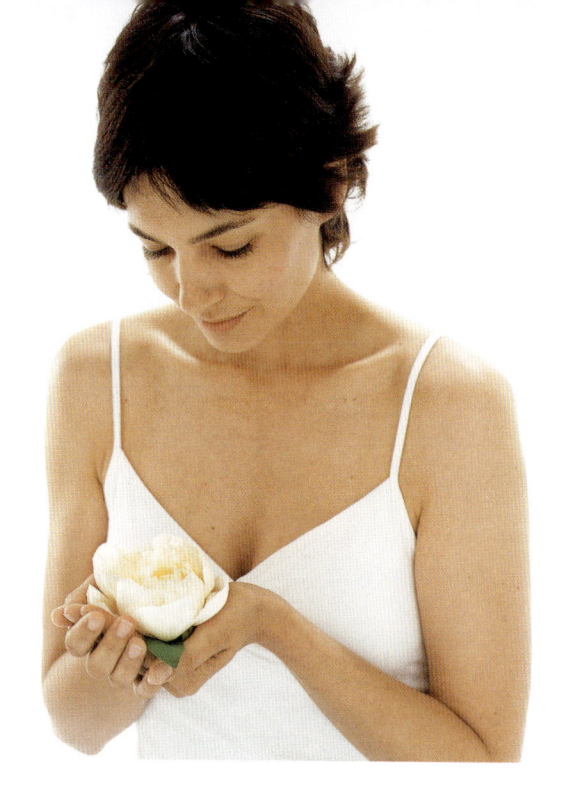

調和と深遠さをそなえた清らかな純白のスイレンの花は、瞑想のフォーカスに用いられる。

307

ベニテングタケ（フライアガリック）

学名　*Amanita muscaria*
テングタケ科

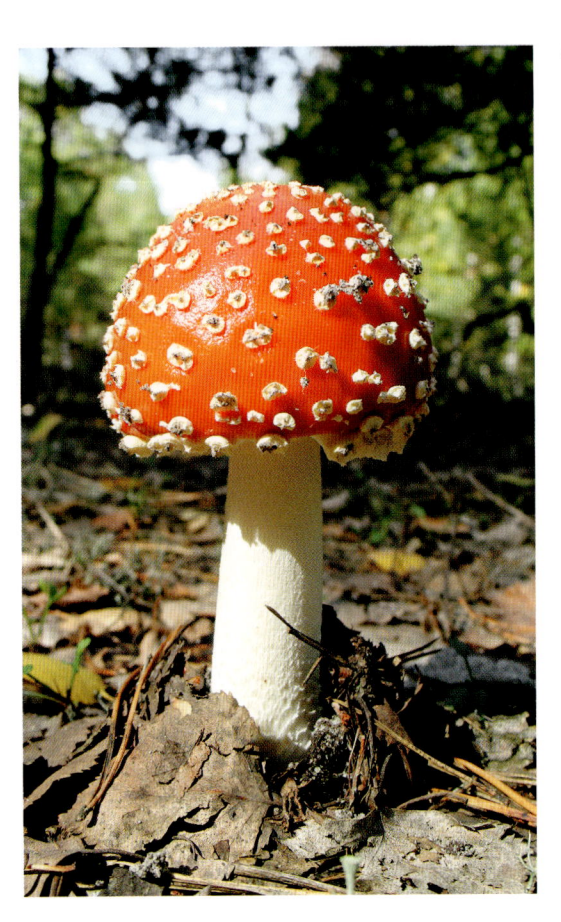

概要：ベニゲングタケは、"おとぎ話"に登場する大型のキノコで、北半球全域のモミやマツ、バーチ、トウヒ、ヒマラヤスギの森に自生しています。ヨーロッパから輸入されたマツ材とともに、オーストラリアや南アフリカ、ニュージーランドにも分布を広げています。鮮赤色の傘には、白いいぼ（つぼのかけらが付着したもの）が付いています。

　土から顔を出したばかりの子実体は、いぼだらけの白い卵のように見えます。キノコが成長するにつれ、派手な赤い色がつぼを破って姿を見せます。かさはやがて半球形に成長し、成熟が進むと8〜20cmほどの平らな形になります。胞子は白く、楕円形をしています。

歴史と象徴：ベニテングタケは、スピリチュアルな用途に用いられた世界最古の精神活性物質の1つかもしれません。考古学的には、人類がキノコを用いた最古の証拠（紀元前3500年）は、アルジェリアのタッシリにある洞窟壁画に見られ、そこには、踊るシャーマンをふちどるようにキノコのようなオーラが描かれています。

インドの宗教儀式のなかで幻覚を得るために用いられた植物のソーマとは、このベニテングタケを指すと信じる人もおり、インドの火神アグニに捧げられたキノコでもあります。マヤ族はこれを"kukulja"（雷）と呼び、ラカンドン族のジャングルでは"eh kib lu'um"（地上の光）と呼びます。

スロベニアの民話では、ゲルマン神話のヴォータン神（北欧神話のオーディン神）が、悪魔に追われ、愛馬のスレイプニルに乗って逃走した際に、馬の口から出た血と泡が赤と白の胞子のように地上に降りそそぎ、そこからベニテングタケが生まれたとされています。

ドイツでは、グリュックスピルツ（幸運のキノコ）と呼ばれ、5つの幸運のシンボルの1つとされていて、新年のお祝いにはチョコレートやマジパンのデコレーションに用いられます。

ヒーリング効果など：シャーマンたちは、透視可能なトランス状態に入り、ヒーリング能力を発動させるためにベニテングタケを用いましたが、その毒性を弱めるために、乾燥させたり、燻製にしたり、飲み物や軟膏として用いました。ケルト民族のドルイドたちは、ベニテングタケの服用前には、水だけを飲んで絶食するのが習わしでした。シベリアのシャーマンたちも絶食ののちにキノコを食べ、儀式の参加者たちは、毒の大部分が自然に濾過された状態のシャーマンの尿を飲みました。

ラップランドでもトナカイにキノコを食べさせ、その尿を飲んでいました。シベリアでは、コリヤーク族がキノコで"ハイ"になったトナカイの肉を食べて、同じ効果を得ていました。

現代の研究によって、ベニテングタケに含まれる2つの有効成分が、恐怖や脳内の"闘争あるいは逃避"反応を抑制することが明らかになっています。おそらくはこのために、豪胆さで知られるバイキングのベルセルクの戦士たちは、戦闘の前にベニテングタケを用いていたのでしょう。

注意：このキノコはアメリカの食品医薬品局（FDA）に毒として登録されています。幻覚作用を引きおこす2種類の毒素が含まれています。激しい中毒症状や譫妄状態を生じることがあり、あらゆる心臓疾患に致命的な悪影響を及ぼす可能性があります。いかなる方法によっても、体内に摂取しないでください。

ベニテングタケ（フライアガリック） *Amanita muscaria*

アヤワスカ

学名　*Banisteriopsis caapi*
キントラノオ科

概要：アヤワスカ（ケチュア語で"アヤ"は"つる"を、"ワスカ"は"精霊"の意）は、このスピリチュアルなつる植物のインカ語名で、他にも"魂のつる""魂をもつつる"とも呼ばれます。もとは野生種が採集されていましたが、現在ではペルーやエクアドル、コロンビア、ブラジルにまたがるアマゾン川流域の湿潤熱帯地域で栽培されています。この名前は植物名ですが、バニステリオプシス属に属する40種の植物（とくに*B. caapi*）の樹皮や茎から煎出した幻覚誘発性の液体も、同様にアヤワスカと呼ばれます。いくつかのアマゾンの先住民族は、これを他の向精神性の植物と混ぜ、シャーマニズムの儀式に用います。

アヤワスカの木質の茎は非常に長く伸び、枝分かれを繰りかえします。つるにつく特大の葉は卵型をしていて、先端が尖っています。花は湿潤熱帯地域以外ではめったに見ることはできませんが、5枚の萼片のついた白やピンクの小花が集まった花序を形成します。

歴史と象徴：アヤワスカとそこから作った液体薬は、超心理学的療法を用いる神秘的なシャーマニズムのなかで用いられます。南米に渡ったかつての宣教師たちの著作にはいくらか記されていますが、西洋においてその存在が知られたのは、はるか後のことでした。実際、アヤワスカが学術的に報告されたのは、1950年代初頭のことでした。現代民族植物学の父とも呼ばれるリチャード・エバンズ・シュルティスが、先住民族によって占いや治療に用いられていることを発見したのです。

南米の多くの先住民族に愛用されてきたアヤワスカは、ブラジルの大規模な新宗教運動のなかで注目され、1990年代には北米やヨーロッパのネオシャーマニズム集団のあいだにも広まりました。

シャーマニズム的療法は、西洋にはなじみのない方法です。現地のアヤワスケロ（アヤワスカを頻繁に飲む人）にとっては、*B. caapi*はもっとも重要な"植物の教師"とされています。

ヒーリング効果など：儀式のなかで聖なるアヤワスカを適切に用いると、変性意識状態がもたらされますが、中毒性はないといわれます。1992年には現代の害悪の源である薬物中毒に対抗する目的で、異端の医師ジャック・マビが、ペルーのタラポト郊外にタキワシ（"歌の家"の意）治療センターを設立し、このいにしえのシャーマニズム療法を用いています。そこでは、身体と精神の解毒（感情洗浄）が行われたのち、神秘のアヤワスカ治療が続きます。これはジャングルのただなかで、イカロと呼ばれる伝統的なシャーマンの歌を聴きながら夜間に行われます。成功率は70％ほどであると報告されています。

注意：監督者なしに精神活性物質として用いないでください。植物としてのアヤワスカそのものは違法ではありませんが、成分のいくつかや、煎じた飲み物は違法です。各国における規制の有無をよく確認してください。

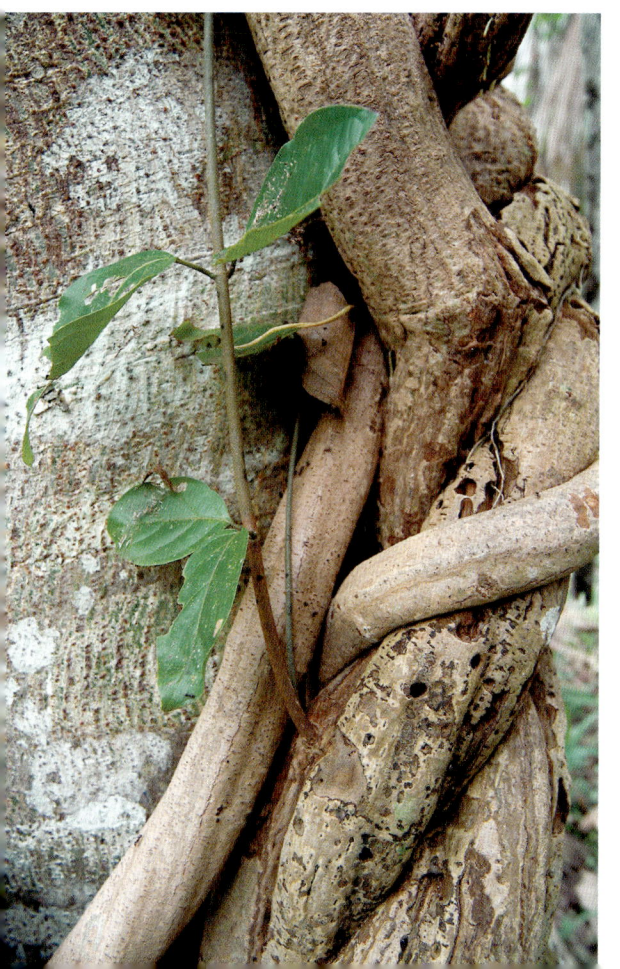

アヤワスカ *Banisteriopsis caapi*

フランキンセンス

学名　*Boswellia carterii*
カンラン科

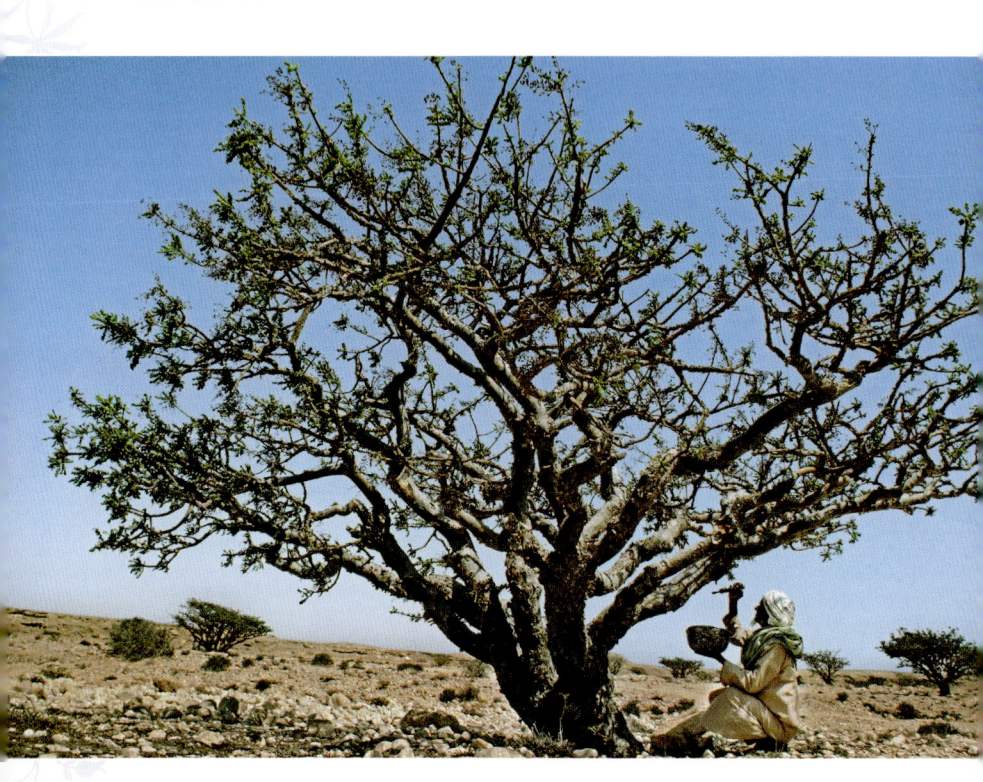

概要：フランキンセンス（オリバナム）は、カンラン科に属する小木やとげのあるブッシュから採取し、精製した芳香のある樹脂です。これらの植物の多くは、山岳地の岩だらけの土地に分布し、朝露の水分だけで生育していることもあります。*B. carterii*

フランキンセンス *Boswellia carterii*

は、ソマリアなど北アフリカの一部や、サウジアラビアの一部に分布しています。

落葉性の丈夫な木で、樹高は7〜8mほどになり、根元から枝分かれをし、白や薄紅色の花を咲かせます。年に2、3回、樹皮に穴を開けて樹脂を採取します。刻み目をつけ、2週間ほど粘液を分泌させます。この粘液が硬化するにつれて金色になり、涙滴状の樹脂の塊に変わります。この塊を傷口から削りとり、精製して治療や香水に使用します。

フランキンセンスのオイルは、樹脂を水蒸気蒸留して作られ、アロマセラピーや香水作りに用いられます。アブソリュートも製造されますが、おもに揮発保留剤として使われます。

歴史と象徴：フランキンセンスは人類に利用されてきた最古の芳香材の1つです。5000年以上にもわたりアラビア半島や北アフリカで取引され、メソポタミア、エジプト、ギリシア、ローマでもお香として用いられました。さらに後にはカトリック教会にも採用され、今日でも礼拝に用いられています。

ルクソールにあるハトシェプスト女王の葬祭殿では、紀元前1512〜1482年頃のものとされるレリーフに、美容用のフェイスマスクにするためのフランキンセンスの鉢植えが描かれています。ローマ帝国時代には通貨的な役割を果たし、富の源泉となり、涙状のフランキンセンスの塊は、宝石や貴金属と同程度の価値をもちました。東方の三博士がキリストの生誕祝いに選んだのも、このフランキンセンスでした。

ヒーリング効果など：フランキンセンスは、古代から現在にいたるまで、お香やさまざまな体調不良を癒すハーブ薬として用いられています。アーユルヴェーダ医学のなかではとくに重要視されています。

殺菌、抗炎症、魂の高揚作用があり、あらゆる呼吸器のトラブルによいとされるほか、瞑想のためのリラックスにも有効です。

ジョンズ・ホプキンズ大学とエルサレムのヘブライ大学による新たな研究では、フランキンセンスの煙に含まれる酢酸インセンスオールという化合物には、精神活性作用があり、うつや不安の薬として利用できる見込みがあるとされています。

注意：妊娠中にはフランキンセンスを使用しないでください。また目や粘膜に付着させないでください。小さな子供や授乳中の女性、深刻な肝臓・腎臓疾患のある人に対する安全性は不明です。副作用はまれですが、たまにアレルギー反応による軽い胃腸障害を生じることがあります。

コーパル

学名　*Bursera microphylla*
カンラン科

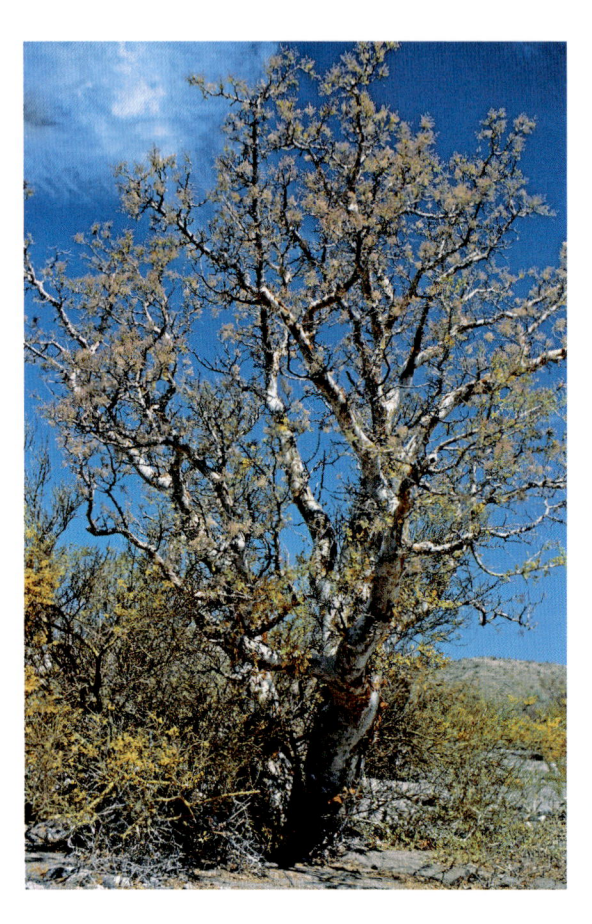

スピリチュアルヒーリングのための植物

概要：コーパル（エレファントツリー）はメキシコ北部やアメリカ南西部が原産ですが、熱帯アメリカ全域や北東アフリカ、マダガスカル、ガラパゴス諸島、マレーシアにも生育しています。

　複雑に枝分かれした小低木で、短いがっしりとした幹をもち、樹高は4.8mほどになります。樹皮は明灰色から白色で、傷をつけると樹脂を分泌します。樹脂は固まったのちに採取されます。若い枝は赤っぽい色をしています。樟脳のような芳香のある葉は、長く、平らで、まっすぐな形をした小葉が対生しています。

コパル *Bursera microphylla*

黄色い蕾から、星のような白や乳白色の花を咲かせます。花には花弁が5枚と、黄色い雄しべがあります。6mmほどのサイズの核果が下垂し、3つに裂けて黄色い1つの核が現れます。

歴史と象徴：コパルの金色や黒や白の貴重な樹脂は、エジプトから、マヤやアステカなどのコロンブス到来以前のメソアメリカの先住文明にいたるまで、さまざまな古代文明のなかで儀式のための聖なる香として用いられてきました。

古今のメソアメリカ先住民族は、トウモロコシとコパルとのあいだに強い象徴的な結びつきを見出し、コパルを"神の食物"として扱ってきました。生贄の血を塗ったトウモロコシの粒を、コパルの煙にくぐらせてから燃やすことで、その豊作を願うのが伝統とされました。

シャーマンたちも、トランス状態に入り、占いを行うために、コパルの煙を用いました。グアテマラのキリスト教徒は、コパルを燃やしながら詩篇23篇を唱え、神の恩寵に感謝します。

グアテマラ高地のキチェ語で書かれた聖なる書物ポポルヴフ（1550年頃）には、コパルが"見るための道具"と表現されています。聖なる煙が、人間と霊界のあいだの仕切りを取り払い、異界にメッセージを伝達すると信じられました。

コパルは愛と浄化のお香にしばしば配合されます。またコパルの塊が、魔術に使うポペット（人間を象徴する人形）の心臓に用いられることもあります。

現在でも、メキシコや中米ではスウェットロッジ（サウナによる儀式）に用いられています。

ヒーリング効果など：コパルの樹脂には、お香以外にも、糊や薬など多くの用途があります。樹液だけでなく小枝や葉からも作られるチンキ剤は、歯周炎やヘルペス、膀胱炎などの病気に用いられます。2000年以上もカリフォルニアに住んできた先住民族のカウィヤ族にとっては、"エレファントツリー"の赤い樹液は万能薬でした。

1960年代末、アメリカのアリゾナ州の科学者たちは、*B. microphylla*に含まれる数種の抗腫瘍成分の1つであるデオキシポドフィロトキシンを単離しました。

注意：本書執筆中の段階では、この植物に関する注意事項は報告されていません。

カンナビス（タイマ、アサ）

学名　*Cannabis sativa*
アサ科

概要：カンナビスは一年草で、発祥の地はカザフスタンの天山山脈であることが遺伝子学的に解明されています。現地の人々は、2500年にわたりこの植物を用いてきました。

まばらに枝分かれする直立した茎は、灰緑色の毛に覆われています。深い切れこみの入った5～7枚の小葉からなる掌状の葉は、表面はなめらかで濃緑色をしていて、裏側は明緑色で短軟毛に覆われています。雌雄異株で、雌株には数百もの種子がつき、雄株は花粉を放出すると枯れます。果実（種子）は小さくなめらかで、明るい茶灰色をしています。

生長期には、1日12時間以上の日照時間が必要です。開花期にも、1日に少なくとも12時間の日照時間を必要とします。

歴史と象徴：古来より、カンナビスは食べ物や繊維（麻）、オイル、麻薬、医薬などとして活用され、気晴らしやスピリチュアルな用途にも用いられてきました。ルーマニアでは、紀元前3千年紀にカンナビスを吸引していたことを示す証拠が発見されています。

カンナビスは古代のサンスクリット文書ヴェーダに登場する聖なる幻覚薬ソーマとも結びつけられていました。ラスタファリズム（1930年代に創始）のなかでも、一種の象徴としてカンナビスの吸引が行われています。

ヒーリング効果など：カンナビスは、世界中で用いられるもっとも一般的な幻覚剤です。薬用としては、おもに痛みを抑え、睡眠をもたらすために用いられ、神経障害や神経痛、痛風、リウマチ、振顫譫妄の改善にも利用されます。

最近の研究では、カンナビスの精神活性成分のTHCは、もともと虫による食害や高地の紫外線の害を防ぐために生成されたことが明らかにされています。

注意：過度に摂取すると、妄想を引きおこします。摂取による統合失調性の発症リスクは、15歳以下の子供の場合は6％で、20代の場合は1％とされます。

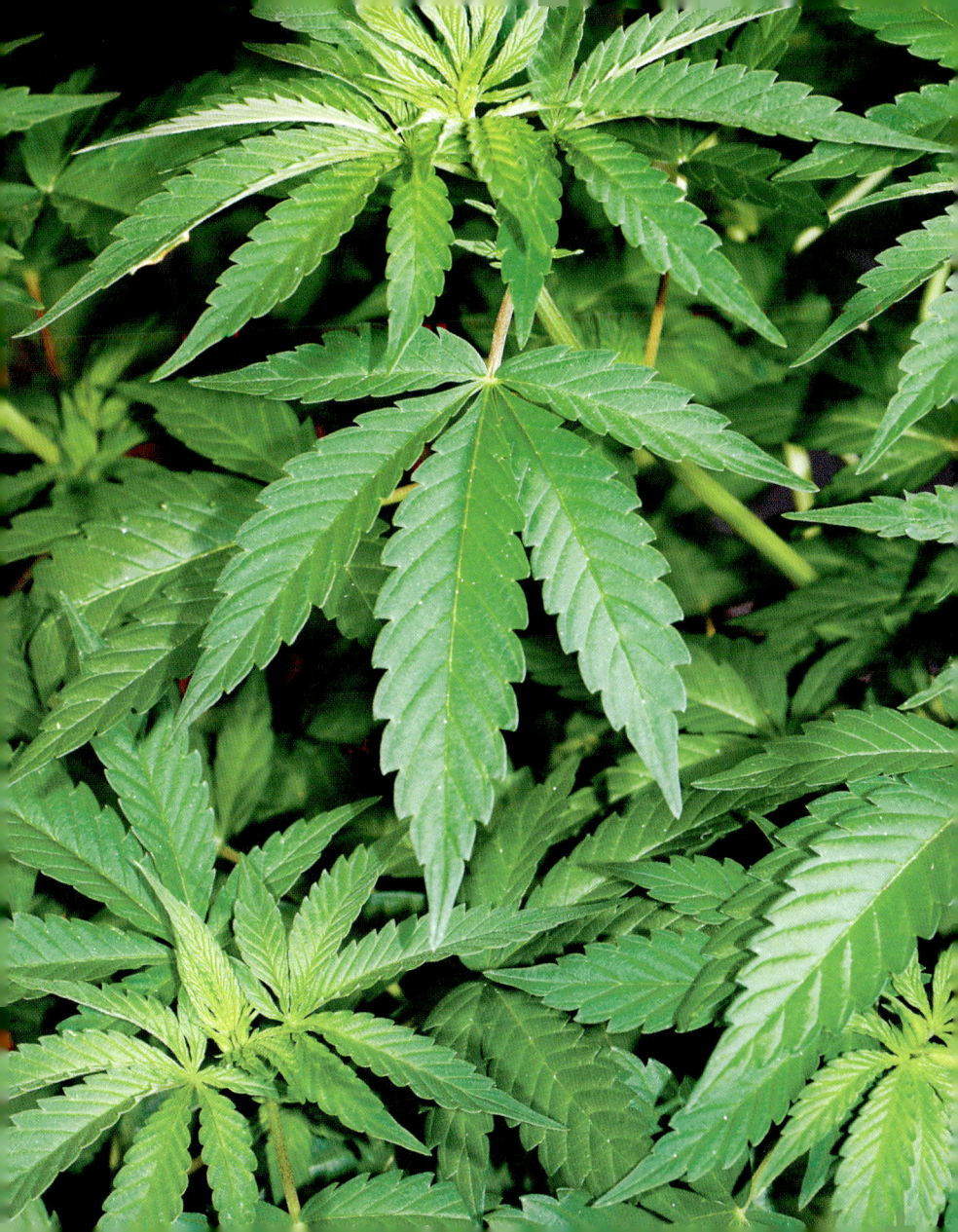

ミルラ

学名 *Commiphora myrrha*
カンラン科

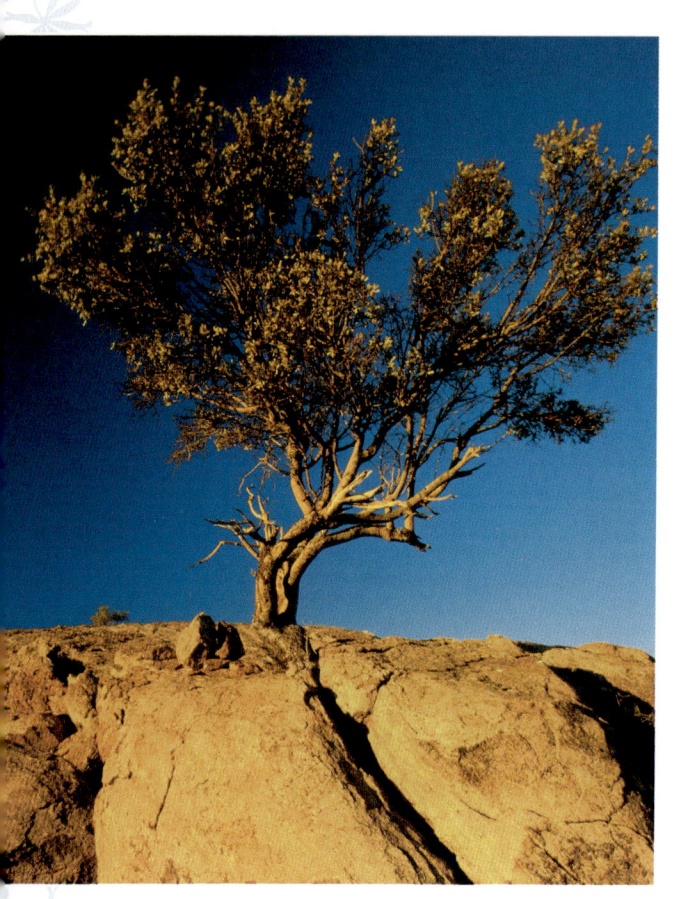

概要:ミルラは地中海東岸の国々や、ソマリアやエチオピア、エリトリア、イエメンなどの北東アフリカや、アラビア半島南部に自生しています。芳香のある赤茶色のクルミ大のゴム樹脂の塊は、薄灰色の樹皮の穴から沁みだした黄褐色の樹液が乾いたものです。採取量を増やすために、樹皮に切りこみを入れることもあります。

樹高は平均2.7mほどですが、10mにもなる場合もあります。節くれだった枝から、側枝が直角に伸び、鋭いとげが生えます。まばらな葉は小さく単葉で、互生します。小さな目立たない花を咲かせ、なめらかな茶色の、エンドウよりやや大きめの卵型の果実をつけます。

歴史と象徴：第5王朝（紀元前2470〜2350年頃）期の古代エジプト人は、ミルラを輸入し、この交易は1000年以上ものあいだ断続的に続けられました。紀元前1200年頃には、ラクダの家畜化が契機となり、産地とエジプトとのお香の交易が盛んになり、やがてギリシアやローマにも広まりました。

ミルラの黄金の樹脂は、力と再生を象徴する"ホルス神の涙"として知られ、防腐や消毒に使うオイルとして古代エジプト人に利用されました。ミルラで作った神聖なお香は、生贄の儀式に用いられ、さらに毎日正午には、太陽神ラーを崇めるために焚かれました。

あらゆる女性的美点を内包するミルラの香水は、ハトホル女神に捧げられたほか、イシス女神（女性性と美の化身）の神殿を清めるために使われました。ペルシア王ダレイオス1世（紀元前549〜486年頃）の妻となる女性たちは、1年間のプルダ（女性の隔離生活）の最初の6ヵ月のあいだ、エロティシズムに満ちたミルラを用いました。

金よりも貴重な富の象徴とされたミルラは、聖書のなかで22回も触れられ、モーゼや、キリスト生誕の賢者の贈り物や、キリストの磔刑の場面にも登場します。

ヒーリング効果など：古代のギリシア・ローマの医師は、裂傷や、感染症や、消化器の不調や月経不順にミルラを用いました。15世紀になるまで、防腐用の軟膏として使われていました。

中国伝統医学やアーユルヴェーダ医学、ユナニー医学、西洋のハーブ療法、アロマセラピー、香水作りなど、世界中で用いられています。また、リニメント剤や軟膏、現代的製法のローション、薬用の歯磨き用品や歯科治療薬にも利用されています。毒性はなく、FDAによって安全なハーブと格付けされているほか、ドイツのコミッションEには軽い口腔炎や咽頭炎に有効であると認められています。

現代のストレス社会のなかで、ミルラのお香は、周囲の空気を清め、スピリチュアルな雰囲気を高めます。吸いこむことで、黙想や瞑想の助けとなり、内面の平安がもたらされます。

注意：ミルラのエッセンシャルオイルは、内服したり、粘膜（目、鼻、口など）に触れさせたりしないでください。妊娠中・授乳中の女性や、腎臓の疾患や胃痛のある人は使用を避けてください。糖尿病などで、耐糖能異常や高コレステロールの治療薬を服用している人や、にきびや肝臓の内服薬を服用している人は、医療の専門家に相談してから使用してください。

ケチョウセンアサガオ

学名　*Datura inoxia*

ナス科

概要：チョウセンアサガオ属の植物はナス科に属し、研究者はそのいくつかがメキシコやアメリカ南西部の原産であると考えています。ケチョウセンアサガオは低木状になる一年草です。茎と葉は、やわらかい銀色の毛に覆われているため、灰色がかって見えます。芳香のある長い花は、夜に咲き、はじめのうち上を向いて伸びますが、しだいにうつむきます。果実は、とげのあるいが栗のようなさく果で、熟すとはじけて種子を放出します。いずれの部位も、傷つけたりつぶしたりすると悪臭を放ちます。

　チョウセンアサガオ属の植物の多くは短命ですが、自然に種が蒔かれて、すばやく繁殖します。種子は地中で冬眠することができ、39年間保存され、90％の発芽率を保っていたものもあります。花は夕方に強いムスク香を放ち、その香りは蛾の性フェロモンを思わせ、蜜のような甘い香りもあり、受粉役の夜行性の蛾を引きつけます。

歴史と象徴：11世紀には、ペルシアの博識家イブン・シーナーが、チョウセンアサガオに関する最古の記録を残し、のちにそれがセゴビアの助祭長ドミニクス・グンディサリヌスによって翻訳されました。

　16世紀のイギリス人ハーバリスト、ジョン・ジェラードは、古代ギリシアのアポロン神に仕える神官たちがチョウセンアサガオを用いて予言の力を引きだしていたと考えました。この考えは、新大陸におけるこの植物のスピリチュアルで神秘的な利用法に影響を受けたものでした。たとえば、メキシコではさまざまな部族がこの植物（トロアチェ）を宗教的儀式に用いました。乾燥させた葉の煙を吸って"ハイ"になり、身体を完全に弛緩させ、幻覚を得る人々もいました。

ヒーリング効果など：イブン・シーナーの時代には、効果的な鎮痛薬として用いられました。中国では、風邪や神経性の病気に用いられ、ヨーロッパで魔術が行われていた時代には、軟膏にされました。

　古代のヒンドゥー教の医師にも知られ、麻酔、催吐、消化促進、温熱作用をもつと考えられました。全草に麻酔、鎮痛、鎮痙

作用があるとされます。

ポルトガル人のクリストバル・デ・アコスタによる東インド諸島に関する文献（1578年）のなかでは、催淫薬として記されています。種子を粉末にしてワインに入れたものは、"恋に夢中になった"インドの人々に珍重されていました。また、売春を目的に、若い娘やその客にも与えられていたと書かれています。

注意：ホメオパシーでは、おもに混乱やトラウマなどの神経性の問題に用いられます。全草に危険なレベルの毒を含み、人間や動物が摂取すると死に至る可能性もあります。全草と種子に幻覚誘発作用があり、過剰摂取の危険性が高い植物です。

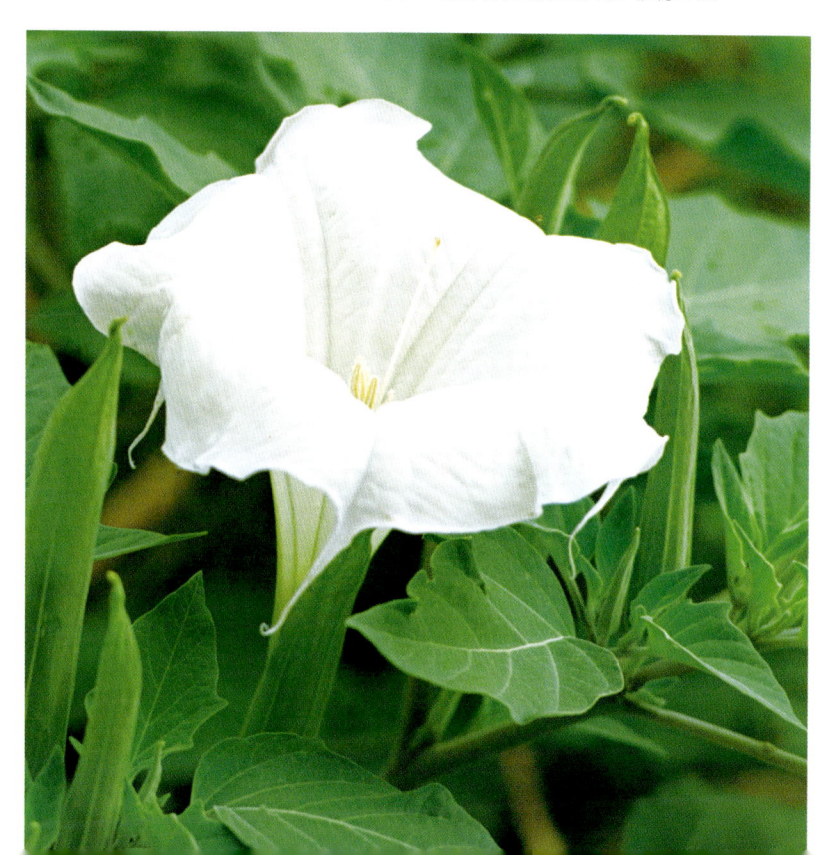

ケチョウセンアサガオ *Datura inoxia*

スピリチュアルヒーリングのための植物

インドボダイジュ

学名　*Ficus religiosa*
クワ科

概要:インドボダイジュは、乾季に落葉する(または半常緑性の)大型の樹木で、インドやネパール、スリランカ、ミャンマー、中国南西部、インドシナ東部、ベトナムに自生しています。樹高は30mになり、葉は優美なハート型で、小さな緑色のイチジク状の果実は、熟すにつれて紫色に色づきます。種子は果実を食べる鳥によって運ばれ、宿主となる樹木の幹の割れ目に落ちて発芽し、着生植物として生育します。

"バンヤンノキ"(クワ科イチジク属の高木)の仲間で、これらは枝から気根を生じ、それが地上に到達して根づく習性があります。バンヤンノキは、他のイチジクの仲間と同様に、ユニークな構造の果実とライフ

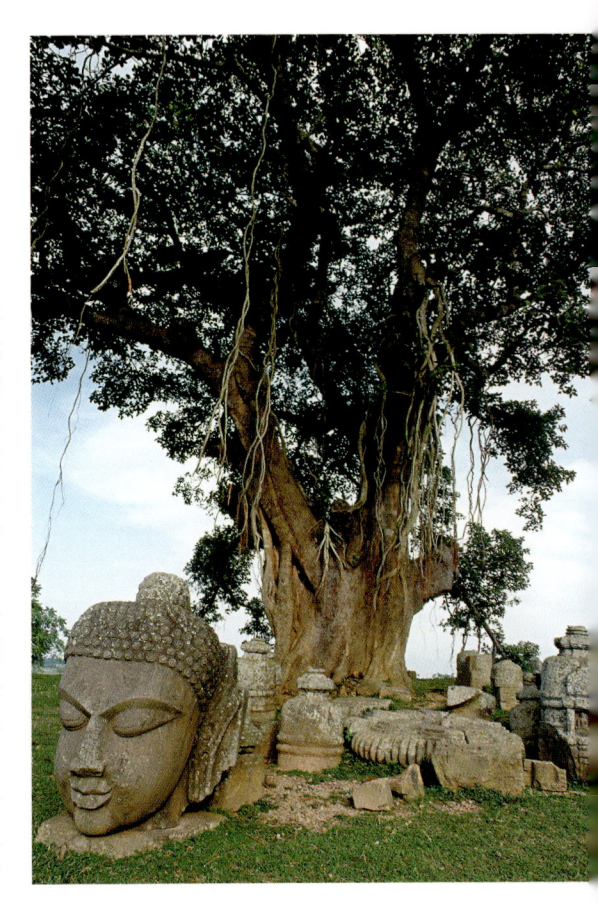

サイクルをもち、イチジクコバチという寄生ハチに受粉を頼っています。成熟した木の気根は太い木質の幹となり、より広い範囲に根を張ります。宿主の樹木に巻きつき、分離不可能なほどに一体化するため、絞め殺しイチジクとも呼ばれます。"バンヤン"とは、banianの英語名で、これは何本もの幹をもつこの巨木の木陰で、市を開くヒンドゥー商人を指す言葉です。

歴史と象徴：自然に近い暮らしを送っていた昔の人々は、アニミズムを信仰していました。樹木を崇拝する人がいたほか、誰もが生まれつき植物を崇める精神をもっていました。インドボダイジュは、現在もヒンドゥー教徒やジャイナ教徒や仏教徒の聖木であり、木の周囲にはしばしば宗教寺院や自然崇拝の祠が見られます。

　地上最古の木ではありませんが、あるインドボダイジュの木は、人間が植えたもののなかで最古の生きた木として知られています。紀元前3世紀に、インドのブッダガヤにあるボダイジュ(仏陀がそこで悟りを開き、仏教思想を構築したとされる)の分け木が、アショカ王の娘サンガミッタによってスリランカにもたらされました。『マハーヴァンサ』(大史)によれば、その木は、紀元前288年にデーヴァナンピヤ・ティッサ王によって、アヌラーダプラのマハメガ庭園に植えられたとされます。

　ブッダガヤのボダイジュのある場所は、昔からボーディマンダ(菩提座)として知られてきました。ここは、仏教四大聖地のなかでももっとも重要な存在であり、信仰を集める大菩提寺は、2002年にユネスコの世界遺産に登録されました。

ヒーリング効果など：インドボダイジュは、ヒンドゥー教の象徴にもなっています。しばしばカルパの木(オウギヤシ。"欲望"を表し、ヒンドゥー教の楽園の生命の木を象徴する)を取り囲むように描かれます。この"ボダイジュとヤシノキの組みあわせ"は、男性と女性の要素を結びつけた生殖の営みの象徴です。

　仏教のなかでは、ボダイジュはおもに巡礼や瞑想、悟りの場所とされ、信者たちは花や供物を捧げます。ヒンドゥー教のサドゥー(遊行僧)もこの生命の木の下で瞑想するほか、護摩焚きの薪としても用いられます。インドの研究では、抗痙攣作用のある果実のエキスは、てんかんの治療に役立つ見込みがあるとされています。

注意：本書執筆中の段階では、この植物に関する注意事項は報告されていません。

インドボダイジュ *Ficus religiosa*

スピリチュアルヒーリングのための植物

ハイビスカス

学名 *Hibiscus*
アオイ科

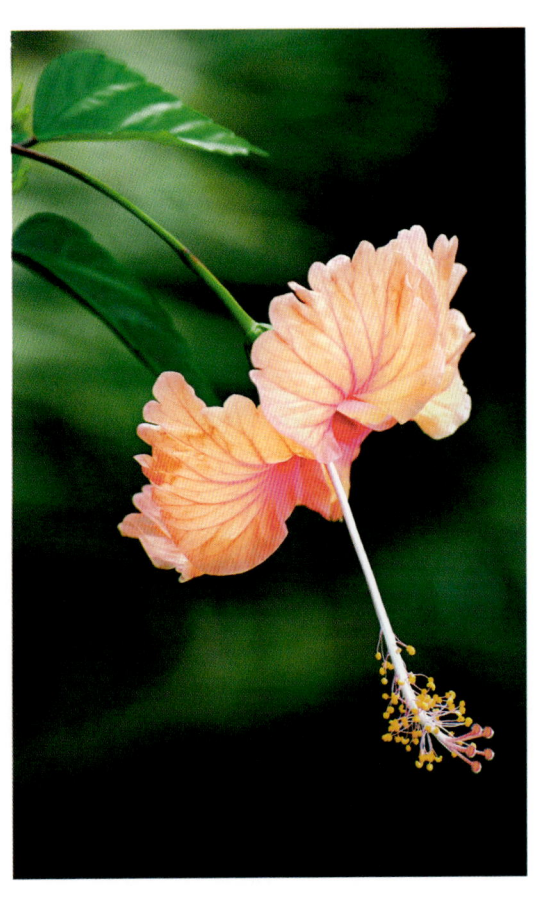

概要：ハイビスカス（*Hibiscus sabdariffa var. sabdariffa*）は、インドからマレーシア（国花に指定されている）にかけての地帯が原産で、そこでは栽培も盛んに行われています。一年草または多年草で、直立して叢生する草本状の亜低木で、2.4mほどに成長し、多くの場合、なめらかな赤い茎をもちます。緑色の長い葉には、赤い葉脈が通っています。魅惑的な花は、黄色や淡黄褐色で、中心部はバラ色や栗色をしていますが、しだいにピンクに変わりながら、1日の終わりにはしぼみます。やがて花の基部にある赤いがくが、なめらかなさく果を包みこみます。

ブッソウゲ（*H. rosa-sinensis*）は東アジア原産で

す。観賞用植物として幅広く育てられ、現在では熱帯全域で栽培されています。常緑性低木で、目立つ大きな花は、おおむね赤い色をしていて、香りはありません。めったに結実はしません。

歴史と象徴：*H. sabdariffa*の種子はアフリカの奴隷によって新大陸に運ばれたといわれています。17世紀にはブラジルで、また1707年にはジャマイカで生育していたという記録が残されています。1840年までにはグアテマラで食用に栽培されるようになり、1899年には、メキシコのグアダラハラの市場で、乾燥させたハイビスカスのがくが大きな籠に入れられて売られていました。

　ブッソウゲには、多くの魅惑的な交配種があり、花として非常に人気を集めています。ヒンドゥー教信仰をはじめ、仏教やジャイナ教信仰のなかでも、カーリー女神やガネーシャ神への聖なる供物として捧げられます。またデーヴィー信仰（シャクティ信仰）にも用いられます。

　ハイビスカスは太平洋に浮かぶカヤンゲル島の聖花とされています。伝説によれば、海で過酷な体験をしたある女性が、神々のお告げを受け、海底にハイビスカスの枝を挿し、それをココナッツの殻で覆ったところ、そこから珊瑚礁が生まれました。聖なるハイビスカスは、今でもその場所に生えているといわれます。ハワイではマオハウヘレと呼ばれる美しいハイビスカスが州花とされ、女性は髪に飾って、独身であることを示します。

ヒーリング効果など：*H. sabdariffa*は、ハーブティーとして幅広く用いられています。メキシコでは食用ハーブとして珍重され、カリブ海では、ジャムにします。花はカクテルにも人気です。エジプトやスーダンでは、ハイビスカスとその花弁のお茶がカルカデと呼ばれています。研究によって、がくの部分には、抗酸化作用や脂質低下作用があることが認められ、心臓によいとされます。

　ブッソウゲは、抗真菌、通経の薬として用いられ、皮膚軟化や冷却作用もあるとされます。インド南部や太平洋の島々では、赤い花と葉のエキスがヘアケアに用いられます。アーユルヴェーダ医学では、白い蕾を消化不良に用います。またニームの木陰で乾燥させたハイビスカスの花の粉末は癌に用いられ、根は煎出液にしてさまざまな軽い病気に使われるほか、煮詰めたものは癌性の創傷に用いられます。

注意：男女ともに避妊作用があるとされるほかは、ハイビスカスの毒性は知られていませんが、妊娠中は服用を避けましょう。

ハイビスカス *Hibiscus*

アサガオ

学名　*Ipomoea violacea*など
ヒルガオ科

概要：*I. violacea*は、アサガオの一種の多年草で、園芸用には一年草として栽培されます。熱帯全域のとくに海岸部に生育しています。観賞用として人気のあるつる性植物で、塊根を形成し、ハート型の葉をつけます。丈は3〜6mほどになり、あざやかな白やピンク、青、紫のじょうご型の花を咲かせます。ハチドリなどの鳥や、チョウ、ミツバチなどの昆虫によって受粉され、黒い小さな種子をつけます。何にでも巻きつき、とくに古木や枯れ木にからみついて、花で覆いつくします。迷惑なつる性の雑草とみなす人も多いですが、花の美しさに魅せられた園芸家たちは、あざやかな花色の品種を次々と作りだしています。"ヘブンリーブルー"もその1つです。

歴史と象徴：アサガオは、古くから幻覚やヴィジョンと結びつけられ、中米の先住民族のあいだでは、数千年にわたり伝統的なシャーマン儀式に用いられてきました。16世紀半ばには、スペイン人の著述家が、アサガオの種子は予言に用いられると記録しています。南米ではバドーネグロとして知られる種子は、メキシコのオアハカのチョンタル族に用いられたほか、スペイン人到来以前のアステカ人も、"ツリットリルツィン"（ナワトル語で黒の意）と呼んで、太陽神とのつながりを求めて用いました。

メキシコのマサテク族は、現在も神との交流のために、*I. violacea*を用います。アサガオなどの数種の"教師の植物"を宗教儀式に用いる彼らは、北米の先住民族と同様に、植物や動物などのあらゆるものに精霊が宿っていて、人間を肉体的・精神的に母なる大地と結びつけてくれると信じています。

ヒーリング効果など：シャーマンがヒーリングの儀式のためにアサガオを適切に用いることと、これを濫用することには、大きな違いがあります。不適切に用いると、時間や空間の認識がゆがみ、幻覚が生じ、危険で好ましくない事態を生みます。

アサガオの花の美しい青や紫の色は、心と魂を高揚させてくれます。庭で栽培する

ときは、安全を心がけ、その美しさを楽しんでください。

注意：園芸用に販売されている種子は、多くの場合、幻覚作用を求めて購入されることを防ぐために、催吐作用のある毒が塗られています。種子はさまざまな副作用や、他の薬物との相互作用などを生じる危険があるため、摂取しないでください。

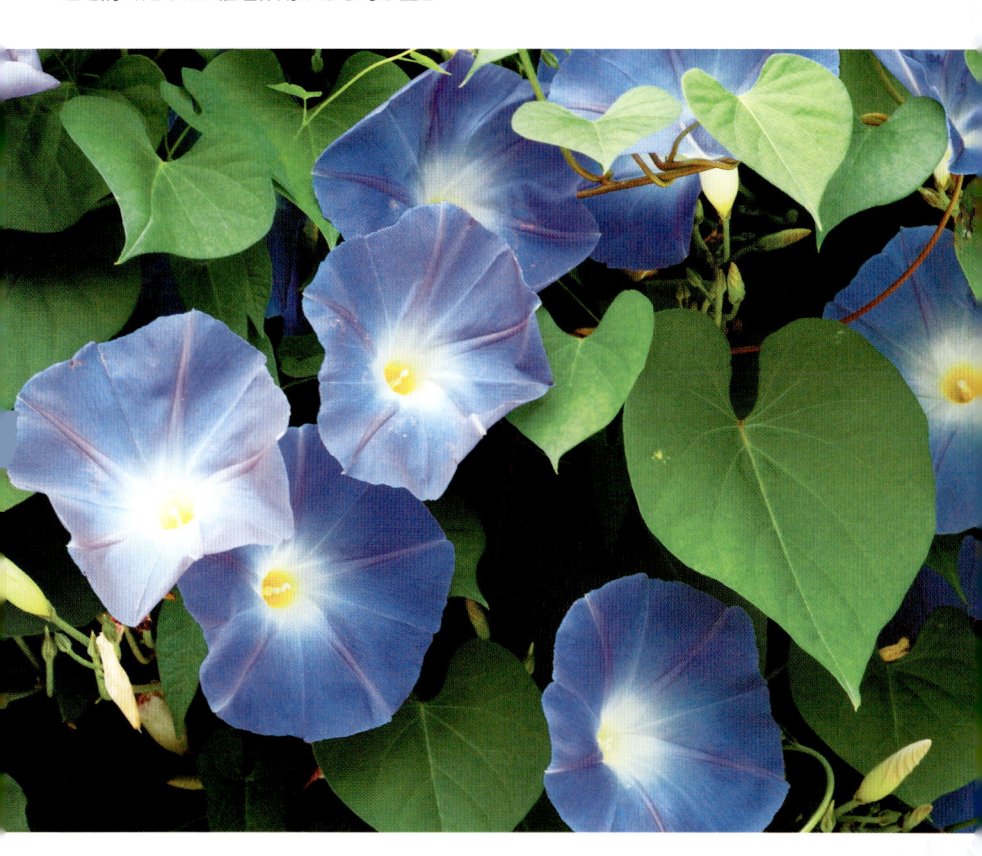

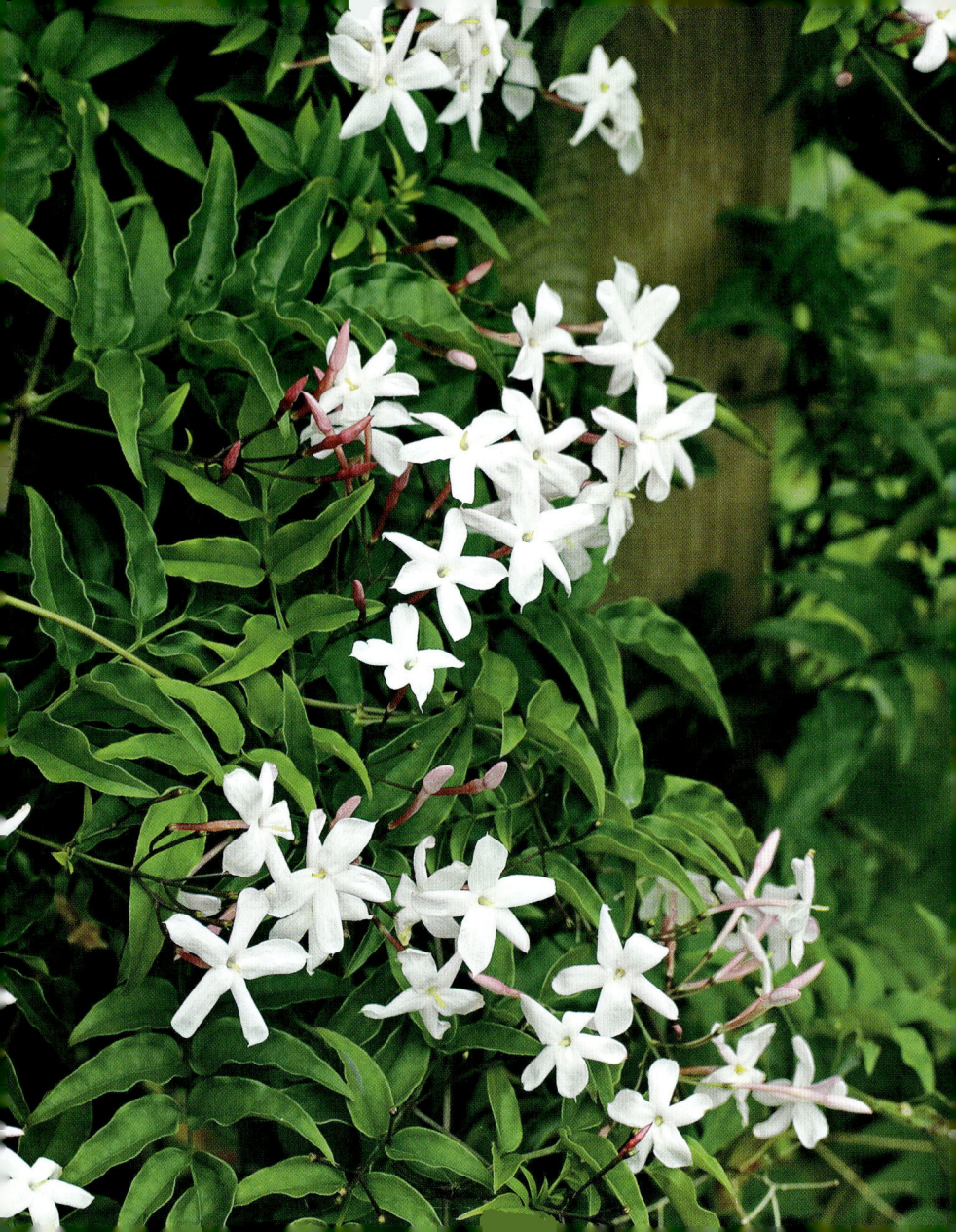

ジャスミン

学名 *Jasminum grandiflorum*
モクセイ科

概要：コモンホワイトジャスミンは丈夫なつる性低木で、インド北部やペルシアが原産ですが、他の地域にも広く分布しています。ヨーロッパ中部や南部の気候によく順化し、香水作りのために幅広く栽培されています。

丈は3.6〜6mほどになり、羽のような濃緑色の葉は、3対の小葉とやや大きい頂小葉から成っています。芳香のある白い花は、明け方に開花し、夕暮れにしぼみます。

歴史と象徴：ジャスミンは、ペルシアの女性の名前（ヤスミン、神からの授かりものの意）にちなんで名づけられ、"花の女王"として扱われています。紀元前1000年以前にはすでにエジプトにもたらされていたと信じられ、中国には北宋時代に伝えられたといわれます。

香水にされる種類のジャスミンは、長い歴史のなかで海上交易によって広められ、アラビア海沿岸から、紅海を通りエジプトへ伝えられ、やがてエーゲ海沿岸のトルコやギリシアへともたらされました。さらに地中海沿岸へも広がり、エジプトからアルジェリア、モロッコへも伝播し、スペイン人やムーア人によって西ヨーロッパへも伝えられました。

エジプトでは、ジャスミンは、秘密や魔術や治癒をつかさどる月の女神イシスの象徴とされています。夜に開花する種もあることから、夜の女神ニュクスとも結びつけられています。催淫作用のある圧倒的な芳香は、アフロディーテ・フィロパニュクス（夜を愛するもの）とも結びつけられています。朝開花する *J. grandiflorum* 種は、あけぼのの女神オーロラの花です。

ヒーリング効果など：ジャスミンは世界中でさまざまに用いられています。西洋では、*J. grandiflorum* 種はおもにアロマセラピーに用いられ、その芳香は、心と魂と感情に働きかけ、ストレスを緩和し、魂を高揚させ、心をなぐさめ、活力を回復させます。

注意：ジャスミンはおおむね安全とされますが、アレルギー反応を示す人がいるかもしれません。

ゲッケイジュ

学名　*Laurus nobilis*
クスノキ科

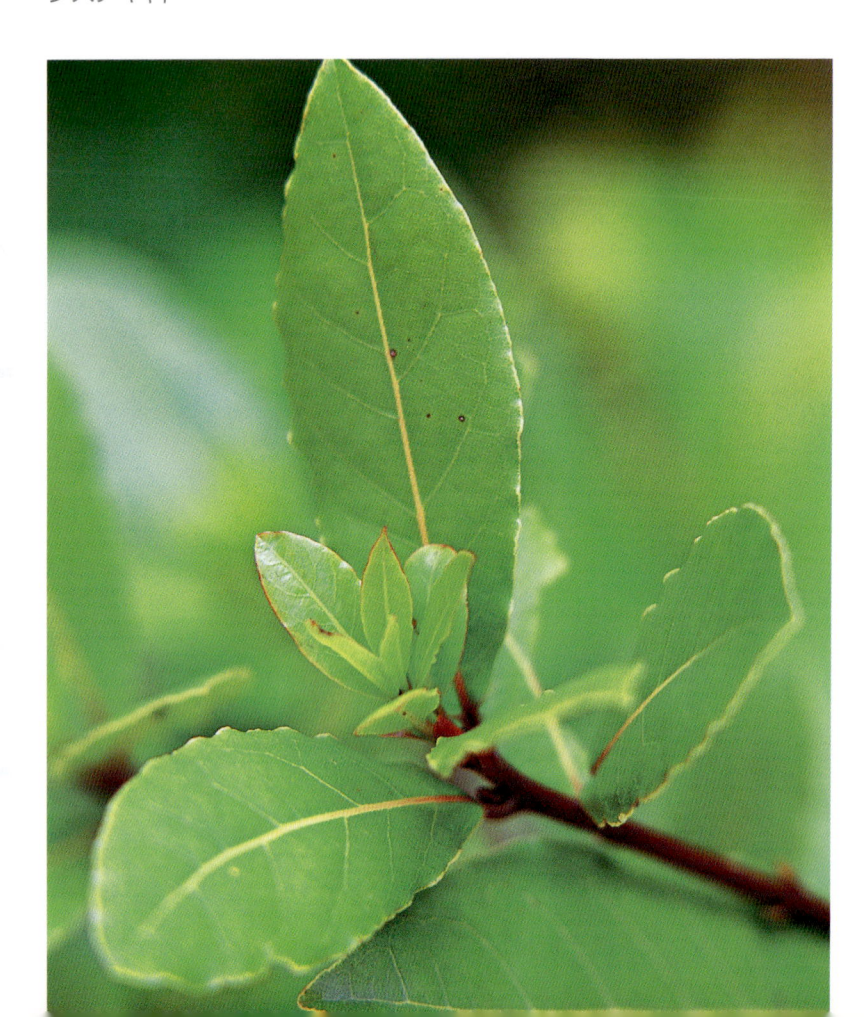

スピリチュアルヒーリングのための植物

ゲッケイジュ *Laurus nobilis*

概要：神話や歴史のなかで、月桂冠として登場するゲッケイジュは、芳香のある大型の常緑低木で、地中海沿岸を原産とし、同様の気候や、海洋性気候の地域で栽培されています。観賞用植物やハーブとして、庭や鉢、中庭、戸口で大切に育てられ、寒冷な地域の多くでは室内で栽培されています。

樹高は10〜18mほどになり、香りのよい光沢のある緑の葉は、世界中の料理に使われています。薄い黄緑色の花は雌雄異株で、葉腋にまとまってつきます。ハチによって受粉され、種子が1つ入った小さな黒い液果を実らせます。

歴史：ギリシア神話では、ゲッケイジュは、予言と詩と医術をつかさどるオリュンポス神のアポロンに捧げられた木であり、ニンフのダフネがアポロンの求愛を拒んでこの木に姿を変えたことから、アポロンを象徴する木となりました。デルファイのアポロン神殿の屋根は、肉体の病や、魔術や、雷を防ぐために、ゲッケイジュの葉で覆われていました。伝説によれば、デルファイの巫女は、ゲッケイジュの葉（大量に摂取すると軽い麻薬となる）を噛んだり、葉を燃やした煙を吸いこむことで、トランス状態を高め、ヴィジョンを見たとされます。

古代ギリシアでは、癒しの神殿のそばの林に生えたゲッケイジュの葉で冠が作られ、知恵と栄光の象徴として用いられました。これはもともと、ピューティア祭で芸術家や科学者、音楽家、詩人を称える印として贈られたものでした。のちには運動競技の勝者にも与えられました。このようなことから、"桂冠詩人"や"現在の桂冠（栄誉）に甘んずる"などの言葉も生まれました。

古代ローマでは、月桂冠は、皇帝や戦いで勝利をおさめた英雄たちの栄光の象徴とされ、勝者の威光を称え、民衆の士気を高めました。

ヒーリング効果など：ゲッケイジュは、古代ギリシア・ローマの時代から薬用ハーブとされ、現在も抗菌作用のある食品防腐剤として用いられています。葉のお茶は、軽い胃のむかつきや鼓腸を改善し、関節炎の治療に役立つともいわれます。

葉のオイルは、ハーブのような、フルーティーで、さわやかな、樟脳に似た香りをもち、リウマチ痛や捻挫、打ち身、発疹に効くとされます。

注意：ゲッケイジュの葉のオイルは麻酔作用があり、皮膚炎を生じる場合もあります。妊娠中は使用しないでください。

スピリチュアルヒーリングのための植物

ペヨーテ

学名　*Lophophora williamsii*
サボテン科

概要：ペヨーテ（ナワトル語のペヨトルに由来）は、北米南部を原産とします。とげのない小さなサボテンで、おもに荒野の茂み、とくにイバラの茂みに生育し、石灰岩の丘やその周辺によく見られますが、標高1500m以上の場所に育つことはまれです。

ペヨーテは非常に成長が遅く、散発的に花を咲かせます。小さな食べられるピンク色の果実のなかには、黒い種子が入っています。サボテンの地上部は"冠"と呼ばれます。円盤状の地上部を根から切り離して乾燥させますが、失敗すると根は枯れてしまいます。このため、ペヨーテが自生するテキサス州南部では、個体数が減少し、現在では絶滅危惧種に数えられています。

歴史と象徴：考古学的発掘により、ペヨーテが古代（紀元前8000〜1000年）のアメリカ大陸でオシャラ伝統文化の人々に用いられていたことがわかっています。テキサスでは少なくとも5500年前には用いられ、メキシコでも810年から1070年のあいだには使用が始められていました。

ペヨーテ信仰をはじめたのは、メキシコの北に住むメスカレロ族などとされ、やがて北部平原インディアンのコマンチ族やカイオワ族などにも伝えられました。この慣習は、オクラホマやテキサスなどの南部平原に居住していた（あるいは移住した）多くの部族に広められました。

スペインの征服者がメキシコの北部に到来した際、ウィチョル族（伝統的にペヨーテサボテンを用いていた部族）とタラウマラ族は、西シエラマドレ山脈に移住し、ペヨーテ信仰もその地へもたらされました。スペイン人たちは、ペヨーテが限られた生育地以外にも幅広く用いられていることを知り、1620年6月29日に禁止令を出しました。しかしその措置は失敗に終わり、現在では宗教儀式にペヨーテを用いる権利が、ネイティブアメリカン教会に認められています。

ヒーリング効果など：ペヨーテの精神活性成分のメスカリンの作用は、生のペヨーテの"ボタン"部分に含まれている状態ではお

だやかですが、乾燥させると強力になります。超越意識をもたらすツールとして、瞑想やサイコノート体験（変性意識体験）、アートプロジェクト、幻覚を用いた心理療法などに利用されてきました。また、チョコレートと同様にフェネチルアミンを含むため、"愛のドラッグ"のイメージが定着しています。

ウィチョル族は、聖なる巡礼として、年に一度ペヨーテ採集に出かけます。ペヨーテの神や聖なる火タテワリと交流することのできる霊的指導者が、この旅を率います。指導者は、人々をペヨーテの自生するサンルイスポトシの砂漠へと導きます。ペヨーテを分かちあったのち、指導者は病を癒し、未来を予言します。そのあいだ、人々は"不思議な共感覚"の状態へと導かれ、あざやかな色彩や、生物を包むオーラなどのヴィジョンを目にし、深い自省、自己洞察へといざなわれます。

注意：専門家の指導なしにペヨーテを用いないでください。妊娠を望んでいる女性や、妊娠中・授乳中の女性は用いないでください。

ペヨーテ Lophophora williamsii

マンドレイク

学名　*Mandragora officinalis*
ナス科

概要：マンドレイクはナス科に属し、拓けた森や、荒野や、石だらけの土地や、木漏れ日がまばらに当たる日陰などに生育します。ヨーロッパ南部やレバント地方が原産で、インド（ヒマラヤ山脈）から中国にかけて自生します。現在では、霜の降りない地

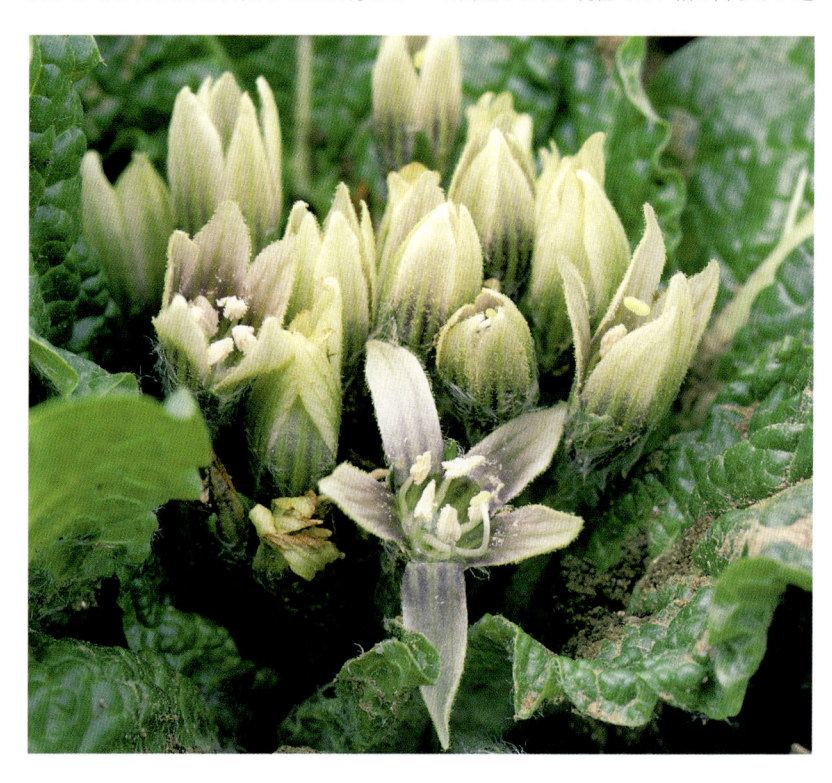

域の庭で広範に栽培されています。

マンドレイクは自家受精する丈夫な多年草で、丈は10～30cmほどになり、嫌な臭いのある大きな濃緑色の葉をロゼット状に広げます。花はロゼットの中心に咲き、1本の花茎に、紫や青や、あるいは緑白色の両性花を1つつけます。受粉は昆虫によって行われます。橙赤色の丸いなめらかな多肉質の果実は、プラムほどの大きさで、熟れると強いリンゴに似た香りを放ち、なかには複数の種子が入っています。マンドレイクは、パースニップに似た大きな茶色の根をもつことで知られ、地中深く伸びた根は、主根が1本か、あるいは2、3本に枝分かれします。

歴史と象徴：マンドレイクの根は、人間の形によく似ているため、古代から神秘主義や魔術や迷信と結びつけられてきました。古代エジプトの神官は、マンドレイクと他の精神活性作用薬を組みあわせ、アストラルトラベル(体外離脱)に用いました。旧約聖書では不妊に用いられるとされ(創世記30章14節)、催淫作用のある果実の香りは、ソロモンの歌(雅歌7章13節)にもうたわれ、アラビア語ではluffâhやbeid el-jinn(ジンの卵)と呼ばれ、妊娠を助けるものとされました。中世の魔術や、現代の復興異教主義(ウィッカやオーディニズムなど)のなかでも用いられています。

紀元前200年には、カルタゴ人が古代における生物戦争にマンドレイクを利用しました。マンドレイクを加えたワインを置いておき、侵入したローマ軍に飲ませて正気を失わせてから、攻め滅ぼしたのです。

ヒーリング効果など：*M. officinalis*の効力は、ディオスコリデスやプリニウス、ヨセフス、ガレノス、イシドルスにも知られ、催吐薬や幻覚誘発薬、麻薬として昔から用いられてきました。昔は、生のままのものや、アルコールに浸したものが、手術の麻酔に用いられました。しかし、根には毒性のあるアトロピンやヒヨスチンなどのアルカロイドが含まれるため、現代のハーバリズムでは多くの場合、使用が避けられています。

今日では、ホメオパシーのなかで、咳や喘息の緩和に用いられます。ヒヨスチン成分は、気道分泌物を抑えるための標準的な手術の前投薬に配合されます。かつては譫妄や精神錯乱を引きおこすと考えられましたが、現在ではいらだちや興奮、てんかんの抑制に役立つとされます。

注意：マンドレイクは全草に毒性があります。国によっては、法律で規制されている場合があります。

マンドレイク *Mandragora officinalis*

スピリチュアルヒーリングのための植物

ハス

学名　*Nelumbo nucifera*
ハス科

概要：ハスは、多年生の水生植物です。現在のベトナムからアフガニスタンにあたる地域が原産ですが、観賞用、食用にされるため、広範な地域に分布しています。アフリカでは自生種はまれで、絶滅したともいわれますが、アジア南部やオーストラリアには帰化し、水生植物園でも多く栽培されています。

栽培種の花色は、純白や、黄色、明るいピンク色などさまざまです。丈は平均で1.5mほどですが、それ以上になることもあり、大きな葉と花をつけます。1995年に中国北東部西泡子の干上がった湖底から1300年前のハスの果実が発見されましたが、その種子が発芽し、注目を集めました。

歴史と象徴：古代エジプトではハスは知られておらず、紀元前525年頃にペルシアの侵略者によってもたらされました。スイレンなどと同様、ハスは上エジプトの象徴となりました。ヒエログリフのセマは、スイレンとパピルスを結びつけた形で表され、これは紀元前3100年のエジプト統一を意味しています。

ハスの花は夜になると閉じ、朝にはふたたび開くため、太陽や創造や再生の象徴とされています。インドとベトナムの国花とされ、ヒンドゥー教の神々とも結びつけられています。クリシュナは"ハスの目をもつもの"と呼ばれるほか、力と富をつかさどるブラフマンやラクシュミや、最高神ヴィシュヌや、知識と芸術をつかさどるサラスヴァティーなどと関連しています。

仏教においては、ハスは物質主義的な未開の泥の中から、経験という水を通り、悟りの光明のなかへ伸びていくものとして、魂の進歩を象徴します。

西洋には、ギリシアのニンフのロティスの逸話の形で知られていました。陽物神プリアポスに凌辱されそうになったロティスは、"ロートスの木"（訳注：ハスともされるが、ナツメを指すともいわれる）に変身します。はるか後の1787年に、イギリス人博物学者のサー・ジョセフ・バンクスが、生きたハスを西洋に紹介しました。

ヒーリング効果など：西洋では、濃い花の香りと深いリラックスをもたらす白やピンクのロータス（ハス）オイルが、鎮静効果をもつものとして、アロマセラピーに用いられています。人の心を開かせ、より寛容

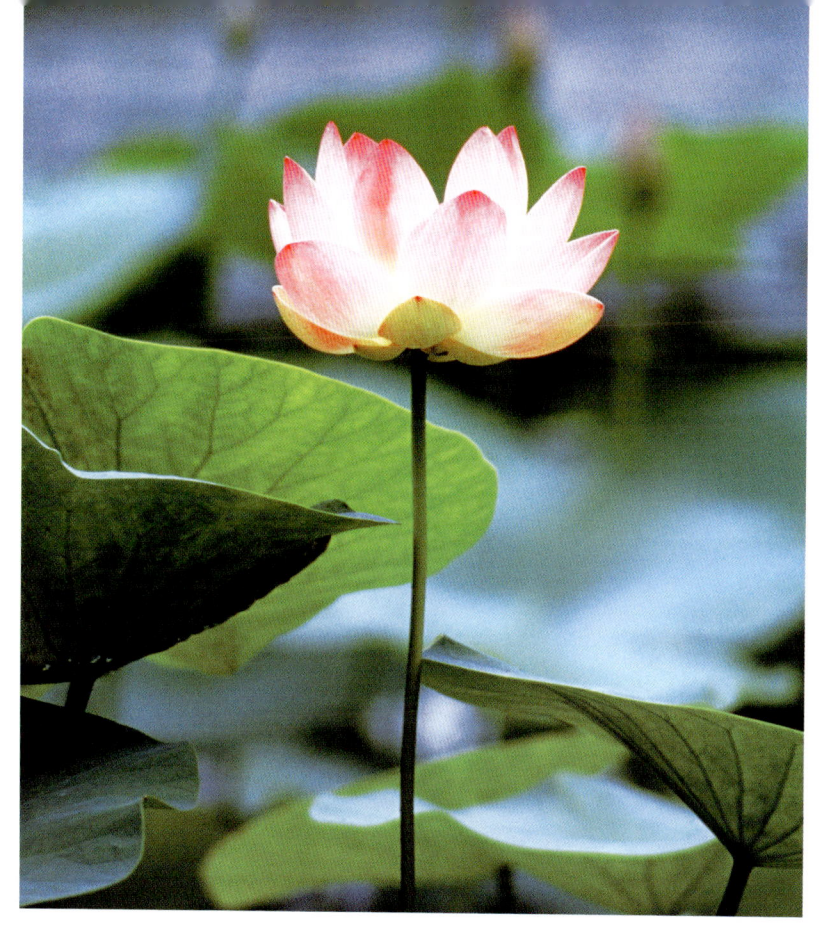

ハス *Nelumbo nucifera*

で思いやり深い性格に導く効果もあるかもしれません。アジアでは、ハスの根と種子が健康食として重要視され、種子は中国伝統医学のなかでは寒性の薬として広く用いられますが、もっとも重要なハスのヒーリング効果は、心を教え導くことであるとされます。

注意：妊娠中はハスのオイルやアブソリュートを用いないでください。便秘による鼓腸の症状があるときは、種子を薬用に用いることは禁忌とされます。

セイクリッドブルーリリー

学名　*Nymphaea nouchali* var. *caerulea*
スイレン科

概要:セイクリッドブルーリリーは、美しい水生植物で、青い花を咲かせるスイレンです。湖畔や川辺の日当たりのよい場所に育ちます。ナイル川の流域やタイに生育し、タンザニアやケニアにも自生しています。

　群生する多年草で、太く黒い、スポンジのような塊根を形成し、泥のなかに根をはります。葉は平らで大きく、円形や楕円形をしていて、円の中心付近に塊根から伸びた葉柄がつき、その部分に深い切れ込みが入ります。葉ははじめのうち光沢のあるやわらかい緑色ですが、しだいに明茶色や紫

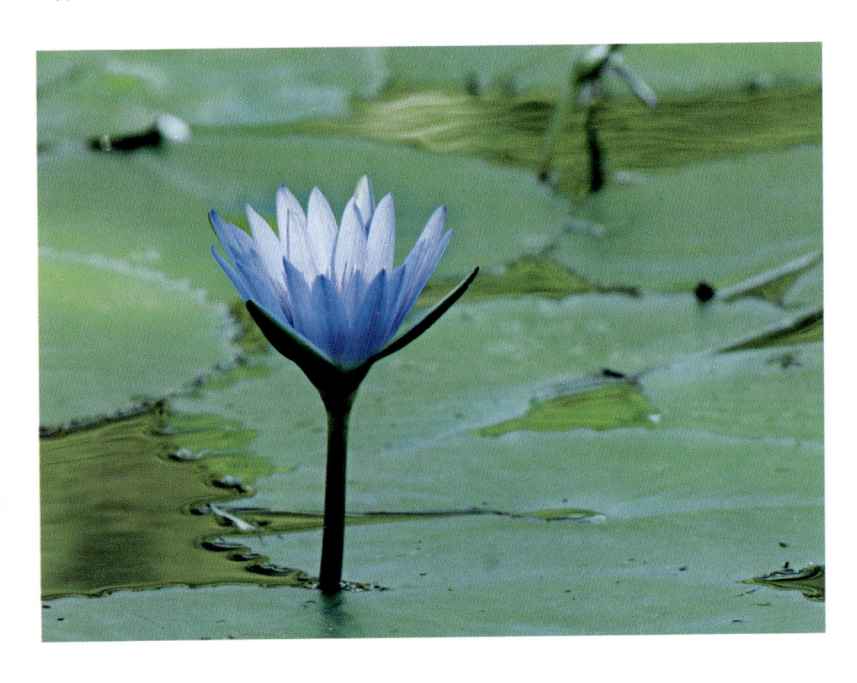

色の斑点が生じ、黄色や褐色に色褪せ、最後には水中に沈んで枯れます。

歴史と象徴：ブルーリリーは、世界でもっとも神聖な植物の1つとされ、古代エジプトやヌビア、アビシニア、その他のアフリカの文化のなかで崇められました。神秘的な青い花（太陽神ラーから月の女神イシスへの贈り物と信じられた）と、精神活性作用をもつことから、ホメロスの『オデュッセイア』の"ロートスの実を食べる人々"の逸話に登場する植物であるともいわれます。

　ブルーリリーの花や、蕾や、葉は、古代の記念碑や壁画や陶器や家具に数多く描かれ、1922年にツタンカーメン王の遺体にちりばめられていたことが発見されると、さらなる興味の的となりました。また、エジプト王朝時代の儀式や図像や、石碑や器や呪文書を分析した結果、古代エジプト人はこの植物がもつ意識変容作用について深い知識をもっていたことがわかっています。

　2000年には、アズルと呼ばれる紀元前2700年のものとされるエジプトのミイラが調査されました。このミイラは、テーベの貴族の女性で、カルナック神殿のコンス神に仕え、聖なる花のチンキやエキスを用いていました。解剖の結果、ミイラから麻薬成分は検出されませんでしたが、ブルーリリー由来の成分が発見されました。

ヒーリング効果など：古代エジプト文明やマヤ文明では、ブルーリリーは恍惚状態を得る目的や、男女の催淫薬として用いられました。また万能薬でもあり、昔から、鎮痛や、記憶力や血行の改善に効果を発揮し、健康や生殖や再生の鍵とされました。

　最近のアメリカの研究では、ブルーリリーには抗酸化作用があることが示されています。またアルコールとの相性がよく、合わせて摂取すると効果が高められます。今日では、花をワインやマティーニに浸し、コーディアルやリキュールを作るほか、お茶にもします。ブルーリリーのアブソリュートをブドウのアルコールに加えたものは、毒性や刺激性や感作作用をもたないとされます。乾燥させた葉の煙を吸うことや、他のハーブと混ぜて、香味と陶酔感を楽しむこともあります。

注意：本書執筆中の段階では、この植物に関する注意事項は報告されていませんが、妊娠を望んでいる人や、妊娠・授乳中の人は使用を避けてください。

セイクリッドブルーリリー　*Nymphaea nouchali* var. *caerulea*

モモ

学名　*Prunus persica*
バラ科

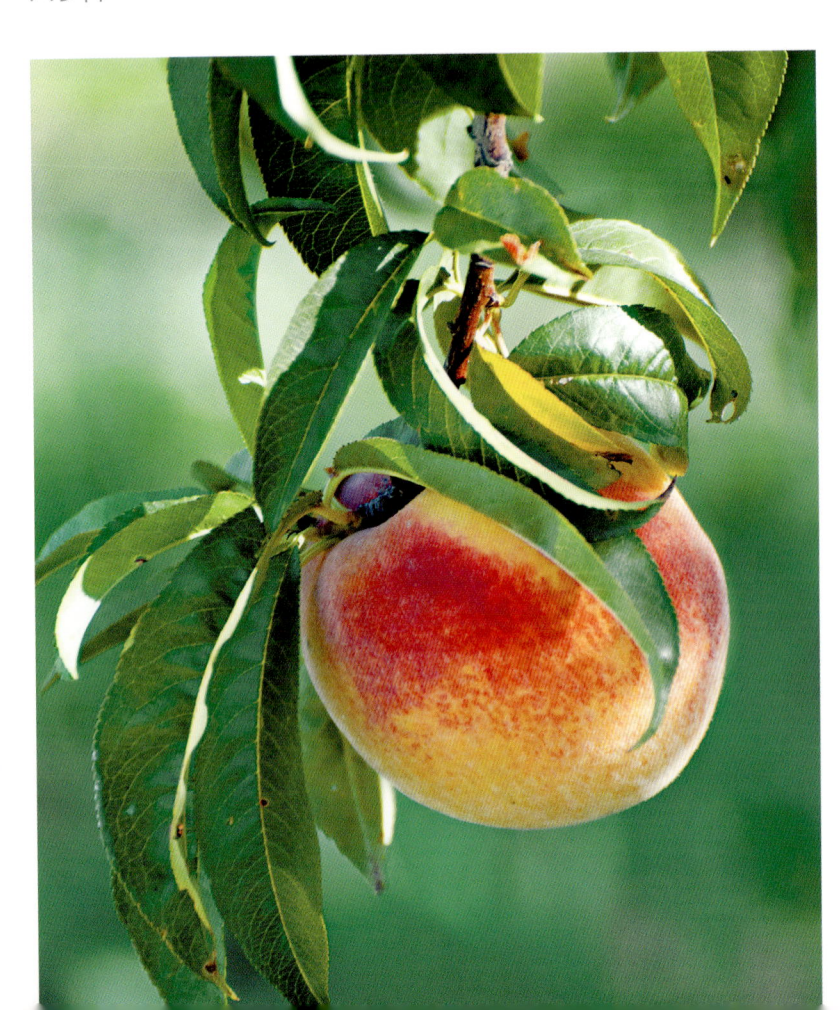

スピリチュアルヒーリングのための植物

概要:"モモ"は、木の名前であり、果実の名前でもあります。バラ科の植物で、プラムやチェリーやアプリコットと同じサクラ属に属します。原産は中国ですが、地中海沿岸や中東、アジア諸国にも自生し、現在はアメリカやカナダ、オーストラリアでも商業栽培され、世界中の庭で垣根仕立てにして植えられています。

小型の落葉樹で、樹高は5〜10mほどになり、枝は幅広く広がり、葉脈のある先端のとがった緑の葉をつけます。多肉質の核果は、ビロードのような果皮に覆われ、1か所に浅い溝が入っていて、黄色や白色の繊細な香りのある果肉をもち、大きな種子が1つ入っています。

歴史と象徴:紀元前10世紀にはすでに中国の文献に記録されていたモモは、シルクロード沿いのさまざまな国や文化を経由し、ペルシアや地中海沿岸にまで伝えられました。古代エジプトにすでに垣根仕立てのモモが存在していた可能性を示す証拠も発見されています。

モモは人気の高い果物で、中国や日本、韓国、ラオス、ベトナムの民話や伝承のなかにたびたび登場します。道教の"道"と関わりが深く、長寿の象徴でもあります。果実の核は、女性器を示す古い象徴です。

玉皇大帝の妻とされる女神の西王母は、千年に一度だけ実をつけるというモモの木を庭に植え、その不老長寿のモモを神々にふるまい、神々を不滅の存在としました。

古代ローマでは、モモは不滅性や、真実や、誠実さと結びつけられるヴィーナスの果実とされました。

ヒーリング効果など:モモの葉や、樹皮、花、仁には、すべて薬効があり、ハーブ療法に用いられますが、春に咲くモモの花を目にするだけで、心は喜びに満ち、魂が癒されます。

モモの花のシロップや浸出液は、子供や虚弱体質の人のためのおだやかな下剤とされていました。モモのフラワーエッセンスは、自己中心的な人の心を開き、わがままを抑えるのに役立ちます(p.354〜355を参照)。1993年の研究では、モモの果皮に腎臓や肝臓を守る働きがある可能性や、果肉のエキスに抗癌剤の副作用を緩和する働きがある可能性が示されています。

注意:食べるのは果実だけにしてください。その他の部位は、医療の専門家に処方された場合にのみ利用してください。

モモ Prunus persica

マジックマッシュルーム

学名　*Psilocybe zapotecorum*
モエギタケ科

概要："マジックマッシュルーム"は、おもにシビレタケ属に属するキノコです。シビレタケ属はシロシビンやシロシンなどの幻覚成分を含む種があることで知られますが、多くの種は幻覚誘発作用をもちません。*P. zapotecorum*はメキシコが原産で、アルゼンチンやブラジル、チリ、コロンビア、メキシコ、ペルーに分布しています。*zapotecorum*という名前は、コロンブス以前にメキシコのオアハカ盆地に栄えた先住文明の"雲の人々"サポテク族にちなんだものです。

*Psilocybe*は、"覆われていない頭"を意味し、このキノコの地味なかさを指したものです。特徴のない子実体は、たいていの場合小さく、褐色や黄褐色で、赤褐色や暗い紫褐色の胞子紋をもちますが、茶錆色の種もあります。幻覚作用のある種のキノコを傷つけると、青変します。

歴史と象徴：マジックマッシュルームは宇宙的ヴィジョンの象徴です。その魔力は、先史時代から用いられ、初期の人類の食料とされていたとも考えられます。遺跡からキノコ型の彫像が発見されることからも、はるか昔から幻覚キノコが儀式に用いられていたことがわかります。サハラ砂漠では、7000～9000年前のものとされる最古の痕跡が発見されています。

メキシコ先住民にはテオナナカトル（神の肉の意）として知られ、1502年のアステカ王モクテスマ2世の戴冠式にも用いられたと報告されています。オアハカ州のマサテク族にはnti-si-thoと呼ばれ、これは"湧き出ずる貴重なもの"を意味し、何もなかった場所に奇跡のように現れるキノコを指したものです。

ヒーリング効果など：コロンブス以前の時代から現在にいたるまで、メソアメリカの先住民族は、シビレタケ属の幻覚キノコを霊的交流や占いやヒーリングに用いてきました。メキシコ系アメリカ人やメソアメリカ先住民族の女性たちは、現在もクランデロ（民間呪術医）にかかる習慣があります。クランデロは診断や心理カウンセリングの一環としてマジックマッシュルームを

用います。

　シロシビンは薬として利用されていませんが、1961年以降、強迫性障害などのいくつかの障害に対する治療試験が行われ、治療への採用が研究されています。

　現在は、癌にともなう心理的苦痛や、うつ症状、不安などの緩和や、終末医療における苦痛緩和を助ける可能性についても、研究が行われています。

注意：すべての幻覚誘発剤と同じように、マジックマッシュルームは、指導を受けずに1人で服用しないでください。服用中は車や機械の操縦はせず、他の処方薬との併用もしないでください。服用によって、情緒障害や心理的障害を生じたり、悪化させたりする可能性があります。

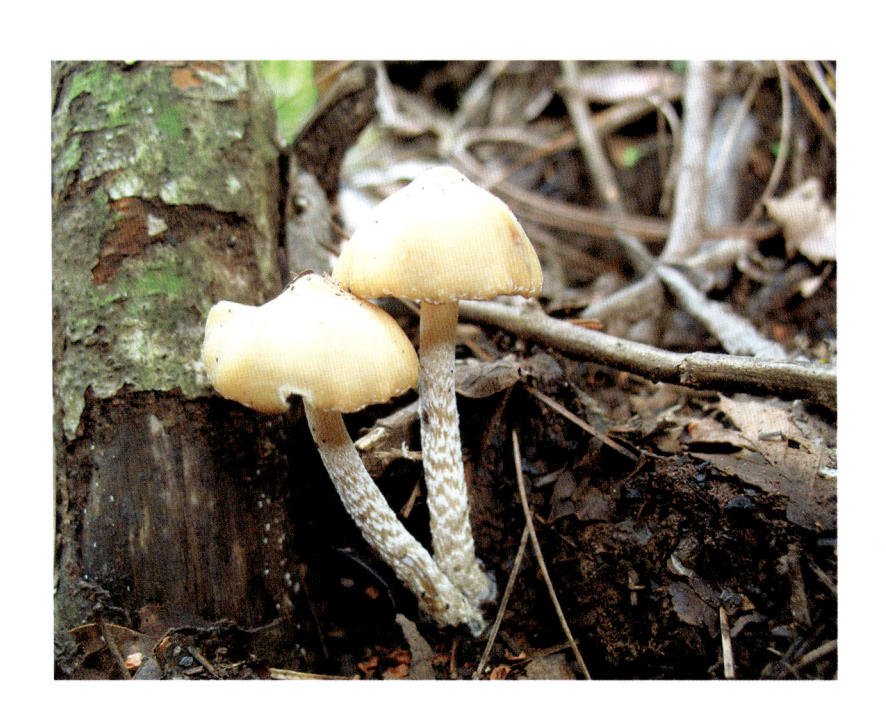

マジックマッシュルーム *Psilocybe zapotecorum*

サルビアディビノルム

学名　*Salvia divinorum*

シソ科

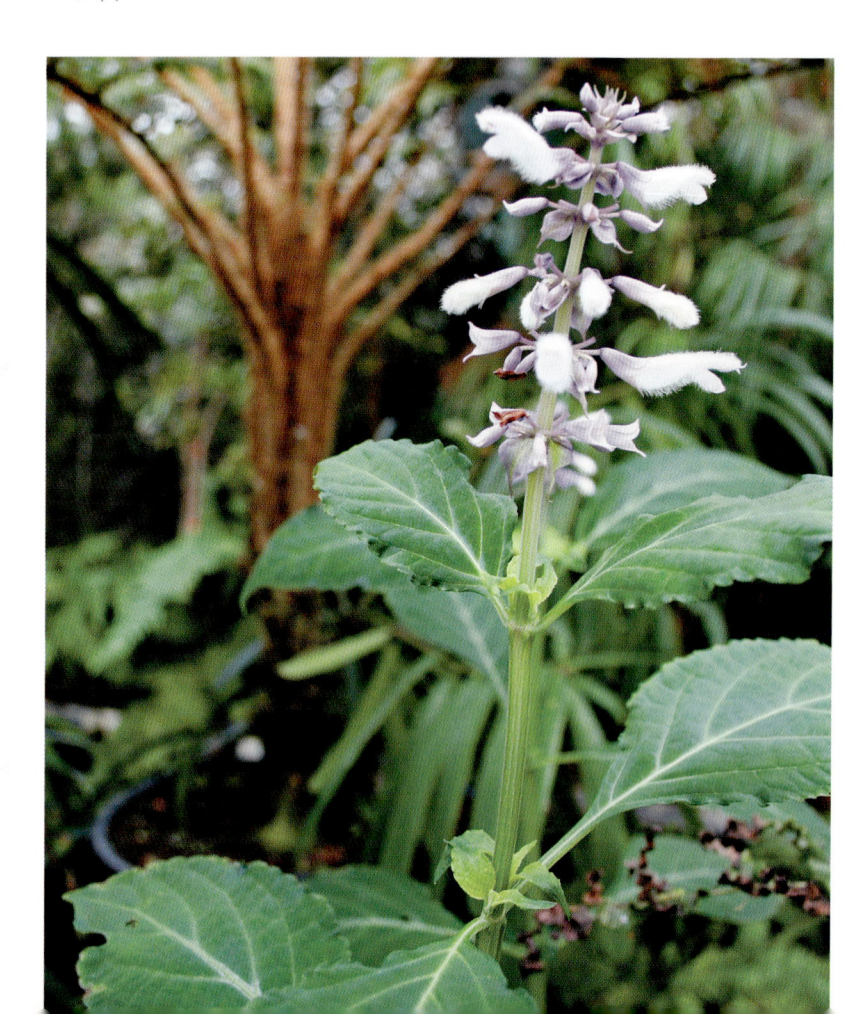

スピリチュアルヒーリングのための植物

サルビアディビノルム *Salvia divinorum*

概要：シソ科に属する*S. divinorum*は、精神活性作用のある多年草です。オアハカ州のマサテク族が居住する山岳地帯に生育する固有種で、人間の手によって分布が広められました。人里離れた、日陰の湿った環境に生育し、岩がちな小川の岸辺や、ときには水中に根を張ります。

匍匐枝や、折れた茎や、枯死しかけた木質の茎の節からも若芽を力強く伸ばします。大きな緑色の葉と、空洞のある四角形の茎をもち、ときおり白や紫の花を総状花序に咲かせます。

謎の多い植物で、ごくわずかな種子（小堅果）しかつけず、実った種子もほとんど発芽しません。培養変種（原種が不明瞭で人為的な選抜によって生まれた種）であると考えられています。隔絶した環境に生育する*S. divinorum*も存在していますが、これらが人間によって密かに生みだされ、育てられたものであるかどうかは、明らかではありません。

歴史と象徴：*Salvia divinorum*は、"占い師のセージ"や"予言者のセージ"を意味します。属名の*Salvia*は、ラテン語で"癒す""救う"を意味するsalvareに由来しています。何世紀にもわたり、オアハカ州のマサテク族のシャーマンによって、儀式や魂の旅におけるヒーリングに用いられてきました。また、シャーマンの修行に用いられる3種の占い用の植物の1つに数えられます。他の2つはアサガオの種子とマジックマッシュルームです。マサテク族の宗教は、伝統的な信仰（スピリチュアルな用途に用いる精神活性作用のある植物の栽培を含む）とキリスト教信仰（スペイン人征服者にもたらされた）が融合したものです。マサテク族の人々は、このサルビアを聖母マリアの化身と信じ、スカ・マリア・パストーラと呼んで大切に扱います。

ヒーリング効果など：貧血や、下痢（利尿剤）、頭痛、リウマチのほか、パンソン・デ・ボレーゴ（腹部の腫れ）と呼ばれる不可思議な病気の治療用に、少量が処方されます。

現代社会にもしだいにその存在が知られ、入手も可能になりつつあります。含有されるサルビノリンAは一風変わった有効成分で、他のよく知られているドラッグの多くが作用しない神経受容体（κオピオイド受容体）のアゴニスト（生体応答反応を引きおこす物質）です。

注意：毒性や中毒性はおおむねないものとされますが、検証は十分ではありません。

イボガ

学名　*Tabernanthe iboga*
キョウチクトウ科

概要：イボガは、多雨林に生育する多年生の常緑低木で、ガボンやカメルーン、ザイール、コンゴ、アンゴラを原産とし、中央アフリカ西部全域で栽培されています。樹高は通常2mほどですが、理想的な環境下では10mほどの樹木に成長します。小さな緑色の葉と、ピンクや白の花をつけ、橙色の卵型の果実を実らせます。種子は脳に似た種皮に包まれています。

枝分かれの多い黄色の丈夫な根は、インドールアルカロイドを含有し、とくに精神活性作用のあるイボガインを含むことで知られます。根は一部のみが収穫されるため、イボガは枯れることなく、根を伸ばしつづけます。

歴史と象徴：イボガは"祖先への橋"とされ、バボンゴ族やミツォゴ族やファング族などの中央アフリカ西部に住む先住民族の宗教儀式に用いられています。150年ものあいだ、ブウィティ教にも用いられてきました。その信仰はイボガの効力そのものに基づいています。イボガがエデンの園の知恵の木であり、神や楽園の秘密を知るために授けられたものであると信じる人もいます。

現代のブウィティ教は、アニミズムと祖先崇拝とキリスト教信仰が融合したものですが、イボガはブウィティ教の通過儀礼において、現在も中心的な役割を果たします。イニシエーションの儀式には、幻覚をともなう"夢の中のような"状態を引きだすために、大量のイボガが与えられるほか、その他の儀式や部族のダンスの際にも少量が服用されます。イニシエーションを受けた者は、死者の国や、過去の人生や、未来の世界へと旅し、より高次の本来の自分を見ることができるといわれます。

ヒーリング効果など：イボガは先史時代から占いや病気の診断に用いられ、刺激剤としても活用されてきました。苦味があり、口の中や全身の皮膚に麻痺を感じさせる一方で、中枢神経系を刺激する作用もあります。

ブウィティ教文化のなかでは、イボガはンガンガと呼ばれる男性または女性の霊

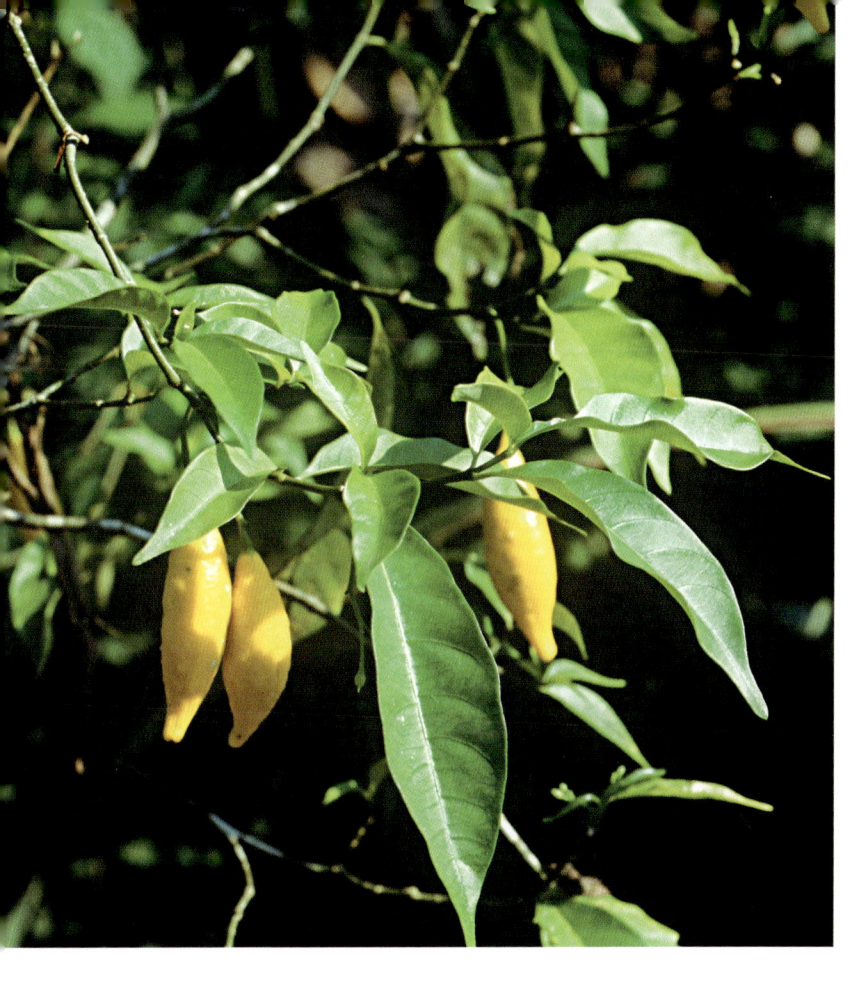

イボガ *Tabernanthe iboga*

的指導者によって投与されます。ンガンガは共同体の支柱的存在であり、伝統的な治療や呪術やまじないに精通しています。

注意：イボガは麻痺を引きおこし、死を招くこともあるため、使用しないでください。本書執筆の段階では、オーストラリア、ベルギー、デンマーク、フランス、スウェーデン、スイス、アメリカで法的に禁止あるいは規制されています。

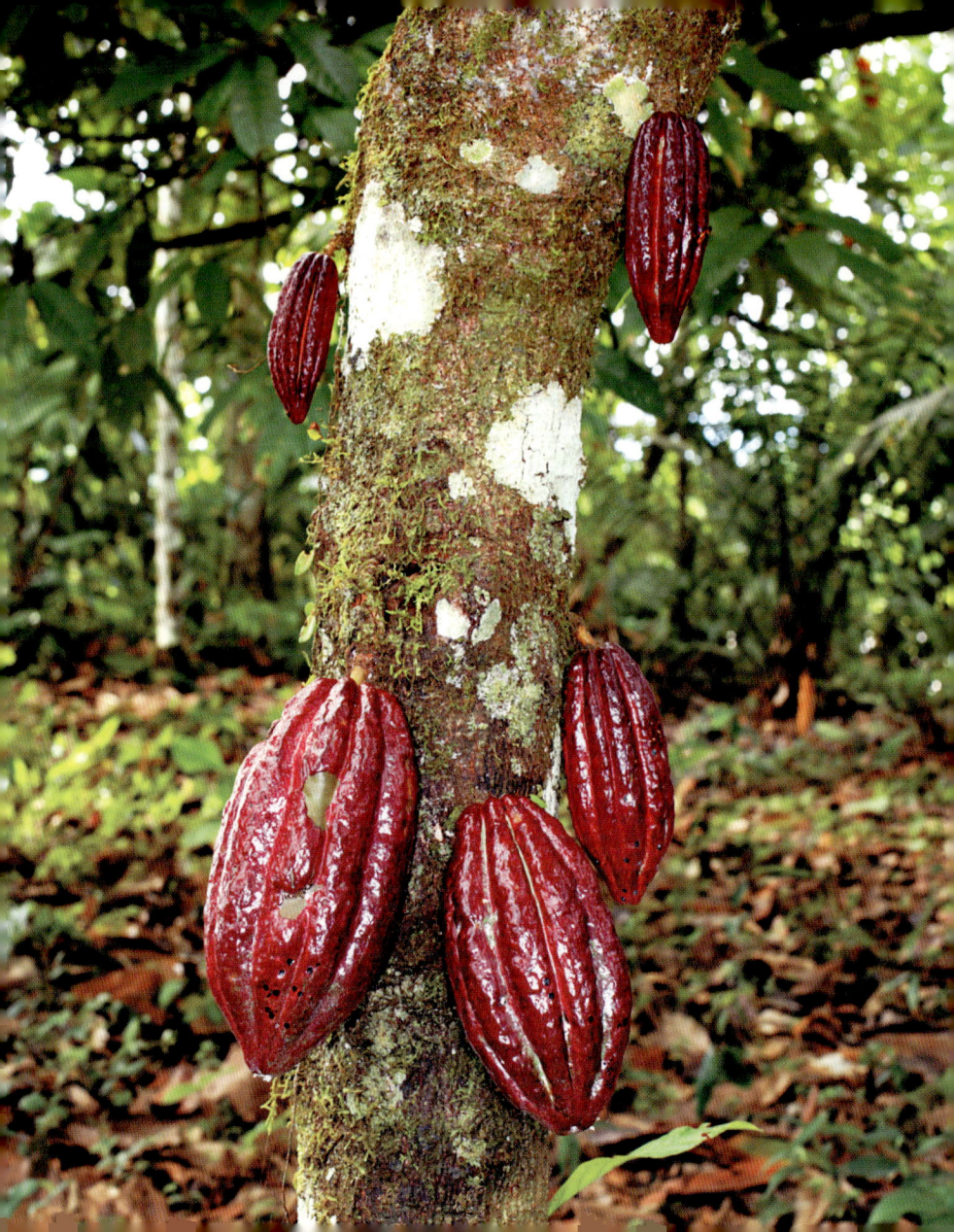

カカオ

学名　*Theobroma cacao*
アオギリ科／アオキ科

概要：カカオは小型の常緑樹で、アメリカ大陸の熱帯の奥地を原産とします。最近の遺伝子学的調査によれば、アマゾンで発生し、人間によって中央アメリカやメソアメリカ全域に広められました。

4〜8mほどの小型の常緑樹で、褐色の樹皮と、明緑色の長楕円形の葉をもちます。赤みがかった小さな花は、ほどんど香りがなく、小さなハエなどによって受粉されます。花や葉とともに、なめらかな黄赤色の果実を一年中つけます。果実のなかには、25個ほどの種子があり、熟すと音を立てます。発酵させ、果肉から外した種子（カカオ豆）を、天日乾燥させます。

歴史と象徴：属名の*Theobroma*は、"神々の食べ物"を意味します。メキシコ人は、種子の粉をチョコラテ（ナワトル語で"苦い""水"を意味するxocolatlに由来）と呼びました。アステカ期のメキシコでは、カカオ豆は少額の取引のための小銭の役割を果たしました。ユカタン半島などでは、1840年代末までその習慣が続いていました。

神話では、羽毛のあるヘビが、マヤの人々にカカオを授けたとされます。それを祝うために、毎年4月にはカカオの神エクチュアフに、血の生贄や、カカオ、羽、お香などが捧げられました。アステカ王モクテスマ2世（1480〜1520年頃）は、催淫作用のあるトウガラシを加えた"ホットチョコレード"を毎日のように飲み、ハーレムの大勢の女性たちを満足させていました。

ヒーリング効果など：ココアバターは、傷んだ肌や伸展線をケアするクリームや保湿剤、ボディバターに配合されます。葉は、高山病対策に噛まれ、ホメオパシーのレメディに用いられます。濃いチョコレートは女性の血行を促し、性衝動を高めるともいわれます。ココアを配合した処方薬は、糖尿病、痴呆などに役立つかもしれません。

注意：チョコレートを食べ過ぎると肥満やにきびのもとになる可能性があり、テオブロミンを代謝できない動物には有毒となることがあります。

ヤドリギ

学名　*Viscum album*
ビャクダン科

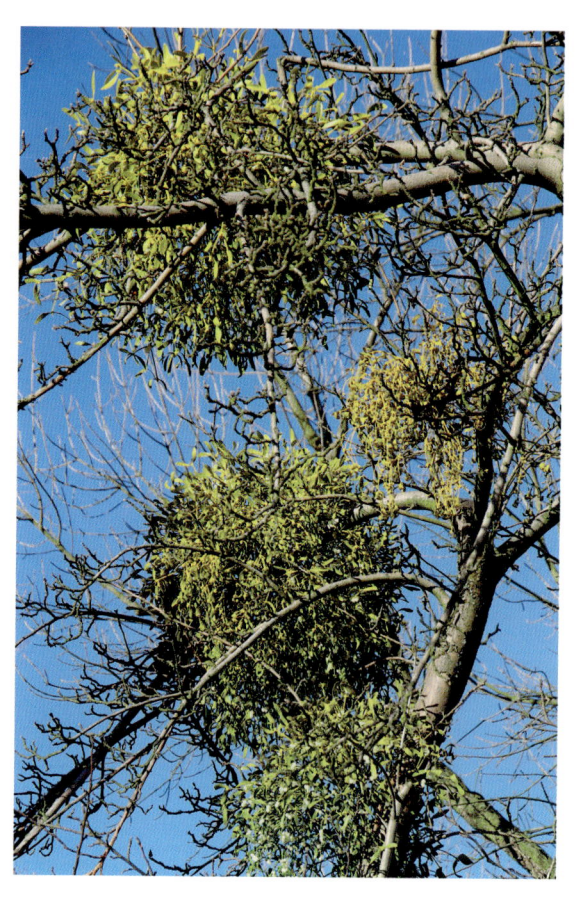

概要:ヤドリギはヨーロッパやアジア北部が原産で、スカンジナビアから北アフリカ、トルコ、インド、パキスタン、中央アジア、中国、日本にまで分布しています。果樹園や明るい森や、庭に多く見られ、まばらに日の当たる木陰を好み、古いリンゴの木などのさまざまな樹木の枝の上で生育します。神聖なオークの木にも見られますが、針葉樹には見られません。樹皮のやわらかい落葉樹の上ではよく育ち、垂れ下がる茂みを形成します。

　黄緑色の葉をもつ半寄生の常緑灌木で、なめらかで叉状に分枝する節の多い茎に、つやのない革のような触感

の細長い葉を対生させます。目立たない花からは、なめらかで半透明の白や象牙色の液果がなり、粘着質なにかわ状の果肉のなかに数個の種子が入っています。種子はおもに鳥によって運ばれ、ヨーロッパではヤドリギツグミなどがその役を果たします。

歴史と象徴：ヤドリギは、ローマの詩人ヴェルギリウスに"金の枝"とうたわれ、ウェールズでは"金の木"とされ、北欧神話の女神フレイヤの木ともいわれます。多神教の風習として家のなかに吊りさげられるヤドリギは、平和と友愛と善意の象徴とされるほか、クリスマスにヤドリギの下でキスをすると、幸運が訪れるともいわれます。

ドルイド僧が崇拝したことによって、ヤドリギは神聖な木とされました。切られても再生する力をもつことから畏れられ、ドルイドの7つの聖なるハーブの中心とされ、身につけていると魔除けになるとされました。新月から6日目の夜に、金の鎌でうやうやしく切られ、ドルイド教の儀式に用いられました。

聖なる木の高い枝の上で宙に浮かぶようにして育つヤドリギは、意識のレベルを変えるといわれ、異界への入り口の象徴とされました。太陽の生命力が弱まった暗い真冬の陰鬱な空気のなかにあって、美しい夢を見せる力があると考えられたのです。

ヒーリング効果など：古代のケルト人などの民族は、ヤドリギに、神経や心臓などの疾患に対するホメオパシー的な薬効があることを知っていました。現在もV. albumは、ホメオパシーのなかで、身体の左半分に関連する不調や喘息に用いられています。

古文書や民話のなかでしばしば万能薬とされるヤドリギですが、研究によって明らかにされたヒーリング効果や薬効は、まだほんの一部にすぎません。ドイツのコミッションEモノグラフは、変形性関節炎の治療や、悪性腫瘍の緩和医療にヤドリギを勧めています。1999年のアメリカの研究では、ヤドリギのエキスが免疫の低下したHIVやAIDSの患者の治療に役立つ可能性が示されました。

ヤドリギには、魂を開かせ、深遠な教訓に触れさせるスピリチュアルなエネルギーがあるといわれ、人類にとっての教師や指導者とされています。

注意：加工されていない生のヤドリギは、すべての部位に毒がありますが、毒性のレベルは高くありません。妊娠中・授乳中には服用を避けてください。専門家の監督なしに他の薬物と併用しないでください。北米やラテンアメリカでは、Viscum属ではなくPhoradendron属のものが用いられます。

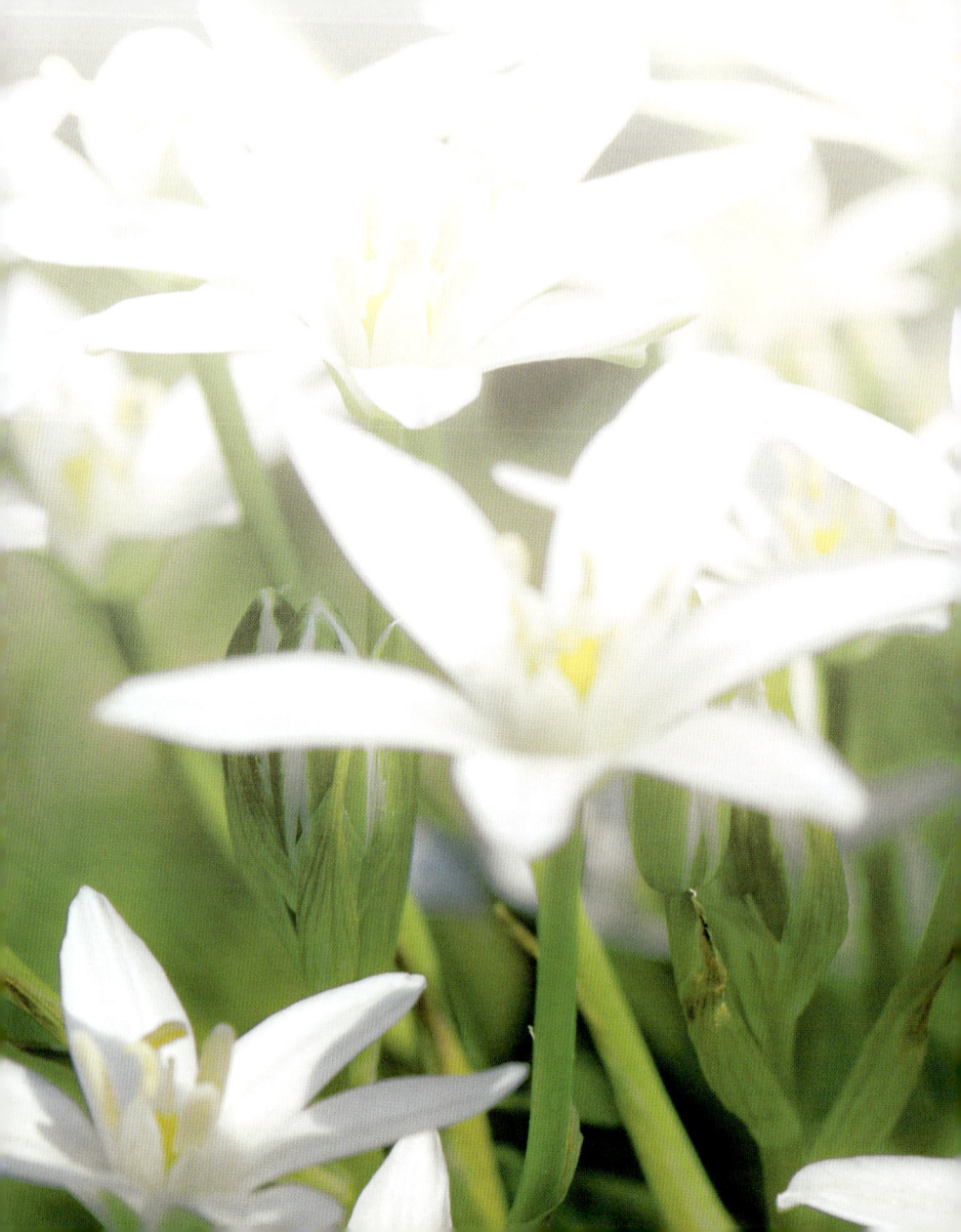

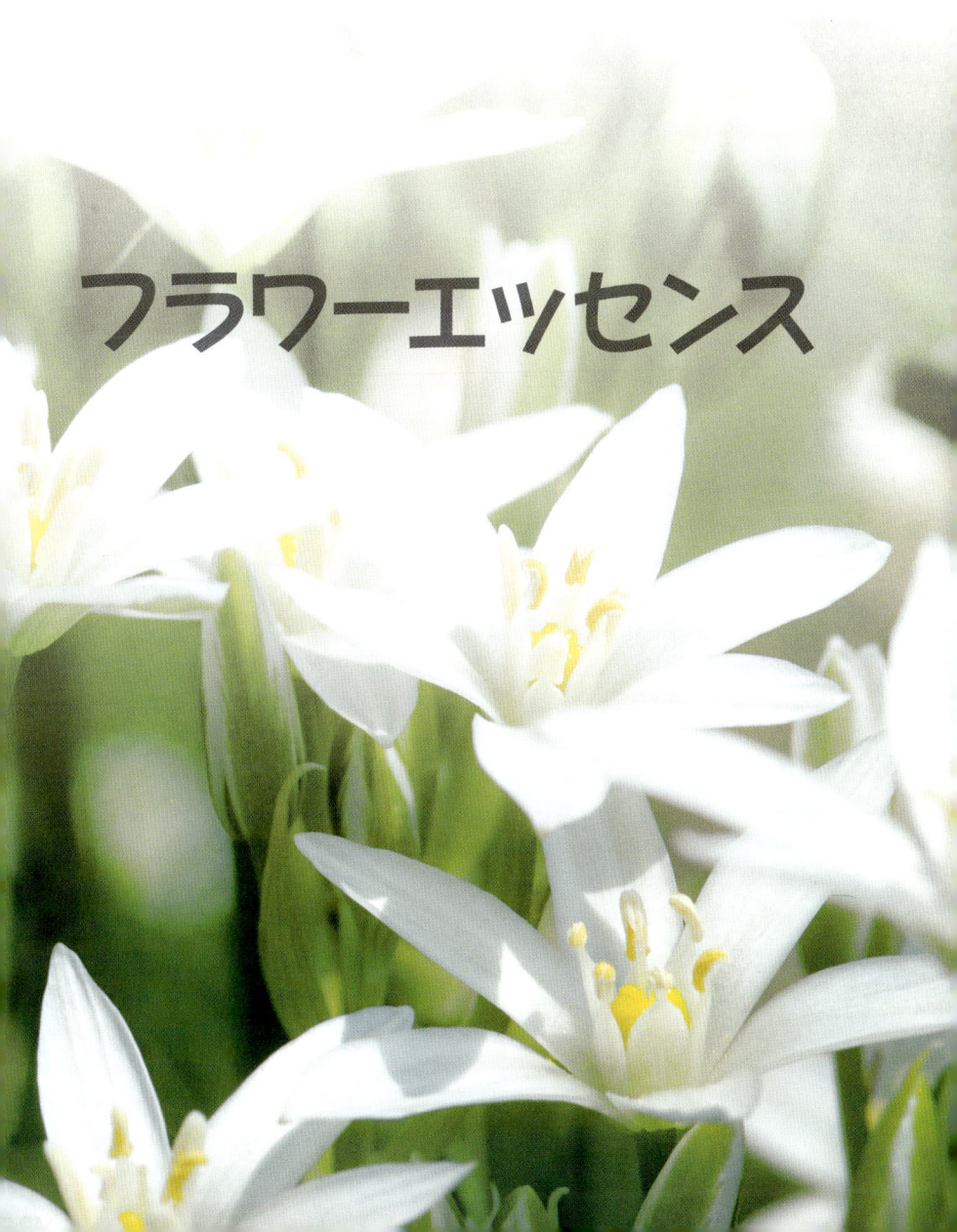

フラワーエッセンス

フラワーエッセンス

花のもつ力

植物の花に強力な癒しのエネルギーが備わっているという知識は、
新しいものではありません。古代の人々はそのエネルギーについて
よく知っていて、治療体系に取りいれ、最大限に活用していました。

フラワーエッセンスとは

　なじみのない人のために説明をすると、フラワーエッセンスとは、エッセンシャルオイルとは異なり、植物の花のエネルギーを転写した液体のことです。フラワーエッセンスは、植物のもつ独特のサインのようなもので、その波動のもつ癒しの力が、水とアルコールからなる液体に閉じこめられています。

　花のもつ強力な癒しの力を水に閉じこめるという行為は、世界中の先住民族によって見出された古来の技術です。彼らは、

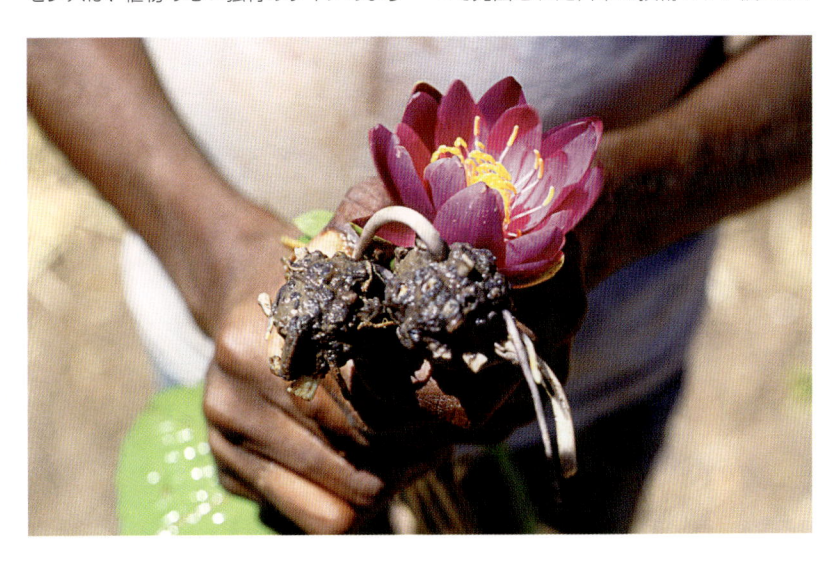

朝一番の日光の力を吸収した花弁のうえの朝露に、人間の魂を高揚させる効果や、あらゆるレベルの深遠な癒しをもたらす効果が宿っていることに気づいたのです。この洞察をもとに、さらなる探求が重ねられていきました。

古代の フラワーセラピー

　ヒーリングセラピーとしてのフラワーレメディは新しいものではなく、多くの古代文明が、花のもつ治療効果を認識していました。その利用を示す最古の記録は、7520年ほど前のエジプトにまで遡ります。高位の神官たちは、花やそのエッセンスがもつ神聖さを崇め、ヒーリングの儀式に幅広く用いました。生命力を高めるポジティブな花のエネルギーが、心・体・魂のあらゆるレベルにおけるバランスの乱れを直してくれると信じていたのです。そして、個々の花に備わった固有の治療効果を記録していきました。

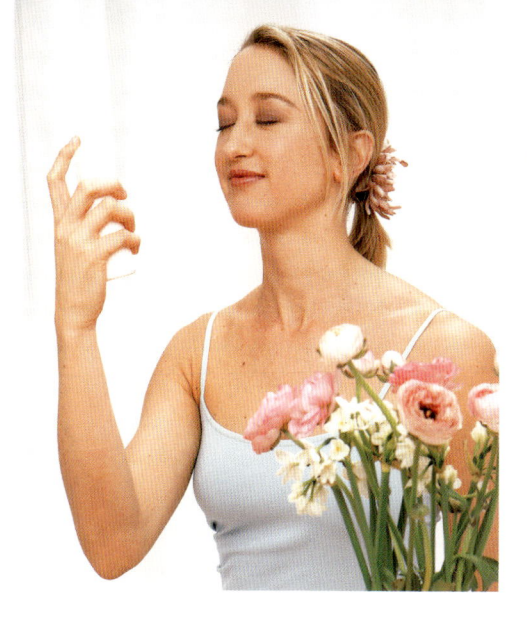

フラワーエッセンスとエッセンシャルオイルを組みあわせると、気分を明るくする効果のあるさわやかで元気のでるミストができる。

　南米や極東、アフリカでも、フラワーエッセンスは情緒的な問題に有効であると考えられ、治療に用いられました。クレタ島の古代ミノア人は、スピリチュアルな儀式に際して、特別に選んだ花を水に浮かべ、その花の水を飲んで消極的な思考や感情を洗い流し、新しく生まれ変わったようなすがすがしい感覚を味わいました。

アジアで発見されたスイレンは、
水のうえに静かに浮かんで咲く。
崇高な純粋さによって、親愛の念や愛情を高める。

花のもつ力

フラワーエッセンスの歴史

特徴説（p.12を参照）を提唱したスイスの錬金術師パラケルスス（1493〜1541年）は、1500年代にフラワーセラピーを再発見し、花の朝露を集めて患者の情緒不安定の治療に用いたとされます。人間の精神と感情と魂のあいだに調和が保たれていれば、病気になる余地はないはずであると、パラケルススは信じたのです。

バッチフラワーレメディ

ロンドンのハーリーストリートで医師をしていたエドワード・バッチ博士（1886〜1936年）は、1920年代にフラワーセラピーの技術を復活させました。病気の原因ではなく症状のみを扱う当時の医学に不満をおぼえていた博士は、診察から得た観察と洞察に基づき、病気の根本を癒すシンプルな治療体系を探求し、フラワーレメディにたどりつきました。さまざまなレベルのストレスやショックが病気の要因となっていると結論づけ、自然界にあふれている花や樹を用いた療法を本能的に探っていったのです。

バッチ博士は自ら実験台となり、あえて精神的、情緒的にきわめてネガティブな状態に身を置き、本能的にどの花に引きつけられ、ポジティブな感情を受けとるかを調べました。このようにして博士は38種類のレメディを作りあげ、現在これらが、個々の人格のタイプやストレスへの反応に合わせた形で完成され、幅広く用いられています。

静かな革命

バッチ博士によるフラワーエッセンスの再発見以降、この分野は大きな発展を遂げています。とくにこの25年のあいだに、エッセンスはより入手しやすくなり、対応できる健康問題の範囲も幅広くなりました。

ますますストレス化する社会のなかで、レメディの需要が高まり、多くの人がその声に応えはじめ、静かな革命が起きています。各国に自生する種を主として、より多くの種類の花の癒し効果が研究されています。カリフォルニア州のフラワーエッセンス協会を設立したリチャード・カッツとパトリシア・カミンスキーの2人が、21世紀におけるパイオニアといえるでしょう。2人は、今日までに200種以上ものエッセンスを研究、発表しています。

オーストラリアでは、5代続くハーバリストの家系出身のイアン・ホワイトが、アボリジニの伝統療法を継承しつつ、オーストラリア・ブッシュフラワーエッセンスを創始しました。これらのレメディは心と感情のバランスを重視し、そこに問題があると肉体的な病気が生じると考えます。このオーストラリア・ブッシュフラワーエッセンスの提唱者たちに加え、フラワーエッセンスソサエティも、フラワーエッセンスの効果に関する大規模な調査研究を続けています。

エドワード・バッチ博士はフラワーエッセンス療法の創始者とされ、アボリジニの人々も古くからこの療法を知っていたと考えられている。

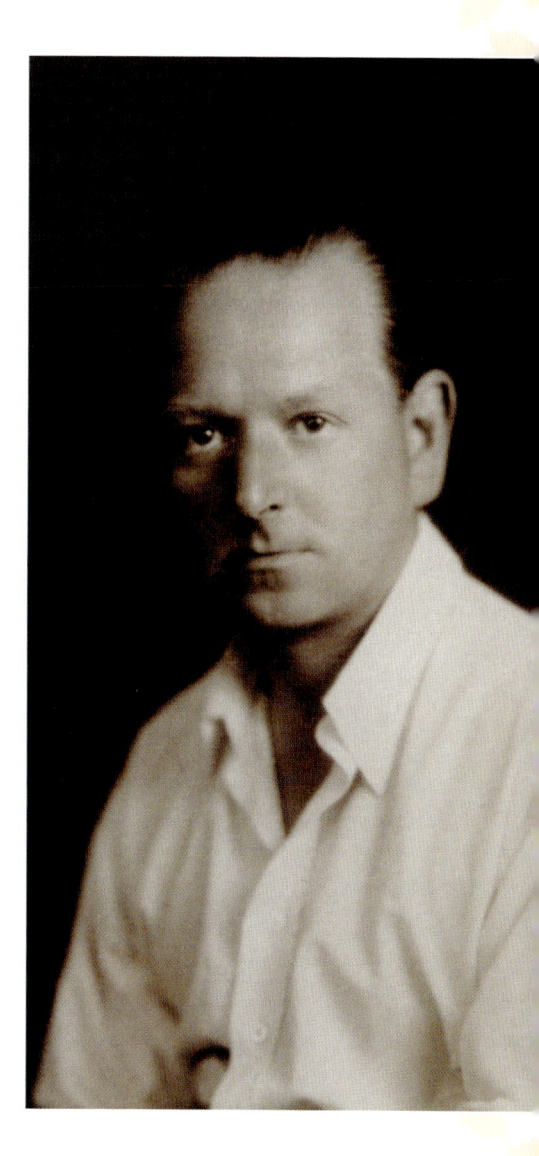

フラワーエッセンスの使い方

現代のストレス社会のなかで、
健康上の問題に直面することがますます多くなっています。
フラワーエッセンスは、せわしない生活に対処するための便利なツールです。

はじめに、直したいと思う症状や状況にもっとも適合するエッセンスや、エッセンスのコンビネーションを選びましょう。不眠やストレスやエネルギー不足など、さまざまな問題に適したレメディの使い方については、360～377ページを参照してください。フラワーエッセンスは、いくつかの使い方ができます。

内服法

ほどんとの人は、フラワーエッセンスを摂取すると、心がおだやかになり、ふつうならば緊張する状況にもストレスを感じずに対処できるようになります。しかし、フラワーレメディを摂取する際は、人間には個人差があり、レメディに対する反応も千差万別であることを認識しておいてください。

伝統的なフラワーエッセンスの服用法は、吸収をよくするために舌下に垂らす方

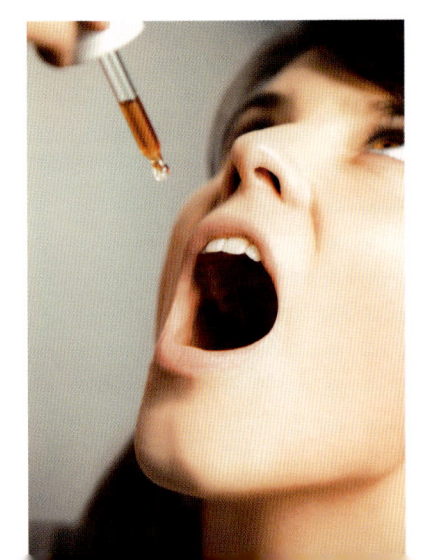

フラワーエッセンスは、
舌下に垂らして摂取するとよい。

法です。エッセンスの雑菌の繁殖を防ぐために、スポイトが舌に触れないほうに注意しましょう。天然水やジュースやハーブティーに入れて飲んでもかまいません（コーヒーやお茶は避ける）。

十分な効果を得るためには、規則的にレメディを摂取することが大切です。朝の起床前と夜の就寝前に、7滴を舌下に垂らすのが、大まかな目安です。選んだレメディをベッド脇に置いておけば、飲み忘れを防げるでしょう。症状が深刻な場合は、さらに正午に7滴を摂取してください。

通常、1～2ヵ月のサイクルで摂取を続け、終わりに近づくにつれて、摂取頻度を下げてもいいでしょう。摂取を完全に忘れてしまった場合は、そのエッセンスやコンビネーションがもう必要ではなくなったと考えられます。

レメディの量は、自分で調節してください。ゆっくりとした継続的な服用のほうが、性急な摂取よりも効果的です。緊急時を除けば、過ぎたるは及ばざるがごとしです。

外用法

フラワーエッセンスは内服するだけではありません。アルコールに弱い人や、乳児や子供に用いる場合は、手首の内側や足の裏の皮膚にやさしくすりこんでも、同じ効果を得られます。

もう1つの利用法は、お風呂のお湯に数滴加える方法です。30分ほどお湯に浸かり、リラックスすれば、エッセンスのエネルギーが皮膚から吸収されます。

応急処置

疲れやストレスを感じたとき、元気づけに次のエッセンスを試してみてください。

- **エマージェンシー・コンビネーション・エッセンスとレスキューレメディ**（p.360～361を参照）ストレスだらけの長い1日の労働のあとに、元気を回復させ、リフレッシュさせてくれる強壮剤です。
- **ホワイトチェストナット**（p.365を参照）と**エルム**（p.374を参照）心をすっきりさせ、リラックスをもたらします。
- **ダイナミス**（p.376～377を参照）無気力と闘い、やる気を出すための朝の強壮剤です。

使用している略語

バッチ＝バッチフラワーレメディ
ブッシュ＝オーストラリア・ブッシュフラワーエッセンス
FES＝フラワーエッセンスサービス

緊急用のレメディ

深刻な症状に応急処置として使える、
効き目の迅速なフラワーエッセンスのレメディは、たいへん便利で、
ハンドバッグや旅行用の救急キットに入れて携帯することができます。
衝撃的な事件によってショックを受け、体のもつ自然治癒力が
低下したようなとき、ただちに効果を発揮し、自己治癒力を高めます。

　ほとんどの人が最初に体験するフラワーレメディは、非常事態用の緊急用コンビネーションでしょう。もっともよく知られ、愛用されているのは、バッチ博士のレスキューレメディですが、それと同種のオーストラリア・ブッシュフラワーのエマージェンシー・コンビネーション・エッセンスも人気を集めています。どちらも術後の回復や、恐怖やパニックなどの緊急事態の対処に用いられます。

レスキューレメディ(ファイブフラワーレメディ)(バッチ)

　このフラワーエッセンスのコンビネーションは、おだやかですが強力で、ショックに効くスターオブベツレヘム(*Ornithogalum umbellatum*)、制御不能状態に効くチェリープラム(*Malus sylvestris*)、気絶に効くクレマチス(*Clematis vitalba*)、恐怖やパニックやに効くロックローズ(*Helianthemum nummularium*)、ストレスに効くインパチェンス(*Impatiens glandulifera*)をブレンドしたものです。十分に効果が試されたショック用のレメディなので、子供や動物、高齢者の使用にも適しています。

　レスキューレメディは、1時間に1回7滴ずつ(必要に応じて10〜15分に1度でも)摂取します。深刻なパニック状態の場合は、5分ごとに摂取してください。

エマージェンシー・コンビネーション・エッセンス(ブッシュ)

　この即効性のあるレメディには、クロウェア(*Crowea saligna*)、ドッグローズ・オブ・ザ・ワイルドフォーシズ(*Bauera sessiliflora*)、フリンジドバイオレット(*Thysanotus tuberosus*)、グレイスパイダーフラワー(*Grevillea buxifolia*)、サンデュー(*Drosera spathulata*)、ワラタ(*Telopea*

ワラタは"もっとも美しい"を意味するオーストラリア固有の植物。アボリジニにとってもっとも聖なる花とされる。

speciosissima)、エンジェルソード(*Lobelia gibbosa*)が混合されています。深刻で極限的な状況に用いることができ、気候の厳しいオーストラリアのブッシュで収穫された花を用いているため、"バッチレメディの強化版"と考える人もいます。

この緊急用エッセンスはあらゆる感情的、肉体的不調に有効で、危機的状況において精神と身体と感情を静めます。苦悩や恐怖、深刻な精神的・肉体的ストレス、緊張や苦痛をやわらげ、対処能力を高めます。このコンビネーションは、専門的な医療の助けが必要な場合にも有用で、治療が可能になるまでの苦痛をやわらげます。また、急性の喘息発作にも有効であることが証明されています。

エマージェンシー・コンビネーション・エッセンスは1時間に1回7滴ずつ(必要に応じて10〜15分に1度でも)摂取します。深刻なパニック状態の場合は、5分ごとに摂取してください。

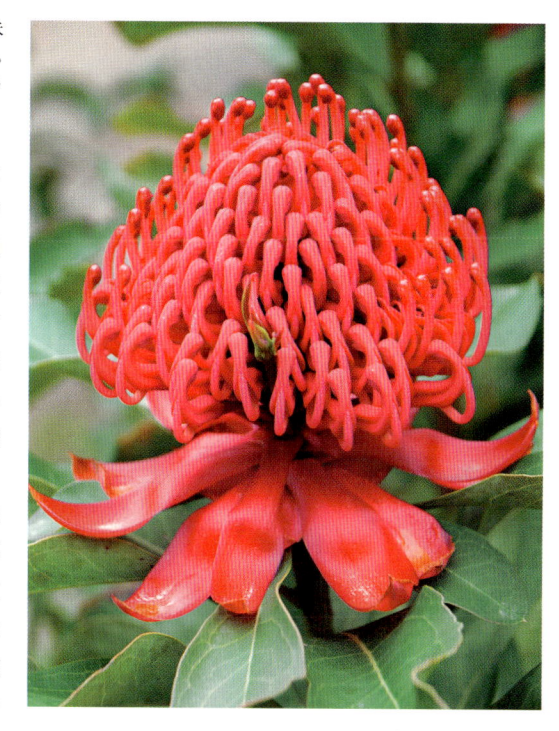

注意

フラワーエッセンスは、救急医療に代わるものではありません。緊急事態には、まず最初に資格のある医師に相談してください。

うつ

うつの症状は、軽いものから深刻なものまで、さまざまな形で表れます。
疲労やトラウマ、孤独、孤立、フラストレーション、怒りなどによって生じます。

うつの症状は、感知できないほどの軽いものから、極端な場合は自殺を考えるほど深刻なものまで、さまざまです。このような極限的な状況に陥る前に、うつに対処することが大切です。

トールイエロートップ
(Senecio magnificus)（ブッシュ）

疎外や孤立、孤独を感じたり、家族や国や自分自身との絆を見失うことでうつ状態に陥ったとき、このフラワーエッセンスを用います。疎外感はそれ自体が憂鬱な感情ですが、このレメディは自分が何かに属しているという感覚を生みだし、本来の居場所である'家'にいることを感じさせます。自分と他者を受けいれ、つながりをつくる努力ができるようになります。

マスタード
(Sinapis arvensis)（バッチ）

はっきりとした理由もないのに、どこからともなくやってくる憂鬱感や絶望感を克服するのに重要なレメディです。慢性的な軽度の悲しみにも、すべてを飲みこむ暗雲のような深い憂鬱にも有効で、後者のようなうつ状態は、はじまったときと同じように、あっけなく晴れることがあります。とくに双極性障害のような複雑なうつ状態に便利です。

マスタードは心の平衡をもたらし、絶望感を晴らし、人生の試練に立ちむかう能力を高めます。毎日が、自分自身とさらに深く触れあうチャンスなのだと気づかせてくれます。問題と向きあってそれを悲しみ、やがては乗りこえることで、新しい成長に備えられることを教えてくれるのです。

ワラタ
(Telopea speciosissima)（ブッシュ）

このエッセンスは、アボリジニの人々には強力なサバイバルレメディとみなされています。現在も、ワラタはもっとも神聖な

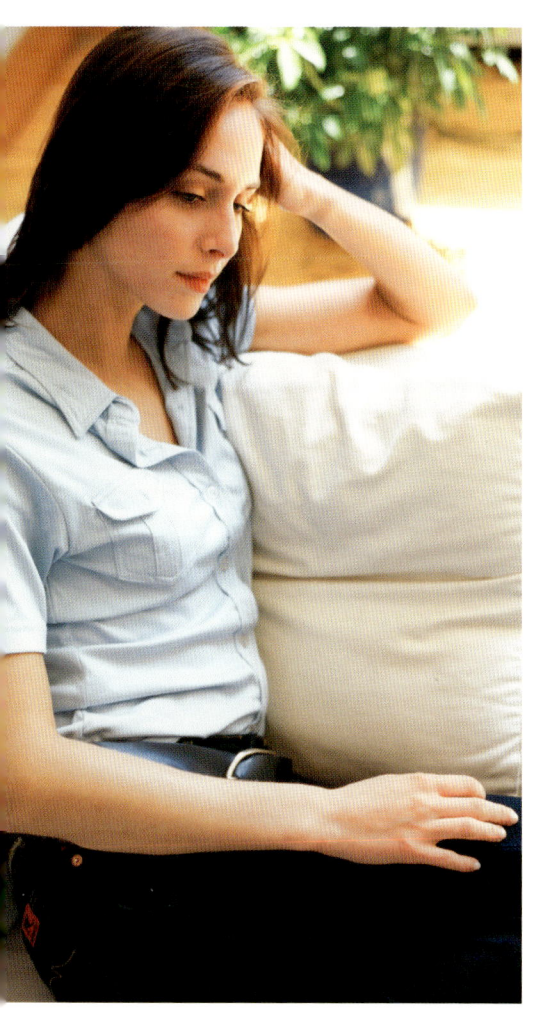

うつ

注意
うつは非常に深刻な病気になりうるので、資格のある医師の治療を受けるようにしてください。

花として崇められています。絶望感や深い憂鬱感を味わっている人や、危機に対処できないでいる人に有効な即効性のレメディです。勇気や粘り強さや、忍耐やサバイバルの術や、希望をもたらしてくれます。その強力な効果は、完全に絶望した人や、行き場がないと感じる人に最適です。

　ワラタは、あらゆる緊急事態に対処できる能力と順応力を涵養します。すでに自分のなかにある内面の強さを引きだし、問題に対処する粘り強さを高めます。過去に学んだサバイバルのスキルを呼びさまし、心の奥深くに隠された信念や勇気を見出させてくれるのです。

うつは誰にでも起こりうる。
適切なエッセンスを摂取すれば、気分を晴らすことができる。

不眠

自然が与えた癒しの1つが睡眠です。
それは、エネルギーを蓄え、体のエネルギーシステムを修復し、
再構築し、バランスをとるために、体に組みこまれたメカニズムなのです。
正しい睡眠リズムは、呼吸と同じように自然なもののはずですが、
ストレスを抱えたときなどはとくに、失われがちです。

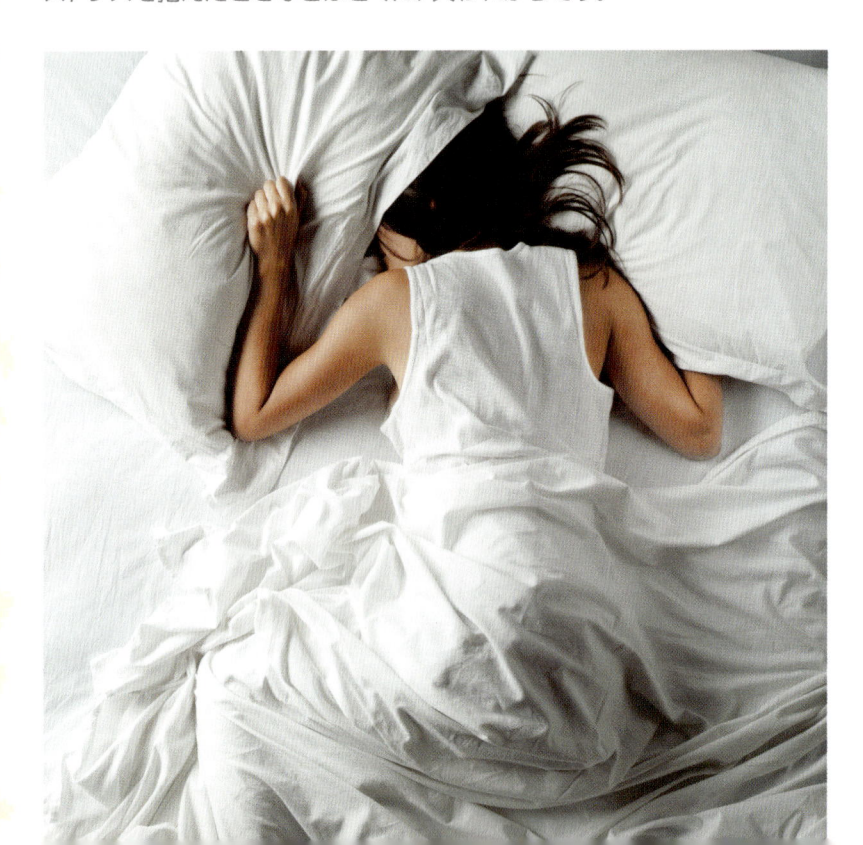

自然な睡眠パターンは、子供時代に決まるもので、赤ちゃんのときの眠り方が大人になってからの睡眠パターンを左右することもしばしばです。眠る準備ができていないのに、決められた時間に無理に寝かしつけられ、長い時間ベッドで泣いているような赤ちゃんは、のちの人生で睡眠障害を抱えることになるかもしれません。子供の自然な睡眠リズムを理解し、健康的な睡眠習慣を築く手助けをしてあげることで、のちのちの問題を防げるかもしれないのです。

　生まれつき夜更かしにできていて、周囲が静まりかえった明け方頃まで仕事をするのが向いている人もいます。また、早起きで、早朝から元気いっぱいに目覚める人もいます。毎日9時間の睡眠が必要な人もいれば、5時間眠れば完璧に活動できる人もいます。重要なのは、いかに自分のエネルギーを調節するかということなのです。不眠の原因となるのは、ストレスや緊張、不安、過労、心の重荷などです。脳が休めないでいると、体内のセロトニンレベルが低下します。

ホワイトチェストナット
(*Aesculus hippocastanum*)(バッチ)

　このエッセンスは、心をリラックスさせ、プレッシャーのせいで絶えず頭に浮かぶさまざまな雑念や強迫観念を払拭します。また、効果が実証されているブッシュコンビネーションエッセンス(p.369を参照)のカーム＆クリアと同様に、興奮を抑える働きもあります。

モーニンググローリー
(*Ipomoea purpurea*)(FES)

　これは、夜更かしのために食事や睡眠のリズムが不規則な人で、朝起きられず、完全に肉体に入りきることができない人のためのエッセンスです。心が鈍く、精神的二日酔い状態にある夜更かしの人は、神経の消耗や免疫力の低下に悩まされやすくなります。モーニンググローリーのエッセンスは、中毒性の習慣にも効果があり、自然な睡眠リズムへの適応を促し、正常なエネルギーレベルを回復させます。生き生きとした生命力と、目覚めてリフレッシュした感覚が生まれ、生命とのつながりを感じることができます。

適切なフラワーエッセンスを摂取すれば、自然な睡眠のリズムと朝の爽快な目覚めがもたらされる。

注意
不眠が続くときは、資格のある医師に相談してください。

悲しみと喪失感

愛するものの死の衝撃を受け入れる準備が、完全にできている人などいません。
たとえその死が予期されたものであったとしても、
ショックと悲しみを避けることはできません。遅かれ早かれ、
人生のなかでこのような体験は訪れ、それに対処しなければならないのです。

死とどのように直面しようと、その経験はわたしたちに大きな影響を与えます。悲しみの形は1つではありませんが、悲しみと喪失感は、何よりも強い感情です。生涯を共にした伴侶を亡くし、あとを追うように亡くなる人の話をよく耳にします。悲しみによって、免疫系が弱められたのです。"嘆き死にする"という表現がありますが、このような肉体への影響が関係しているのかもしれません。

死の知らせを聞くときや、死の直後などの深刻な状況には、グリーフリリーフ・スプレー(FES)が大変効果的です。喪失のショックを取りのぞき、悲しみを慰めます。ここでは、さらに別のレメディを2種類紹介します。

スタートデザートピー
(Clianthus formosus)(ブッシュ)

このエッセンスは、不意の悲しみや別れの苦悩に効果があります。死に直面した直後は、身体の奥底に閉じこめていた深い悲しみや、古い心の傷や、過去の苦悩が蘇ることがあります。中国伝統医学では、悲しみと関係が深く、もっとも強い影響を受けるのは肺だとされ、そのため悲しみに襲われると、気管支や肺がウイルスに感染しやすくなるのだと考えられます。

このレメディの用途は多岐にわたります。ウイルスや細菌の感染と闘う手助けをし、悲しみと喪失感に襲われた際に、身体全体をサポートします。

トランジション・コンビネーション・エッセンス(ブッシュ)

このレメディは、愛するものが肉体のレベルを離れ、霊的世界へと旅立っていくと

> 誰もが、愛するものの死を受けいれ、
> 悲しみを克服しなければならない。

きの辛さに効果的です。ボウヒニア (*Lysiphyllum cunninghamii*)、ボトルブラシ (*Callistemon linearis*)、ブッシュアイリス (*Patersonia longifolia*)、ライケン (*Parmelia s. lat.*)、ミントブッシュ (*Prostanthera striatiflora*)、レッドグレヴィレア (*Grevillea speciosa*)、シルバープリンセス (*Eucalyptus caesia*) のコンビネーションです。

トランジション・コンビネーション・エッセンスは、死を迎えようとする大切な人を看護する人に効果がある興味深いレメディです。死による変化の悲しみを慰めるだけでなく、患者と看護する人が、迫りくる死の恐怖や不安を受けいれられるようにしてくれます。死とは、死にゆく人にとっては安らかな変化である一方、残されたものはそれを見送らなくてはなりません。このエッセンスはその助けとなります。

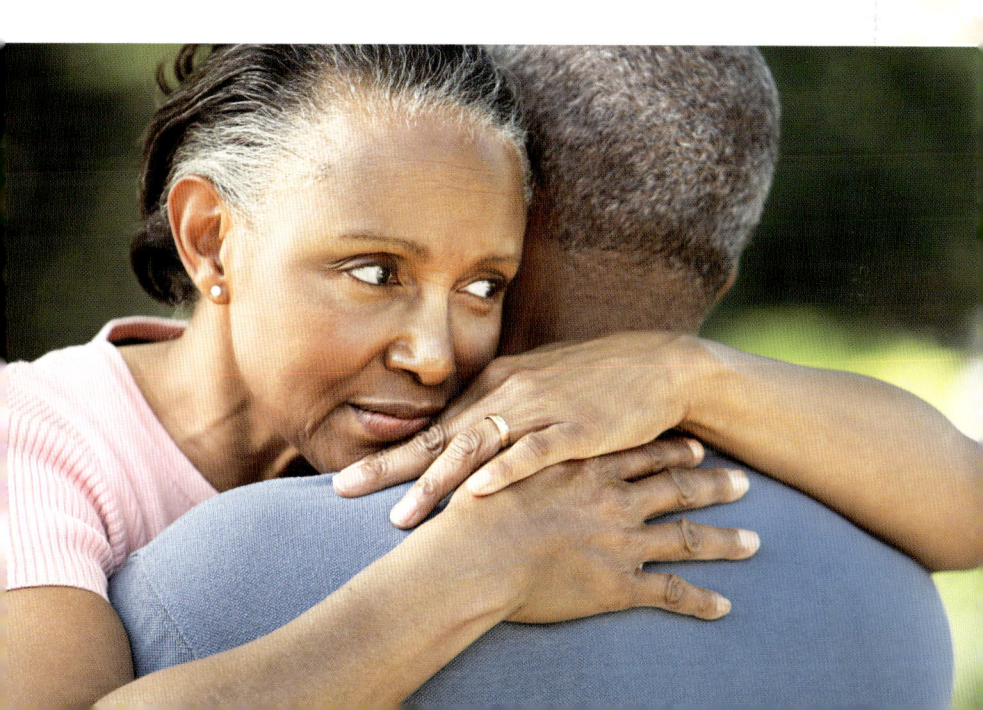

> **注 意**
> 悲しみが続くようならば、資格のある医師に相談してください。

悲しみと喪失感

ストレスと圧迫感

ますますストレスの多くなる現代社会のなかでは、
何らかのストレスを感じずに生きている人などほとんどいません。
ストレスは肉体や、精神や、感情や、魂への影響という形で表れます。
すべてのストレスが非生産的なわけではありません。ある程度のストレスは、
創造的に利用すれば、人生をポジティブに変える契機となります。
大切なのは、積極性と創造性をもってストレスに対処することなのです。

もっとも顕著なストレスの源は、パートナーの死や、離婚、失職、引越しなどのショッキングで大きな変化です。しかしその他にも、孤独や圧迫感、憂鬱を感じたり、目的を見失ったりするなどの、より目立たない密やかな心理状態が引き金となることもあります。人がストレスにどう反応するかは、心の余裕やストレスに対する閾値によって異なり、その内容は千差万別で相対的です。

今日では、ストレスは病的症状であるとみなされます。ハーバード大学の研究者たちは、ストレスが身体に及ぼす影響を研究し、神経系、免疫系、内分泌系、皮膚などの心と身体の機能は、共通の情報伝達物質によって連動していることを発見しました。ストレスはさまざまな身体的な不調の前駆症状（および原因）であり、適切に対処する必要があります。

インディアンピンク
(*Silene californica*)(FES)

このレメディは、多くのことを一度にしすぎ、落ち着きと冷静さに欠け、エネルギーが不足し、せわしない生活のなかで精神力が分散するタイプの人に有効です。ストレスの多い状況や忙しい環境のなかでも、自分の中心を維持し、幅広い用件に対処し、扱えるようにします。

カーム＆クリア・コンビネーション（ブッシュ）

これは、ボロニア（*Boronia ledifolia*）、ボトルブラシ（*Callistemon Linearis*）、ブッ

ストレスと圧迫感

注意
ストレス症状が続くようならば、資格のある医師に相談してください。

シュフーシャ（*Epacris longiflora*）、クロウェア（*Crowea saligna*）、ジャカランダ（*Jacaranda mimosae-folia*）、リトルフランネルフラワー（*Antinotus minor*）、ポーポー（*Carica papaya*）、ブラックアイドスーザン（*Tetratheca ericifolia*）のコンビネーションです。多くのことに関わりすぎ、落ち着きがなく、いつも多忙で、緊張と疲労感にさいなまれている人に有効なレメディです。自分のための空間と時間をもてるようになり、外からのプレッシャーや要求から解放されてリラックスできるようになります。

とくにブラックアイドスーザンは、副腎のバランスを整えます。不安や焦り、いらだちなどの気持や、手一杯で集中力を欠いた状況に役立ちます。明瞭さと落ち着きをもたらし、ためらいやフラストレーション、ストレス性の胃の不調、不安、夜のくつろぎを妨げる強迫観念などを取りのぞきます。

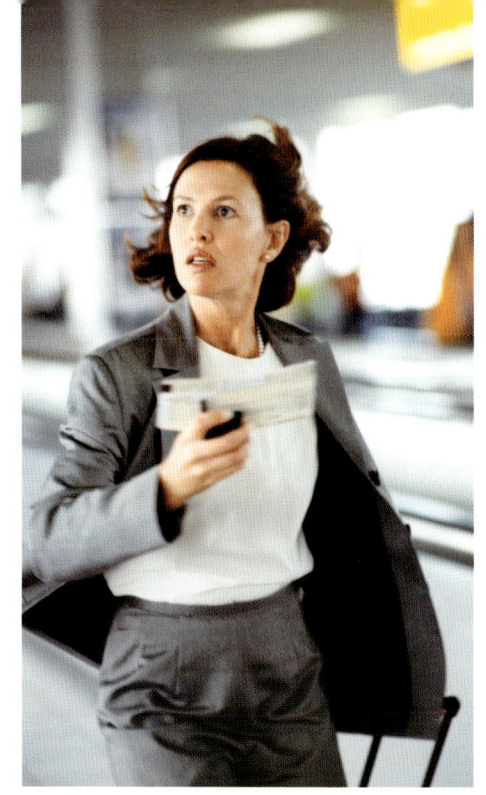

現代社会におけるストレスや忙しさによって、肉体や感情や精神の健康が脅かされている。

ショックとトラウマ

フラワーエッセンスはショック状態にも有効です。
突然のショックが身体に与える影響は、静かな池に小石を投げいれ、
水面にさざ波がたつ様子と似ています。
しかし、ショックはより密かに作用し、
長く緩やかに続く感知しにくい影響を及ぼす場合もあります。

どちらにせよ、ショックは身体のエネルギーシステムに甚大な被害を及ぼします。バランス調節が行われなければ、ダメージは根深いものとなってしまいます。ショックが解消されないまま蓄積すると、ますます取りのぞきにくくなります。トラウマ的ショックと、長く緩やかに続くショックは、タイプが異なり、治療法もちがいます。

トラウマ的ショック

この世界は、悲惨な出来事に満ちています。自然災害や、自動車事故、爆弾テロもそうです。誰もが、心の奥底を揺さぶられるほどの突然のショックに見舞われることがあります。適切に対処しなければ、ショックの症状は生涯続き、特別の理由もなく再発するかもしれません。ショックが精神や身体に及ぼす影響は医療の専門家にも認知され、ショックの後遺症は"心的外傷後ストレス障害"と呼ばれます。

フリンジドバイオレット
(*Thysanotus tuberosus*)（ブッシュ）

ショックやトラウマの影響で、オーラがダメージを受けた場合に有効です。サイキックプロテクションが不足している状態（他の人々や放射能などの環境要因によってバイタリティを失いやすい）にも用いられます。過去や最近に受けたトラウマの影響を取りのぞき、ショック後の微妙なエネルギーシステムを再調整し、サイキックプロテクションを得られるようにします。

長く緩やかに続くショック

長く緩やかなショックは、トラウマ的ショックに比べ密やかで、生活の一部になっ

ショックとトラウマ

身体の自己治癒力を高めるには、積み重なったショックとトラウマを軽くすることが大切だ。

すでに、そのショックの影響を受けている場合もあります。母親の妊娠に対する心配や、出産への不安などがそうです。長期間にわたる緊張や軽い虐待も、長いショックの要因となります。

スターオブベツレヘム
(*Ornithogalum umbellatum*)(バッチ)

あらゆるショックに使用できますが、とくに過去の出来事や出産時のショックなど、長期間にわたって蓄積された長く緩やかなショックに有効です。エネルギーシステムからショックを取りのぞき、心の安定と慰めと安らぎをもたらし、身体の自己治癒力を回復させ

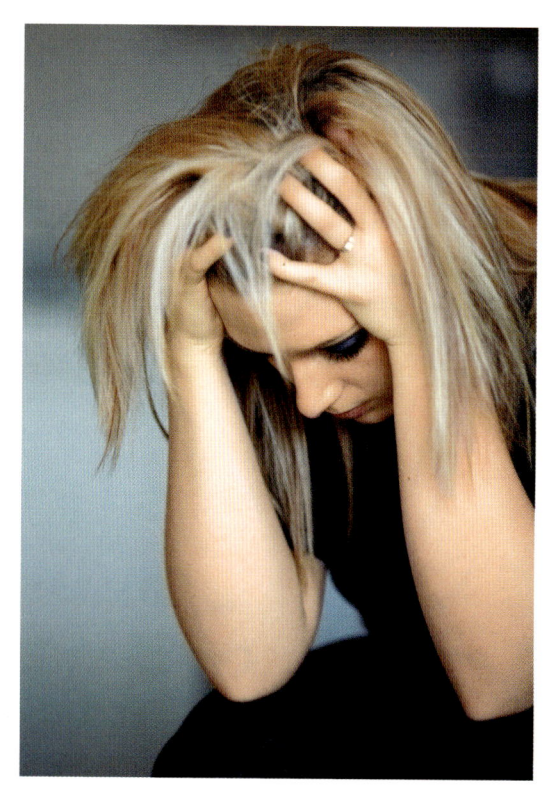

注意
フラワーエッセンスは、救急医療に代わるものではありません。緊急事態や、ショック症状が続く場合には、まず最初に資格のある医師に相談してください。

てしまっているために、その存在に気づかないこともしばしばです。生まれる前からます。根深い緊張や、現在も続くトラウマ的状況からの回復にも有効です。

不安、恐れ、パニック

不安や心配や小さな恐れを抱くことは誰にでもあり、それらは多くの場合、精神的な重荷や疲れや生活のなかのストレス全般によってもたらされます。神経質な人の場合はより深刻な恐れを抱えがちで、ストレスが極度の恐怖や、ときにはパニック発作へと発展することがあります。激しいパニック発作の場合、喘息の発作や軽い心臓発作と間違われることさえあります。

クロウェア
(*Crowea saligna*)
(ブッシュ)

このレメディは、心配性で、不安を感じ、心のバランスを失っている人に有効です。蓄積したストレスを解消し、心の平安と、静寂と、活力と、安定感とバランスをもたらしてくれます。

ドッグローズ
(*Bauera rubioides*)
(ブッシュ)

いつも恐れや不安にから

パニックや恐れや不安の発作は、過度のストレスと負担が原因であることが多い。

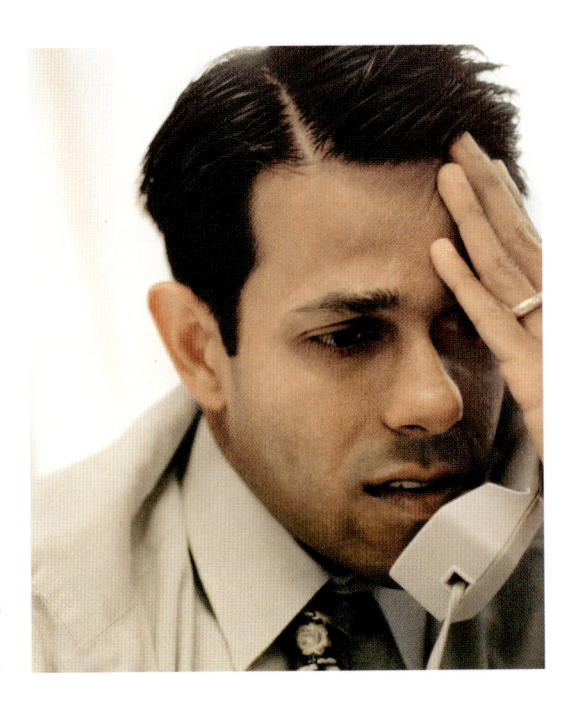

れている人に有効なほか、他人や環境や、心の奥の恐怖を引きだすような出来事の影響で、神経質になっている人にも効きます。ポジティブで大胆な態度がとれるようになり、新たな挑戦を恐れなくなります。

注意
パニック発作の際や、不安の症状が続く場合には、資格のある医師に相談してください。

グレイスパイダーフラワー
(*Grevillea buxifolia*)（ブッシュ）

アドレナリン反応によって不安が過度に高められ、恐怖によって全身が麻痺するなど、身体への直接的な影響が出るほどの急性のパニックに有効です。このような体験はトラウマとなり、閉所恐怖症につながる恐怖やパニックへと飛び火することがあります。このレメディは身体を麻痺させるほどの恐怖を取りのぞき、勇気と心の平穏と落ちつきをもたらしてくれます。

フィアレススプレー（FES）

このレメディは、レッドクローバー（*Trifolium pratense*）、マウンテンブライド（*Penstemon newberryi*）、カリフォルニアバレリアン（*Valeriana capitata*）、オレゴングレープ（*Berberis aquifolium*）、ミムラス（*Mimulus guttatus*）、ロックローズ（*Helianthemum nummularium*）、グリーンローズ（*Rosa chinensis viridiflora*）のコンビネーションです。

レッドクローバーは、深刻なパニック状態や、社会的・環境的刺激によって引きおこされた過度の不安に効き、心を静め、落ちつかせます。マウンテンブライドは、逆境に直面する強さと勇気をもたらします。カリフォルニアバレリアンは興奮と混乱に見舞われたときに、神経を保護する覆いとなります。オレゴングレープはパラノイア状態を解消し、客観性を備えた平静な心の中心を築きます。ミムラスは恐怖や不安から行動を起こすことを避ける人に有効で、リスクを負い、厳しい状況からものを学べる能力を授けます。ロックローズは恐怖や極度の怯えに有効で、ストレスに対抗できるポジティブなグラウンディングを可能にし、心を落ちつかせます。グリーンローズは混乱に際して心を強くし、周囲に対する共感と一体感がもたらすポジティブな力によって、恐怖と闘えるようにします。

フラワーエッセンス

エネルギー不足と疲労

わたしたちはそれぞれ固有のエネルギーレベルをもち、
もって生まれたエネルギーの使い方も人さまざまです。
中国では、この先天的なエネルギーを気と呼び、
腎臓に蓄積されると考えています。
自分のエネルギーレベルを調節することは1つの技術です。
生まれつき"気"に満ちあふれ、ほとんど補給の必要もなく
多くのことをこなせる人もいます。
一方、気が不足しがちで、すぐに元気を回復できない人もいます。

長期にわたるストレスや病気によって、副腎が消耗したときには、補充がとくに重要で、それを怠ると、肉体的な病気を招いてしまいます。活力が低下すると、抵抗力も低下し、ウイルスや感染症に対する免疫が弱まります。

ここに紹介するのは、日々の重責に圧倒され、自分が十分に責任を果たせていないと感じるときのためのレメディです。フラワーエッセンスは、内面に蓄えられたエネルギーを引きだし、自信を取りもどさせてくれます。

エルム
(*Ulmus procera*)(バッチ)

エルムは、有能なだけに責任を背負いこみがちで、ときにはあまりにも荷の重い仕事を抱えこんで、疲れはて、圧倒され、無力感にさいなまれてしまう人に有効です。気を楽にして、仕事の一部を他の人に任せ、自分の人生を楽しむゆとりをもてるようになります。それができなければ、人生は長い苦労の連続でしかありません。

オリーブ
(*Olea europea*)(バッチ)

長い病気をしたときや、病後の回復期間など、心身ともに消耗したときに使います。

エネルギー不足と疲労

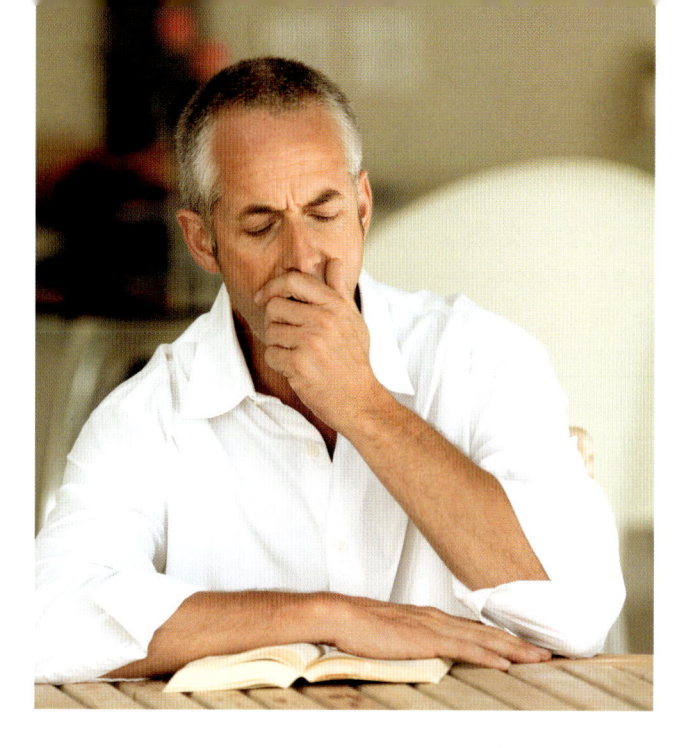

現代では、誰もが疲労と消耗に悩まされている。エッセンスは、エネルギーシステムの補給と回復に役立つとされている。

働きすぎやストレスや過大な心配などがもたらす悪影響と闘う力が湧き、エネルギーシステムを弱める原因となる対立や離婚などの危機を乗り切れるようになります。

マクロカーパ
(*Eucalyptus macrocarpa*)(ブッシュ)

　このフラワーエッセンスは、肉体的、精神的、感情的に消耗し、その結果として免疫力が低下した人に有効です。副腎の働きを高め、エネルギーと強靭さと活力を回復させる、即効性の強壮剤です。長患いからの回復が思わしくない場合にも便利で、副腎にエネルギーを補充し、完全な健康とエネルギーレベルを回復させます。

注意
エネルギーレベルの低下が続く場合には、資格のある医師に相談してください。

フラワーエッセンス

風邪とインフルエンザ

ウイルスや細菌の感染には、対症療法と同じぐらい予防が重要です。
疲れて余裕をなくし、生活のなかのストレスにうまく対処できずにいると、
活力の蓄積が底をつき、感染しやすくなります。
その結果、とくに冬に流行するさまざまな風邪やインフルエンザに
かかってしまうのです。

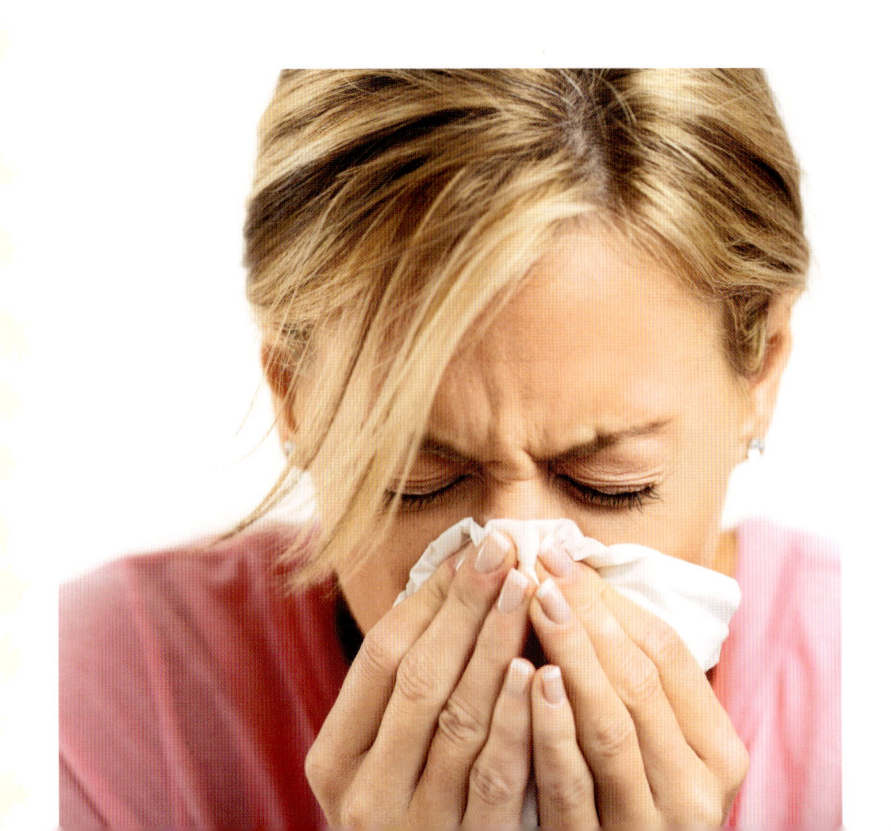

抗生物質は、適切に用いれば重要な治療法となりますが、投与される抗生物質は、免疫系の強化にはつながりません。また、抗生物質服用後には、腸内細菌叢に健康な細菌を再生させ、システムのバランスを再調節しなければなりません。さらにウイルスはつねに新しい形に変異する性質があるため、できるだけ免疫系を保護し、機能を高めることが賢明でしょう。

オーストラリア・ブッシュフラワーエッセンスの創始者イアン・ホワイトは、生物多様性に富むオーストラリアで育まれたフラワーエッセンスに、とくにストレスによって機能低下した免疫系に健康をもたらす目覚ましい働きがあることを発見しました。この目的のために作りだされたのが、ダイナミス・コンビネーション・エッセンスです。

ダイナミス・コンビネーション・エッセンス
（ブッシュ）

消耗し、疲れ切ったときに最適なこのレメディは、バンクシアロバー（*Banksia robur*）、クロウェア（*Crowea saligna*）、イラワラフレームツリー（*Brachychiton acerifolius*）、マクロカーパ（*Eucalyptus macrocarpa*）、オールドマンバンクシア（*Banksia serrata*）、イエローカウスリップオーキッド（*Caladenia flava*）のコンビネーションです。

ダイナミスは、とくに挫折や病気のあとなどに、元気を失い、エネルギーレベルを取りもどすのが難しいときに非常に役立ちます。おもな内分泌腺を調節、刺激し、弱められた免疫系を強化します。とくに副腎が刺激され続け、消耗したために、疲れ切った状態には有効です。活力を調整し、エネルギーレベルと免疫力を高める即効性の強壮剤として作用します。

注意
ふつうの風邪やインフルエンザよりも深刻な症状がある場合は、資格のある医師に相談したほうが賢明でしょう。

ウイルスが蔓延する昨今、
健全でバランスのとれた免疫系を維持することが、
風邪やインフルエンザを防ぐかしこい方法だ。

用語集

HDLコレステロール 高比重リポ蛋白、善玉コレステロール。

LDLコレステロール 低比重リポ蛋白、しばしば悪玉コレステロールと呼ばれる。血管壁に付着して、アテローム性動脈硬化や心臓疾患を引きおこす。

LSD（リゼルグ酸ジエチルアミド） エルゴリンアルカロイドに属するもっとも一般的な幻覚剤の1つ。西洋では、半合成の違法薬物として知られる。

MAOI（モノアミン酸化酵素阻害薬） うつの治療に処方される強力な抗うつ薬の一種。

SSRI（選択的セロトニン再取り込み阻害薬） うつや病気としての不安、人格障害の治療に用いられる抗うつ薬の一種。

TCA（三環系抗うつ薬） 1950年代から用いられる抗うつ薬の一種。

アーユルヴェーダ 伝統的なヒンドゥー教文化における健康・医学の科学。食生活やハーブ薬、心・体・魂の力を用いて、病気を予防し、治療する。

アゴニスト 生体内の受容体と作用して、収縮などの生理作用、薬理作用を引きおこす物質。

アストラルトラベル 自発的あるいは外的要因によって、アストラル体の形でアストラル界を霊的に旅すること。睡眠中が多いが、体外離脱（OBE）による場合もある。

アセチルコリン 末梢神経系（PNS）と中枢神経系（CNS）の双方に存在する神経伝達物質。アルツハイマー病患者の脳内では著しく減少する。

アダプトゲン 体力をつけ、軽い感染症やストレス、不安に対する免疫を向上させる働きのある植物。

亜低木 草本と木本の中間的性質をもち、幹の根元が木質で、毎年先端から新しいシュートを伸ばす。

アテローム性動脈硬化薬 アテローム性動脈硬化症（動脈の内壁に脂肪が蓄積することにより、心臓動脈が肥厚し硬化すること）の治療に用いられる薬剤。

アトロピン ナス科植物から抽出される毒性のある結晶性のアルカロイドで、鎮痙、散瞳作用をもつ。

アナンダミド マリファナに似た作用をもつ脳内物質。

アニミズム ラテン語で"魂"や"命"を意味するanimaに由来する語。一般に、動物や植物、岩、自然現象に魂や精霊が宿るとする信仰体系を指す。

アブソリュート 溶剤抽出法（伝統的にはアンフルラージュ法）で植物から抽出された香りの高い精油。

アポルフィン キノリン・アルカロイドの一種。よく用いられるアポルフィンの誘導体の1つであるアポモルフィンは、パーキンソン病や、勃起障害、性的衝動低下の治療に用いられる。

アメリカ薬局方 1778年にフィラデルフィアで発行されたアメリカ初の薬局方で、陸軍での使用のために編纂された。1906年に食品・医薬品法が制定されたことにより、法的基準となる。

アルカロイド 窒素を含み、酸と反応して可溶性塩を生成する有機化合物(大半がアルカリ性)の総称で、多くが人間に生理作用を及ぼす。ニコチン、コカイン、カフェインなど。

アレルゲン 人体に過剰な免疫反応(アレルギー)を生じさせる抗原のこと。よくあるアレルゲンは、ペットの皮屑や煙、花粉など。

アントシアニン 植物に存在する水溶性の天然色素。抗酸化作用のある植物性成分のフラボノイドの一種。

『イギリス医療用医薬品集』 製薬会社の製品情報や、医学・薬学文献、監督機関や専門家からの情報など、医薬品に関する広範な情報を集めた年2回発行の医薬品集。

イギリス薬局方 イギリスの医薬品に関する公式の品質規格書。年1回発行。

異常知覚 物理的刺激がないにもかかわらず、皮膚にチクチクした刺すような痛みや、しびれを感じること。

引赤作用 皮膚の局所の血流量を増大させ、温かくする作用。痛みの緩和に用いられる。

咽頭炎 咽頭の炎症、のどの痛みをともなう。

インドール コールタールや植物から得られる白色結晶状の化合物。トリプトファンが細菌によって分解されることで生成するため、腸内や排泄物内にも見られる。

ヴードゥー 魔術や精霊信仰にもとづく(おもにハイチの)民間信仰。またそこで魔力をもつと信じられる呪物。

ウィッカ ウィッチクラフトにもとづいた現代の多神教的信仰運動で、女神を主神として崇拝する。

『ヴェーダ』 古代サンスクリット語で記された最古のヒンドゥー教の宗教文書。サンヒター、ブラーフマナ、アーラニヤカ、ウパニシャッドの4部に分類されるといわれる。

羽状 植物や動物の形状で、羽に似たものや、一本の軸から複数の葉などの突起が左右に伸びたものを指す。

エイジアック／エイジアックティー カナダ人看護婦リーン・ケイスによって発見されたハーブのブレンドで、この女性の姓を逆に綴ったものから名づけられた。このブレンドから、癌を癒す効果があると信じられているお茶が作られる。オリジナルの処方は、カナダのオジブウェ族から教えられたとされる。ゴボウ(*Artium lappa*)、スリッパリーエルムの内皮(*Ulmus rubra*)、ヒメスイバ(*Rumex acetosella*)、ターキールバーブ(インドダイオウ、*Rheum officinale*)を含有する。

エストロゲン様作用 エストロゲンに似た作用。

エンセオジェン おもに植物から抽出された精神活性物質で、宗教やシャーマニズムに用いられる。レクリエーションとしての使用と区別する意味で用いられることが多い用語。

オーストラリア・ブッシュフラワーエッセンス 5代続くハーバリストの家系出身のイアン・ホワイトが開発したフラワーエッセンスのシリーズ。精神と感情のバランスや、それが肉体的な健康にもたらす影響に注目している。

オシャラ(北部)伝統文化 紀元前5500年頃〜紀元600年頃のアメリカ南西部に存在した古代文化。

オピオイド 体内でモルヒネに似た作用をする化合物。夢の中のような、リラックスした状態がもたらされ、人によっては、多幸感を得る。おもに鎮痛剤として用いられる。

解離性麻酔薬(ディソシエイティブ) 脳のなかの感覚などをつかさどる部分から意識へのシ

用語集

グナルを抑制、遮断する薬物。このような感覚の解離により、自己の探求や幻覚、夢の中のような状態がもたらされる。

垣根仕立て 多くの場合左右対称の形で、壁に沿わせるように仕立てられた木や低木。

核果 モモやプラム、チェリーなど、多肉質の果実で、多くの場合固い核を1つもち、そのなかに種子が入っている。

花序 枝上における1つあるいは複数の花の配列状態のこと。

花被 雄しべ、雌しべを包んでいる花弁とがくの総称。

緩下作用 腸の中を緩め、排便を促進する作用（薬や食品）。

がく 通常は緑色をした、花を包む外側の部分。

がく片 がくの個々の部分。

γ-リノレン酸 植物油に多く含まれる必須脂肪酸。

気 中国や日本における医学や武術において、体内を流れていると考えられる活力、生命エネルギー。

揮発保留剤 化粧品や香水の香りを安定させ、長持ちさせるための天然あるいは合成の成分。

吸湿作用 周囲の環境から水分を吸収する作用。

共感覚 ある刺激に対して、通常の感覚だけでなく異なる種類の感覚をも生じさせる知覚現象。たとえば、音に色を感じること。

共感呪術 類感呪術とも。類似した事物や人は、互いに影響しあうという考えにもとづいた呪術の一種。

強肝薬 肝臓の働きを強くする物質。おもに肝臓の酵素や機能を正常化させるために用いられる。

強心作用 心臓機能を高め、強くする作用。

強壮薬 身体の機能を促進・強化し、健康を増進する薬剤。

局所薬 体表の一部に用いる薬剤や軟膏。

去痰作用 痰や粘液などの気道からの排出物を除去する作用。

禁忌 危険性が予測されるため、特定の薬の投与や治療の実行をすすめられない状況、要素。

『キングのアメリカ医薬品解説書』 1854年に初版発行。アメリカの医療のなかで用いられるハーブの使用法をまとめた書籍。とくにエクレクティック派（1800～1900年代に登場した、植物性薬剤に基づいた医学流派）に利用されたハーブが多い。1898年に発行された第18版は、高名なエクレクティック派薬剤師のジョン・ウリ・ロイドによって全体的に改訂された。

菌糸体 菌糸の集合体で、真菌の栄養体をなす。

蟻酸 低級のカルボン酸の1つ。無色で揮発性の酸で、皮膚に刺激を与える。赤アリやネトルが放出する液体に含有される。

駆虫作用 腸内寄生虫を退治、駆除する作用。

駆虫剤 腸内寄生虫を駆除する薬剤。

駆風作用 胃腸でのガスの発生や放出を抑制する作用。

グルコシド ブドウ糖を構成糖とする配糖体。他の糖を構成糖とするものも含めた配糖体を一般にグリコシドという。

血管拡張作用 血管壁を拡張させる作用。

血管収縮作用 血管壁を収縮させる作用。

血管保護作用 痔や静脈瘤など、ある種の血管の病気の症状を緩和する作用。

健胃作用 胃の消化を刺激し、食欲を促進する作用。

下剤 腸内の便を排出させやすくする薬剤。

解熱作用 発熱を防ぎ、体温を下げる作用

幻覚剤 サイケデリック、ディソシエイティブ、デリリアントの3種に大別される薬物。通常の意識を変容させ、トランスや瞑想、霊的目覚め、夢などの経験をもたらす。

降圧作用 血圧を下げる作用。

抗遺伝毒性作用 DNA分子にダメージを与え、突然変異や腫瘍を生じさせる遺伝毒性物質を破壊する作用。

抗炎症作用 炎症を抑え、緩和し、予防する作用。

抗壊血病作用 ビタミンCの欠乏を予防、改善する作用。

抗菌作用 バクテリアや真菌などの微生物を殺し、繁殖を抑制する作用。

抗血管新生(抗腫瘍)物質 血管形成を阻害、抑制する物質で、癌治療に用いられる。

抗原虫作用 マラリアなどを引きおこす原虫(真核単細胞の微生物)を殺し、繁殖を抑制する作用。

抗コレステロール作用 高コレステロール血症(血中のコレステロール値が高い状態)を改善する作用

口臭予防作用 口臭や息の臭いを防ぐ作用。

向精神薬 精神活動や行動、知覚に影響を及ぼす薬物。

抗蛇毒素 毒ヘビの咬み傷の治療に用いる抗毒素

抗男性ホルモン物質 男性的特徴を作りだすホルモンである男性ホルモンの働きを抑制する物質。男性ホルモンの働きによって成長する前立腺癌の治療に用いられる。

喉頭炎 喉頭の粘膜の炎症。声が枯れ、咳が出る。

喉頭炎薬 喉頭炎(喉頭の炎症により声が枯れる)を緩和、改善する薬剤。

口内炎 口内の舌や頬の内側の粘膜に生じる炎症。

抗斑状出血作用 斑状出血(血管の破綻による内出血によって、皮膚が変色すること)を抑える作用。

抗不整脈薬 心拍リズムの異常や乱れ(不整脈)の治療薬。

抗レトロウイルス薬 HIV／AIDSの治療薬の総称。

穀果 小さく乾いた果皮のなかに種子がひとつ含まれ、果皮と種子が癒合したもの。オオムギやコムギなど。

固有種 特定の地域(島や生育環境など)にしか生育しない生物種。

根茎 水平方向に伸びた地下茎が肥大化したもの。しばしば節から根やシュートを伸ばす。

サイケデリックドラッグ 脳の思考過程や知覚を変容させることをおもな目的とした精神活性剤。

サイコノート 内省や霊的探求を行うことを目的に、あえて変性意識状態に入る人を指す。

催吐作用 吐き気を催させる作用。

催乳作用 人間や他の動物の母乳分泌を促す作用。

催眠薬 睡眠をもたらすことをおもな目的とする薬剤。

殺菌作用 細菌を殺す作用。

殺ウイルス作用 ウイルスを破壊、不活性化する作用。

殺寄生虫作用 寄生虫を殺す作用。

殺真菌作用 真菌を殺し、繁殖を抑制する。

サナトリウム 病気療養など、健康回復を目的とした医療施設。

散形花序 花軸の先端に同じ長さの短い花柄が多数つき、傘のような形を形成する花序。

用語集

止血作用 出血を止める作用。

脂質低下薬 血液中の総コレステロール値が高い場合(高コレステロール血症)に、それを下げる薬。とくに心臓血管リスクの高い患者に用いられる。

歯肉炎 炎症を生じ、出血した歯茎。

シャーマニズム 霊界との交信にもとづいた儀式や伝統的信仰の形態。

瀉下作用 便通を促進させる作用。

習合 異なる宗教信仰同士が、教義や儀式が融合することによって、混同ないし同一視されること。

消化促進作用 健全で活発な消化を促す作用。

消散作用 腫れものや腫瘍を散らして、成長を抑制する作用。

掌状葉 葉脈や小葉や裂片が、中心点から放射線状に伸びた葉

植物栄養素 健康によい影響を与える植物由来の成分、とくにビタミンやミネラル以外のものを指す。

植物エストロゲン エストロゲンホルモンに似た作用をもつ天然の植物性成分。

植物療法 植物や、その一部や、フィトケミカルを用いて、さまざまな健康上の問題の治療を行う療法。

植物性薬品 植物由来の成分で、食品や薬剤の製造に用いられる。

シロシビン トリプタミンに属する幻覚作用をもつ化合物(インドール)で、シビレタケに含まれる。

シロシン(4-HO-DMT) シロシビンとともに、幻覚作用をもつ多くのキノコに含まれるアルカロイド。向精神薬に関する条約の付表1に揚げられている。

神経伝達物質 神経系において、ニューロンが隣のニューロンに信号(刺激)を伝達する(インパルスをやりとりする)ために放出される物質。

新熱帯区 世界の8つの生物地理区の1つで、南米、中米、メキシコ低地、カリブ諸島、南フロリダを含む。

心理療法 精神や感情の問題を、心理学的手法を用いて治療する精神医学の一種。

自家受粉 同一個体内で受粉すること。

ジヒドロテストステロン(DHT) 男性型脱毛症の主要因とされる男性ホルモン。テストステロンが5αリダクターゼ酵素と作用して生成される。

浄化作用 毒素を除去し、血液を清める作用。

静脈不全 下肢から心臓への静脈の還流が十分でない場合に生じる。しばしば静脈瘤や痛み、足首の腫れ、足の重み、かゆみ、睡眠中のこむら返りなどの症状として表れる。

人為改変 人間やその祖先が自然物に対して影響を与えること。

スコポラミン 抗コリン作用のある化合物で、自白剤に用いられるほか、手術や出産においてモルヒネとともに鎮静剤として投与される。吐き気の治療や、眼科治療における散瞳にも用いられる。

制汗作用 発汗を抑制する作用。

精神安定剤 意識の明瞭さには影響を与えずに、精神状態を安定させる薬剤。

精神活性作用 精神活動に影響を与える作用。

精神病 高度の精神機能障害で、現実への適応能力が著しく欠如した状態。

制吐作用 吐き気や嘔吐を予防、緩和する作用。

生物群系 植物、動物、土壌生物の群集の生態学的類型の大分類。気候的、地理的要素などによって定義される。しばしば生態系とも。

生物圏 生物が存在する地球上の生態系全体、

および大気圏、水圏、岩石圏におけるそれらの相互作用の総体を指す。

石灰質 炭酸カルシウム(石灰岩、白亜)などを含むもの。

セロトニン(5-HT) ホルモン、モノアミン神経伝達物質で、気分や食欲や知覚など、多くの機能に影響を与える。

洗浄薬 患部の病変部や死んだ組織を洗い清める薬剤。

舌炎 舌の炎症。

前立腺肥大症(BPH) 中年期、老年期において前立腺が肥大化する症状。加齢のプロセスの一部であり、癌性の疾患ではない。

総状花序 枝分かれしていない長い主軸に、柄のついた花が間隔をあけて並んでいるもの。スズランなど。

対症療法 おもに薬物を用い、個々の病気に対応した効果的な手段によって、病気の症状を抑える一般的な治療法。

胆汁排出促進作用 胆嚢から腸への胆汁排出を促進する作用。

タンニン 多くの植物に見られる黄色や褐色の化合物で、なめし剤や媒染剤、収斂剤に用いられる。

蛋白同化作用 体内組織を増強し、体重増加や蛋白質の同化を促進する作用。

唾液分泌促進作用 唾液の分泌を促す作用。

男性型脱毛症 遺伝的素因による脱毛症で、しばしばDHT(ジヒドロテストステロン)と関連づけられる。女性の場合は女子男性型脱毛症といい、遺伝性脱毛症や、はげともいわれる。

中国伝統医学 中国の代替医療で、ハーブ療法や鍼、マッサージを用いる。

腸炎 腸(とくに小腸)の炎症。通常、下痢をともなう。

鎮咳作用 咳反射を抑制する作用。

鎮静作用 神経系を鎮静する作用。

鎮痙作用 痙攣(てんかんなど)を抑え、予防する作用

鎮痙薬 痙攣(とくに平滑筋)の抑制や予防に用いられる薬剤。

鎮痛作用 痛みを解消、緩和する作用。

鎮痛薬 痛みを解消、緩和する薬剤。

通経作用 月経を促し、規則的にする作用。

つぼ 若いキノコを被っている外被膜(またはそれが破れて基部に残ったもの)。成長したキノコに押し破られた外被膜は、柄や傘に付着する。

低血糖症 極度の食事不足や、インスリンの過剰により、血糖値が異常に低下した状態。

テルペン さまざまな植物や昆虫などによって作りだされる広範な炭化水素の総称。天然農薬、天然殺虫剤として用いられる。

統合失調症 現実認識の歪みと、思考や言語の障害を特徴とする精神疾患。

特効薬 特定の病気を治療するための薬剤。

トリプタミン トリプタミン類と総称される化合物の母骨格。神経伝達物質や幻覚剤など、多くの生理活性物質を含む。

トレフォイル クローバーなどのトリフォリウム属に属する旧世界のハーブで、三つ葉をもつ。

ドイツ・コミッションE 1978年にドイツ政府によって設立された科学者、毒物学者、医師、薬剤師からなる委員会。ドイツ国内で販売されるハーブの安全性、有効性について判断する。これまでに、300種のハーブの使用法や副作用、相互作用に関する情報を提示している。

道教 老子の教えにもとづいた中国の宗教的思想体系。汎神信仰や錬金術、占い、魔術との結びつきによって特徴づけられる。

苦味強壮薬 苦味のある植物性薬品で、自律神経系を刺激し、唾液や消化液の分泌を促して食欲と同化を促進する。

盗まれた世代 1869年～1969年に、オーストラリア政府や教会によって家族から隔離された、アボリジニとトレス海峡諸島の子供たちを指す。

粘滑剤 オイルのように、粘膜の表面に塗布して保護膜を作り、炎症を和らげる薬剤。

ノルエピネフリン 神経伝達物質、ホルモン。交感神経系から放出され、心臓や血管、その他の器官に働きかける。また"闘争あるいは逃避"反応として、副腎から放出され、血管に作用する。

排尿 膀胱から尿道を通じて尿を体外へ排出する過程。

肺病薬 胸部の疾患を治療する薬剤やハーブ。

発汗作用 発汗を促す作用。

発汗剤 発汗を促し、汗の量を増やすための内服薬。

半寄生植物 ヤドリギのような寄生植物で、光合成をする一方、宿主からも一部の養分や水、ミネラルを補給するもの。

バイオ燃料 燃料として用いられる植物性素材や動物の糞。

培養変種 原種が不明瞭で、人為的に改変、選抜された植物。

バッチフラワーレメディ イギリスの医師・ホメオパシー療法家であるエドワード・バッチ博士（1886～1936年）によって1930年代に開発された花のエッセンスの希釈液。おもにつやや不安、不眠、ストレスなどの感情や魂の問題に用いられる。

バルサム 樹脂と安息香酸を含み、風邪や擦り傷の治療に用いられる。

パンスペルミア説 地球の生命の起源が、他の天体から飛来した微生物であるとする仮説。

ヒスタミン 生体内で合成される物質で、アレルギー反応（赤変、掻痒、腫れ）を引きおこす。

非対称 対称ではなく、バランスが崩れている状態。

肥大 身体の部位や器官が通常よりも大きくなること。

必須脂肪酸 体内で合成できないために食物として摂取する必要のある多価不飽和脂肪酸（リノール酸、α-リノレン酸）。

皮膚軟化作用 皮膚をやわらかく、なめらかにする作用。

ヒポクラテスの誓い 医師のあいだに伝統的に伝えられてきた医療倫理に関する宣誓文。紀元前4世紀にヒポクラテス（あるいはその弟子の1人）によって書かれたとされる。

ヒヨスチアミン 毒性のある結晶性のアルカロイドで、腹痛などの症状の治療に用いられる。

ヒヨスチン アルカロイドの一種。スコポラミンを参照。

フィトセラピー 植物やそのエキスを用いた治療法。現代社会のなかで伝統療法がもつ可能性を重視する人々に好まれる。

フラボノイド 果実や野菜、ナッツ類、種子、根など、あらゆる植物に見られる化合物の1グループの総称。抗酸化作用をもつことで知られる。

フリーラジカル 軌道に不対電子をもつ原子や分子を指す。多くのフリーラジカルは反応性が高く、それがもたらすダメージは酸化や老化と強く関連付けられている。

プラセボ 無害だが、有効成分を含まず、薬効をもたない偽の薬や治療。偽薬効果を示すともいわれる。薬の治療効果の比較対照実験に

用いられることが多い。

プロテアーゼ阻害剤 HIVやC型肝炎などのウイルス感染症の治療や予防に用いられる薬剤。

変質作用 体質を少しずつ改善する作用。

扁桃炎 扁桃の炎症。

扁桃膿瘍 扁桃やその周囲に生じる痛みをともなう膿瘍。扁桃炎が悪化したもの。

β-カロチン ニンジンなどの野菜や果物を色づける色素。カロテノイドと呼ばれる化合物の一種。

匍匐枝 植物の基部に生じ、地表もしくは地中を浅く横に走り、先端に芽をもつ枝。

ホメオパシー 患者の症状と似た症状を引きおこすと考えられる物質をごくわずかに投与し、体の自然治癒力を引きだすことを目的とする医療体系。

母乳分泌抑制作用 授乳中の母親の母乳分泌を抑制する作用。

ポポルヴフ グアテマラのマヤ＝キチェ族の天地創造譚や神話、歴史をもとに、16世紀に記述された叙事詩。

ポリフェノール 分子内に複数のフェノール性水酸基をもつ植物成分の総称。いくつかの健康上の問題を改善すると考えられている。

マセレーション 液体に浸漬すること。

マテリア・メディカ 治療に用いられる物質の薬効に関する知識を集めた書物。

三つ葉 クローバーなど、羽状葉で、3枚の小葉からなっているもの。

民族植物学 特定の文化に属する人々が、自生種の植物をいかに利用しているかについて研究する学問。

めまい止め 目が回るようなくらくらとした感覚を治療する薬。めまいは一般に、内耳の平衡感覚の問題から生じる。

免疫賦活作用 身体の免疫系の働きを刺激する作用。

毛状突起 植物に付属した細かな突起。毛、腺毛、鱗片、乳頭状突起など。

薬用化粧品 薬効があるとされる化粧品。

薬理学 薬物と、その起源、性質、作用、生物に及ぼす影響に関する学問。

癒傷作用 傷の治りを促す作用。

ユナニー医学 ギリシアを起源とする医学で、ヒポクラテスやガレノス、イブン・シーナーの教えと、四体液（粘液、血液、黄胆汁、黒胆汁）の概念にもとづく。現在では、おもにインドなどの国で実践されている。

ユニテリアン主義 個人の信仰の自由を重視し、伝統的な三位一体説を排して唯一の神格を主張するキリスト教教義。

葉腋 葉が茎と接している部分、葉の付け根。

両性花 1つの花に雄しべ（花粉を生成）と雌しべ（胚珠）の両方をもつ花。一般的な園芸植物に多く見られる。

緑肥 土壌に養分と腐食を与える目的で栽培される被覆作物の一種。

瘰癧 皮膚の疾患、とくに頸部リンパ節結核。

瘰癧薬 （頸部リンパ節結核、慢性的な膿瘍をともなう）の治療薬。

ロンドン薬局方 内科医師会によって1618年5月に出版され、都市の公式な医薬品規格書としては最古のものとされる。ハーバリストのニコラス・カルペパーによって英語に翻訳された。

ワート 薬用ハーブの名前の多くに含まれる語で、"植物"の意。

索引

ADHD（注意欠陥・多動性障害） 61
AIDS 145
Aesculus hippocastanum
（ホースチェスナット） 26-7
Agaricus bisporus
（マッシュルーム） 114, 120-1
Allium sativum
（ニンニク） 114, 200-1
Amanita muscaria
（ベニテングタケ） 308-9
Ananas cosmosus
（パイナップル） 122-3
Anthemis nobilis
（カモミール） 34-7
Avena sativa
（オーツムギ） 188-91
Azadirachta indica
（ニーム） 258-9
Banistriopsis caapi
（アヤワスカ） 310-11
Betula pendula
（シルバーバーチ） 260-1
Boswellia carterii
（フランキンセンス） 312-13
Bursera microphylla
（コーパル） 314-15
Calendula officinalis
（ポットマリーゴールド） 40-1
Camellia sinensis
（チャノキ） 42-5
Centella asiatica
（ゴツコーラ） 202-5
Cimicifuga racemosa
（ブラックコホシュ） 46-7
Corylus avellana
（ヘーゼルナッツ） 236-7
Crataegus（ホーソーン） 266-9
Curcubita pepo
（パンプキンシード） 238-9
Curcuma longa
（ターメリック） 208-11
Cynara cardunculus
（グローブアーティチョーク）
140-1
Datura inoxia
（ケチョウセンアサガオ）320-1
Equisetum arvense
（スギナ） 50-1
Ficus religiosa
（インドボダイジュ） 322-3
Filipendula ulmaria
（メドウスイート） 52-3
Fragaria vesca
（ワイルドストロベリー） 142-3
Fraxinus excelsior
（セイヨウトネリコ） 276-7
HIV感染者 49
HRT（ホルモン補充療法） 47
Harpagophytum procumbens
（デビルズクロー） 56-7
Helianthus annuus
（サンフラワーシード） 240-1
Hypericum perforatum
（セントジョンズワート）
60-1, 86
Inonotus obliquus
（チャーガ） 62-3, 261
Ipomoea violacea
（アサガオ） 326-7
Juglans regia（クルミ） 242-3
Kigelia africana
（ソーセージノキ） 280-1
Laurus nobilis
（ゲッケイジュ） 330-1
Lentinula edodes
（シイタケ） 144-5
Lophophora williamsii
（ペヨーテ） 332-3
Lycium barbarum
（クコ） 146-7
Lycopersicum esculentum
（トマト） 148-9
Malus domestica
（リンゴ） 150-3
Matricaria recutita
（カモミール） 34-7
Mentha × piperita
（ペパーミント） 212-15
Morus nigra
（ブラックマルベリー） 154-5
Myrica rubra
（ヤマモモ） 156-7
Nasturtium officinale
（クレソン） 218-21
Nelumbo nucifera
（ハス） 336-7
Nigella sativa
（ラブインナミスト） 70-1
Nyphaea nouchali
（セイクリッドブルーリリー）
338-9
Ocimum basilicum
（バジル） 72-3
Oenothera biennis
（イブニングプリムローズ）
74-5
Oryza sativa（イネ） 192-5
Panax ginseng
（オタネニンジン） 76-9
pepitas
（パンプキンシード） 238-9
Persea americana
（アボカド） 160-3
Populus tremula
（セイヨウトネリコ） 286-7
Prunus avium
（チェリー） 288-9
Prunus persica（モモ） 340-1
Prunus spinosa
（スピノサスモモ） 290-1
Psilocybe zapotecorum

（マジックマッシュルーム）
341-3
Punica granatum
（ザクロ） 164-5
Rubus
 R. chingii（チャイニーズ・
  ラズベリー） 173
 R. fruticosus
  （ブラックベリー） 166-9
 R. idaeus
  （ラズベリー） 170-3
SARSとキムチ 129
Salix alba（セイヨウシロ
 ヤナギ） 294-5
Salvia divinorum
 （サルビアディビノルム） 344-5
Salvia officinalis
 （コモンセージ） 80-3
Sambucus nigra
 （エルダー） 84-7
Secale cereale
 （ライムギ） 196-7
Serenoa repens
 （ノコギリヤシ） 88-9
Silene californica
 （インディアンピンク・
 フラワーエッセンス） 368
Silybum marianum
 （ミルクシスル） 90-1
Solanum tuberosum
 （ジャガイモ） 174-5
Sorbus aucuparia
 （セイヨウナナカマド） 296-7
Sphagnum imbricatum 8
Tabernanthe iboga
 （イボガ） 346-7
Tabubuia impetiginosa
 （パウダルコ） 92-3
Tanacetum parthenium
 （フィーバーフュー）
 94-5, 295
Taraxacum officinale
 （タンポポ） 224-5
Taxus baccata
 （セイヨウイチイ） 298-9
Theobroma cacao
 （カカオ） 348-9

Trifolium pratense
 （レッドクローバー） 96-7, 373
Trigonella foenum-graecum
 （タイム） 228-9
Triticum aestivum
 （コムギ） 198-9
Tropaeolum majus
 （ナスタチウム） 230-1
Ulmus glabra
 （エルム） 302-3
Ulmus rubra
 （スリッパリーエルム） 98-9
Urtica dioica（スティンギング
 ネトル） 100-3
Vaccinium
 V. corymbosum
  （ブルーベリー） 176-9
 V. macrocarpon（アメリカン
  クランベリー） 180-3
 V. myrtillus
  （ビルベリー） 176, 184-5
Viscum album
 （ヤドリギ） 350-1
Vitex agnus-castus
 （チェストベリー） 106-7
Vitus vinifera
 （ブドウ） 186-7
Zingiber officinale
 （ショウガ） 232-3

あ

アーユルヴェーダ医学 11, 14
 オーツムギ 191
 ゴツコーラ 204
 ショウガ 233
 スティンギングネトル 102
 ナスタチウム 231
 ニンニク 201
 ハイビスカス 325
 フランキンセンス 313
 ミルラ 319
 ユーカリノキ 273
 リンデン 301
アイスキュロス 167
青色の食べ物 113
赤色の食べ物 113
アカニレ 98-9

アガリチン 121
アコスタ, クリストバル・デ 321
アサガオ（*Ipomoea*） 326-7
 モーニンググローリー, フラワ
 ーエッセンス 365
アステカ文明のハーブ療法 11, 12, 349
アストラガルス 38-9
アスパラガス 124-5
アスピリン 52, 295
 アレルギー 261
アスペン（*Populus tremula*）
 286-7
アセチルサリチル酸 52
アゼルバイジャン 155, 227
アソルブローズ 190
アップルシード, ジョニー 150
アフリカのヒーリング
 ソーセージノキ 280-1
 バオバブ 256-7
アフロディーテ 282, 300
アブラナ科 114
 B. campestris（ハクサイ）
  128-9
 B. oleracea（ブロッコリー）
  132-3
 B. oleracea var. *capitata*
  （キャベツ） 130-1
アブラナ科の野菜 114, 132-3
アボカド（*Persea americana*）
 160-3
アボリジニのヒーリング
 デビルズクロー 56
 フラワーエッセンス 357
 ユーカリノキ 270-3
アポロン 331
アメリカ先住民族
 アサガオ 326
 イブニングプリムローズ 75
 エルム 303
 クランベリー 181
 コーパル 315
 ゴールデンシール 58-9
 シダーウッド 263
 スリッパリーエルム 99
 チェリーの樹皮 289
 ナスタチウム 231

索引

ブラックコホシュ 46-7
ブルーベリー 176-8
ラズベリー 170
ロベリア 69
『アメリカの薬用植物誌』 214
アメリカンクランベリー（*Vaccinium macrocarpon*） 180-3
アヤワスカ（*Banistriopsis caapi*） 310-11
アリシン 114
アリマタヤのヨセフ 264, 269
アルコール依存症 61
アルツハイマー病
　食生活 119
　を防ぐ食物とハーブ
　　クルミ 243
　　ゴツコーラ 205
　　セージ 83
　　ターメリック 210
　　ブドウ 187
　　リンゴ 153
アレルギー 24
　エキナセア 49
　オタネニンジン 79
　カモミール 37
　シイタケ 145
　スティンギングネトル 103
　フィーバーフュー 95
　ポットマリーゴールド 41
　ラベンダー 66
アロエベラ 28-31
アロペ（グレープシロップ） 187
アロマセラピー
　ギンモミオイル 255
　マッサージ 22
　ミルラ 319
　ユーカリノキ 273
　ラベンダー 66
　ロータスオイル 336-7
　エッセンシャルオイルを参照
アンゼリカ 32-3
安全性のガイドライン 24-5
アントシアニン 113, 155, 172
医師の治療 15, 25, 361
イスラム式の庭園 206
イソチオシアネート 114

イタリアンパセリ（*Petroselinum neapolitanum*） 222
イチョウ 54-5
胃腸の疾患
　クレソン 221
　グローブアーティチョーク 140-1
　ゴールデンシール 59
　チャーガ 62
　ミルクシスル 91
イネ（*Oryza sativa*） 192-5
イブニングプリムローズ（*Oenothera biennis*） 74-5
イブン・シーナー 299, 320
イブン・バトゥータ 256
イボガ（*Tabernanthe iboga*） 346-7
イングリッシュエルム 302-3
イングリッシュオーク 292-3
インスリン抵抗性症候群 118
インディアンタバコ（ロベリア） 68-9
インディアンピンク（*Silene californica*）・フラワーエッセンス 368
インドール 114
インドボダイジュ（*Ficus religiosa*） 322-3
インパチェンス・フラワーエッセンス 360
インフルエンザ薬
　エルダーの葉のエキス 86
　エルダーベリー 86
　キムチ 129
　セイヨウヒイラギの葉の浸出液 279
　パセリ 223
　フラワーエッセンス 376-7
　メドウスイート 53
ヴァルプルギスの夜 260
ヴィーナス 282, 301, 341
ヴェーダ 316
ヴェルギリウス 300, 351
ヴェルデ、テオドール・ヘンドリック・ヴァン・デ 125
ウォーターミント 213
ウォートルベリー 176

うつ
　セントジョンズワート 61
　フラワーエッセンス 362-3
羽毛のあるヘビ 349
『英国ハーブ概説』 86, 301
エヴェス種のリンゴ 153
エキナセア（*E. purpurea*） 48-9
エジプト（古代） 11
　アロエベラ 29
　カモミール 35
　クレソン 219
　グローブアーティチョーク 140
　ジャスミン 329
　常緑樹崇拝 251
　スティンギングネトル 101
　セイクリッドブルーリリー 339
　タイム 226
　知覚の扉 307
　ニンニク 200, 201
　ハス 336-7
　ビートルート 126
　フェヌグリーク 228
　フラワーエッセンス 355
　ペパーミント 213
　マートル 283
　マツ 284
　マンドレイク 335
　ミルラ 319
　レバノンスギ 262, 263
エッセンシャルオイル 22, 24
　エッセンシャルオイルとフラワーエッセンス 355
　カモミール 35, 37
　ギンモミ 255
　シダーウッド 263
　セージ 83
　タイム 227
　バジル 72, 73
　パセリ 223
　マートル 283
　マツの針状葉 285
　ミルラ 319
　ラベンダー 66
　ロータス 336

アロマセラピーを参照
エッツィ(アイスマン) 8-9
エデンの園 283, 346
エドワード3世, 王 299
エネルギー, エネルギー不足のためのフラワーエッセンス 374-5
エリザベス1世, 女王 293
エルダー(*Sambucus nigra*) 84-7
エルダーフラワー水 86
エルダーベリー 86-7
エルブ・ド・プロヴァンス 64
エルム(*Ulmus glabra*) 302-3
エルム・エッセンス 359, 374
オーク(*Quercus robur*) 292-3
　バッチフラワーレメディ 293
オーストラリア・ブッシュフラワーエッセンス 257
　エマージェンシー・コンビネーション 359, 360-1
　カーム&クリア・コンビネーション 365, 369
　クロウェア 372, 377
　グレイスパイダーフラワー 360, 373
　スタートデザートピー 366
　ダイナミス・コンビネーション 377
　トランジション・コンビネーション 366-7
　ドッグローズ 373
　フリンジドバイオレット 360, 370
　マクロカーパ 375
　ワラタ 360, 361, 362-3
オーストラリア多雨林保護地区 252
オーツムギ(*Avena sativa*) 188-91
オーツムギのふすま 191
オーツムギの藁のお茶 191
オーディン神 302
オーロラ 329
オイル
　エルダーのシードオイル 86-7

ココナッツ 234, 235
ニーム 259
パンプキンシード 239
フランキンセンス 313
ペパーミント 214
マツノミ 246-7
ユーカリ 273
エッセンシャルオイルを参照
オガム文字 251
オシリス 284
恐れ, フラワーエッセンス 372-3
オタネニンジン(*Panax ginseng*) 76-9
お茶
ハーブティー／チザンを参照
オリーブ(*Olea europaea*) 158-9
　フラワーエッセンス 374-5
おりもの 255
オレゴングレープ・フラワーエッセンス 373
オレンジ(*Citrus aurantium*) 119, 134-5

か

カーディナルフラワー 68
カーム&クリア・コンビネーション・フラワーエッセンス 365, 369
カーリーパセリ(*Petroselinum crispum*) 222
カーリー女神 259, 325
壊血病 130, 178, 184
回虫 275
潰瘍 255, 293
　スギナ 51
　セージ 82
　チャーガ 63
潰瘍性大腸炎 30, 44
カカオ(*Theobroma cacao*) 348-9
化学療法 18, 78, 91, 233, 299
加工食品 116
カザフスタン, 天山山脈 316
カザンマツ(*Pinus armandii*) 245
風邪薬

エルダーフラワー 86
ギンモミ 255
スピノサスモモ 291
セージ 82
チェリー 289
パセリ 223
ヒイラギの浸出液 279
フラワーエッセンス 376-7
マツの針状葉のオイル 285
リンデンの花 301
レモン 137
カッツ, リチャード 357
カトラー, マナッセ 69
カトリック教会 313
悲しみと喪失感, フラワーエッセンス 366-7
カバノアナタケ(チャーガ) 62-3
カバラ思想, 生命の木 250-1
過敏性腸症候群 31, 105, 214
花粉症 37, 102
カポジ肉腫 281
カマズレン 36-7
カミンスキー, パトリシア 357
カメル, ゲオルグ・ヨーゼフ 44
カモミール(*Anthemis nobilis*) 34-7
蚊除け 23
身体の保湿剤 291
カリフォルニア, ボヘミアの森 252
カリフォルニアバレリアン 373
カルペパー, ニコラス 13, 51, 125, 213-14, 294
肝炎 39
柑橘類
　C. aurantium(オレンジ) 119, 134-5家
　C. latifolia(ライム) 137
　× *limon*(レモン) 136-7
　× *paradisi*(グレープフルーツ) 138-9
緩下薬 87, 291
カンジダ・アルビカンス 182
関節炎の薬
　アスペン 287
　エルダー 85
　オーツムギ 191

索引

ギンモミ 255
シダーウッドオイル 263
ショウガ 233
シルバーバーチ 261
スティンギングネトル 101, 102
セイヨウシロヤナギ 294-5
セイヨウトネリコ 277
ターメリック 210
デビルズクロー 56, 57
パイナップル 123
パンプキンシード 238
ブラックベリー 168
ワイルドストロベリー 143
関節痛 57
関節の不調 53
乾癬 163, 210, 275
肝臓癌 63
カンナビス 316-17
外用薬 22-3
ガレノス 12, 50, 283, 335
癌
 禁忌 33
 抗癌作用
  アスパラガス 125
  エルム 303
  オーク 293
  オーツムギ 190
  オリーブ 159
  カモミール 36
  キムチ 129
  クランベリー 182-3
  クレソン 221
  グレープフルーツ 138
  植物栄養素 110, 114
  ジャガイモ 175
  セージ 82
  ターメリック 209-10
  チェリー 289
  チャーガ 62, 63
  トマト 149
  ハイビスカス 325
  バジル 72
  パウダルコ 92
  ビートルート 127
  ブドウ 187
  ブラックベリー 168
  ブロッコリー 132-3
  ヘーゼルナッツ 237
  マッシュルーム 121, 145
  ライム 137
  ラズベリー 172
  ラブインナミスト 71
  ラベンダー 66
  リンゴ 152, 153
 食生活 111, 118-19
 化学療法を参照
眼炎 259
キーライム 137
黄～緑色の食べ物 114
気管支炎 55, 219, 255, 273, 283
キシリトール 261
キムチ（ハクサイの漬け物） 129
キャベツ 130-1
 ハクサイ 128-9
急性発熱 35
旧石器時代（石器時代）の食生活 110-11, 116-18
狂犬病 299
キリスト, 磔刑 307, 319
禁煙プログラム 69
緊急用のレメディ, フラワーエッセンス 360-1
筋肉痛 255
筋肉の不調 53, 69
ギリシア（古代）
 エルム 302
 クレソン 219
 ゲッケイジュ 331
 セイヨウナナカマド 296
 パセリ 222-3
 フェヌグリーク 228
 ブラックベリー 167
 ペパーミント 213
 ホーソーン 268
 マートル 282, 283
 マツ 284
 ミルラ 319
 リンデン 300
ギンモミ（*Abies alba*） 254-5
クコ（*Lycium barbarum*） 146-7
クコアミン 175
クセノフォン 219
果物
 色分け 113-14
 石器時代の食生活 110-11
 地中海式食生活 118
果物や野菜の色分け 113-15
クリーム 22
クリスマス
 セイヨウヒイラギ 278
 ユールログ 260-1
クリスマスツリー 252, 254
クルクミン 209
くる病 277
クルミ（*Juglans regia*） 242-3
クレオソート 275
クレソン（*Nasturtium officinale*） 218-21
クレマチス・フラワーエッセンス 360
クローン病 44
クロウェア・フラワーエッセンス 360, 372, 377
グッデイヤー, ジョン 75
グノーシス文書 298
グラストンベリ
 修道院 264
 ホーリーソーン 269
グラッパ 187
グリーフリリーフ・スプレー 366
グリーンローズ・フラワーエッセンス 373
グルコシド 277
グルコシノレート 114, 131
グルテン 199
グレープフルーツ（*Citrus × paradisi*） 138-9
グレイスパイダー・フラワーエッセンス 360, 373
グローブアーティチョーク（*Cynara cardunculus*） 140-1
憩室炎 99, 111
ケチョウセンアサガオ（*Datura inoxia*） 320-1
結核 63, 259, 273
結婚とホーソーン 268
血栓症 187

血糖値　71
血液の病気　32, 56
結膜炎　172
ケルト神話
　アスペン　287
　エルム　302
　生命の木　250-1
　セイヨウシロヤナギ　294
　セイヨウナナカマド　296-7
　セイヨウヒイラギ　278
　ヘーゼルナッツ　264-5
　ベニテングタケ　309
　ホーソーン　268
　ヤドリギ　351
懸濁液　21
ゲッケイジュ（*Laurus nobilis*）
　330-1
月経不順
　イブニングプリムローズ　75
　オタネニンジン　79
　セージ　82
　ターメリック　210
　チェストベリー　107
　ビルベリー　185
　ブラックコホシュ　47
下痢の薬
　アロエベラ　30, 31
　エルム　303
　オーク　293
　米　194
　ザクロ　165
　ショウガ　233
　スピノサスモモ　291
　セージ　82
　デビルズクロー　57
　ビルベリー　184, 185
　ブラックベリー　169
　メドウスイート　53
　ユーカリノキ　273
　ラズベリー　170
　リンゴ　153
　ワイルドストロベリー　143
玄米　194
減量　45
コーパル（*Bursera microphylla*）　314-15
香　313, 319

抗炎症作用
　アロエベラ　30
　アンゼリカ　32
　エルダーベリー　86
　エルム　303
　カモミール　35
　キャベツ　131
　セージ　82, 83
　セントジョンズワート　61
　チャーガ　62
　ニーム　259
　ニンニク　201
　パイナップル　122-3
　パウダルコ　93
　フランキンセンス　313
　メドウスイート　52
　ラベンダー　64
抗菌作用（antibacterial）
　グレープフルーツ　139
　ニーム　259
　ブラックベリー　168-9
抗凝血作用
　デビルズクロー　56
　メドウスイート　53
口腔衛生　183
口腔の感染症　59, 82
高血圧　263, 269
　禁忌　229
　植物栄養素　110
　石器時代の食生活　111
抗酸化作用　113
　アスパラガス　125
　イチョウ　55
　オーツムギ　190
　キャベツ　130-1
　クランベリー　182-3
　クルミ　243
　クレソン　219
　ザクロ　165
　ソーセージノキ　281
　タイム　227
　トマト　149
　パセリ　223
　ビートルート　127
　ブラックベリー　167
　ヘーゼル　265
　マートル　283

マツノミ　247
モリンガ　217
リンゴ　152
抗生物質　201, 377
黄帝　11
更年期障害
　アンゼリカ　32-3
　オタネニンジン　78
　セージ　82
　チェストベリー　107
　デビルズクロー　57
　フェヌグリーク　228
　ブラックコホシュ　47
　ライムギ　197
　レッドクローバー　97
高齢者　24-5
呼吸器系
　エキナセア　49
　シダーウッドオイル　263
　タイム　227
　メドウスイート　53
　ユーカリノキ　273
ココナッツ（*Cocos nucifera*）
　234-5
鼓腸　36, 37, 223, 227, 293
鼓腸による疝痛　255
骨粗鬆症　47, 178, 223, 238
　石器時代の食生活　111
子供
　禁忌　231
　くる病　277
　フラワーエッセンスの
　　使用　359
コムギ（*Triticum aestivum*）
　198-9
コムギのふすま　199
小麦麦芽　198, 199
米の煎出液　195
コモンセージ
　（*Salvia officinalis*）　80-3
コモンビーチ（*Fagus sylvatica*）
　274-5
コラーゲン合成　204
コリアンダー　206-7
コルテス、エルナン　12
コレステロール
　"善玉コレステロール"とクルミ

243
低下
サンフラワーシード 241
ターメリック 210
ニンニク 201
パンプキンシード 238
コロンブス, クリストファー 122, 135
コンパニオンプランツ 231
ゴールデンライス 193
ゴールデンルート (*Hydrastis canadensis*) 58-9
呉三公 144
ゴツコーラ (*Centella asiatica*) 202-5

さ

催淫作用
アスパラガス 125
クレソン 219
ビートルート 125
サムハイン 290
サルとココナッツ 234
サルビアディビノルム (*Salvia divinorum*) 344-5
サルビノリンA 345
サンデュー・フラワーエッセンス 360
サンフラワーシード (*Helianthus annuus*) 240-1
ザワークラウト 130
ザクロ (*Punica granatum*) 164-5
シータラー 259
シードル 152
シイタケ (*Lentinula edodes*) 144-5
シエサ・デ・レオン, ペドロ, 『ペルー誌』 174-5
子宮頸部形成異常 53
シダーナッツオイル 246
湿疹 259, 275, 293
アロエベラ 30
エルム 303
スティンギングネトル 102
ソーセージノキ 281
湿布 22

シベリアのシャーマン 309
シベリアマツ (*Pinus sibirica*) 245
シャーマンのヒーリング 299
アサガオ 326-7
アヤワスカ 310
サルビアディビノルム 345
ベニテングタケ 309
シャンプラン, サミュエル・ド 176
出産 178
シュメール 10, 29
消化管の疾患 184-5
消化器系
アストラガルス 38-9
アロエベラ 29
カモミール 35-6
ザクロ 165
セイヨウタンポポ 224
チャーガ 63
デビルズクロー 56
ニンニク 201
ショウガ (*Zingiber officinale*) 232-3
消毒作用
ギンモミ 255
セントジョンズワート 61
タイム 227
ラベンダー 64, 66
小プリニウス 219
食生活
石器時代の食生活 110-11, 116-18
地中海式食生活 118-19, 187, 237
植物栄養素 110, 112-14
コリアンダー 207
マッシュルーム 121
モリンガ 217
食用のヒーリング植物 15, 108-247
果物と野菜 120-87
植物栄養素 110, 112-14
シリアル 188-9
ナッツと種子 234-47
料理用ハーブ 200-33
ショック, フラワーエッセンス 370-1

シルバーバーチ (*Betula pendula*) 260-1
白〜緑色の食べ物 114
白いスイレン 307
真菌による感染症 227
神経障害 73
神経痛 27
心臓強壮薬 269
心臓血管疾患 111, 179, 237
心臓疾患
食生活 110, 116, 118-19
植物栄養素 110, 113
防ぐ食べ物
オーツムギ 190
ビートルート 126
リンゴ 153
死んだネズミの木 (バオバブ) 256-7
『神農本草経』 62, 77, 146-7, 202
深部静脈血栓症 27
痔
アロエベラ 30, 31
エルム 303
オーク 293
チェリー 289
ヘーゼルの葉 265
ホースチェスナット 27
マートル 283
ラブインナミスト 71
ジェームズ5世, スコットランド王 176
ジェラード, ジョン 13, 90
自己治療 25
ジャイナ教 323
ジャガイモ (*Solanum tuberosum*) 174-5
ジャスミン (*Jasminum grandiflorum*) 328-9
授乳
キャベツの葉 131
禁忌
イチョウ 55
カモミール 37
ゴールデンシール 59
セントジョンズワート 61
ブラックコホシュ 47

メドウスイート 53
緑茶 45
ハーブの強壮薬
　スティンギングネトル 103
　フェヌグリーク 229
　モリンガ 217
樹木 15, 248-303
　アスペン 286-7
　エルム 302-3
　オーク 292-3
　コーパル（エレファントツリー） 314-15
　コモンビーチ 274-5
　シルバーバーチ 260-1
　常緑樹 251-2
　スピノサスモモ 290-1
　スリッパリーエルム 98-9
　聖なる森 252
　セイヨウイチイ 298-9
　セイヨウシロヤナギ 294-5
　セイヨウトネリコ 276-7
　セイヨウナナカマド 296-7
　セイヨウヒイラギ 278-9
　世界樹／生命の木 250-1
　ソーセージノキ 280-1
　チェリー 288-9
　ニーム 258-9
　バオバブ 256-7
　パウダルコ 92-3
　ヘーゼル 264-5
　ホースチェスナット 26-7
　ホーソーン 266-9
　マートル 282-3
　マツ 245
　モミ 254-5
　モモ 340-1
　モリンガ 216-17
　病を癒す魔力 252-3
　ユーカリノキ 270-3
　ヨーロッパアカマツ 284-5
　リンデン／ライム 300-1
　レバノンスギ 262-3
循環器系 49
蒸気吸入 23
条虫 239, 275, 281
静脈瘤 265, 293
常緑樹 251-2

ジョンソン博士, サミュエル 188
腎炎 239
腎臓の疾患 51, 102, 125
　禁忌 223
蕁麻疹 259
水腫 277
水脈探し／ダウジング 264
睡眠
　睡眠時無呼吸症候群 272
　不眠 105, 364-5
スイレン 354
スギナ（Equisetum arvense） 50-1
スコッチエルム 302-3
スターオブベツレヘム・フラワーエッセンス 360, 371
スタートデザートピー・フラワーエッセンス 366
スターンズ, サミュエル 214
スタンフトネーゲル, チャールズ 157
スティンギングネトル（Urtica dioica） 100-3
ストーン, エドワード 295
ストレス, フラワーエッセンス 368-9
ストロベリー, ワイルド（Fragaria vesca） 142-3
スピノサスモモ（Prunus spinosa） 290-1
スピリチュアルヒーリング 15, 304-51
　魂のヒーリング 306-7
スペアミント 213
スリッパリーエルム（Ulmus rubra） 98-9
スルフォラファン 114
ズールー族の戦士 280
頭痛 57, 295
　偏頭痛 95, 233, 295
セージ（Salvia officinalis） 80-3
セージオイル 23
聖イシドルス 187
性感染症
　ゴールデンシール 59
　セージ 82

レッドクローバー 97
ロベリア 68
セイクリッドブルーリリー（Nymphaea nouchali） 338-9
生殖器・泌尿器の疾患 283
性的衝動の低下 78, 89
聖なる森 252
性病　性感染症を参照
生命の木 250-1, 276, 323
セイヨウイチイ（Taxus baccata） 298-9
セイヨウシロヤナギ（Salix alba） 294-5
セイヨウタンポポ（Taraxacum officinale） 224-5
セイヨウトネリコ（Fraxinus excelsior） 276-7
セイヨウナナカマド（Sorbus aucuparia） 296-7
セイヨウヒイラギ（Ilex aquifolium） 278-9
セイラム, 魔女狩り 197
世界樹 250-1
世界の七不思議 262
世界保健機関（WHO）, 薬用ハーブの安全性のガイドライン 24
咳 75, 255, 283, 285, 289, 301, 303, 335
赤痢 257, 281
石器時代の食生活 110-11, 116-18
セビリアオレンジ 135
煎出液 22
センダン（Melia azedarach） 259
先天的欠損症 126
セントジョンズワート（Hypericum perforatum） 60-1, 86
洗礼者ヨハネ 60
ゼアキサンチン 114
喘息の薬 55, 223, 242
　禁忌 53
　食生活 119
　セイヨウナナカマド 297

索引

393

バオバブ　257
マンドレイク　335
前立腺癌　91, 113, 133, 221
前立腺疾患, スティンギングネトル　103
ソーセージノキ（*Kigelia africana*）280-1
ソルジェニーツィン, アレクサンドル,『ガン病棟』　62
ソロモン王　262-3

た

ターメリック（*Curcuma longa*）208-11
体外離脱　268
タイム（*Thymus vulgaris*）226-7
魂のヒーリング　306-7
タマネギ　114
単純ヘルペス　86
胆石　141, 225
丹毒　259
胆嚢の疾患　233
大カトー　130, 228
橙〜黄色の食べ物　113-14
橙色の食べ物　113
大腸炎　59, 99
大腸癌　138, 175
大腸菌　182
ダイナミス　359
ダイナミス・コンビネーション・エッセンス　377
大プリニウス　12, 71, 90, 132, 176, 200-1
脱毛症　66
ダレイオス1世　319
チェコ共和国　300-1
チェストベリー（*Vitex agnus-castus*）106-7
チェリー（*Prunus avium*）288-9
チェリーブランデー　289
チェリープラム・フラワーエッセンス　360
知覚の扉　307
地中海式食生活　118-19, 187, 237

痴呆
　イチョウ　55
　ゴツコーラ　205
　セージ　83
　ラベンダー　66
チャーガ（*Inonotus obliquus*）62-3, 261
チャールズ2世, 王　293
チャイニーズ・ラズベリー（*Rubus chingii*）173
チャイニーズ・ブロッコリー　132
チャノキ（*Camellia sinensis*）42-5
中国医学（中国伝統医学を参照）
中国茶　43
中国伝統医学　10-11, 13, 14, 18
　アストラガルス　38
　アンゼリカ　32
　イチョウ　55
　オタネニンジン　77
　クコ　146-7
　クルミ　242
　シイタケ　144, 145
　ショウガ　233
　ターメリック　210
　トマト　149
　ニンニク　201
　ハクサイ　128-9
　ハス　336
　バレリアン　104
　ホーソーン　269
　ユーカリノキ　273
　緑茶　44
　ワイルドストロベリー　143
中国の春節, 灯篭祭り　253
中枢神経系　59
中世
　常緑樹　251-2
　タイム　227
　チェリー　289
朝鮮　129
チョコレート　349
チンキ剤　21
　ラベンダー　66
痛風　102, 143, 261

テルペノイド　204
テレビン油　285
てんかん　75, 335
天然痘　257, 259
デーヴィー信仰　325
ディオスコリデス　12, 94, 107, 167, 201, 283, 294, 335
ディオニュソス　178
ディジュリドゥのヒーリング　272
ディスペプシア　225, 293
デビルズクロー（*Harpagophytum procumbens*）56-7
デルファイの巫女　331
伝統的ハーブ薬品に関するEU指令　24
トール　296
トールイエロートップ・フラワーエッセンス　362
冬至　251-2, 254
糖尿病
　アストラガルス　39
　アロエベラ　31
　オーツムギ　190
　カモミール　36
　禁忌　279
　クルミ　243
　グレープフルーツ　139
　ゴツコーラ　205
　植物栄養素　110
　スティンギングネトル　103
　セイヨウトネリコ　277
　石器時代の食生活　111, 116
　チャーガ　63
　デビルズクロー　57
　ビートルート　127
　ビルベリー　185
　フェヌグリーク　229
　ブルーベリー　179
　ミルクシスル　91
　メタボリックシンドローム　118
　緑茶　44
特徴説　13, 77, 143, 356
トナカイ, ベニテングタケ　309
飛び軟膏　267-8
トマト（*Lycopersicum*

esculentum) 148-9
トムソン, サミュエル 69
トラウマ的ショック,
　フラワーエッセンス 370
トランジション・コンビネーション・
　エッセンス 366-7
トルビオ・デ・モントリニア 160
ドゥリュー・ド・サヴィニャック
　博士, ジャン 283
『道里および諸国記』(アルバクリ)
　256
毒性のあるハーブ 25
ドッグローズ・フラワーエッセンス
　360, 373
ドルイド教と樹木 251, 252
　セイヨウトネリコ 276
　セイヨウヒイラギ 278
　バーチ 260-1
　ホーソーン 269
　モミ 254
　ヤドリギ 351

な

内服薬 20-1
ナスタチウム(Tropaeolum
　majus) 230-1
軟膏 22
ニーム(Azadirachta indica)
　258-9
『匂える園』(ネフザウイ) 125
ニキビ 263
日光性角化症 281
乳癌 44, 62
乳児 24-5, 259, 359
尿路の健康
　クランベリー 182
　ゴールデンシール 59
　ノコギリヤシ 89
　バーチ 261
　パンプキンシード 239
　ブルーベリー 176
ニレ立ち枯れ病 302-3
妊娠 24-5
　禁忌
　　アンゼリカ 33
　　イチョウ 55
　　カモミール 37

ゴールデンシール 59
シダーウッドオイル 263
スギナ 51
セイヨウヒイラギ 279
セントジョンズワート 61
タイム 227
チェストベリー 107
デビルズクロー 57
バジル 73
フェヌグリーク 229
フランキンセンス 313
ブラックコホシュ 47
ペヨーテ 333
ポットマリーゴールド 41
メドスイート 53
ユーカリオイル 273
緑茶 45
タンポポ(栄養補助食) 225
ハーブの強壮薬
　スティンギングネトル 102,
　　103
　ビートルート 127
　ラズベリーの葉のお茶
　　172
ニンニク(Allium sativum)
　114, 200-1
熱帯雨林 9
ネトル 100-3
ネフザウイ, シーク 125
年齢と安全性のガイドライン
　24-5
脳, イチョウ 55
ノコギリヤシ(Serenoa repens)
　88-9
のどの感染症 293

は

ハーブティー／チザン 21
　エルダーフラワー 86
　オーツムギの藁 191
　カモミール 36
　コリアンダーの種子 206-7
　セージ 80, 83
　セイヨウヒイラギの葉 279
　バーチ 261
　マツの針状葉の若芽 285
　ラベンダー 64

緑茶 42-5
リンデンの花 301
ハーブの浸出液 14, 20-1, 23
ハーブ療法の原理 18
肺癌 114, 138, 221
歯痛 82
ハイビスカス 324-5
ハイマツ(Pinus pumila) 245
ハクサイ(Brassica campestris)
　128-9
白癬 281, 293
はしか 257
破傷風 259
ハス(Nelumbo nucifera)
　336-7
白血病 95
ハデス 286
ハンセン病 259
バードチェリー 289
バーム 22
バオバブ(Andasonia) 256-7
バジル(Ocimum basilicum)
　72-3
バッカス 178, 284
バッチフラワーレメディ 13, 15,
　356-7
　アスペン 287
　エルム 359, 374
　オーク 293
　オリーブ 374-5
　スターオブベツレヘム 360,
　　371
　セイヨウシロヤナギ 295
　パイン 285
　ファイブフラワーレメディ 360
　ホワイトチェストナット 359,
　　365
　レスキューレメディ 359, 360
バレリアン 104-5
　カリフォルニアバレリアン
　　373
バンクス, サー・ジョセフ 336
バンヤンノキ 322-3
パイナップル(Ananas
　cosmosus) 122-3
パウダルコ(Tabubuia
　impetiginosa) 92-3

索引

パストゥール, ルイ 201
パセリ (*Petroselinum*) 222-3
パップ剤 22
パニック, フラワーエッセンス 360, 372-3
パラケルスス 12, 356
パルマンティエ, アントワーヌ＝オーギュスタン 175
パンプキンシード (*Curcubita pepo*) 238-9
ヒーリングプランツの歴史 10-13
皮膚炎 37, 225, 263
皮膚癌 133, 281
皮膚の疾患
　アボカド 163
　オーク 293
　ギンモミ 255
　クルミ 242-3
　コモンビーチ 275
　スギナ 51
　スリッパリーエルム 99
　ソーセージノキ 281
　タイム 227
　ニーム 259
　ハンセン病 259
　ポットマリーゴールド 41
　ラブインアミスト 71
　緑茶 44
ヒポクラテス 52, 107, 156, 219, 283, 294
肥満 111
疲労, フラワーエッセンス 374-5
貧血 102
ヒンドゥー教 259, 323, 325, 336
ビーチ (*Fagus sylvatica*) 274-5
ビートルート 126-7
ビサボロール 36, 37
ビタミンA (レチノール) 113, 114
ビルベリー (*Vaccinium myrtillus*) 176, 184-5
ピクノジェノール 247
ピッテア 284
ピリア, ラファエレ 52

ファビオ・コロナ 104
不安, フラワーエッセンス 372-3
フィーバーフュー (*Tanacetum parthenium*) 94-5, 295
ファイアレススプレー 373
フェニキア 262
フェヌグリーク (*Trigonella foenum-graecum*) 228-9
フェルナンデス・デ・エンシソ, マルティン 160
副鼻腔炎 255
ふけ 263
婦人科疾患 32
不眠 105, 364-5
フラボノイド 72, 114, 138, 223, 269, 281, 291
フラワーエッセンス 13, 15, 352-77
　医療 361
　うつ 362-3
　エッセンシャルオイル 355
　エネルギー不足と疲労 374-5
　エルム 359
　風邪とインフルエンザ 376-7
　悲しみと喪失感 366-7
　外用 359
　緊急用のレメディ 360-1
　古代文明 355
　ショックとトラウマ 370-1
　ストレス 368-9
　ダイナミス 359
　内服 358-9
　不安, 恐れ, パニック 372-3
　不眠 364-5
　ホワイトチェストナット 365
　モモ 341
　歴史 356-7
　オーストラリア・ブッシュフラワーエッセンス, バッチフラワーレメディを参照
フラワーエッセンスサービス (FES) 357
　グリーフリリーフ・スプレー 366
　ファイアレススプレー 373
　モーニンググローリー 365

フランキンセンス (*Boswellia carterii*) 312-13
フランジェリコ 237
フリーラジカル 113, 247
フリンジドバイオレット・フラワーエッセンス 360, 370
フレイザー, ジェームズ, 『金枝篇』 284
フレイヤ 351
フレンチパラドックス 118, 187
フロリジン 153
フンク, カシミール 194
ブウィティ教 346, 347
仏教 288, 323, 325
ブッソウゲ 324-5
ブドウ (*Vitus vinifera*) 186-7
ブラックアイドスーザン・フラワーエッセンス 369
ブラックコホシュ (*Cimicifuga racemosa*) 46-7
ブラックシードオイル 70
ブラックベリー (*Rubus fruticosus*) 166-9
ブラックマルベリー (*Morus nigra*) 154-5
ブラックラズベリー 170-1, 172-3
ブリガンティア (ブリギト) 296
ブルーカモミール 35-6
ブルーベリー (*Vaccinium corymbosum*) 176-9
ブレーメン市ギルド編年史 (1570年) 254
ブレイベリー 176
ブロッコリー (*Brassica oleracea*) 132-3
ブロメライン 122-3
プリン体 121
プンパーニッケル 197
ヘーゼルナッツ (*Corylus avellana*) 236-7
ヘーゼル (*Corylus avellana*) 264-5
ヘーベー 296
ヘアトニック 102
ヘビの咬み傷 299
偏頭痛 95, 233, 295
β-カロチン 113, 127

β-クリプトキサンチン 113-14
ベニテングタケ(*Amanita muscaria*) 308-9
ベルガモット 135
ベンゾピレン 247
便秘
　石器時代の食生活 111
　便秘薬
　　アロエベラ 30
　　エルダー 85
　　ゴールデンシール 59
　　セイヨウタンポポ 224
　　セイヨウトネリコ 277
　　セイヨウナナカマド 297
ペニシリン 201
ペパーミント(*Mentha × piperita*) 212-15
ペパーミントオイル 23
ペヨーテ(*Lophophora williamsii*) 332-3
ペリリルアルコール(POH) 66
ペルー 311
ペルセポネ 286
ホースチェスナット(*Aesculus hippocastanum*) 26-7
ホーソーン(*Crataegus*) 266-9
ホール, ヘンリー 181
ホールハーブ 22
ホウ素 127
補完医療 18
北欧神話
　エルム 302
　セイヨウイチイ 298
　セイヨウトネリコ 276-7
　セイヨウスモモ 296
　ベニテングタケ 309
ホフマン, フェリックス 295
ホメオパシー 12
　オーク 293
　スティンギングネトル 102
　スピノサスモモ 291
　セイヨウシロヤナギ 295
　マンドレイク 335
ホメロス 159
　『オデュッセイア』 339
ホラティウス 159, 300
ホリスティックなアプローチ 18

ホルモン補充療法(HRT) 47
ホワイト, イアン 357, 377
ホワイトチェストナット・フラワーエッセンス 359, 365
膀胱炎 255, 261, 263, 277, 295, 297
ポットマリーゴールド (*Calendula officinalis*) 40-1
ポポルヴフ 315
ポリフェノール 183

ま
マートル 282-3
マウンテンプライド・フラワーエッセンス 373
マクロカーパ・フラワーエッセンス 375, 377
マサテク族の宗教 345
マジックマッシュルーム (*Psilocybe zapotecorum*) 341-3
魔女とホーソーン 267
マスタード・フラワーエッセンス 362
マセレーション 21
マッサージオイル 22
マッシュルーム(*Agaricus bisporus*) 114, 120-1
マッシュルーム(キノコ)
　クリミニ 121
　シイタケ 144-5
　チャーガ 62-3, 261
　ベニテングタケ 308-9
　マジックマッシュルーム 341-3
マツ
　地中海のマツ 245
　ヨーロッパアカマツ(*Pinus sylvestris*) 284-5
マツノミ(*Pinus pinea*) 244-7
マテ 279
マドレーヌ・ド・ヴァロワ 176
マビ, ジャック 311
マラリア 259
マルベリー, ブラック (*Morus nigra*) 154-5

マンドレイク(*Mandragora officinalis*) 334-5
水疱瘡 259
水虫 227
ミッドランドホーソーン (*Crataegus laevigata*) 266-7
緑色の食べ物 114, 115
ミノア文明 355
みりん 195
ミルクシスル(*Silybum marianum*) 90-1
ミルラ(*Commiphora myrrha*) 307, 318-19
むくみ 261
虫歯 45, 227
虫除け 69
紫色の食べ物 113
紫のブロッコリー 133
メーネルト, G・H 56
メイソーン(*Crataegus monogyna*) 266, 267
瞑想 306, 307, 319
メキシコ 241, 342
メソアメリカ 315, 342-3, 345, 349
メチルメルカプタン 125
メディカルハーバリスト協会 13
メドウスイート(*Filipendula ulmaria*) 52-3
目の疾患
　イチョウ 55
　黄〜緑色の食べ物 114
　クコ 147
　ゴールデンシール 59
　ビルベリー 185
　ラズベリー 172, 173
免疫系
　エキナセア 49
　スティンギングネトル 101
孟詵 157
モミ(*Abies*) 254-5
モモ(*Prunus persica*) 340-1
　フラワーエッセンス 341
モリンガ 216-17

索引

や

『薬性論』 147
薬用ハーブの収穫 20
薬用ハーブの保存 20
薬理学 13
野菜
    色分け 113-14
    石器時代の食生活 110-11
    地中海式食生活 118
ヤドリギ(*Viscum album*) 350-1
ヤナギ, シロヤナギ(*Salix alba*) 294-5
ヤマモモ(*Myrica rubra*) 156-7
ユーカリ
    ユーカリオイル 23
    ユーカリノキ 270-3
ユーカリプトール 273
ユーメノール 32
ユールログ 260-1
ユグドラシル(生命の木) 276-7
ユダの木 85, 286
ユネスコ世界遺産リスト, 聖なる森 252
ユリウス・カエサル『ガリア戦記』 298-9
ヨーロッパアカマツ(*Pinus sylvestris*) 284-5
予防医療 110

ら

ラスタファリズム 316
ライト, ヘンリー 181
ライム(*Citrus latifolia*) 137
ライムギ(*Secale cereale*) 196-7
ライムギ麦角菌 197
ラズベリー(*Rubus idaeus*) 170-3
ラビヤルディエール, ジャック 270
ラブインナミスト(*Nigella sativa*) 70-1
ラベンダー(*Lavandula angustifolia*) 64-7
蘭茂 54-5
リウマチの薬
    エルム 303
    オーツムギ 191
    スティンギングネトル 101, 102
    セイヨウトネリコ 277
    セイヨウヒイラギ 279
    バーチ 261
    ホースチェスナット 27
    ユーカリノキ 273
李時珍 157
李清雲 203
リトアニア 252-3
利尿薬
    エルム 303
    オーツムギの藁のお茶 191
    米 194
    コリアンダー 206-7
    サルビアディビノルム 345
    サンフラワーシード 241
    シルバーバーチ 261
    セイヨウタンポポ 224
    セイヨウヒイラギの葉 279
リビングストーン, デイビッド 280
劉文泰 55
リンゴ(*Malus domestica*) 150-3
リンデン(*Tilia cordata*) 300-1
リンド, ジェームズ 130
リンネ, カール 44
リンパ系 49
瘰癧 96, 259
ルテイン 181
レオ・アフリカヌス 256
レスベラトロール 155
レッドクローバー(*Trifolium pratense*) 96-7, 373
レバノンスギ 262-3
レバノンのホルシュ・アルゼ・ラップ 252
レモン(*Citrus × limon*) 136-7
レンチナン 145
ローション 22
ローズ・フラワーエッセンス 360, 373
ローマ
    オーツムギ 188
    クランベリー 181
    クレソン 219
    グローブアーティチョーク 140
    ゲッケイジュ 331
    セイヨウヒイラギ 278
    タイム 226-7
    パセリ 222-3
    ビートルート 126
    フェヌグリーク 228
    ブラックベリー 167
    ブロッコリー 132
    ペパーミント 213
    ホーソーン 268
    マートル 282
    マツノミ 245-6
    ミルラ 319
    モモ 341
    ラズベリー 170
    リンデン 300
    レバノンスギ 263
ローマンカモミール 35-6
ローリー, サー・ウォルター 175
ロックローズ・フラワーエッセンス 360, 373
ロベリア 68-9

わ

ワイルドストロベリー(*Fragaria vesca*) 142-3
ワイルドライス 193
ワイン 187
    エルダーベリー 86
    タンポポ 224
ワカモレ 162
ワラタ・フラワーエッセンス 360, 361, 362-3

First published in Great Britain in 2010 by
Godsfield, a division of Octopus Publishing Group Ltd
2-4 Heron Quays, London E14 4JP
www.octopusbooks.co.uk

Copyright © Octopus Publishing Group Ltd 2010
Text copyright © Helen Farmer-Knowles 2010

Executive Editor Sandra Rigby
Senior Editor Lisa John
Executive Art Editor Karen Sawyer
Designer Sally Bond
Production Controller Linda Parry

AGPix/Bill Beatty 58; **akg-images** 79; /North Wind Picture Archives 173; **Alamy**/Amazon-Images 311; /Helmut Baar/imagebroker 240; /Dr. Wilfried Bahnmüller/imagebroker 154; /blickwinkel/Koenig 247; /E.R. Degginger 314; /Susan E. Degginger 333; /Foodcollection.com 178; /Paroli Galperti/CuboImages srl 255; /Mike Goldwater 357; /Christian Hütter/imagebroker 91; /ImageDJ 208; /JEVGENIJA 120; /joefoxphoto 371; /Geoffrey Kidd 205; /Lou-Foto 146; /Darlyne A. Murawski/National Geographic Image Collection 327; /North Wind Picture Archives 252; /Edward Parker 268; /Photoshot Holdings Ltd 92; /Sebastiano Volponi/MARKA 358; /Michael Wald 139; /Rob Walls 361; /Jay Wanta 321; /WILDLIFE GmbH 46, 57; /yogesh more 258; /Anna Yu 105; **Howard Birnstihl** 354; **Bridgeman Art Library**/Bibliotheque Nationale, Paris 82; /Freer Gallery of Art, Smithsonian Institution/Gift of Charles Lang Freer 11; /Samuel Courtauld Trust, The Courtauld Gallery, London 152; /South Tyrol Museum of Archeology, Bolzano/Wolfgang Neeb 8; /The Putnam Foundation, Timken Museum of Art, San Diego 183; **Corbis**16; /Amit Bhargava 211; /Mark Bolton 293, 298; /Envision 106; /Malcolm Hanes/Etsa 151; /Lindsay Hebberd 322; /Image Source 119; /Sean Justice 376; /Helen King 372; /LWA-Stephen Welstead 363; /Clay Perry 301; /Bill Ross 134; /Schultheiss Productions 375; /The Art Archive 191; /Roger Tidman 291; /Bernd Vogel 169; /Larry Williams 369; **FLPA**/ Nicholas and Sherry Lu Aldridge 217; /Nigel Cattlin 352; /Tony Hamblin 297; /Jurgen & Christine Sohns 280; **Forestry Images**/Joseph O'Brien, USDA Forest Service, Bugwood.org 63; **Fotolia**/Hennadiy Androsov 308; /Alexander Bedoya 161; /Chushkin 96; /Peter Cox 263; /DiT 202; /Elenathewise 6; /emer 53; /Frogger 348; /hbriphil 257; /Andreas Karelias 2-3; /Marcin Karpeta 189; /Anne Kitzman 49; /krysek 142; /Anna Kuznetsova 28; /Karin Lau 317; /Lensman300 26; /Chong Lee Lian 33; /LianeM 350; /Yong Hian Lim 39; /Doug Olson 31; /Saied Shahinkiya 87; /snez_4eva 340; /Doug Stacey 344; /sylwia2007 177; /Charles Taylor 235; /Mikhail Tolstoy 199; /Wong Siew Tung 324; /Gautier Willaume 195; /Tomasz Wojnarowicz 265; /Caroline Yoachim 141; /Fabrizio Zanier 164; **Gap Photos**/Pernilla Bergdahl 288; /Mark Bolton 244; /Jonathan Buckley 294; /Elke Borkowski 128; /Sarah Cuttle 218; /Paul Debois 84; /Heather Edwards 81; /Suzie Gibbons 64; /John Glover 212; /Muriel Hazan/biosphoto 229; /Daniel Heuclin/biosphoto 347; /Lynn Keddie 226; /Howard Rice 166; /Friedrich Strauss 42; /Jo Whitworth 283; **Garden Collection**/Derek St. Romaine 171; **Garden World Images**/Deni Bown 68, 232; /Gilles Delacroix 73; /Arnaud Descat/MAP 334; /Jacqui Dracup 50; /Flowerphotos/Carol Sharp 76; /Paul Nief/MAP 36; /John Swithinbank 179; /Lee Thomas 328; **Getty Images**/Paul Avis 111; /Angelo Cavalli 253; /Ken Chernus 19; /Kaz Chiba 54;

/DEA/C.SAPPA 302; /Grant Faint 272; /National Geographic 312; /Alexandra Grablewski 174; /Louis-Laurent Grandadam 15; /Siegfried Layda 9; /Matilda Lindeblad 40; /Manzo Niikura/Neovision 108; /Martin Page 60; /Richard Ross 158; /Ariel Skelley 367; /Still Images 364; /Kazunori Yoshikawa/A.collection 239; **Zoë Hawes** 225; **Dave Lee**, Greenwood Creek Photo 98; **Natural Visions**/Colin Paterson-Jones 338; **Octopus Publishing Group**/Frank Adam 172, 236; /Colin Bowling 23; /Michael Boyes 95; /Stephen Conroy 124, 133; /Laura Forrester 127; /Mike Good 21; /Jerry Harpur 267; /Marcus Harpur 330; /Will Heap 145; /Janine Hosegood 112, 168; /Ruth Jenkinson 306; /Sandra Lane 136; /William Lingwood 200; /Peter Myers 25; /Lis Parsons 153, 163, 182, 222, 243; /Mike Prior 13, 22, 307, 355; /William Reavell 4, 131, 192, 221; /Howard Rice 186; /Craig Robertson 196; /Russell Sadur 14, 251; /Eleanor Skan 207; /Simon Smith 115; /Freia Turland 148; /George Wright 230; **Photolibrary**/Pernilla Bergdahl 279; /Botanica 74; /Linda Burgess 67; /Angelo Cavalli 304; /Carl R. Englander 287; /Berndt Fischer 261; /Goodshoot 248; /Chris L. Jones 123; /JTB Photo 156; /Jerry Pavia 70; /Fritz Pölking 88; /Howard Rice 276, 284; /J S Sira 275; /White Star/Spierenburg 45; /Busse Yankushev 100; /Francesca Yorke 103 **Photoshot** 37; /BSIP 271; /Eye Ubiquitous 318; **Alan Rockefeller** 343; **Scala, Florence** 162; /Courtesy of the ministero Beni e Att. Culturali 215; **Science Photo Library**/Anthony Cooper 34; /Michael P. Gadomski 180; /Claude Nuridsany & Marie Perennou 337; /Bjorn Svensson 185; **SuperStock**/Silvio Fiore 117; **TopFoto**/Alinari 220; /World History Archive 12

The Healing Plants Bible
ヒーリング植物バイブル

発　　　行　2010年8月1日
発　行　者　平野　陽三
発　行　元　**ガイアブックス**
〒169-0074 東京都新宿区北新宿3-14-8
TEL.03(3366)1411　FAX.03(3366)3503
http://www.gaiajapan.co.jp
発　売　元　産調出版株式会社

Copyright SUNCHOH SHUPPAN INC. JAPAN2010
ISBN978-4-88282-739-9 C0061

落丁本・乱丁本はお取り替えいたします。
本書を許可なく複製することは、かたくお断わりします。
Printed in China

著　者：ヘレン・ファーマー=ノウルズ
　　　　（Helen Farmer-Knowles）
　　　　自然や人間と園芸とのかかわりについて造詣が深い。カウンセラー、アロマセラピストなどの資格のほか、エッセンシャルオイルの科学を修了、バッチフラワーエッセンス使用のトレーニングも受けている。現在の関心は、健康や環境リサーチ、そしてバイブレーショナルメディスンの使用、ナチュラルな製品を作ること。

翻訳者：中谷　友紀子（なかたに　ゆきこ）
　　　　京都大学法学部卒業。訳書に『イングリッシュローズ図鑑』『妖怪バイブル』（いずれも産調出版）など。